DE LA GUÉRISON

DE LA SURDI-MUTITÉ

ET

DE L'ÉDUCATION DES SOURDS-MUETS.

DE LA GUÉRISON

DE LA

SURDI-MUTITÉ

ET

DE L'ÉDUCATION DES SOURDS-MUETS

Exposé de la Discussion qui a eu lieu à l'Académie impériale de Médecine;

AVEC NOTES CRITIQUES, RÉFLEXIONS, ADDITIONS,

ET UN RÉSUMÉ GÉNÉRAL,

PAR P. MENIÈRE,

MÉDECIN DE L'INSTITUT IMPÉRIAL DES SOURDS-MUETS DE PARIS,
AGRÉGÉ DE LA FACULTÉ DE MÉDECINE, ETC.

> Loquacissimæ manus, linguosi digiti,
> silentium clamosum, expositio tacita,
> ostendunt homines posse et sine oris
> affatu suum velle nunciare.
>
> CASSIODORE.

———— ● ————

PARIS.

GERMER BAILLIÈRE, LIBRAIRE-ÉDITEUR,

RUE DE L'ÉCOLE-DE-MÉDECINE, 17.

LONDRES et NEW-YORK,   MADRID,
H. Baillière.   Ch. Bailly-Baillière.

1853

A M. GUENEAU DE MUSSY,

MEMBRE DE L'ACADÉMIE IMPÉRIALE DE MÉDECINE,
MÉDECIN HONORAIRE DES HÔPITAUX, ETC.

Monsieur et très honoré maître,

Lorsque la science perdit M. Itard, le 5 juillet 1838, le conseil d'administration de l'Institution royale des sourds-muets, dont vous faisiez partie, confia à votre prudence le soin de choisir un successeur à cet honorable médecin. Vous avez eu la bonté de me désigner aux suffrages de messieurs vos collègues, votre patronage était une garantie à leurs yeux, et je fus nommé. C'est donc à vous, monsieur, que je suis redevable de la position que j'occupe. Tous mes amis savent à quel point je suis votre obligé; je saisis avec bonheur cette occasion de vous offrir publiquement l'expression de ma reconnaissance.

Ce recueil, qui vous est humblement dédié, vous prouvera, je l'espère, que je n'ai rien négligé pour justifier la confiance dont vous m'avez donné une preuve si paternelle. Ma seule ambition a été de tenter aux *sourds-muets* ce que vous y eussiez accompli vous-même, heureux de suivre une voie si habilement et si honnêtement indiquée par mon prédécesseur. Je me sentais soutenu par vos encouragements et par la ferme espérance de faire un peu de bien. Si jamais il pouvait en résulter quelque honneur pour moi, souffrez que je vous l'attribue, et cependant permettez-moi, monsieur, de vous offrir la sincère expression de mes obéissances et de mon profond respect.

P. MENIÈRE.

INTRODUCTION.

PREMIÈRE PARTIE

Le 6 mai 1828, l'Académie royale de médecine consacrait une partie de sa séance publique à écouter un rapport fait par M. Husson, au nom d'une commission composée de MM. Antoine Dubois, Coutanceau, Adelon, Guéneau de Mussy, Roux et Pariset. Ce rapport avait pour but d'apprécier la valeur d'une suite de recherches et d'expériences faites par M. Itard sur l'éducation physiologique du sens de l'ouïe chez les sourds-muets, et sur l'enseignement de la parole à un certain nombre de ces infortunés. Nous allons extraire du travail de M. Husson les points les plus importants, ceux qui sont de nature à éclairer davantage la discussion qui vient de s'élever de nouveau au sein de l'Académie après un intervalle de vingt-cinq ans.

Le rapporteur établit d'abord que, d'après les observations d'Itard, un certain nombre de sourds-muets ne sont pas privés de l'ouïe, mais offrent seulement une faiblesse d'audition, et que cette faiblesse native devient plus grande en raison de l'inaction totale de ce sens, d'où résulte l'indication formelle de rétablir l'énergie de l'oreille par un exercice méthodique. Des faits de ce genre observés dès le commencement du siècle ont été communiqués, en 1808, à la Société de médecine de la Faculté. Plusieurs mémoires composés par Itard éveillèrent l'attention de l'autorité; il fut question de modifier l'enseignement suivi jusque là dans l'Institut des sourds-muets de Paris, et l'Académie, consultée comme aujourd'hui par M. le ministre de l'intérieur, confia à une commission le soin de lui rendre compte de ces travaux si dignes d'intérêt. Les commissaires délégués examinèrent longuement les procédés mis en pratique par Itard; ils purent se convaincre de l'exactitude des assertions de ce médecin, et voici, pour entrer en matière, un des points établis de prime abord par M. Husson.

L'oreille, affaiblie dès l'enfance et inhabile à remplir ses fonctions normales, recouvre ces mêmes fonctions par suite d'un
exercice régulier. « Voilà l'idée première d'après laquelle
» M. Itard a été conduit, il y a vingt ans, à tenter sur une
» douzaine de sourds-muets une série de travaux et d'expérien-
» ces dont le résultat fut de rendre, *sans opération, ni traite-*
» *ment*, à six d'entre eux la faculté d'entendre et de parler. »
Le moyen employé consistait en sons variés, tirés d'une grosse
cloche, puis d'un timbre frappé avec une égale force, mais éloigné graduellement du sourd-muet; à l'aide de ce simple stimulant de l'ouïe, l'oreille percevait bientôt, à la distance de vingt-
cinq pas, un son qui, quelques jours auparavant, n'était saisi
qu'à dix pas. Ces expériences infiniment variées apprirent aux
sourds-muets à reconnaître la direction du son, à distinguer le
rhythme, à battre la mesure; mais il y avait encore bien loin de
là à l'imitation par la voix de ces sons ayant plus ou moins d'a-
nalogie avec elle.

Là se trouvait la grande difficulté de cette étude. Il y a très
peu de sourds complétement sourds, cela est vrai; mais aussi
les enfants qui naissent légèrement sourds tombent dans le
mutisme comme ceux qui sont affectés d'une surdité entière.
Avec cette faiblesse primitive il faudrait, pour la contre-balancer,
une attention, un travail, une étude, qu'on ne peut attendre
d'un enfant de quinze mois, de deux, de trois, de quatre ans et
plus. Or, cela est impossible; aussi ces enfants demi-sourds deviennent-ils tout aussi sourds-muets que ceux qui n'entendent
pas du tout.

Ainsi pour que l'éducation se fasse par l'ouïe, il faut que cet
organe soit parfait; médiocre, il devient nul. Mais peut-on le
tirer de cette médiocrité fâcheuse? Avant de dire ce que M. Itard
a fait pour résoudre cette question, le rapporteur établit les divisions suivantes entre les divers sourds-muets. Un cinquième
est complétement sourd; sur les quatre autres cinquièmes, il y
en a deux qui confondent la parole avec les autres bruits. Restent deux cinquièmes qui entendent la parole plus ou moins
distinctement et qui, en raison de l'aptitude de l'audition, peuvent être divisés en quatre classes.

Dans la première, Itard range les sourds-muets qui distinguent tous les sons vocaux, pourvu qu'ils leur soient adressés directement, lentement, à haute voix, et qu'ils soient souvent répétés.

Dans la deuxième sont ceux qui distinguent les sons vocaux, tant voyelles que consonnes, moins, parmi ces dernières, celles qu'on appelle similaires, analogues, telles que *ba* et *pa*, *fa* et *va*, *ta* et *da*. Ceux-là confondent également l'*o* et l'*ou*, *e* et *eu*.

La troisième se compose de ceux qui confondent tous les sons syllabiques ou inarticulés les plus dissemblables, comme *pain* et *faim*, *dent* et *gant*, en conservant toutefois la faculté de distinguer les voyelles.

Enfin ceux de la quatrième confondent entre eux tous les sons vocaux, en les distinguant des autres sons, c'est-à-dire que leur perception auditive est bornée à distinguer le son parlé du son frappé.

Tous ces demi-sourds, à quelqu'une de ces catégories qu'ils appartiennent, présentent ce phénomène remarquable que, soumis à des expériences méthodiques, ils acquièrent promptement un degré d'audition de plus, mais rarement deux. Cette amélioration peut représenter facilement, aux yeux des personnes peu versées dans cette étude, une véritable guérison, et l'on croit avoir fait d'un enfant complétement sourd un enfant entendant, parce qu'il aura distingué le mouvement d'une montre du bruit d'une phrase prononcée à haute voix. Et comme il existe en outre un merveilleux rapport entre l'audition et la parole, les demi-sourds dont nous parlons ne sont également que des demi-muets ; les progrès de la parole suivent ceux de l'ouïe, et ces changements rapides au début des expériences font naître un espoir que le temps est loin de réaliser, car il y a là une altération organique qui est une barrière insurmontable au delà de laquelle l'éducation mécanique de l'oreille ne peut agir.

Pour comprendre cet insuccès, il faut remarquer que les premiers exercices auxquels on soumet l'oreille de ces enfants ont pour objet les sons les plus forts et dont le mécanisme est le plus sensible ; mais, comme l'audition n'*arrive jamais* au point de distinguer entre eux les sons vocaux qui se trouvent rapprochés par une grande analogie et de saisir l'intonation, l'accentuation, l'euphonie du langage, il en résulte que toutes ces modifications ne se font jamais sentir dans le langage parlé donné aux sourds-muets, langage qui, par cette raison, reste toujours rude, sans expression.

Mais c'est là une des moindres difficultés de cette *restauration forcée* des organes auditifs et vocaux ; un obstacle insurmontable qui reste tout entier, même après ces succès d'ouïe et de parole, est de rendre ces enfants aptes à la conversation. Les mots qu'on leur apprend, les petites phrases qu'ils débitent plus ou moins bien, sont la traduction des signes qui leur servaient précédemment ; ils ne trouvent pas dans ce nouvel exercice un moyen d'acquérir des idées, de les développer, de les multiplier ; ils répètent la leçon : c'est une affaire de mémoire bien plus que d'intelligence. En un mot, c'est toujours un enfant sourd-muet.

Cela vient de ce que les soins les plus actifs, les plus heureux prodigués à cet infirme ne parviennent pas à lui donner ce qu'on appelle l'*audition indirecte*, qui est cette faculté d'entendre non seulement ce que l'on nous dit à nous face à face, mais encore ce qui se dit autour de nous, ce qui constitue la conversation générale. C'est là, en effet, la source la plus féconde d'instruction spontanée pour les enfants ; c'est par là que les entendants ordinaires se façonnent aux formes de la conversation, et apprennent tant de choses qu'il n'est pas besoin de leur enseigner. Ceux qui ne peuvent saisir ces paroles de tout le monde se trouvent dès lors privés de cet aliment sans cesse prodigué aux autres enfants ; ils ont bientôt reconnu l'impossibilité de prendre part à ce commerce intellectuel, ils cessent d'écouter, et tombent bientôt dans le mutisme. S'ils ne peuvent saisir que ce qui leur est adressé directement, avec effort, ils sont alors des enfants retardés, peu instruits, et privés d'une foule d'idées sociales. Il est au-dessus de la patience des parents, au-dessus de la force morale d'un enfant, au-dessus du courage d'un instituteur, si intelligent qu'on le suppose, de triompher de cet obstacle. Alors il faut absolument placer ces demi-sourds dans une institution de sourds-muets, car rien ne peut remplacer pour eux l'éducation qu'ils y reçoivent, par la raison que la vue continuelle des signes qu'on leur fait, et qu'ils se font entre eux, remplace pour eux cette source si féconde du développement de leur intelligence, l'audition indirecte.

Nous ne voulons pas multiplier des détails qu'on trouve dans les ouvrages spéciaux sur cette matière, particulièrement dans le petit traité de M. Valsse sur la prononciation; qu'il nous suffise de dire qu'Itard avait découvert la plupart des moyens de démonstration à l'aide desquels on arrive à faire comprendre aux enfants sourds-muets le mécanisme du langage. Mais, comme le remarque M. Husson, il y a des consonnes douces qui tiennent à une modification du son articulé, modification que l'on ne peut ni faire voir ni expliquer aux sourds-muets, car nous aurions nous-mêmes de la peine à dire quelle différence de mécanisme peut les produire. Le *ba* et le *pa*, le *ca* et le *ga* sont tellement rapprochés qu'ils paraissent se confondre; par conséquent un sourd-muet ou un demi-sourd parlant confondront toujours les mots dont ils font partie, ainsi *chapeau* et *jabot*, *vrai* et *frais*, *pain* et *bain*, *pont* et *bon*, et une foule d'autres deviendront à chaque instant une cause d'erreurs, de confusion dans les phrases où se rencontreront ces vocables similaires. L'audition en souffre, mais l'intelligence y perd bien plus encore; l'enfant se rebute, et tout naturellement il cède au besoin de se faire comprendre par un moyen plus simple, plus clair, qui ne donne pas lieu à des méprises fâcheuses. Il fait des signes, et ne s'en trouve pas plus à plaindre.

Il faut donc, comme Itard, donner à ces malheureux enfants une éducation physiologique qui développe l'*aptitude à l'audition*. Mais là encore se trouvent des difficultés qui tiennent bien moins au système d'éducation qu'à l'individu auquel on l'applique. Nous avons vu, dit M. Husson, chez la plupart des enfants soumis à nos expériences, qu'il y avait développement du peu d'audition dont ils étaient doués, et que, chez le reste, cette culture, sans améliorer, sans étendre le sens de l'ouïe, donnait seulement à l'organe plus d'aptitude à percevoir les sons. Les uns et les autres de ces sourds arrivent à parler, mais ces premiers y arrivent avec une audition progressivement améliorée, les autres sans amélioration notable; ceux-ci n'ont appris qu'à écouter, les autres sont parvenus à mieux entendre.

Sur dix élèves instruits par Itard, la commission a constaté que six d'entre eux épellent, c'est-à-dire prononcent des syllabes, soit en les lisant, soit en les écoutant pour les répéter ensuite. Pour cette répétition, tous s'aident des yeux, et la commission s'est assurée du parti que ces enfants tirent de la vue et du sens de l'ouïe en même temps, en leur faisant répéter comparativement le même son prononcé, tantôt devant, tantôt derrière eux. Les quatre autres, exercés depuis plus longtemps, entendent et prononcent très distinctement des mots qui leur sont adressés, non seulement par des parlants ordinaires, mais encore par leurs compagnons d'infortune.

La commission a suivi avec intérêt cette expérience. Elle a vu une de ces sourdes-muettes, placée vis-à-vis de l'autre, et la tenant par la main, prononcer des mots avec une netteté qu'elle cherchait à rendre d'autant plus grande que la répétition, de la part de sa compagne, paraissait plus ou moins inexacte, de sorte qu'elle devenait un maître attentif pour l'autre sourde-muette, qui, à son tour, remplissait le même office à l'égard de la première. Les progrès dans ce genre d'exercice nous ont paru rapides, car nous avons pu en remarquer de très notables d'une séance à l'autre dans un intervalle de quinze jours.

La commission a examiné deux sourds-muets incomplets, élevés tous deux dans des conditions opposées, l'un parmi les sourds-muets de l'Institution, l'autre au milieu d'une famille de parlants. On aurait pu croire que, pour ce dernier, l'entourage aurait une influence favorable sur son développement intellectuel, tandis que le second, privé de ce bénéfice, serait resté, à l'égard de l'autre, dans une infériorité notable. C'est précisément le contraire qui est arrivé : aussi le rapporteur dit-il, en propres termes, que, pour tout enfant qui n'est doué que de l'ouïe directe, tout ce qui se dit autour de lui n'arrive ni à son oreille ni à son entendement ; qu'il est, sous ce rapport, comme un autre enfant qui serait entouré de sourds-muets ; que, pour tous les deux, les soins directs donnés à leurs facultés entendantes et parlantes étant les mêmes, à intelligence égale, le résultat sera le même sous le rapport de l'audition ; mais que, sous le rapport de la conversation, il sera plus avantageux pour celui qui aura vécu avec des sourds-muets. Car, la commission ne peut trop le répéter, pour un enfant peu entendant, le langage naturel, celui au moyen duquel le développement moral peut se faire, n'est plus le langage de la parole, c'est celui des signes ; c'est par lui que l'esprit doit se développer, que les idées doivent se former; et la parole ne vient ensuite que comme traduction du langage mimique, comme un mode de manifestation des idées acquises par les signes.

D'après toutes ces considérations, qui ne sont qu'une conséquence des diverses expériences auxquelles elle a assisté, la commission pense :

1° Que l'éducation qui consiste dans la combinaison des signes manuels avec la parole est possible chez un dixième des enfants admis à l'établissement des sourds-muets;

2° Que cette éducation a pour avantage d'améliorer le sens auditif au point d'amener l'élève à entendre une partie de la parole, à saisir par les yeux cette partie de la parole qui n'est pas entendue, et à compléter par l'intelligence et le jugement la partie qui ne peut être perçue par l'ouïe, ni jugée par la vue;

3° Que par suite de ces diverses améliorations qui résultent de cette éducation spéciale, le sourd-muet peut, nous ne dirons pas entendre, ce qui ne signifie rien, ni dire des mots, ce qui équivaut à peu de chose, mais converser oralement, et, par le même mode de communication, recevoir des ordres aussi bien que rendre compte de ses actions;

4° Que, sous le rapport de l'exécution, cette éducation ne peut présenter des difficultés sérieuses, puisqu'elle peut se faire concurremment avec l'éducation mimique, qui est la seule que l'on ait jusqu'à présent employée, et que l'on emploie encore aujourd'hui pour les sourds-muets;

5° Que, loin d'être entravée par celle-ci, l'instruction orale s'en trouve accélérée et facilitée, au moyen des acquisitions intellectuelles que ne peut manquer de faire un enfant peu entendant au milieu d'une réunion d'enfants parlant le langage des signes;

6° Que cette méthode modifie et doit nécessairement modifier d'une manière avantageuse le langage elliptique, informe et prolixe des signes, langage qui, en raison de ses imperfections, rend en général les idées des sourds-muets imparfaites et tronquées;

7° Que la commission regarde comme démontrée cette vérité médicale, qu'on ne peut trop répandre dans le public, dans les familles et parmi les médecins, savoir : que toute surdité congéniale ou du bas âge, quelque légère qu'elle soit, rend l'éducation mimique indispensable ; par conséquent qu'elle rejette l'enfant dans la classe des sourds-muets, et que toute guérison qui ne restaure pas complétement l'ouïe est illusoire, en ce que l'exercice de ce sens et le recouvrement de la parole ne peuvent survenir spontanément, et qu'ils réclament l'usage de l'éducation spéciale dont nous venons de parler ;

8° Que le résultat définitif de cette éducation spéciale serait de renvoyer à leurs familles un dixième ou un douzième des enfants qui, arrivés chez leurs parents, leur parleraient une langue que ceux-ci entendraient, et au moyen de laquelle s'établiraient aussitôt des communications libres, faciles et réciproques, ce qui n'est pas possible par le seul langage mimique ;

9° Enfin, que l'Académie doit accueillir et recommander au ministre de l'intérieur la proposition, faite depuis longtemps et fréquemment renouvelée par M. Itard à l'administration de l'Institut royal des sourds-muets, de fonder dans ladite institution une classe destinée à apprendre aux sourds-muets à parler.

« Nous pensons, Messieurs, ajoute le rapporteur, que l'Académie ne peut que s'applaudir de ce que le ministre lui a fourni les moyens d'associer son nom à l'amélioration d'un établissement déjà si cher aux amis de l'humanité ; et, en appuyant de son approbation la demande de M. Itard, l'Académie pourra, d'après la conviction qu'en a acquise sa commission, certifier que le mode d'éducation n'est plus une épreuve à faire, ni une amélioration à tenter, mais que c'est une méthode heureuse, et justifiée par le succès, qui doit entrer pour toujours dans le système de l'enseignement suivi à l'Institution.

» Nous devons, par conséquent, espérer que, dans cette grave question, l'assentiment de l'Académie royale de médecine sera unanime, et que l'opinion du ministre, éclairée par la nôtre, procurera à l'éducation des sourds-muets le complément que nous réclamons en leur faveur. »

DEUXIÈME PARTIE.

Nous avons cru devoir placer en tête de ce recueil de pièces, non seulement les conclusions du travail de la commission de 1828, mais encore le texte presque tout entier du rapport de M. Husson. Aucun document ne pouvait jeter une plus vive lu-

mière sur la discussion qui a occupé l'Académie pendant si longtemps ; il n'était pas possible de montrer plus clairement la route
parcourue par les devanciers de ceux qui se sont montrés si ardents à la parcourir de nouveau. Se figure-t-on l'effet qu'eût
produit au quinzième siècle la publication du journal d'un voyageur ayant abordé au Mexique vingt ans avant Christophe Colomb, surtout si l'on eût pu prouver que ce dernier avait eu
connaissance de ce journal ? Nous ne tenons pas cette comparaison pour juste ; il faut laisser chaque chose à sa place, les grands
hommes dans leur gloire, les pâles imitateurs, nous ne disons
pas les plagiaires, dans leur obscurité ; mais il est impossible de
ne pas voir dans ces deux affaires académiques l'une datant de
1828, l'autre de 1853, une similitude qui confond l'esprit des
observateurs attentifs.

En quoi la tentative récente diffère-t-elle de la première ?
Quelle nécessité y avait-il de refaire le travail d'Itard et de
M. Husson ? L'Académie, qui avait approuvé l'œuvre de la commission de 1828 et de son rapporteur, qui avait eu la satisfaction
de voir ses vœux accomplis, puisque le ministre avait fait les
fonds de la création nouvelle, devait-elle, vingt-cinq ans plus
tard, remettre en question ce qu'elle avait souverainement décidé ? Fallait-il, après un arrêt si sagement motivé, instruire de
nouveau une affaire qui paraissait bien connue et consacrer par
d'immenses débats un droit de révision que l'on ne justifiait par
aucune découverte récente ? Il y a là, on en conviendra, de
quoi surprendre les meilleurs esprits, surtout si l'on considère
qu'en 1828, l'Académie employa une seule séance à la lecture
et à l'adoption du rapport, tandis que dernièrement il en a fallu
dix pour arriver au même résultat. D'où vient cette différence
si considérable ? Le sujet est le même, les moyens thérapeutiques ou pédagogiques ne diffèrent en rien d'essentiel, le travail
de la première commission se trouve confirmé de tout point par
celui de la seconde ; à dire vrai, celle-ci eût pu se dispenser de
le recommencer, puisqu'elle n'avait rien de nouveau à ajouter
aux pages excellentes de M. Husson.

Nous ne nous chargeons pas d'expliquer cette anomalie. Il
suffira sans doute de faire remarquer que, dans le premier cas,
l'Académie avait à se prononcer sur l'œuvre d'un de ses membres, Itard, dont le talent et le caractère lui inspiraient une

égale confiance. Il s'agissait d'un travail tout spécial, poursuivi avec une persévérance extrême pendant longues années, dans un but d'utilité publique, par un homme que sa position particulière recommandait à l'estime de tous; l'Académie ne voulait point discuter des méthodes étudiées par une commission, décrites par un rapporteur, et proposées à son approbation avec toutes les garanties désirables : aussi le vote fut-il unanime et immédiat sur les conclusions qui lui étaient présentées.

Il est évident que les conditions récentes n'étaient plus les mêmes, qu'il y avait lieu, par conséquent, d'examiner cette nouvelle affaire, de la discuter, de soumettre à une révision complète chacun des points du rapport qui a rempli la séance du 19 avril 1853. L'Académie, bien qu'elle ne tienne personne en suspicion légitime, a promptement éprouvé cette sorte d'émotion intérieure, avertissement sympathique qui se fait sentir dans toutes les parties d'un corps délibérant, véritable instinct de conservation en vertu duquel les hommes comme les assemblées se tiennent sur leurs gardes. Il en est résulté que cette affaire, qui, comme le disait un journal de médecine, semblait devoir arriver au but en un instant, a pris des proportions inaccoutumées, a excité la verve des orateurs les plus habiles, a produit des discours passionnés; le retentissement de ce débat a été considérable, des personnes étrangères à l'Académie ont cru devoir intervenir, si bien que l'on a vu s'entasser sur le bureau de l'illustre compagnie une masse de documents relatifs à la surdi-mutité, constituant, pour sa bibliothèque, une collection non moins riche qu'inattendue.

Nous avons cru faire une chose utile en recueillant ces matériaux, en plaçant dans un ordre régulier ces travaux divers, destinés (au moins doit-on le supposer) à jeter du jour sur la grande question de la guérison de la surdi-mutité et du meilleur mode d'éducation des sourds-muets. Quelque soin que mettent les journaux spéciaux à enregistrer dans leurs comptes rendus tout ce qui se dit à l'Académie impériale de médecine, même après le *Bulletin de l'Académie*, organe officiel des actes de cette compagnie, il y a encore beaucoup de choses à recueillir qu'on chercherait vainement ailleurs que dans notre livre. Nous avons voulu présenter dans son ensemble ce grand procès fait un peu légèrement, il faut en convenir, à un établissement qui compte plus de soixante années de travaux et de succès ; nous n'avons dû omettre aucun des témoignages qui se sont produits dans l'enceinte où siégeaient les juges, de même qu'en dehors de ce prétoire orageux : tout ce que l'on a écrit ou dit pour ou contre avait sa place marquée dans notre recueil, de sorte que les personnes qu'intéressent ces débats, cette question, ces infortunés, trouveront dans ce volume tout ce qui se rattache à cette grande affaire.

Au delà de ce rôle de collectionneur, pour qui l'exactitude est une nécessité absolue, se trouve le droit de la critique ; nous en avons usé avec modération, avec convenance (espérons que l'on nous rendra cette justice), nous bornant à relever des inexactitudes, à contrôler des assertions hasardées, à rectifier des faits, à présenter des objections, en un mot, à faire prévaloir autant qu'il est en nous les intérêts de la vérité. Nous ne nous flattons pas d'être sans passion, l'humanité ne comporte guère un si orgueilleux stoïcisme, et d'ailleurs cette chaleur de zèle, cette vivacité d'impressions, sont souvent le stimulant obligé des bonnes choses ; mais enfin nous avons voulu ne voir dans cette question académique que ce qui s'y trouve réellement, c'est-à-dire la possibilité de la guérison d'une infirmité déplorable, aux soins de laquelle nous avons consacré une notable partie de notre carrière médicale.

C'est à ce titre seulement qu'est due notre intervention dans une cause qui n'est véritablement pas la nôtre. L'Académie impériale de médecine seule avait à s'inquiéter de ce nouvel appel fait à son zèle, et surtout à sa patience. En vain elle avait déjà répondu à toutes ces questions, en vain trois des commissaires de 1828 pouvaient parler des travaux auxquels ils avaient pris part, en vain les souvenirs de beaucoup de ses membres allaient faire revivre la séance où M. Husson lut son rapport, et, si tout cela ne suffisait pas, M. Gérardin était en mesure de mettre sous les yeux de l'Académie le rapport même qu'il avait été chargé, conjointement avec M. Jourdan, de joindre à la seconde édition du *Traité des maladies de l'oreille et de l'audition*, d'Itard, publiée en 1842.

Mais, dit-on, la science ne peut rester stationnaire ; il se produit sans cesse de nouveaux faits qui deviennent l'occasion de découvertes nouvelles; les observateurs attentifs signalent un progrès, ils le publient, l'exploitent; il faut bien, dès lors, que les corps savants soient avertis, et disent leur avis sur ces perfectionnements, dont l'humanité est appelée à recueillir le bénéfice.

Sans doute cela est nécessaire, sans doute il faut que l'Académie sanctionne ces découvertes; nous l'avions si bien compris que, dès le mois d'août 1847, alors que le docteur Blanchet commençait à s'occuper de nos élèves sourds-muets, à leur appliquer ce qu'il appelait sa *nouvelle méthode de traitement*, nous écrivîmes la lettre suivante à M. le ministre de l'intérieur :

« Monsieur le ministre,

» Par votre lettre du 31 juillet dernier, vous avez enjoint à M. le directeur de l'Institut royal des sourds-muets de confier à M. le docteur Blanchet un certain nombre d'élèves destinés à subir, à titre d'essai, l'application d'une *méthode* qui lui est *particulière* pour le traitement de la surdi-mutité.

» Permettez-moi, monsieur le ministre, de vous soumettre à cette occasion les réflexions suivantes :

» Toutes les fois qu'un médecin croit avoir trouvé une méthode curative nouvelle, il en fait part à l'Académie royale de médecine, spécialement instituée pour apprécier ces découvertes, et cette compagnie savante nomme une commission pour assister aux expériences de l'inventeur. La surdi-mutité a été l'objet d'un grand nombre de tentatives de ce genre, et telle est la marche que l'administration a toujours suivie en pareil cas. Vous avez autorisé le directeur de l'Institution à recevoir les commissaires nommés à cet effet, et le médecin de l'établissement n'a pas manqué d'assister à tous leurs travaux.

» Je désire vivement que M. le docteur Blanchet soit plus heureux que MM. Itard, Deleau et autres médecins qui, comme moi, ont vainement essayé de guérir les sourds-muets. Pourquoi, dans la circonstance actuelle, procéder autrement que vous ne l'avez fait jusqu'ici? Pourquoi ne pas investir l'Académie royale de médecine du droit de juger s'il y a lieu de soumettre nos élèves à des expériences nouvelles? Les essais de

M. Blanchet auront alors un caractère scientifique incontestable. Pour ma part, je m'empresserai de lui offrir le concours de mes efforts et de mon zèle afin d'arriver à un but si désirable.

» Permettez-moi, monsieur le ministre, d'ajouter un seul mot. Si ces expériences de M. Blanchet, faites d'après vos ordres, avaient quelques conséquences fâcheuses pour nos élèves, ma responsabilité près de leurs familles serait-elle assez couverte par vos prescriptions ministérielles, et ne serais-je pas autorisé, pour ma garantie et dans l'intérêt de la science, à en référer au président de l'Académie de médecine? Je vous soumets cette réflexion avec confiance, persuadé que, dans une question toute scientifique, vous vous en rapporterez à l'expérience de nos juges naturels et compétents.

» J'ai l'honneur d'être, monsieur le ministre, etc.

» P. MENIÈRE. »

Cette réclamation n'eut aucun succès; M. Blanchet, qui faisait perdre à nos élèves un temps précieux en les enlevant à leurs travaux habituels, reçut en quelque sorte par anticipation le titre qui aurait dû être la récompense d'une découverte réelle: administrativement parlant, il fut déclaré *inventeur d'une nouvelle méthode* de guérison de la surdi-mutité, et quand alors nous crûmes devoir nous adresser au sous-secrétaire d'État au département de l'intérieur, de qui relève notre Institut, la réponse de ce fonctionnaire fut telle qu'il nous parut évident que toute protestation resterait inutile.

Les troubles politiques survenus peu de temps après ne devinrent menaçants que pour nous, bien que l'on ait parlé des dangers que courut alors M. Blanchet; il serait facile de dire pour qui fut le danger, qui l'a fait naître, qui en a profité; mais laissons là ces tristes souvenirs qui ne sont pas du domaine de la science et que nous n'eussions jamais songé à rappeler sans les insinuations d'un orateur de l'Académie. Revenons à ce qui nous touche réellement, nous, les médecins chargés de soigner les sourds-muets; nous, les hommes qui se doivent tout entiers à ces pauvres enfants que le gouvernement nous confie.

A l'époque où l'administration nous appela à continuer l'œuvre d'Itard, nous nous livrâmes avec toute l'ardeur dont nous

sommes capable à l'étude de cette science nouvelle pour nous ;
nous trouvâmes dans l'ouvrage de notre savant prédécesseur et
dans diverses publications venant de lui tous les renseignements
nécessaires à l'accomplissement des devoirs qui nous étaient
imposés. Itard, après quarante ans de soins, en était venu à un
profond découragement ; il avait reconnu par expérience que la
plupart de ses idées premières étaient bien plutôt des désirs et
des illusions que des réalités. Nous étions nous-même arrivé à
un âge où ces spéculations d'un esprit généreux, sérieusement
examinées, se trouvent réduites à leur valeur absolue ; par conséquent il ne nous fallut pas vivre longtemps avec les sourds-
muets, et surtout avec leurs professeurs habituels, pour comprendre l'inutilité des moyens destinés à les guérir. J'ai
commencé en quelque sorte par où Itard avait fini ; j'ai vu une
multitude d'enfants à qui l'on avait fait subir les traitements les
plus douloureux, les plus barbares, les plus absurdes et les plus
inutiles ; j'ai compris que mon devoir était tout différent ; aussi
n'insistai-je pas longtemps sur une thérapeutique qui ne devait
trouver sa justification que dans le plus grossier empirisme, ou
dans des motifs d'intérêt privé que la conscience réprouve. Cependant je n'étais pas devenu sceptique à ce point que je me
crusse autorisé à nier toute possibilité d'une guérison en pareil
cas : dès que j'eus connaissance des tentatives de M. Blanchet,
je m'adressai directement à ce médecin pour l'engager à faire de
la science sérieuse ; plus tard, quand je vis de quoi il s'agissait,
j'écrivis directement au ministre pour réclamer l'intervention de
l'Académie, et enfin quand j'eus reconnu que je n'étais pas
écouté, je revins à la charge auprès de M. Blanchet et je lui dis,
entre autres choses, ces propres paroles : «Faites de la science,
» communiquez vos procédés aux juges naturels du corps mé-
» dical, demandez une commission académique, la seule com-
» pétente ; prenez un point de départ dûment établi, travaillez
» sérieusement aux progrès de cette partie de la science, faites
» constater les résultats obtenus, et, soyez-en certain, quelle
» que soit votre manière d'agir à mon égard, mon concours ne
» vous fera jamais défaut. »

Cette lettre est du 8 mars 1848 ; elle resta sans réponse ;
mais dois-je penser qu'elle détermina M. Blanchet à quitter la
voie où il avait marché jusque-là ? Au mois de décembre de la

même année, l'Académie de médecine fut invitée par le ministre de l'intérieur à s'occuper des travaux de ce médecin ; il ne nous convient pas d'examiner comment ce mandat fut rempli, nous ne pouvons que renvoyer le lecteur au discours de M. le professeur Malgaigne, juge éclairé des travaux qui ont servi de base au rapport de M. Piorry, aux dissertations critiques de M. Jules Guérin, de MM. Bégin, Ferrus et Bonnafont, qui n'ont rien laissé à dire sur ce sujet, et enfin aux conclusions substituées par l'Académie à celles qui avaient été rédigées par le rapporteur.

Tout ceci est en quelque sorte le point historique de la question ; voyons maintenant ce qui appartient plus spécialement à l'Académie, la part que ses membres ont prise dans l'examen de cette même question, le caractère du débat engagé devant la compagnie, les décisions prises par celle-ci, et enfin le résultat d'une des luttes les plus ardentes, les plus prolongées dont les doyens de ce corps savant aient gardé la mémoire.

Ainsi que nous l'avons dit dès le début, des personnes plus spécialement aptes à donner un avis motivé sur ces matières peu connues attirèrent l'attention de l'Académie sur l'importance de cette affaire, sur les conséquences graves qui pouvaient découler des conclusions du rapport ; ce corps savant comprit aussitôt qu'il fallait examiner avec soin un travail auquel l'administration paraissait attacher une grande importance, et dès lors il n'y eut plus à redouter de surprise. Des orateurs se chargèrent de traiter ce sujet à fond, de remonter aux sources, de descendre aux détails ; le côté philosophique de la surdi-mutité ne fut pas plus omis que le côté pratique ; la question fut embrassée dans son ensemble, et le rapport fut critiqué avec une verve, soutenu avec une vivacité qui auraient pu tenir longtemps l'assemblée en suspens, si quelques uns de ses membres n'avaient déployé toutes les ressources de leur esprit et de leur talent pour faire triompher le parti opposant.

Comment n'est-il venu à l'idée de personne de s'armer du rapport de M. Husson, de montrer ce qui avait été fait et si bien fait par des hommes non moins compétents que leurs successeurs, d'établir en quelque sorte l'inutilité de cette lutte nouvelle, puisque l'ancienne avait donné gain de cause aux demandeurs actuels ?

Peut-être n'a-t-on pas jugé à propos de se servir de ce document dont l'Académie a le droit de se montrer fière, bien que le temps n'ait pas tout à fait confirmé la sentence des premiers juges ; il aurait fallu avouer, et il en coûte, que ce succès proclamé en 1828 n'avait plus pour lui la sanction du temps et de l'expérience, que ces promesses, si bien accueillies de prime abord, n'avaient pas justifié de trop faciles espérances. De pareils retours sont chose commune en médecine, les archives des sociétés savantes comptent beaucoup de ces triomphes passagers de la science sur les infirmités de notre pauvre nature ; tout a été guéri tour à tour, souvent avec enthousiasme, plus souvent encore avec une bonne foi des plus respectables, et puis les années qui roulent sur ces merveilles les soumettent au contrôle d'une observation plus rigoureuse : on dirait que ces mêmes conditions ne se retrouvent plus ; ce qui avait paru tout simple devient difficile, rare, impossible même, et l'on s'étonne de ces démentis éclatants que renferme l'avenir.

C'est que l'on apprend à mieux voir, à juger plus sainement ; c'est que l'esprit de généralisation, qui est l'apanage de la jeunesse, subit à chaque instant de nouveaux échecs ; les opinions cèdent la place aux faits ; on finit par s'apercevoir qu'il n'y a presque plus de familles, de genres en pathologie, que les espèces et les individus sont tout. On apprend à ne pas tant raisonner sur les sourds-muets, mais bien à examiner un sourd-muet à fond ; on laisse là cette classe d'infortunés pour s'occuper de celui qui se présente ; car, comme le premier devoir du médecin est de guérir, on néglige les règles générales pour arriver bien vite aux applications.

L'Académie, qu'il nous soit permis de le dire, ou plutôt quelques uns de ses membres, n'ont pas suivi cette marche dans la discussion dont nous nous sommes constitué l'historien. La partie théorique a usurpé une grande place dans les discours qui remplissent ce volume. C'était en effet ce qu'il y avait de plus facile, de plus séduisant dans une question comme celle-ci ; la surdi-mutité était plus aisée à traiter à la tribune que les sourds-muets dans notre institution ; on pouvait disserter savamment sur les causes aussi obscures que nombreuses de cette infirmité si grave ; déclarer que la guérison était sinon assurée, du moins très probable. On ne manquait pas de preuves à l'appui de cette manière de voir ; les recueils scientifiques avaient été interrogés avec soin, de sorte que la théorie s'appuyait sur des faits qui, au moins en apparence, servaient de base à une argumentation dont la forme logique dissimulait assez bien le défaut de réalité. Et puis, il faut en convenir, certains orateurs ne se sont pas montrés difficiles dans le choix des arguments que prodiguait leur faconde. Pris au dépourvu, entraînés par les nécessités de la cause, ils ont fait flèche de tout bois, puisant aux sources les plus suspectes, sans s'en douter, il est vrai, mais enfin acceptant comme bons, comme justes, comme inattaquables, des jugements dictés par la haine, faisant à des libelles empoisonnés l'honneur d'emprunts qu'un peu plus de critique eût fait reléguer dans les ténèbres d'où ils sortaient ; enfin l'Académie a eu le singulier spectacle d'une lutte dans laquelle la passion ne négligeait rien pour l'emporter sur le bon sens, la raison, la vérité.

Mais c'est le devoir des compagnies savantes de résister à ces entraînements faciles, de se faire une opinion modérée là où l'enthousiasme voudrait provoquer des manifestations trop souvent dangereuses ; on a vu peu à peu se calmer ces ardeurs, l'Académie a donné gain de cause au bon sens, à la réflexion, à la sagesse ; elle est restée dans la bonne voie, elle a accueilli l'idée d'un progrès possible, rationnel ; elle a maintenu avec fermeté les principes tutélaires de la science et de l'administration en refusant sa haute sanction à des mesures qui pouvaient donner de l'importance à une prétendue méthode curative de la surdi-mutité, et entraîner des bouleversements dans l'Institution impériale que protége le nom de celui qui l'a fondée, que garantissent le talent et le caractère de ses honorables successeurs.

On trouvera à la fin de ce volume, sous forme de résumé pratique, les seuls renseignements que nous soyons en mesure de donner aujourd'hui sur les deux grandes questions en litige, la guérison de la surdi-mutité et le mode d'éducation des sourds-muets. Nous n'avons pas la prétention, assurément, de poser des limites invariables : ainsi que nous l'avons dit dans notre première lettre, les droits de l'avenir sont réservés ; mais enfin nous montrerons la voie à suivre pour arriver à quelque chose d'utile. En attendant des publications plus rigoureusement scientifiques (1), il nous sera permis de dire que l'Académie a entendu sur ce sujet bien des choses prématurées, bien des assertions légères; que des orateurs lancés à la recherche de ce qu'ils ont cru la vérité se sont trompés de bonne foi, sans doute, mais enfin se sont trompés, parce que, dans une étude aussi rapide, ils n'avaient pas eu le temps d'apprendre à voir et, par conséquent, de bien voir. C'est surtout en ces matières obscures qu'il faut apprendre à regarder, qu'il faut se défier de ce premier coup d'œil, qui ne saisit que des apparences, qu'il faut craindre des illusions faciles, des surprises inévitables. Quand il s'agit de sourds-muets, on n'improvise pas, il faut examiner beaucoup, longtemps; il faut revenir sans cesse sur ce que l'on a vu, réunir de nombreux témoignages en faveur d'une opinion, si séduisante qu'elle paraisse de prime abord; en un mot, il faut se rappeler ces paroles si sensées d'un véritable observateur de la nature : *Pauca experimenta nos audaces reddunt, temerarios, gloriosos; plura incertos; plurima tandem, ac humanam fere patientiam superantia, ad aliquid concludendum et agendum nos eminus præparant* (2).

(1) On nous permettra de choisir notre temps pour publier ce livre, auquel nous travaillons depuis quinze années. Itard en a mis plus de vingt à composer son *Traité des maladies de l'oreille*. Rien ne nous presse, si ce n'est le temps lui-même qui passe si vite, mais certains ouvrages de médecine disparaissent si promptement pour faire place à d'autres, qu'il est bien permis de donner quelque soin à la composition d'une œuvre à laquelle on souhaite un peu plus de durée. Certain compilateur moderne nous a reproché de ne pas avoir mis dans notre traduction de Kramer tout ce que nous possédons sur les maladies des oreilles, sans doute pour donner plus de prix au livre qu'il avait fait avec le nôtre. Nous trouvons juste de lui laisser quelque chose à désirer, ne fût-ce que pour réserver aux traités originaux le faible mérite de la nouveauté. Les copistes peuvent bien attendre.

(2) Muschenbrock, *Opera physica*, etc., Lugd. Bat., 1739. J'ai entendu M. le professeur Andral citer cette phrase d'un si grand sens à la fin d'un de ses cours de pathologie interne. Le conseil était bon, je l'ai suivi, je l'adresse à qui de droit, avec cette recommandation : *Qu'on se le dise!*

15 août 1853.

DE LA GUÉRISON
DE LA SURDI-MUTITÉ

ET

DE L'ÉDUCATION DES SOURDS-MUETS.

EXPOSÉ DE QUELQUES FAITS

RELATIFS A LA QUESTION PENDANTE DEVANT L'ACADÉMIE IMPÉRIALE DE MÉDECINE.

Le 31 juillet 1847, M. le comte Duchatel invitait le directeur de l'Institut royal des sourds-muets à confier au docteur Blanchet quatre ou six élèves que celui-ci choisirait, afin de faire des expériences sur ces sujets pour leur rendre l'ouïe au moyen d'une méthode particulière à ce médecin.

Le 20 octobre de la même année, le Ministre de l'intérieur adressait au directeur de l'Institution une nouvelle dépêche, par laquelle il faisait savoir que le docteur Blanchet, auquel des élèves de l'Institution royale avaient été confiés, désirant soumettre à l'appréciation d'hommes compétents les premiers résultats qu'il avait obtenus et les mettre à même de juger l'efficacité du traitement par lui employé pour l'amélioration de l'état des sourds-muets, il y avait lieu de convoquer pour cet examen la commission consultative. Cette commission se réunit pour cet objet le 12 novembre. Elle était ainsi composée : M. de Lanneau, directeur de l'Institution ; M. Thomas, président ; MM. Michelot, Coupil, Garay de Monglave, membres ; M. de Watteville, inspecteur des établissements de bienfaisance, délégué par le Ministre pour assister à cet examen. Messieurs les professeurs de l'Institution furent appelés, ainsi que le docteur Ménière, à cette séance. M. le docteur Blanchet introduisit les élèves qui lui avaient été confiés et il fit ses expériences.

M. Blanchet rappela que, sur cinquante et un élèves présents à l'Institution à l'époque où il fut admis à expérimenter (1), il en

_____

(1) C'était pendant les vacances.

avait pris sept au hasard, qu'il avait fait examiner par plusieurs notabilités médicales dont il invoquait le témoignage.

M. Blanchet indiqua alors les moyens dont il s'était servi pour constater le degré de surdi-mutité de ses élèves, moyens qui consistaient en : 1° un diapason promené sur les parois du crâne ; 2° un acoumètre de son invention ; 3° une montre ; 4° la parole (voix articulée et non articulée). L'acoumètre servait à mesurer le degré d'audition. Cet instrument, selon M. Blanchet, d'une grande exactitude, sonnait *ut* 3, et, à la température de 15 degrés centigrades, donnait 512 vibrations par seconde. Le son le plus fort était entendu à 250 mètres et le plus faible à 13 mètres 55 centim. Une aiguille courant sur un quart de cercle indiquait les intensités de son que donnait l'instrument : un chronomètre placé sur l'appareil servait à déterminer le temps que les ondes sonores mettaient à être perçues ; enfin, cet instrument était dans l'octave de la voix humaine.

M. Blanchet, après avoir déclaré connaître les moyens employés par Itard et ses prédécesseurs, prétendit que les siens étaient tout différents, et qu'il prenait l'engagement de les publier plus tard ; il ajouta que, dans le cas même où il ne lui serait pas possible de guérir complétement un sourd-muet, c'était au moins une chose utile que de chercher à diminuer son infirmité.

Passant ensuite à l'examen des élèves à lui confiés, M. Blanchet a fait voir à la commission qu'ils entendaient tous l'acoumètre à un degré plus ou moins fort ; et il les fit solfier à l'aide d'un orgue mélodium.

M. Blanchet finit en disant qu'il espérait que quelques uns de ces enfants pourraient rentrer, avec le temps, dans la catégorie des entendants parlants ; qu'il trouvait un puissant secours dans la musique, qui avait pour ses élèves un grand attrait ; qu'il employait alternativement l'harmonica, le piano à cordes et l'orgue ; que son traitement ne présentait pas de danger, et que les enfants le demandaient et même le recherchaient après l'avoir expérimenté.

La commission, après avoir entendu le docteur Blanchet et examiné les élèves, répondit au Ministre de l'intérieur qu'il lui était impossible, quant à présent, de se fixer sur le mérite de l'expérience qui venait de lui être soumise, et qu'elle décidait que, dans une réunion prochaine, elle examinerait de nouveau les élèves qu'elle venait de voir.

Quelque temps après cette expérience, peu concluante cependant, M. le comte Duchatel prenait un arrêté à la date du 2 février 1848, arrêté par lequel M. le docteur Blanchet était attaché à l'Institution royale des sourds-muets en qualité de chirurgien chargé spécialement du traitement de la surdi-mutité.

Le 20 octobre de la même année, M. Blanchet demandait au Ministre de l'intérieur d'être mis à même de faire application dans l'Institution de Paris, sans qu'il lui fût opposé d'obstacles, de la méthode curative dont il était inventeur pour la guérison de la surdimutité. Avant d'accueillir cette demande, le Ministre, voulant se renseigner sur la valeur et l'utilité du système précité, priait M. le président de l'Académie de médecine de faire nommer par ce corps savant une commission de trois de ses membres chargée de l'éclairer à ce sujet.

La commission consultative s'assembla une seconde fois pour juger du mérite des moyens curatifs employés par le docteur Blanchet. Cette seconde expérience ne fut pas plus *heureuse* que la première ; et enfin, le 4 décembre 1852, elle adressait au Ministre une lettre dans laquelle elle disait : « *qu'appelée dans deux circonstances* » *différentes à apprécier les résultats obtenus par le docteur Blanchet,* » *elle avait déclaré ne pas trouver dans leur examen les éléments d'une* » *conviction favorable ; que, depuis, il ne s'était rien produit qui pût* » *modifier son opinion ; qu'après plus de quatre années d'expérience,* » *l'épreuve lui paraissait complète, et qu'elle n'hésitait pas à penser* » *qu'il était sans aucune utilité de la prolonger davantage.* »

Voilà l'opinion officielle, voilà comment a été jugé M. le docteur Blanchet ; il n'a pas réussi dans l'œuvre qu'il a entreprise : il a essayé de guérir, mais il ne l'a pu, et cependant il dit avoir eu des succès. La commission nommée par l'Académie de médecine les a constatés ; là est tout le débat engagé aujourd'hui.

A cela nous répondrons une seule chose : pour constater des résultats, il faut d'abord avoir vu les enfants au point de départ, c'est-à-dire lorsqu'ils ont commencé à être traités. Si, sur la foi du docteur Blanchet, qui a pu lui-même s'abuser, on prétend que les enfants qu'il a montrés à la commission étaient complétement sourds lorsqu'il les a pris, on se trompe beaucoup et nous allons le démontrer.

Tous les élèves qui entrent dans les institutions de sourds-muets ne sont pas complétement sourds ; il y en a même une bonne partie qui ont conservé un reste d'audition assez notable : les uns entendent les cris, d'autres les sons de la parole, sans en saisir toutes les délicatesses ; d'autres enfin, et c'est le plus petit nombre, entendent assez pour pouvoir comprendre un mot qui leur sera dit avec force à l'oreille. Et que l'on fasse bien attention que nous disons un *mot*, non pas une phrase : ils saisissent deux ou trois syllabes, mais ils ne peuvent aller plus loin; leur organe se fatigue, et tous les sons s'embrouillent dans leur oreille.

Or, il faut le dire, la commission académique n'a vu que ces derniers sujets; elle a examiné :

PLARD aîné, qui est devenu sourd à six ans et qui, à son entrée à l'Institution, entendait comme il entend maintenant, parlait comme il parle maintenant (c'est lui-même qui l'a affirmé, non-seulement à nous, mais encore à des membres de l'Académie, notamment à MM. Ferrus, Bouvier, Gerdy et Bonnafond).

PLARD jeune, qui a perdu en partie l'ouïe à treize mois, mais qui entendait parfaitement la parole prononcée avec force derrière lui, au moment où M. Blanchet a commencé son traitement.

BASTIEN, qui est devenu sourd à un an, et qui entendait du côté droit lors de son entrée à l'Institution.

LEGRAS, qui entendait à son arrivée à l'Institution.

IMBERT,   Id.   Id.   surtout du côté gauche.

PICARD (Alfred), qui est devenu sourd à quatre ans, et qui entendait à son entrée à l'Institution.

GRAMMONT,
DESHAYES,
VINCENT,
LOBBÉ,   } qui entendaient à leur arrivée à l'Institution
LESUEUR,
BISSON,

PELLAN, qui n'entendait rien, et qui n'entend pas davantage aujourd'hui.

PARADY, qui entendait du côté gauche.

RONCE,   Id.   Id.

Et enfin PLAUD, qui n'entendait pas, et qui n'entend pas encore aujourd'hui, mais à qui M. Blanchet prétend avoir appris à parler. Or, il est de toute notoriété que la mère de ce jeune élève, devenu complétement sourd à *neuf* ans, âge où un enfant parle fort bien, a entretenu chez lui l'habitude de parler et lui a appris à lire sur les lèvres.

Voilà ce que la commission a vu : elle a vu tous ces enfants entendre assez bien; elle a vu Plaud parler et lire sur les lèvres avec facilité, et comme elle n'avait pas constaté de point de départ, comme elle n'avait pas examiné ces enfants à leur entrée en traitement, elle a parfaitement pu croire qu'ils étaient tous sourds et tous muets.

Il faut pourtant que la lumière se fasse, que la vérité qu'on dit tout bas soit criée tout haut. La commission consultative établie près de l'Institution impériale sait à quoi s'en tenir sur ces prétendus résultats : elle a dit franchement et loyalement son opinion à M. le Ministre de l'intérieur, qui, voulant être complétement éclairé à ce sujet, a demandé l'avis de l'Académie de médecine. Or, il est bien prouvé maintenant que M. Blanchet n'a encore obtenu aucun résultat : c'est prouvé pour les hommes les plus compétents en cette matière.

Et comme l'a dit M. Menière : « Parce que quelques sourds-muets incomplets sont arrivés à percevoir certains sons, s'ensuit-il que ces pauvres enfants cessent d'appartenir à la catégorie des individus qui ne peuvent communiquer avec les entendants qu'au moyen de procédés artificiels? » Nous ne sommes pas de cet avis ; nous voyons bon nombre de sourds-muets qui entendent, comme nous le disions plus haut, des mots détachés, mais pour qui l'oreille n'est à peu près d'aucun usage dans la société.

La question médicale est à notre avis tranchée, quant à ce qui regarde le docteur Blanchet, mais elle entraîne, ou du moins on l'a fait suivre d'une haute question pédagogique.

On a dit : « Voilà des sourds-muets qui entendent un peu ; il faut les instruire, non pas comme on l'a fait jusqu'à présent, au moyen du langage mimique, mais par la parole. »

Un honorable membre de l'Académie, M. le docteur Bouvier, va plus loin : il veut que tous les sourds-muets soient instruits par la parole.

En un mot, on veut détruire tout ce qui existe, tout ce que la tradition a établi pour fonder quelque chose de vague et d'incertain.

Examinons donc la question sous ce double point de vue.

Il y a soixante-quinze ans, un saint prêtre, animé de l'amour de l'humanité, se dévoue à l'éducation d'une classe d'infortunés qu'on avait jusque-là regardés comme des parias de la société : il fonde une méthode, il instruit ceux qui jusque-là n'avaient pu l'être ; et, pour instruire ses élèves, il les étudie d'abord, et en les étudiant, il voit que ceux-ci sont déjà en possession d'un langage, langage naturel fort simple, fort peu étendu, qui peint le peu de connaissances qu'ils ont. Le bon abbé s'en empare : ce sera le levier avec lequel il va soulever le monde intellectuel pour le faire voir à ses disciples ; cette langue, c'est la mimique. L'abbé de l'Épée lui donne des règles que, jusqu'alors, elle n'avait jamais eues, et bientôt avec son aide il fait pénétrer dans le cœur de ses élèves des idées de morale, des idées de justice, des idées d'amour pour le Créateur, que ces pauvres déshérités n'eussent jamais conçues. L'abbé Sicard, esprit éminent, philosophe et métaphysicien distingué, continue 'œuvre de son illustre maitre, et, à l'ombre de ce génie, instruits au moyen de la mimique, surgissent des hommes remarquables : Clerc, Massieu, Berthier et Lenoir, tous instruits au moyen du langage des signes, viennent montrer à un public enthousiaste comment ils ont profité des leçons de leur illustre maitre. Bientôt l'œuvre s'étend ; elle était grande, elle devient immense. Par toute la France, de modestes instituteurs, hommes de bien et de talent, ouvrent des écoles ; partout le langage mimique y est employé, partout on se sert de ce moyen pour faire pénétrer l'instruction chez les sourds-muets, et l'on obtient de brillants résultats, et l'on voit les élèves devenir professeurs à leur tour. C'est ainsi que nous avons aujourd'hui :

MM.

BERTHIER,
LÉNOIR,
ALIBERT,
PELISSIER, { à Paris.

CHAMBELLAN, à Bordeaux.

Claudius FORESTIER,
Hyacinthe FORESTIER,
BENJAMIN, { à Lyon.

RICHARDIN,
ACKERMAN, { à Nancy.

ROQUET, à Rouen.

VALETTE,
CANTAGREL,
PEYTAVE, { à Toulouse.

MM.

HOUYN, à Montpellier,
CASTILLE,
MARTIN, { à Marseille.

LEGRAND, à Orléans.

MAUPIN, à Besançon.

YUNG,
VILLAIN, { à Soissons.

HUET, à Bourges.

PAROT, à Nîmes.

HENRION, à Liége.

CHOMEL, à Genève, etc., etc.

Tous hommes instruits uniquement au moyen de la mimique.

Le langage des signes est donc nécessaire pour instruire le sourd-muet ; c'est sa langue à lui, langue naturelle qu'on ne pourra jamais lui retirer. Que l'on consulte les hommes compétents, les hommes pratiquant, et tous diront que c'est le seul, le véritable moyen pour arriver à donner au sourd-muet une instruction simple, mais solide.

Quant à la parole, son rôle dans l'éducation est bien restreint. Certes, on doit apprendre à tous ceux qui peuvent en profiter le moyen de communiquer oralement, et cela se fait dans toutes les institutions, à Paris, à Bordeaux, à Toulouse, à Nancy, etc.; il y a des cours spéciaux où l'on exerce les élèves à articuler, mais combien il y en a peu qui puissent suivre avec fruit cet enseignement spécial : chez les uns, la parole ressemble à des cris sauvages; chez les autres, elle est lourde, traînante, presque incompréhensible. Chez ceux qui parlent le mieux, et ce sont ceux qui ont perdu l'ouïe dans un âge avancé, elle est fatigante pour le sourd-muet et pour celui qui l'entend.

Et puis, chose remarquable, le sourd parleur au sortir de l'école, rentré dans la société, se sert très rarement de ce moyen de communication; sa prédilection est tout entière pour le langage mimique : s'il va dans un atelier, il enseigne son langage à son maître, à ses compagnons; s'il retourne chez ses parents, c'est encore du langage mimique qu'il se sert. Enfin la parole qu'il a apprise ne lui sert de lien de communication que lorsqu'il se trouve avec des étrangers, et encore, s'il a du papier et un crayon, il choisira ce moyen, c'est-à-dire l'écriture.

Le sourd-muet a, comme nous l'avons dit, une langue à lui, et il a le même amour pour elle que celui que nous portons à la nôtre. Si nous allons dans un pays étranger, nous nous habituerons à parler le même idiome que les gens chez lesquels nous nous trouverons, mais sitôt que nous pourrons nous servir de notre langue, ce sera avec bonheur que nous le ferons.

Pour instruire le sourd-muet uniquement par la parole, il faudrait, comme l'a dit l'honorable docteur Bégin, lui attacher les bras pour l'empêcher de faire des signes, et cela fait, la tâche serait immense. Il faudrait d'abord lui apprendre à parler : or, on ne sait pas au prix de quelle patience, de quels soins, de quelles fatigues on obtient la parole du sourd-muet, et souvent quelle parole! Puis, lorsque le sourd-muet saurait parler, c'est-à-dire lire, il faudrait lui enseigner la valeur de chaque mot qu'il lit; et comment y arriverait-on sans le secours d'aucun signe, comme on le propose? C'est là que nous attendons les innovateurs : il ne suffit pas de savoir lire des mots, des phrases, il faut encore que l'élève comprenne ce qu'il lit; et lorsqu'à l'enfant qui entend nous sommes obligés de faire des signes pour faire arriver à sa jeune intelligence les premières connaissances, on voudrait qu'avec le sourd on ne se servît pas de signes? Un tel paradoxe est inadmissible.

Mais, dit-on, il y a des demi-sourds pour qui l'instruction auriculaire serait préférable. A cela nous répondrons : vous serez obligés avec les demi-sourds de faire des signes comme avec les sourds complets; seulement, à mesure que l'instruction de l'élève s'étendra, vous supprimerez peu à peu le langage mimique et vous terminerez son éducation par la parole. Mais ces sujets sont rares, et quand un instituteur en rencontre, il sait quels devoirs il a à remplir.

On a parlé des institutions d'Allemagne où l'enseignement est donné uniquement par la parole. Et d'abord on s'est abusé : il n'y a, et nous le tenons de bonne source, que les institutions de Leipsick et de Weissenfels où l'on ne se serve pas de signes, et encore, si un homme compétent examinait bien les mains des professeurs et des enfants lors des exercices, il pourrait distinguer quelques signes imperceptibles à un autre œil; ensuite, il faut dire que nous avons vu à Paris nombre de sourds-muets instruits par la méthode allemande et qui sont fort au-dessous, sous le rapport de l'instruction, de leurs frères d'infortune élevés en France.

La soi disant innovation que l'on propose aujourd'hui fut, comme l'a dit M. Bonnafoul à l'Académie, tentée en 1832 à l'Institution de Paris, où M. Ordinaire était alors directeur. M. Ordinaire était enthousiaste de la parole; il avait cru, lui aussi, que le langage des signes nuisait beaucoup aux sourds-muets dans l'éducation de la langue française; aussi il avait fait adopter par le conseil d'administration, alors à la tête de l'Institution, un arrêté qui portait que les signes appelés méthodiques, c'est-à-dire le langage mimique purement arbitraire et conventionnel, serait définitivement banni du système de l'enseignement de l'Institut royal;

Que l'articulation artificielle et l'art de lire sur les lèvres seraient enseignés à tous les élèves par leurs professeurs respectifs assistés par les maîtres et maîtresses d'étude, les aspirants et les aspirantes;

Que, dans toutes les communications que les élèves auraient hors des classes, soit entre eux, ou avec d'autres personnes pendant le cours des récréations, des promenades, pendant les repas, pendant le travail des ateliers, ils ne s'entretiendraient qu'à l'aide de leurs tablettes ou de l'articulation, et que ces moyens seraient les seuls dont on ferait usage pour s'entretenir avec eux;

Que les prières communes seraient faites par l'articulation, etc.

Cet arrêté ne put jamais être exécuté, et pourtant M. Ordinaire était directeur, était le maître; mais il est de ces choses qu'il ne suffit pas de commander pour les obtenir !

M. Blanchet et M. Bouvier s'abusent comme s'abusait M. Ordinaire; lui aussi y mettait toute la bonne foi possible : il croyait rendre un grand service aux sourds-muets en introduisant cette réforme, et pourtant il ne put jamais réussir à l'appliquer.

On a aussi parlé de la maison Dubois, on a vanté le talent du maître et l'instruction des élèves. Nous ne contestons pas le mérite du premier; quant à celui des seconds, nous n'avions pas besoin que la lettre adressée à l'Académie par M. le président de la commission de surveillance (1) vînt nous éclairer sur ce qu'il faut croire des éloges qui leur ont été prodigués. M. Bouvier a lu des lettres qui, malheureusement, ont donné tort aux opinions qu'il professe, en voulant prouver l'état de supériorité des élèves instruits par la parole sur ceux instruits par la mimique : il n'a pas été heureux dans les citations qu'il a choisies. Les élèves de M. Dubois sont jugés; disons seulement que nous en rencontrons souvent et qu'ils se servent du langage mimique beaucoup mieux que de la parole que, chez certains, nous avons beaucoup de peine à comprendre.

M. Dubois lui-même, le chef de l'institution des sourds-parlants, ne doit l'instruction solide qu'il possède qu'aux soins qu'il a reçus à l'Institution de Paris, où son éducation a été faite par la mimique. Il est vrai que l'on a cultivé en même temps sa facilité surprenante pour la parole (il a perdu l'ouïe à cinq ans); mais, aujourd'hui encore, dans ses relations avec les sourds-muets, il emploie le langage dont il veut l'abolition.

De tous ces faits, il résulte que l'enseignement au moyen de la mimique produit de bons résultats. Nous avons montré ce que l'on peut obtenir par cette méthode, nous avons cité les noms de tous les professeurs sourds-muets de France comme des preuves vivantes de l'opinion que nous soutenons; d'un autre côté, si nous regardons les résultats obtenus par l'instruction auriculaire, nous voyons des élèves fort au-dessous de ceux qui sortent des écoles de Paris, de Bordeaux, de Toulouse, de Nancy, etc.

Quant à l'enseignement de la parole, nous l'avons dit et nous le répétons, il faut le donner aux sourds-muets, mais dans les limites du possible : c'est un complément d'instruction, c'est un accessoire, mais ce n'est pas un moyen unique.

Cet enseignement demande : pour le maître, une grande patience, une persévérance sans bornes; pour l'élève, une attention soutenue et un grand désir de posséder un moyen de plus de communication. On réussit quelquefois à donner à certains sourds de naissance l'usage de la parole, mais, comme nous l'avons déjà dit, sortis de nos écoles, ils perdent l'habitude de parler, ils reviennent à leurs signes chéris, ils craignent la plupart du temps d'être ridicules; puis, la parole articulée ne leur donne aucune jouissance, puisque

(1) Nous publierons cette pièce importante.

eux-mêmes ne s'entendent pas parler. Et c'est là le cas de citer ces mots tirés d'un ouvrage du docteur Blanchet (1) : « La parole du
» sourd, dit-il, fruit d'études et d'efforts arides, résultat artificiel
» de contrainte et même de violence, ne constitue jamais qu'une
» acquisition d'emprunt ; elle n'est que l'accident, l'anomalie de sa
» constitution, et non la conséquence libre du jeu naturel de ses
» organes. »

Laissons donc les signes jouer leur rôle dans l'enseignement des sourds-muets. Cette langue, si dédaignée aujourd'hui, a pourtant de chauds admirateurs, même parmi ses adversaires. Qu'on ouvre encore l'ouvrage du docteur Blanchet, on verra qu'il regrette que l'art de fixer les gestes sur le papier ne soit pas encore découvert ; « car s'il l'était, dit-il, voyez quel horizon immense s'ouvre à mes
» regards ! Qui, dès lors, oserait nier l'existence de cette langue
» universelle que tant de savants ont rêvée, que Leibnitz entrevoyait
» dans ses songes, que Descartes ne croyait possible que dans le
» pays des romans ; langue que, sans aller bien loin, on rencontre
» dans le pays des réalités, qu'on n'a pas besoin de chercher ; qui
» est partout, qui a été de tous les temps, de tous les lieux, qui
» fut connue de nos premiers pères, qui sera connue de nos der-
» niers neveux ; que, savants et ignorants, tout le monde comprend,
» tout le monde parle : le langage des gestes, enfin, la langue d'ac-
» tion, qui peut, aussi bien qu'aucune langue parlée, recevoir et
» rendre tous les sentiments qui sont dans le cœur de l'homme,
» toutes les idées qui sont dans son esprit ; source des beaux-arts
» qui fait respirer la toile et le marbre, à laquelle l'orateur emprunte
» ses plus sûrs moyens d'entraîner et de persuader, qui inspirait
» les pantomimes sur les théâtres de Rome, et à l'aide de laquelle
» Roscius se faisait fort de reproduire les plus éloquentes périodes
» de Cicéron (2). »

Certes, après une description si magnifique de toutes les ressour-ces du langage des signes, il ne nous appartient pas d'y rien ajouter ; disons seulement que sa plus belle prerogative est celle qui en fait l'instrument le plus puissant de l'éducation des sourds-muets.

Un dernier mot. Il est malheureusement prouvé que, malgré tous les efforts de la médecine auriculaire, l'art de guérir les sourds-muets doit, comme l'a dit un homme compétent, M. le docteur Menière, *être relégué au nombre des desiderata les plus incertains de la science.* Nous avons montré que, malgré tous ses efforts, M. Blan-

(1) *De la surdi-mutité*, vol Ier, p. 21.
(2) *De la surdi-mutité*, vol. Ier, p. 75.

chet n'est arrivé à aucun résultat ; nous avons cité l'opinion de la commission consultative établie près de l'Institution de Paris, commission composée d'hommes éminents à qui l'on peut appliquer les mêmes éloges que ceux adressés par M. le docteur Bouvier à la commission académique de la surdi-mutité.

Quant à la question pédagogique, nous avons montré quels résultats on a obtenus jusqu'ici ; nous avons donné la liste des principaux sourds-muets qui, instruits par le langage mimique, sont aujourd'hui professeurs : ce sont là, nous le pensons, des faits con-concluants et irréfutables.

Qu'on nous permette, en terminant, de citer le passage d'une lettre adressée par M. Lagorce, directeur de l'institution des sourds-muets de Montréal (Canada), à M. l'abbé Darras, aumônier de l'institution de Soissons :

Amérique du Nord, Montréal, 1ᵉʳ octobre 1852.

« Monsieur et ami,

» Je suis enfin de retour à Montréal !.........

» Après avoir béni Dieu du succès de mon voyage, ma première pensée, vous le voyez, est de vous rappeler votre promesse et notre mutuel engagement de travailler, par tous les moyens possibles, à accélérer la civilisation religieuse des infortunés sourds-muets.

» Tel était, vous le savez, pour ce qui concerne le Canada, l'unique but de mon voyage en Angleterre, en Italie et en France.

» J'ai visité avec bonheur les instituts des sourds-muets de Paris, Lyon, Marseille, Orléans, Saint-Étienne, Rouen, Soissons, etc..., puis je suis parti pour l'Italie ; à mon arrivée à Rome, comme Américain, je m'y suis trouvé étranger, — mais comme instituteur de sourds-muets, j'ai retrouvé, à l'aide des signes, une patrie. En conversant avec les sourds-muets de l'institution de Rome, j'ai reconnu, avec satisfaction, la méthode française. Presque tous les procédés de l'enseignement sont ceux de la France ; et votre belle langue des signes naturels, enviée et imitée par les autres nations, quoique incomprise et méconnue de l'Angleterre et de l'Allemagne, semble avoir obtenu du génie vif et gracieux de l'Italie sa perfection. »

Nous pourrions encore donner l'opinion de M. Harvey Peet, directeur de l'institution des sourds-muets de New-York, qui, venu il y a deux ans en Europe pour visiter les écoles des sourds-muets, dans le rapport qu'il adressait à la législature, mettait la méthode française au-dessus de toutes les autres.

Laissons donc subsister ce langage presque créé par l'abbé de l'Épée, perfectionné par l'abbé Sicard, poli par Bébian et ses successeurs, et si admirablement décrit par le docteur Blanchet : continuons de nous servir de la bonne vieille méthode qui a fait éclore Clerc, Massieu, MM. Berthier, Lenoir, Alibert, Pélissier, Dubois, etc. Suivons encore la tradition ; nous savons où nous allons, ne quittons pas le certain pour l'incertain, ce qui est bon pour ce qui ne l'est pas. Laissons la parole à ceux qui peuvent s'en servir, ne détruisons pas l'ouvrage édifié par notre immortel maître, l'abbé de l'Épée ; cet héritage sacré qu'il nous a laissé, soixante-quinze ans l'ont consacré, il est resté debout. Un jour, en 1832, on a voulu le détruire, il s'est relevé plus triomphant que jamais ; aujourd'hui on désire le renverser encore, c'est à l'Académie de médecine, à cette compagnie qui renferme les praticiens les plus distingués du monde savant, à décider qui a raison de l'expérience ou de l'utopie.

Hector VOLQUIN,

Chargé du cours d'articulation à l'Institution impériale
des sourds-muets de Paris.

RAPPORT

SUR LA SURDI-MUTITÉ.

(*Commissaires* : MM. Bouillaud, Guéneau de Mussy, Bégin, Baillarger, et Piorry, *rapporteur.*)

SÉANCE DU 19 AVRIL 1853.

Le 11 décembre 1848, M. le Ministre de l'intérieur invitait le secrétaire perpétuel de l'Académie de médecine à faire nommer une commission de trois membres pour apprécier les propositions de M. Blanchet, chirurgien de l'Institution des sourds-muets, relatives à la surdi-mutité.

Une mission dont ce médecin fut chargé par le gouvernement dans le but d'étudier l'enseignement de la parole dans les institutions belges et allemandes, et une affection des poumons dont il fut atteint à son retour, interrompirent momentanément les expériences nombreuses qui avaient lieu sous les yeux de la commission à l'établissement des sourds-muets de Paris.

Depuis, M. le Ministre a demandé à la commission de hâter son rapport, en *l'autorisant à scinder son travail*, si elle le jugeait nécessaire.

Nous rappellerons que déjà à une autre époque Itard avait émis, sur l'éducation physiologique du sens auditif chez le sourd-muet, des idées que lui avaient suggérées des expériences d'acoustique faites en 1802 à la même école.

Commençant en 1805 ses essais sur six élèves, Itard expérimenta d'abord sur les sons les plus pénétrants, tels que ceux d'une grosse cloche, d'un tambour, d'un timbre de pendule et d'une flûte, etc. Il passa ensuite à l'audition des voyelles, des consonnes et des mots articulés. Ces expériences firent le sujet de deux mémoires qu'il lut en 1808 à l'ancienne Société de la Faculté de médecine.

Alors, comme aujourd'hui, le gouvernement soumit le travail d'Itard au jugement de l'Académie.

Une commission nommée pour l'examiner constata les succès que ce savant praticien avait obtenus sur quelques élèves de l'institution de Paris. Nous mentionnerons encore que, vers les années

1827 et 1829, M. le docteur Deleau entreprit aussi le traitement de quelques sourds-muets, qui lui valut des encouragements de l'Académie des sciences.

La commission chargée d'examiner les travaux d'Itard établit dans son rapport du 6 mai 1828 :

1° Que l'éducation qui consiste dans la combinaison des signes avec la parole est possible chez un certain nombre des enfants admis dans l'établissement des sourds-muets (1 sur 10 ou 12);

2° Que cette méthode doit nécessairement modifier d'une manière avantageuse le langage des signes, langage qui, en raison de ses imperfections, rend en général les idées des sourds-muets imparfaites et tronquées. (Rapport de l'Académie sur Itard, 1828.) (Itard divisait les sourds-muets en 5 catégories, suivant leur degré de surdité.)

L'Académie recommanda en 1828 à M. le Ministre de l'intérieur la proposition, faite depuis longtemps par M. Itard à l'administration, de fonder dans l'institution une classe spéciale pour l'enseignement de la parole aux sourds-muets. Cette réclamation fut prise en sérieuse considération, et le gouvernement fournit, peu de temps après ce rapport, les fonds nécessaires pour établir ces modifications.

Mais cette classe est insuffisante, et elle est loin d'atteindre son but, puisque tout s'y réduit à un seul professeur donnant cinq fois par semaine une leçon d'une heure d'articulation aux élèves des diverses classes réunies, et qu'en dehors de cette classe les *demi-sourds-muets, les sourds parlants et ceux qui sont susceptibles d'une amélioration auditive*, de même que les autres élèves, sont tous exclusivement instruits à l'*aide des signes* et de l'écriture. par des professeurs qui sont sourds-muets dans le rapport de 4 sur 6.

De plus, suivant le système de rotation en usage dans l'école de Paris, tous les élèves sont confiés indistinctement au *même professeur*, qu'il soit *sourd-muet* ou *parlant ;* il continue leur éducation pendant six ans, c'est-à-dire jusqu'à leur sortie de l'établissement. Ajoutons à cela que tous les maîtres d'étude qui veillent sur les élèves le reste de la journée sont sourds-muets. M. Blanchet, par ses expériences et les faits qu'il a soumis à la commission, a démontré l'insuffisance des modifications apportées jusqu'ici au développement de l'ouïe et à l'enseignement de la parole pour en assurer le succès.

L'enseignement de la parole aux sourds-muets, pratiqué en Espagne dès le milieu du XVI° siècle, a été introduit par Heinick en Allemagne en l'année 1778 ; il est aujourd'hui étendu dans cette contrée à la plupart des sourds-muets intelligents ; il les enlève à la misère, leur donne la possibilité de trouver facilement des emplois, tandis qu'en France le langage articulé est si négligé ou donné d'une manière si incomplète, que la plupart des élèves n'en retirent aucun profit, et que les enfants entrés demi-muets dans les écoles sont exposés à en sortir muets. Nous ne ferons pas ici un examen comparatif des méthodes employées par les divers auteurs; nous nous bornerons à la constatation des faits qui doivent servir de réponse aux questions posées par M. le Ministre.

Les membres de la commission ont successivement passé en revue quatre séries d'élèves, faisant répéter ou répétant eux-mêmes la plupart des expériences afin de s'assurer de leur exactitude.

Ils ont remarqué, comme Itard en 1802 et 1826, que les sourds-muets se font un point d'honneur de paraître entendre quand ils n'entendent pas. Pour éviter cette fraude, M. Blanchet, à l'exemple de ce médecin, après avoir isolé ses élèves, leur bande les yeux, ou use de moyens analogues, et leur prescrit de lever la main lorsqu'ils entendent un son.

La détermination du degré de perception tactile des diverses parties du corps, nos expériences faites chaque fois dans le même local, avec des instruments toujours semblables, la précision mathématique avec laquelle ces mêmes instruments ont servi à déterminer la perception auditive comme la perception tactile, nous permettent d'espérer que nous aurons réussi à éviter toute espèce d'erreurs.

Première série. — Examinant avec soin d'abord les élèves qui, récemment entrés dans l'Institution, *n'ont encore subi aucun traitement*, puis ceux qui reçoivent les soins de M. Blanchet depuis leur admission successive dans l'établissement, nous avons pu observer (procès-verbal n° 1) que, parmi les seize nouveaux, quatre surtout présentaient des altérations organiques et fonctionnelles susceptibles de guérison ou d'amélioration;

Que le premier entendait des sons donnant dans l'échelle diatonique de 132 vibrations à 312; il portait dans chaque oreille, depuis l'âge de deux à trois ans, un polype inséré sur le tympan, avec perforation de cette membrane (procès-verbal n° 1).

Chez le second, l'audition était de 86 à 500; son affection paraissait être le résultat d'accidents cérébraux dont il avait été atteint lors de sa première dentition (feuille de renseignements de l'Institution).

Le troisième entendait des sons de 172 à 300 vibrations, et il offrait une obstruction des trompes d'Eustache.

Le quatrième entendait à peine des sons de 86; il avait été atteint de surdité à la suite d'une méningite fort grave (feuille de renseignements de l'école). Ce dernier nous a été présenté comme à peu près incurable sous le rapport de l'ouïe, mais digne d'intérêt *par la possibilité d'articuler qu'il a conservée à cause de l'âge avancé auquel il était parvenu alors qu'il a cessé d'entendre, et par son aptitude à acquérir la faculté de lire la parole sur les lèvres.* (Voyez, pour tous ces faits, le procès-verbal nº 1 et les feuilles de renseignements de l'Institution.) La perception tactile de ces élèves, à laquelle donnaient lieu les sons divers, s'étendait de 80, 100 à 1,000 ou 1,100.

Suivant les documents fournis par M. Blanchet sur les autres élèves de la même série, il s'en trouvait encore, parmi les douze restants, qui présentaient des lésions organiques et fonctionnelles susceptibles d'être améliorées, quoique la perception tactile fût supérieure, pour le nombre des vibrations, à la perception auditive; elle s'élevait jusqu'à 1,000, et pour quelques uns à 1,100, et même 1,200.

En 1849, à la fin de l'année scolaire, en procédant de nouveau à l'examen de ces élèves, nous avons observé en eux des améliorations sensibles (procès-verbaux nºˢ 1 et 2). Le nº 1, qui n'entendait pas, dans la séance précédente, au-dessous de 132 vibrations et au-dessus de 312, avait acquis un développement d'ouïe qui lui permettait de percevoir des ondes sonores depuis 86 jusqu'à 2,000 vibrations. Son audition, mesurée à l'acoumètre (instrument ingénieux dont se sert M. Blanchet pour apprécier les degrés d'aptitude à entendre), qui était seulement de 2, s'élevait maintenant jusqu'à 8 (2ᵉ procès-verbal).

La perception auditive de l'élève nº 2, qui avait pour limite 86 et 500, s'était développée d'une manière si remarquable, qu'elle s'étendait maintenant depuis 66 jusqu'à 4,000 vibrations, et que cet élève entendait le chiffre 10 de l'acoumètre. Le nº 3, dont l'audition s'arrêtait aux sons de 172 à 300 et au nº 1 de l'acoumètre, avait obtenu, sous l'influence du traitement des altérations organiques et fonctionnelles, une amélioration auditive qui lui permettait d'entendre des ondes sonores depuis 66 jusqu'à 1,032, et de l'acoumètre les nºˢ 7 et même 8 (1ᵉʳ procès-verbal).

L'élève nº 4, qui, avant le traitement, n'entendait que des sons de 86, et encore très faiblement, et qui, pour l'acoumètre, ne dépassait pas le nº 1, percevait maintenant des sons de 86 à 526 vibrations, et le nº 6 de l'acoumètre (1ᵉʳ et 2ᵉ procès-verbaux).

La commission a également observé que, sous l'influence des exercices de chant (gymnastique vocale et auditive), le nº 2 accordait sa voix aux sons de l'orgue qui étaient dans le registre de son appareil vocal, et que l'élève nº 1, n'ayant pu être encore suffisamment exercé, ne présentait pas, sous ce rapport, des résultats aussi complets.

L'élève n° 1 ne répétait que certains mots, et ne pouvait, faute d'exercice, en prononcer beaucoup d'autres qu'il entendait.

L'élève n° 2 était parvenu à répéter très bien et presque indistinctement tous les mots (2ᵉ procès-verbal).

L'élève n° 4, grâce aux exercices auxquels l'a soumis M. Blanchet, a acquis la faculté de lire la parole sur les lèvres; quoique son audition se soit notablement développée en s'élevant de 86 à 526, il ne pouvait entendre les mots prononcés par une voix ordinaire. Nous avons réussi à lui faire percevoir par l'oreille quelques sons articulés, en les prononçant sur un ton grave en rapport avec les chiffres de son audition.

En 1852, à notre dernier examen, nouvelle amélioration sensible dans l'état organique et fonctionnel (4ᵉ procès-verbal).

L'élève n° 1, *qui n'entendait rien à son entrée dans l'établissement*, et auquel M. Blanchet avait extirpé deux polypes insérés sur le tympan et sur le pourtour du conduit auditif, était parvenu, sous l'influence du traitement et des exercices de gymnastique vocale et auditive, à percevoir *les sons articulés qu'on proférait à haute voix près de l'oreille, et même les mots prononcés à voix basse à l'aide d'un cornet acoustique* (4ᵉ procès-verbal).

L'élève n° 2 entendait jusqu'à 4,600 vibrations, mettait sa voix à l'unisson avec l'harmonium, percevait les mots à 2 mètres de distance de son oreille et les répétait (4ᵉ procès-verbal).

Le n° 3, qui précédemment ne percevait que des sons de 172 à 300, entendait maintenant jusqu'à 2,500 vibrations; il répétait les mots à la distance de un mètre; il exécutait les ordres qu'on lui donnait. Ainsi, si on lui demandait l'heure qu'il était, il allait regarder l'horloge, etc., etc.

Le n° 4 était parvenu à parler assez bien (4ᵉ procès-verbal). Son audition, ainsi que l'avait annoncé M. Blanchet, ne paraissait pas susceptible d'une amélioration bien supérieure au chiffre de 526 vibrations.

En revanche, sa facilité à lire la parole sur les lèvres s'était notablement développée depuis notre dernier examen; et, si l'on n'avait pas été prévenu de son altération de l'ouïe par le timbre de sa voix et sa conversation un peu monotone, on se serait à peine douté de son infirmité. M. Blanchet n'avait, du reste, présenté cet élève à la commission que pour montrer ce qu'on peut faire, en pareil cas, pour des enfants qui ont conservé la faculté de parler quoique atteints *d'une surdité à peu près incurable.*

Deuxième série. — Nous avons procédé en 1849 à l'examen d'autres élèves traités par M. Blanchet avant que la commission eût commencé ses travaux, et dont elle a établi le point de départ sur les renseignements fournis par ce praticien et par les feuilles de l'institution.

L'élève n° 1, âgé de quatorze ans, a un frère et un cousin atteints de surdi-mutité congéniale (1); son audition qui, au moment de son entrée, était seulement de 350 a droite et de 500 a gauche, s'étendait maintenant aux sons de 66 a 4,628 vibrations. Sa perception tactile était de 90 à 1,000 environ. Sa langue, très courte et très épaisse, se prêtait difficilement aux exercices d'articulation. C'était pour remédier aux vices organiques de son appareil vocal, en même temps que pour développer son ouïe, que ce médecin l'avait soumis a *de nombreux exercices d'audition et de vocalisation.* La commission a constaté, en juillet 1849, que non seulement il répétait les mots, mais qu'il commençait *à causer assez bien,* et qu'il mettait parfaitement sa voix d'accord avec les sons de l'orgue et chantait quelques airs variés avec facilité (2ᵉ procès-verbal).

L'élève n° 2 (suivant le même médecin et les feuilles de renseignements de l'école) avait deux sœurs et deux frères atteints, comme lui, de surdi-mutité congéniale (2). Son audition qui, avant le traitement, s'arrêtait a 500 vibrations, s'était étendue aux sons de 80 à 3,000 vibrations, et sa perception tactile était de 120 a 958. La commission a constaté que, comme le précédent et plusieurs autres élèves qu'elle a examinés avant lui, *il répétait bien tous les mots.*

Le premier de ces enfants, examiné de nouveau par la commission en août 1852, lui a paru fort avancé, à un tel point qu'il était en état d'aider à l'éducation de son jeune frère, récemment entré dans l'institution, et à l'exercer *à la gymnastique vocale et auditive.* Il chantait des airs variés en s'accompagnant lui-même sur le piano. Il a récité devant les membres de la commission la fable du *Renard et du Corbeau.* Quand il parle, sa voix est rude, profonde; mais cependant sa parole est très distincte (4ᵉ procès-verbal).

Nous ajouterons qu'il répondait aux diverses questions qu'on lui adressait a une assez grande distance de son oreille, et que la manière dont il a imité devant la commission le commandement militaire, les inflexions de voix dont il s'est servi en chantant ou en récitant des fables, ont montré tout le développement qu'avaient

(1) Certificat du médecin et feuille de l'établissement.
(2) Une de ses sœurs est, depuis deux ans, élève de l'institution.

acquis, sous l'influence des moyens employés, ses organes et leurs fonctions.

La commission a regretté de ne pouvoir examiner l'élève n° 2 de cette série et un autre élève qui venaient de partir pour les vacances. Il semble qu'il ne manque à beaucoup de ces enfants qu'une éducation spéciale, donnée par des professeurs parlants, pour développer leur audition et acquérir complétement l'usage de la parole.

Troisième série. — Dans ses dernières séances des 5 et 7 août 1852, la commission a passé en revue deux autres séries d'élèves, entrés dans l'école en 1850 et 1851, dont l'examen lui a paru utile pour répondre aux questions posées par M. le ministre (procès-verbaux n°ˢ 3 et 4).

Les enfants entrés en 1850 et 1851 au nombre de 17, traités depuis deux ans, avaient été divisés, par M. Blanchet, en deux classes. La première était formée de 4 élèves, dont la perception auditive était supérieure à la perception tactile, et s'étendait, par suite du traitement, jusqu'à 4,000 vibrations.

L'élève n° 1 (a la feuille de renseignements duquel se trouve joint le certificat exigé pour son admission à l'Institution impériale des sourds-muets, qui le déclare atteint d'une surdité incurable) était parvenu, sous l'influence du traitement que M. Blanchet lui a fait suivre, à entendre jusqu'à 4,000 vibrations, et répétait les mots qu'on lui disait à une distance de 30 ou 40 centimètres de son oreille (4° procès-verbal). Le n° 2, élève d'une physionomie très intelligente, entendait également jusqu'à 4,000 vibrations; il percevait facilement la parole par l'oreille, et répondait sans plus de difficulté aux questions qu'on lui adressait (4° procès-verbal). Les n°ˢ 3 et 4 offraient les mêmes chiffres d'audition que les deux premiers élèves (4,000 vibrations); comme eux ils entendaient la voix, la parole à 30 ou 40 centimètres, et répétaient avec la même facilité les mots qu'on leur disait (procès-verbal n° 4).

Quatrième série. — Enfin, la dernière série d'élèves entrés en 1851 et 1852, plus nombreuse que les précédentes, comprenait 31 élèves. M. Blanchet, après huit mois de traitement, les avait divisés en deux classes que nous indiquerons ici, pour montrer l'utilité qu'il y aurait à établir chaque année une classification des élèves entrants, d'après ses principes. La 1ʳᵉ classe se composait de 6 élèves, dont 5 seulement ont été examinés par la commission.

Chez les trois premiers l'audition commençait a 90 et s'élevait aux sons de 2,000 vibrations; chez le quatrième elle s'étendait de 86 à 2,048. Tous ces élèves entendaient la parole et répétaient les mots que l'on proférait à une distance de leur oreille.

La faculté auditive du cinquième était encore plus grande : il percevait des ondes sonores depuis 66 jusqu'a 4,087 vibrations ; il entendait la voix, la parole à plus de 1 mètre de distance, et répétait tous les mots qu'on lui disait (4ᵉ procès-verbal). Cet élève suit un traitement pour ses altérations organiques et fonctionnelles depuis dix mois ; la feuille de l'institution et le certificat du médecin portent qu'il a un frère et un cousin sourds-muets, que son affection est congéniale, et qu'il ne savait prononcer que les mots *papa* et *maman.*

La deuxième classe était formée de 25 élèves dont l'audition était inférieure, suivant M. Blanchet, au chiffre de la perception tactile. La commission en a examiné 16 pris au hasard, et a observé que les vibrations entendues par l'oreille variaient de 128 à 512, et celles perçues par le tact (lors de la production des sons) de 912 à 1,200.

Voici le tableau des vibrations perçues par l'oreille et par le tact (1).

Perception auditive.	Perception tactile.	Perception auditive.	Perception tactile.
256	1200	256	950
256	1000	250	1000
128	1000	200	1012
256	1000	300	1000
256	912	512	1100
250	1000	450	1100
250	1000	250	1024

Toutes ces expériences ont été faites sous les yeux de la commission, le plus grand nombre répétées par ses membres plusieurs fois et avec le plus grand soin.

Parmi les élèves de ces deux dernières séries, de même que parmi ceux des deux précédentes, il s'est constamment trouvé, comme on l'a vu, des sujets, les uns susceptibles de recouvrer l'ouïe et la parole (1 sur 4 ou 5), les autres, atteints de surdité plusieurs années après la naissance, ayant conservé la faculté de parler, et pouvant acquérir celle de lire le langage articulé sur les lèvres.

A ces élèves il ne faudrait qu'une éducation spéciale, des professeurs parlants, l'admission dans une division particulière, pour développer cette aptitude et les soustraire au mutisme.

(1) Ces chiffres ne représentent que le degré supérieur de ces perceptions, le degré inférieur varie de 80 à 200.

Ces observations démontrent que la plupart des sourds-muets différant sous le rapport de la nature et du degré de leur infirmité, on ne saurait leur appliquer à tous les mêmes moyens thérapeutiques et *le même mode d'éducation.*

En conséquence, il paraît important de *classer tous les enfants,* et cela dès leur entrée dans l'école, d'après l'état de leur audition et leur degré de mutisme ; on empêcherait ainsi que, suivant le système de rotation actuellement suivi, ils ne fussent tous uniformément et sans distinction instruits de la même façon pendant la durée de leur enseignement et à l'aide de la mimique. Bien plus, les professeurs sourds-muets sont au nombre de quatre sur six, et les maîtres d'étude sont tous privés de l'ouïe et de la parole. Les professeurs parlants se servant aussi exclusivement de la mimique et de l'écriture à l'égard de tous les élèves et pendant toute la durée de l'instruction de ceux-ci, on comprendra que, plongés toute la journée dans une sorte d'atmosphère muette, où rien ne parle qu'aux yeux, où ils ne voient que des signes et n'entendent pas de sons (hors les cinq heures consacrées chaque semaine à l'enseignement de l'articulation par un seul professeur chargé des élèves de toutes les classes réunies), il serait impossible à ces infortunés, quelque heureuses dispositions qu'ils présentassent, d'acquérir ou même de conserver la faculté de parler. Une pareille méthode rendra toujours stériles les efforts q e l'on entreprendra pour guérir ou améliorer l'affection des enfants qui se montrent susceptibles de ce bienfait. Elle n'est propre qu'à faire perdre l'usage de la parole aux *demi-sourds muets* et aux *sourds parlants.* Il résulte encore de ces faits et de quelques autres, ainsi que de l'examen des élèves :

Que le sourd-muet entend d'autant mieux qu'il perçoit des sons composés d'un plus grand nombre de vibrations.

Que, toutes les fois qu'il reçoit une amélioration auditive, il perçoit des ondes sonores composées d'un plus grand nombre de vibrations ;

Qu'il est utile, lorsqu'on examine un élève, de tenir compte non seulement du chiffre de son audition, mais encore de son degré d'intelligence et de mutisme ;

Qu'avec ces règles il est possible de déterminer quand le degré d'audition de l'élève lui permet d'entendre des sons composés d'un nombre de vibrations égal à celui que son larynx peut former, et de se livrer avec profit à des exercices de gymnastique vocale et auditive propres à développer son ouïe et à lui donner une bonne articulation ;

Qu'à l'aide des mêmes principes on pourra connaître quand il sera capable d'entendre la voix, la parole, celle de l'homme (qui s'étend, d'après Savart, de 192 à 633), celle de la femme (qui a pour limites en moyenne 576 et 1620), celle de l'enfant et de la plupart des sourds-muets dont les sons rendus par l'appareil vocal s'élèvent quelquefois, d'après les observations de M. Blanchet, jusqu'à 2,000 et au delà ;

Que ces connaissances démontrent pourquoi le sourd-muet entend telle voix plutôt que telle autre, pourquoi il perçoit mieux les sons qui se rapprochent du médium de la voix humaine, pourquoi il entend *des sons vocaux*, des mots sans pouvoir les reproduire, ce qui aura donné quelquefois à penser que le mutisme tenait à une autre cause que la perte de l'ouïe, et se rattachait à un vice de l'appareil vocal ;

Que c'est encore à l'aide de ces moyens que les élèves soumis à notre examen ont été classés, et que nous avons pu suivre avec une précision mathématique les résultats obtenus ;

Que la parole étant formée du même nombre de vibrations que le chant, nous parlons toujours sur une des notes de notre gamme diatonique, et nous produisons des modulations auxquelles l'habitude nous empêche seule de faire attention.

C'est d'après cette idée, exposée devant la commission avec des expériences à l'appui, que M. Blanchet a été conduit à *employer le chant et la gymnastique vocale et auditive conjointement avec le traitement local et général des lésions organiques*, comme étant un moyen propre à développer graduellement l'audition et l'appareil vocal du sourd-muet ;

Que les sourds-muets sont susceptibles de percevoir par les nerfs sensitifs un certain nombre de vibrations, et que cette faculté est d'autant plus développée qu'elle s'étend à un plus grand nombre de vibrations ;

Que, chez la plupart, la perception tactile commence à 80, 90, 100, et s'élève jusqu'à 1,000 et 1,100, et même 1,200 vibrations (procès-verbaux 3 et 4) ;

Que les mains et les pieds sont les parties du corps où la perception tactile est la plus développée, et que cette propriété, dont jouit le premier de ces organes, peut servir aux sourds-muets à apprécier les vibrations de l'appareil vocal, comme le second lui permet d'éviter les voitures et d'être prévenu de l'approche de quelqu'un presque aussitôt que l'entendant.

C'est encore d'après la connaissance de ces faits, constatés par le docteur Blanchet, que les sourds-muets ont remplacé les rubans qui leur tenaient lieu de sonnette, par un morceau de bois ou de métal suspendu à une poulie, lequel, en tombant, produit sur le parquet un ébranlement qui se communique à leurs pieds et sert à les avertir. Toutes ces observations démontrent que l'éducation physiologique des nerfs sensitifs est propre à faciliter à ces infortunés la vie de relation, et qu'elle peut prêter quelque secours à leur enseignement ;

Qu'on ne saurait enfin trop cultiver, chez les sujets atteints d'une surdité incurable, tous les moyens capables d'alléger leur infirmité et de suppléer, en partie, au sens qui leur manque ;

Que, pour constater l'état des élèves et développer leurs appareils auditif et vocal, M. Blanchet se sert de divers instruments, tels que l'orgue, ses acoumètres, la sirène, le monocorde, etc. L'orgue offre, entre autres avantages, celui de produire les sons les plus variés quant au nombre et au timbre, ses sons se rapprochant de la voix humaine et étant susceptibles de se prolonger à volonté. L'orgue est également très utile pour apprécier la perception et pour la développer.

Il résulte des observations de la commission et des faits consignés dans ses procès-verbaux :

Que la plupart des élèves traités par M. le docteur Blanchet ont éprouvé une amélioration notable dans l'état de leurs appareils auditif et vocal ;

Que, relativement à ceux de la première série, le n° 1, qui n'entendait, au moment de son entrée dans l'école (quatrième procès-verbal, page 14), aucun son articulé et pas d'ondes sonores au-dessus de 312 vibrations, percevait, après le traitement, des sons de 2,000 vibrations, la parole à voix haute près de son oreille, et, à l'aide d'un cornet acoustique, les mots prononcés à voix basse.

Chez le n° 2, qui n'entendait que 512, l'audition s'était développée au point de percevoir 4,000 vibrations et de pouvoir mettre sa voix d'accord avec tous les sons de l'harmonium qui se trouvaient dans le registre de son appareil vocal, d'entendre les mots prononcés à environ 2 mètres de distance de son oreille et de pouvoir les répéter. (Procès-verbaux 1, 2, 4.)

Le n° 3, qui précédemment ne percevait que des sons de 172 à 300, entendait maintenant jusqu'à 2,500 vibrations, répétait les mots proférés à la distance de 1 mètre et exécutait les ordres qu'on lui donnait à l'aide de la parole. (Procès-verbaux 1, 2, 4.)

Le n° 4 était parvenu à acquérir la parole et la faculté de la lire facilement sur les lèvres, bien que son audition ne se fût élevée que de 86 à 526.

Que, relativement aux élèves de la deuxième série, le n° 1 était parvenu à causer facilement (procès-verbaux 2 et 4), à chanter des airs variés, à réciter des fables ; sa voix avait acquis un notable développement, et sa parole, quoique un peu rude, était très distincte. Ses progrès pour l'audition et la parole étaient si avancés, que la commission l'a vu exerçant très bien son jeune frère à la gymnastique vocale et auditive. (Procès-verbal 4.)

Le n° 2, comme le précédent, atteint de surdité congéniale, entendait tous les mots à une certaine distance de son oreille et pouvait facilement les reproduire. (Procès-verbaux 2 et 4.)

Que parmi les élèves de la troisième série, il s'en trouvait quatre dont l'audition s'était étendue jusqu'à 4,000 vibrations, et qui percevaient la voix, la parole à 30 ou 40 centimètres de distance, répétaient aisément les mots qu'on leur disait, et répondaient, pour la plupart, aux diverses questions qu'on leur adressait. (Procès-verbal 4, page 1, 2 et 3.)

Que, relativement aux élèves de la quatrième série, la commission en a observé cinq dont l'audition s'étendait pour 4 à 2,000, et chez un cinquième à 4,087 vibrations. Tous entendaient les mots, les répétaient distinctement ; le cinquième percevait même la parole à plus de 1 mètre de distance. (Procès-verbal 4, page 12.)

D'après tout ce qui précède, la commission pense que l'on peut répondre aux cinq questions posées par M. le ministre.

1° Que, d'après l'examen des élèves auquel elle a procédé, *il s'en est trouvé constamment dans chaque série un certain nombre (1 sur 3, 4 ou 5), dont l'affection s'est montrée susceptible d'être guérie ou améliorée, et qui, soumis à une éducation et à un traitement convenables, pourraient arriver à saisir directement la parole par l'oreille ou par l'intermédiaire d'instruments d'acoustique ;*

Que l'appréciation des altérations de l'ouïe, de l'appareil vocal et des résultats du traitement, faite à l'aide des acoumètres et du nombre des vibrations perçues, a paru à la commission un moyen d'une grande exactitude, et non moins utile que l'emploi de l'orgue appliqué aux exercices de gymnastique vocale et auditive ;

Que, relativement aux sourds-muets *atteints de la perte de l'ouïe à un âge avancé, mais possédant encore, à un degré plus ou moins parfait, l'usage du langage articulé, ils peuvent, quoique affectés d'une surdité à peu près incurable,* non seulement *conserver,* mais encore développer *la faculté de parler et acquérir celle de lire la parole sur les lèvres ;*

2° Que les sourds-muets de cette dernière catégorie, ainsi que le constatent les expériences nombreuses que les membres de la commission ont répétées eux-mêmes, peuvent percevoir *par les nerfs de sensibilité générale des vibrations, depuis 80, 90, 100 jusqu'à 1,000 et même 1,200, et recevoir ainsi l'impression tactile d'un certain nombre d'ondes sonores, et que la culture et le développement de cette faculté devront nécessairement leur faciliter la vie de relation et alléger leur infirmité ;*

4° *Qu'il est indispensable que les élèves des deux catégories que nous venons de signaler, les uns pour retirer plus de bénéfice du traitement, les autres pour conserver ou développer leur faculté de parler et d'entendre ; d'autres, enfin, pour acquérir celle de lire la parole sur les lèvres et ne pas perdre l'usage du langage articulé, reçoivent une éducation spéciale donnée exclusivement par des professeurs parlants chargés de les exercer suffisamment à l'articulation.*

Qu'il est encore nécessaire, pour assurer et hâter le progrès de la parole et le développement de l'audition, de les placer dans une division spéciale, de les isoler dans tous les instants de la journée des autres enfants qui n'offrent pas les mêmes dispositions à acquérir le langage articulé ou à recouvrer l'ouïe ;

Que pour pouvoir établir cette division et empêcher que d'après le *système de rotation* en usage à l'école de Paris, *les sourds parlants, les demi-sourds-muets, les sujets susceptibles de recouvrer l'ouïe et la parole, ne restent entièrement confondus avec ceux qui sont tout à fait sourds-muets, qu'ils ne soient indistinctement instruits comme eux pendant toute la durée de leurs études, presque exclusivement à l'aide des signes par des professeurs sourds-muets ou parlants,* qu'ils perdent par conséquent *l'usage de la parole et sortent des écoles avec une aggravation de leur infirmité,* il faut classer tous ces enfants dès leur entrée dans l'institution ;

5° Qu'enfin, en observant ces règles, il y a tout lieu d'espérer que les élèves *des deux* catégories mentionnées pourront rentrer à la fin de leurs études dans leurs familles et dans la société avec la faculté de communiquer et de converser plus ou moins complétement à l'aide du langage articulé.

PIORRY, rapporteur.

DISCUSSION DU RAPPORT.

— **M. Villermé** fait remarquer que les renseignements obtenus, soit des parents, soit des professeurs, soit des personnes diverses qui ont eu l'occasion de fréquenter des sourds-muets, sembleraient faire craindre que les prétendus succès annoncés ne fussent qu'éphémères, et que, peu après la cessation des exercices, les élèves ne perdissent bientôt cette faculté d'entendre et de parler qu'ils semblaient avoir recouvrée.

— **M. Bousquet** ajoute qu'il est, pour ainsi dire, de notoriété publique que l'on n'a jamais pu obtenir que les sourds-muets revinssent aux conditions de l'audition ordinaire, en sorte que ceux-là mêmes qu'à l'aide d'exercices assidus on avait dressés à entendre les allocutions directes et à y répondre ne tardent pas, quand ils sont abandonnés à eux-mêmes, à retomber dans leurs habitudes de mimique, seule forme de conversation qu'ils puissent adopter pour la pratique usuelle et journalière.

— **M. Ferrus**, qui a fait partie de plusieurs commissions scientifiques, pense qu'on a obtenu, en effet, des résultats avantageux chez les sourds-muets doués de quelque intelligence par les divers systèmes d'éducation tentés soit en France, soit en Allemagne, mais que le plus ordinairement on a de la peine à obtenir des inventeurs l'explication des procédés qu'ils emploient, et que dans les cas où l'on fait intervenir, comme M. Blanchet, les impressions tactiles pour venir en aide à l'audition, ce n'est, le plus souvent, que comme moyen d'appeler et de fixer l'attention du sourd-muet. Il insiste d'ailleurs avec le rapporteur sur la nécessité de séparer les sourds-muets en diverses classes, et notamment de mettre à part les idiots, qui sont assez nombreux dans les établissements consacrés aux sourds-muets.

— **M. Londe** demande quel est le procédé employé par M. Blanchet pour rétablir l'audition.

— **M. le rapporteur** répond qu'il emploie l'orgue, et qu'à l'aide d'un instrument appelé acoumètre M. Blanchet mesure exactement le nombre de vibrations du ton apprécié par chaque élève.

Il répond ensuite aux objections de MM. Bousquet et Villermé, qu'il n'y a pas de doute que les organes ne doivent continuer à être longtemps exercés pour que l'audition puisse se soutenir, et qu'il importe surtout de maintenir les sujets en rapport avec les personnes qui parlent, et de les séparer des élèves qui n'ont point les mêmes facultés acquises.

M. Baillarger, membre de la commission, rappelle qu'il y a vingt ans l'Académie a déjà entendu un rapport de M. Husson (1) sur le même sujet, avec des conclusions fort analogues à celles du rapport actuel. Il regrette que M. Guéneau de Mussy ne puisse communiquer à l'Académie les remarques qu'il avait présentées à la commission lorsqu'elle s'est réunie pour voter les conclusions du rapport.

— M. Bérard présente quelques remarques physiques et physiologiques sur les procédés signalés dans le rapport ; il insiste sur la distinction à établir entre la sensation tactile commune et la sensation d'élection de chaque sens qui paraissent avoir été confondues par M. Blanchet. L'idée d'aider l'éducation de l'audition par le concours des impressions tactiles est d'ailleurs fort ancienne. Quant à la mesure d'appréciation propre à M. Blanchet, et qui indique comme règle le nombre des vibrations, ce n'est là qu'un des éléments du son. Naturellement il faut tenir grand compte aussi de l'intensité du son, qui ne paraît avoir été prise en considération que dans les expériences de la commission.

— M. Bouillaud déclare que dès les premières séances de la commission il a protesté contre cette *hérésie physiologique*, signalée par M. Bérard, et qui consiste à attribuer aux nerfs de la sensibilité générale la perception des ondes sonores.

— Après quelques nouvelles réflexions de MM. H. Gaultier de Claubry sur ce point, et les répliques de M. le rapporteur, M. Bonnafont, membre correspondant, ayant demandé à présenter des observations propres à élucider le sujet, mais que l'heure avancée de la séance ne lui permettait pas de développer, la discussion est ajournée, et la séance est levée à cinq heures moins un quart.

(1) *De l'éducation physiologique du sens auditif chez les sourds-muets*, question soumise par le gouvernement au jugement de l'Académie, par M. Husson. (*Mémoires de l'Académie de médecine*. Paris, 1833, t. II, p. 178 et suiv.)

SÉANCE DU 26 AVRIL 1853.

(Suite de la discussion du Rapport de M. Piorry.)

M. Guéneau de Mussy, membre de la commission, qu'un état de maladie empêche d'assister à la séance, adresse la lettre suivante :

« Monsieur le président,

» J'ai appris hier que le rapport de la commission chargée d'examiner les procédés du docteur Blanchet pour le traitement de la surdi-mutité avait été lu mardi dernier, et que, dans la discussion qui a suivi, un membre avait exprimé le regret que je ne fusse pas présent pour communiquer à la Compagnie les observations que j'avais faites à la dernière réunion de la commission, observations qui avaient eu l'assentiment de mes collègues, et dont je croyais que notre honorable rapporteur voudrait bien tenir compte. L'indisposition qui m'avait privé d'assister à la séance me retenant encore chez moi, j'ai l'honneur de vous transmettre par écrit ce que j'aurais dit si j'eusse été présent, en vous priant de vouloir bien en faire part à la Compagnie.

» En entendant la lecture de ce rapport, je fus frappé de ce que, en rappelant les tentatives faites par Itard pour réveiller le sens auditif chez quelques uns des enfants confiés à ses soins médicaux, il n'avait pas fait connaître les résultats auxquels il était parvenu : omission doublement regrettable, puisque ces résultats appartiennent à un collègue dont la mémoire nous est chère, qui a bien mérité et des sourds-muets et de l'Académie (1), et que, de plus, ils ont été constatés par l'Académie qui, à cette occasion, a déjà répondu à la plus importante de toutes les questions qui lui sont de nouveau adressées par le ministre.

» Voici les faits qui se sont, en partie, passés sous mes yeux.

« Aussitôt qu'Itard fut nommé médecin de l'Institution des sourds-muets, en 1799, il s'appliqua à rechercher si l'infirmité qui tenait ces infortunés séquestrés de la société était également incurable chez tous. Il reconnut d'abord que la surdité n'était complète que dans un très petit nombre, que chez les autres elle existait à des degrés très différents, et que parmi ceux-ci il y en avait quelques uns dont l'audition s'améliorait assez rapidement en l'excitant méthodiquement par l'action des corps sonores. Cette observation lui fournit la base d'une éducation physiologique appliquée au développement des organes de l'ouïe et de la parole ; elle fut le point de départ

(1) Itard par son testament a fondé un prix dans l'Académie , et a doté l'institution des sourds-muets d'une classe de perfectionnement, où l'on ne doit communiquer avec les élèves que par la parole et l'écriture.

des essais qu'il tenta dès lors sur quelques élèves choisis. Deux heures par jour, pendant trois ans, furent consacrées à cette expérience, dont le résultat combla ses vœux. Six enfants reçus sourds-muets à l'Institution, trois surtout, furent rendus à leurs familles entendants et parlants, et présentés comme tels à la Société de la Faculté de médecine, qui consigna ce résultat dans un de ses bulletins (1808, n° 5).

» Encouragé par ce succès, Itard poursuivait ses essais ; il perfectionnait ses procédés. Tous les ans il soumettait les élèves nouvellement admis à un examen attentif, pour reconnaître ceux qui seraient susceptibles d'être tirés de la classe des sourds ; il adressait au conseil d'administration, dont j'étais membre, une suite de rapports où, en exposant ses remarques, il lui soumettait des propositions tendant à régulariser ses essais, et insistait sur la nécessité de former une classe spéciale où les demi-sourds recevraient une éducation dirigée d'après les principes qu'il exposait.

» Témoin des résultats obtenus par Itard et en appréciant l'importance, le conseil n'hésita pas à demander au ministre les fonds nécessaires pour l'établissement de la classe demandée.

» L'Académie de médecine, consultée par le ministre, à l'occasion de cette demande, *sur le degré de confiance que pouvaient inspirer les résultats annoncés par le docteur Itard*, nomma, pour suivre les travaux de ce praticien et lui en rendre compte, une commission de sept membres (Antoine Dubois, Coutanceau, Adelon, Guéneau de Mussy, Roux, Pariset et Husson).

» Cette commission, après avoir suivi longtemps les travaux d'Itard, et constaté les résultats qu'il obtenait, fit, par l'organe de notre regrettable collègue, M. Husson, un Rapport que l'Académie adopta le 6 mai 1828, et qui a été publié par son ordre (*Mém. de l'Acad. de méd.*, t. II, p. 178).

» La commission regarde comme démontré qu'au moyen de l'éducation spéciale du sens auditif pratiquée par Itard on pourrait mettre un dixième ou un douzième des élèves admis comme sourds-muets en état, à leur sortie de l'Institution, de communiquer par la parole avec leurs familles.

» Elle reconnaît la nécessité de la classe spéciale demandée par Itard et par le conseil d'administration, destinée à ces demi-sourds.

» Vers la même époque, le docteur Deleau s'appliquait aussi avec beaucoup de persévérance à améliorer le sort des sourds-muets, et à développer le sens auditif chez ceux qui en étaient susceptibles. Il parvenait ainsi à rendre assez d'audition à plusieurs sourds-muets pour les mettre en état de communiquer par la parole.

» Ces résultats ont été constatés :

» Par quatre rapports faits à l'Académie des sciences et adoptés par elle les 19 décembre 1822, 13 juin 1825, 23 octobre 1826, et 7 décembre 1829 ;

» Par les procès-verbaux des séances, qui ont eu lieu à l'hospice des Orphelins les 16 janvier 1828, 29 juin 1829, 7 mai 1831, lesquels sont signés par les administrateurs et par les docteurs Baffos et Kapeler, médecins de cet hospice.

» Tels sont les précédents que je ne fais qu'indiquer, et qui, à ce qu'il m'a semblé, devaient être pris en considération pour apprécier ce que le docteur Blanchet a pu y ajouter.

» Depuis vingt-cinq ans la voie était ouverte et toute tracée. Le docteur Blanchet y est entré et y a marché avec un zèle et une constance dignes d'éloges ; il n'y a pas apporté une méthode nouvelle, des princ:pes nouveaux, comme il paraît le croire (1). Ce qui lui appartient, c'est d'avoir mis en usage des instruments au moyen desquels il gradue d'une manière plus exacte qu'on ne l'avait fait avant lui l'excitation portée sur le sens auditif, et mesure avec plus de précision les progrès de l'audition chez les élèves soumis à ses procédés. On ne peut mettre en doute qu'à l'aide de ces moyens perfectionnés et de sa persévérance, il ne parvienne à égaler les résultats qui ont été obtenus par ses devanciers.

» Il est à remarquer qu'il n'a pas été conduit à assigner pour le nombre des élèves susceptibles d'être instruits par l'ouïe une autre proportion que celle qui a été indiquée par Itard et vérifiée par l'Académie.

» Recevez, monsieur le président, etc. »

— M. Piorry répond qu'il croyait avoir satisfait aux remarques de M. Guéneau de Mussy par les phrases de son rapport qui rappellent les antécédents relatifs aux travaux d'Itard, et il donne une seconde lecture de ce passage. Il ajoute d'ailleurs qu'il ne s'agissait pas de résoudre une question de priorité, mais seulement d'apprécier les expériences de M. Blanchet, et de préparer une réponse aux demandes adressées par l'autorité.

— M. le secrétaire perpétuel donne lecture d'une lettre de M. Deleau sur la discussion actuelle. La voici :

« Messieurs,

» Dans votre dernière séance, M. le professeur Piorry, d'après l'invitation de M. le ministre de l'intérieur, vous a fait un rapport sur le traitement et sur l'éducation auriculaire et orale des sourds-muets.

» Depuis trente ans je m'occupe de ces sortes de travaux, et je me suis toujours empressé de vous envoyer mes ouvrages. M. Piorry n'en ayant pas fait mention, je crois devoir vous les adresser de nouveau. J'ose espé-

---

(1) Cette appréciation si ferme, si positive, qui a précédé tant d'assertions contraires, reste debout, victorieuse, sur ce champ de bataille où la vérité seule devait triompher.   P. M.

rer, messieurs, qu'ils vous mettront à même de résoudre les questions suivantes :

» 1° Quel est le médecin qui a fait faire le plus de progrès au traitement des sourds-muets ?

» 2° Quel est celui qui a la priorité des innovations ?

» 3° Quelle est la méthode physiologique la plus rationnelle et la plus expéditive pour l'éducation de la parole chez les sourds-muets privés entièrement de l'ouïe ?

» 4° Quel est le médecin qui a fondé le premier une institution à Paris ?

» 5° Et enfin, quel est le praticien qui, dans des expériences nouvelles, établies comparativement, obtiendra les succès les plus remarquables ?

» Permettez-moi, messieurs, de faire quelques observations sur ces questions.

» Dans l'ouvrage n° 1, j'ai traité de l'état de l'oreille chez les sourds-muets ; j'ai démontré qu'il est facile d'explorer cet organe, même dès le bas-âge. Je rapporte des guérisons de surdi-mutité. Le dernier chapitre est intitulé : *De la nécessité de fonder en France un établissement destiné au traitement et à l'éducation des sourds-muets.*

Enfin, on y lit quatre rapports faits à l'Académie des sciences par MM. Percy, Magendie, Geoffroy Saint-Hilaire et Savart.

Pièce n° 2. — Je joins à ce livre une observation manuscrite d'un jeune sourd-muet, frère d'un sourd-muet guéri de son infirmité. Cet enfant était admis à l'Institution de Paris. Il m'a été confié par M. le ministre de la guerre ; il est fils d'un sous-officier vétéran.

Pièce n° 3. — Ici je prouve qu'en deux jours j'ai établi le diagnostic des causes de surdi-mutité chez 60 enfants plus ou moins âgés.

Pièce n° 4. — Dans cet ouvrage, intitulé : *Nouvelles recherches physiologiques sur les éléments de la parole qui composent la langue française, et sur leur application à une nouvelle dactylologie pour l'éducation des sourds-muets,* je cite le nom de plusieurs de mes élèves ; je fais surtout connaître Benjamin Dubois, sourd-muet, qui a fondé à Paris, rue de Courcelles, n° 30, une institution qui renferme 40 élèves ; ils parlent tous comme leur maître (1) ; 24 bourses sont données à Dubois depuis dix ans par M. le ministre de l'intérieur.

» Comment se fait-il donc que l'honorable rapporteur n'ait pas mentionné ces faits ?

» Les documents sur lesquels ce professeur vous a fait un rapport ont été adressés à l'Académie des sciences. M. le professeur Geoffroy Saint-Hilaire a été nommé rapporteur.

(1) Il serait plus exact de dire que sur ces 40 élèves, il n'y en a pas trois qui parlent bien.   P. M.

» Pour bien remplir sa mission, il s'est rendu à l'institution du jeune Dubois ; il a causé de vive voix avec ce professeur et avec ses élèves. C'est là qu'il a appris que tous ces infortunés étaient instruits par ma méthode pour l'instruction de la parole. Voici quelle a été sa réponse aux documents qui vous ont été envoyés par M. le ministre de l'intérieur : « L'institution » pour instruire les sourds-muets par la parole est toute fondée. M. le mi- » nistre de l'intérieur y a contribué en accordant 24 bourses pour les pau- » vres, et M. Deleau en donnant les principes physiologiques sur lesquels » est basée sa méthode. »

» J'ose espérer, messieurs, que vous prendrez mes communications en bonne part. J'espère aussi que vous accueillerez la proposition suivante :

» Je propose que l'on choisisse 10 à 12 sourds-muets de l'âge de quatre à huit ans, à peu près aussi sourds les uns que les autres, et que le sort les confie aux médecins qui se proposeront de traiter l'organe de l'ouïe et de leur inculquer la parole.

» Après huit jours d'examen, les médecins qui entreront en lice feront un rapport sur l'état physiologique et pathologique de l'oreille moyenne des enfants qui leur auront été confiés. Une année après, on constatera leurs progrès dans l'art de parler.

» Dans la pièce n° 5, j'offre un modèle d'examen qui a été fait par moi à l'hospice des Orphelins. On y lit les rapports de M. Baffos, votre confrère, et de M. Kapeler, médecin de cet hospice.

» J'ai l'honneur d'être, etc. »

— M. le docteur BONNAFONT, correspondant de l'Académie, est appelé à la tribune :

Je commence par remercier l'Académie de la bienveillance avec laquelle elle a accueilli la proposition que j'ai eu l'honneur de lui soumettre à sa dernière séance, et de me permettre ainsi d'apporter le fruit de mon expérience à la solution de la question si difficile qui s'agite en ce moment.

Je témoignerai aussi mes regrets au savant rapporteur de l'avoir mis dans l'obligation de reparaître à cette séance ; mais M. le professeur Piorry est trop partisan de la vérité pour ne pas me savoir gré, je l'espère du moins, de soumettre quelques nouveaux faits à ses appréciations.

La question pendante aujourd'hui devant l'Académie est bien certainement une de celles dont la solution est des plus difficiles, si même elle peut être résolue ; car la surdi-mutité est une infirmité très complexe qui n'intéresse pas seulement les organes qui composent les appareils de l'ouïe et de la parole : il y a aussi au-dessus de ces appareils un organe qui les domine tous et qui est trop souvent le point de départ.

Toutes les personnes qui ont vu et observé de près les sourds-muets de naissance ont pu, comme nous, constater que cette infirmité se trouve assez souvent liée à un état plus ou moins marqué de débilité dans les organes du cerveau. L'apathie des facultés intellectuelles, qui résulte alors de cette dernière circonstance, ne saurait être confondue avec les effets propres de la surdité et du mutisme.

Nous aurons, du reste, l'occasion de développer cette vérité dans un instant.

Tous les auteurs ont établi deux genres de surdi-mutité : l'une innée, et l'autre qui est la conséquence d'une maladie accidentelle survenue après la naissance. Cette distinction est d'une haute importance, puisque la première se complique presque toujours d'un affaiblissement des facultés intellectuelles et reste rebelle à tous les moyens curatifs, tandis que la seconde, bien qu'elle paraisse aussi grave que l'autre, peut n'avoir pour cause que la paralysie, plus ou moins complète, des nerfs labyrinthiques, ou toute autre affection de l'appareil de l'ouïe ; mais généralement le cerveau n'ayant éprouvé aucune maladie organique, l'intelligence à son tour n'aura subi d'autre altération que celle qu'a pu produire la perte d'un sens aussi nécessaire à son mécanisme ; bien que cette influence soit très grande, elle ne saurait jamais aller jusqu'à rendre le cerveau aussi rebelle que la surdité innée à tous les moyens d'éducation qui ont pour but le développement de l'intelligence.

Cette distinction faite des surdi-mutités innées et accidentelles, il reste à établir des catégories entre ces derniers individus, afin de juger ceux qui devront être rebelles à toute médication et ceux qui, moins affectés, pourront offrir quelques chances d'amélioration. Itard, qui est toujours l'auteur qui nous donne les idées les plus précises sur la question que nous agitons en ce moment, avait établi cinq classes de sourds-muets : 1° Ceux qui entendent la parole ; 2° ceux qui entendent la voix ; 3° ceux qui entendent les sons ; 4° ceux qui entendent le bruit ; 5° enfin ceux qui n'entendent absolument rien. Eh bien, de ces cinq classes on doit rayer les deux premières, car il est bien démontré que tous les sourds qui entendent les modulations de la parole ainsi que celles de la voix, ne sont pas assez infirmes pour qu'ils ne puissent *s'entendre parler*, et par conséquent ne doivent pas être qualifiés de sourds-muets; ou bien si la parole chez eux, avec ce degré d'audition, est réfractaire à tout perfectionnement, on doit les ranger plutôt parmi les idiots, car alors l'intelligence seule fait défaut et refuse son concours si important.

Nous n'avons jugé convenable d'établir que trois classes de sourds-muets, et le moyen que nous avons employé pour opérer ce classement consiste dans l'application du diapason, comme M. Blanchet; seulement nous croyons devoir ici réclamer la priorité de l'emploi de cet instrument pour apprécier les divers degrés de sensibilité du nerf acoustique, en l'apposant sur les régions du crâne voisines de l'oreille. C'est à Alger, en 1834, que je commençai à faire usage du diapason, en faisant des expériences pour juger l'influence qu'exerce la musique sur les membranes du tympan. C'est depuis 1841 que je me suis servi de ce moyen pour diagnostiquer le degré d'altération du nerf acoustique; mais son usage, pour apprécier les divers degrés de surdité chez les sourds-muets, ne date que de 1849, pendant mon séjour à l'hospice d'Arras. J'ignore à quelle époque M. Blanchet a commencé à se servir du diapason, mais je doute que cela remonte à une époque aussi éloignée. C'est là, du reste, un point qui intéresse peu l'Académie, et je vais passer tout de suite aux résultats des expériences faites par moi dans l'établissement des sourds-muets d'Arras.

Sur 36 jeunes élèves, dont 20 garçons et 16 filles, soumis à l'action du diapason, 10 garçons et 7 filles furent sensibles à ces instruments représentant le *sol*, le *la* et le *do* du médium, et le témoignèrent même par leur joie, tandis que les autres élèves n'éprouvèrent aucune sensation pendant l'application du diapason sur les différentes régions du crâne.

Ces expériences furent renouvelées quelques jours après avec un nouveau diapason représentant le *sol* de la troisième octave, dont le son est très aigu et les vibrations par conséquent très limitées. Voici les résultats que j'obtins : sur les 10 garçons qui avaient été et étaient encore sensibles au diapason représentant le *mi*, le *sol* et le *do* du médium, 4 seulement témoignèrent par des signes non équivoques qu'ils percevaient le son du petit diapason, tandis que les 6 autres restèrent totalement insensibles, quelle que fût la partie du crâne sur laquelle je répétai l'expérience.

Sur les 7 filles qui avaient perçu le son des premiers diapasons, 3 seulement entendirent le son du plus petit, appliqué sur toutes les régions du crâne.

Les mêmes expériences furent répétées avec les mêmes instruments appliqués sur diverses parties du corps, comme les côtes, le sternum et la colonne vertébrale ; ceux des jeunes élèves qui n'avaient pas entendu les diapasons sur le crâne y furent insensibles, tandis que tous ceux chez lesquels le son avait pénétré par la voûte crânienne donnèrent le même résultat à des degrés différents par le thorax, excepté par la colonne vertébrale, ce qui s'explique d'ailleurs par l'intersection des éléments qui la composent.

Les côtes conduisaient mieux le son, puis venait le sternum, dans sa partie supérieure surtout, d'où le son est transmis avec une intensité au moins égale à toute la surface du crâne. Sur trois jeunes muets, le petit diapason, à la partie supérieure du sternum, produisit évidemment une impression bien plus forte que sur aucune des parties osseuses du crâne et de la face.

C'est en faisant ces expériences que j'eus occasion de vérifier un phénomène d'acoustique fort curieux, que personne n'avait encore signalé, et que j'avais déjà observé chez des personnes affectées de surdité accidentelle : 3 sourds-muets qui entendaient bien le diapason d'un côté du crâne né l'entendaient pas du tout du côté opposé, preuve évidente : 1° que les ondes sonores ne suivent pas toujours la courbe des os pour arriver au nerf acoustique, mais bien qu'elles traversent directement la substance osseuse ainsi que la masse cérébrale pour atteindre ces nerfs; 2° que les hémisphères cérébraux, considérés comme conducteurs des ondes sonores, ne transmettent le son qu'à l'oreille interne qui leur correspond, et jamais à celle du côté opposé. C'est là une observation essentielle pour l'étude des jeunes sourds-muets.

Pour revenir à ce que nous avons dit plus haut, il nous a été bien démontré que toute personne atteinte de cophose qui entend le son d'un diapason, soit du *do* de la première octave, et surtout du *sol* de la troisième, dont le son est très aigu à la distance de 0^m,05 de l'oreille, cette personne sera accessible aux intonations vocales, et, par conséquent, susceptible de parler elle-même avec le temps, pourvu, toutefois, que l'intelligence ne fasse pas défaut. (On sait qu'un grand nombre de crétins, qui entendent le bruit à certaines distances, sont cependant sourds-muets.)

Personne n'ignore qu'une condition essentielle pour produire les modulations si nombreuses et si délicates de la parole, est, comme on le dit vulgairement, que l'*on s'entende parler;* sans cela, il sera impossible de suivre et de comprendre les diverses intonations non seulement d'une phrase, mais d'un seul mot.

Or, les faits nous ont appris qu'un sourd de naissance ne saurait entendre sa voix que lorsqu'il perçoit le son du diapason à la distance que nous avons déjà indiquée, et, tant que ce résultat ne sera pas obtenu, il faudra renoncer à l'espoir de le faire parler; car on ne peut appeler ainsi quelques sons rauques, sans timbre et fort désagréables, qui sortent de la gorge plutôt que de la bouche, et qu'on n'a pu obtenir que par des moyens purement mécaniques.

A ce propos, je demande la permission de citer à l'Académie un exemple assez curieux d'un sourd-muet auquel on avait cru rendre la parole, et dont la cure a fait un certain bruit dans le monde savant.

Au nombre des guérisons proclamées par un des médecins auristes le plus en renom, figure le jeune Lecomte, sourd-muet de naissance, qui fut présenté à l'Institut comme ayant recouvré l'ouïe et la parole.

Nous n'avons pu nous procurer l'exposé du rapport qui fut fait, afin de juger le degré de sensibilité des nerfs acoustiques, ainsi que celui de la perfectibilité donnée à la parole ; mais il fallait que ces deux facultés fussent ou parussent bien développées à notre confrère, si nous en jugeons par ces lignes que nous trouvons à la page 21 de l'introduction à ses *Recherches pratiques sur les maladies de l'oreille*, et qu'il adressait à la commission de l'Institut : « Votre » commission connaît les jeunes gens (il s'agissait des nommés » *Dussoux, Martin* et *Eugène Lecomte*) ; mais il est bon qu'elle les » examine de nouveau depuis qu'ils sont livrés dans le monde à » des travaux manuels, et *forcés de communiquer à l'aide de l'ouïe* » *et de la parole*. Le premier a appris dans un atelier le métier de » dessinateur ; le second est tourneur ; enfin le troisième est à Tou- » louse, où l'on continue son éducation. J'ai eu l'occasion de le » revoir : *il entend bien et sa parole s'est perfectionnée.* »

Frappé d'un pareil succès, alors que je m'occupais d'expériences physiologiques sur l'organe de l'ouïe, et que je me berçais, moi aussi, de l'espoir de rendre aux sourds-muets cet organe précieux, je fus curieux de constater ces beaux résultats.

Je n'eus aucune occasion de me mettre en relation avec les nommés Dussaux et Martin ; mais le hasard ayant conduit dans mon cabinet un client qui connaissait le père du jeune Lecomte, il me devint facile de voir ce jeune homme qui me fut conduit quelques jours après. Or voici dans quel état je le trouvai : Le diapason était entendu sur toute la surface du crâne, mais nullement a distance ; la parole, si élevée qu'elle fût, n'était point entendue. Si on lui parlait en face, il répétait quelques mots que ses yeux seuls lui faisaient deviner par le mouvement des lèvres, puisqu'il les répétait de même quand on les prononçait à voix basse. Sa parole consistait à articuler quelques mots ou fragments de phrases, comme : *Papa, maman, bonjour, comment vous portez-vous ?* mais tout cela peu franchement, et d'une voix rauque et caverneuse fort désagréable, qui indiquait qu'elle sortait machinalement d'un tuyau inerte plutôt que d'un instrument dirigé par l'ouïe ; aussi, quand je lui demandai par écrit s'il *s'entendait* parler lorsqu'il prononçait *papa* et *maman*, il me r pondit, aussi par écrit, négativement. Telle était et telle est probablement encore aujourd'hui la condition de l'ouïe et de la parole chez cet élève. Il est vrai qu'à l'époque où nous vîmes ce jeune homme, quelques années nous séparaient du moment de son traitement, ce qui pouvait expliquer, à la rigueur, la différence qui existait dans son état actuel avec ce qu'on avait publié. Il faudrait toujours arriver à cette autre conclusion, peu consolante, c'est que les effets produits par la médication n'avaient été que momentanés ; du reste ce jeune homme est très intelligent, et l'instruction qu'il a reçue à Toulouse lui permet d'occuper avec distinction un emploi d'écrivain dans les bureaux d'une grande administration.

J'ai cité ce fait avec quelques détails parce qu'il méritait de l'être et qu'il vient à l'appui de la théorie que j'ai émise plus haut, à savoir que, pour apprendre à parler à un sourd-muet, il faut commencer à lui développer le sens de l'ouïe à un degré qui lui permette de *s'entendre* lui-même. Tant qu'on n'amènera pas l'audition à ce degré de sensibilité, on ne produira qu'un langage factice et machinal, très fatigant pour le parlant et plus encore pour ceux qui l'écoutent, sans attrait d'ailleurs pour le sourd, puisqu'il ne pourra en apprécier la valeur ; aussi l'oubliera-t-il facilement pour reprendre l'usage du langage mimique, dont les yeux lui permettent de juger et de comprendre la signification.

Quelques personnes citent pourtant des exemples de sourds-muets qui lisent très bien : M. Menière (1), entre autres, en parlant de l'élève Eppner, âgé de seize ans, ajoute que ce jeune homme lisait d'une voix *claire* et *harmonieuse* tous les livres qu'on lui présentait, et qu'il possédait une telle facilité de lire sur les lèvres la parole bien nettement articulée, qu'on pouvait converser avec lui presque aussi facilement qu'avec une personne ordinaire.

C'est là un fait curieux, sans doute, mais qui ne détruit pas notre opinion.

Nous restons persuadé que cet enfant devait entendre le diapason à la distance que nous avons indiquée.

____

(1) Le fait que m'attribue M. Bonnafont est rapporté par M. Kramer, voyez page 457 de ma traduction de l'œuvre du médecin auriste de Berlin. L'élève Eppner appartient à l'institut des sourds-muets de cette capitale.   P. M.

Parler et s'exprimer d'une voix harmonieuse, sans entendre ce qu'on dit, nous semble incompatible avec tous les principes de la physique et les lois de l'acoustique ; la parole, en effet, représentant une série d'intonations, il nous paraît impossible que chaque syllabe puisse être prononcée avec sa valeur euphonique si l'audition n'en dirige pas l'harmonie.

Nous avons parlé au commencement de cette notice de l'influence qu'exerce le sens de l'ouïe sur l'intelligence : c'est une vérité sur laquelle tous les auteurs, tant philosophes que physiologistes, sont parfaitement d'accord. Les premiers, depuis Montaigne, procédant par induction seulement, n'apportent aucun fait à l'appui ; tandis que les seconds, depuis les quelques résultats obtenus par l'abbé Sicard, Itard et M. Deleau, appuient leurs arguments du changement immense qui s'opère chez un sourd-muet ayant recouvré l'ouïe. Mais pour compléter cette démonstration il fallait trouver un individu ayant déjà parlé et entendu, devenant complétement sourd par accident et retrouvant le sens de l'ouïe.

Le fait que je vais citer réunira ces conditions :

Un jeune caporal des zouaves, appartenant à une honorable famille, reçut dans les travaux qu'on exécutait en Algérie pour faire la route de la Chiffa, un éclat de pierre qui lui fit une blessure sur la bosse pariétale gauche, avec fracture comminutive de l'os ; des accidents graves du côté de l'encéphale se développèrent avec une dureté de l'ouïe qui allait toujours en augmentant. Après bien des soins donnés par M. Bonneau, chirurgien en chef de l'hôpital de Blidah, le blessé se rétablit ; mais il resta tellement sourd, que la détonation d'un pistolet tiré à côté de ses oreilles ne produisait sur lui aucune sensation. Cette épreuve, renouvelée plusieurs fois, eut toujours le même résultat négatif. M. Latil, chirurgien sous-aide, qui m'a donné les détails de ce fait, a consigné en outre dans son observation que l'intelligence de ce jeune homme avait insensiblement baissé, au point qu'à son départ pour la France il ressemblait presque à un idiot. Les sens de la vue, du goût et de l'odorat avaient conservé leur intégrité, mais il y avait absence presque complète de mémoire. Il est inutile d'ajouter que, n'entendant rien, il se servait, comme les sourds-muets, d'une ardoise pour converser.

Ce jeune homme me fut présenté en consultation en 1846, dix-huit mois environ après l'accident, et la cophose me parut si complète, que je déclinai toute possibilité d'amélioration ; mais les parents insistèrent tellement que je dus céder à leurs témoignages de confiance, et j'entrepris de le traiter.

Voici quel était son état :

Figure hébétée, yeux fixes ; prononciation tellement défectueuse qu'on n'aurait jamais supposé qu'il eût parlé ; la perte de l'ouïe si complète, que les diapasons n'étaient nullement entendus sur la surface du crâne ; la mémoire si faible, que ce jeune homme ne pouvait se rappeler ce qu'il avait fait la veille même. Quoiqu'il eût reçu une bonne éducation, il écrivait mal et oubliait un grand nombre de lettres ; il le savait et s'en apercevait en lisant son écriture, mais il lui était impossible de se corriger.

Pendant cinq mois, tous les moyens chirurgicaux que j'emploie ordinairement, et que je me propose de faire connaître à l'Académie, ayant été impuissants, je soumis le malade à l'action du galvanisme avec l'appareil des frères Breton, mais dirigé d'une manière toute particulière sur le nerf acoustique. Ce mode consiste à introduire par la sonde d'argent, placée dans les fosses nasales, un mandrin très fin de cuivre et isolé avec de la soie dans toute son étendue, excepté à ses extrémités. Ce mandrin est ainsi engagé dans la trompe d'Eustache jusqu'à 2 ou 3 millimètres de la caisse. Cela étant fait, j'introduis par le conduit auditif externe une longue aiguille à acupuncture jusqu'à la membrane du tympan, que je traverse à côté de la corde de ce nom. Cet appareil, mis en rapport avec la pile, permet ainsi au fluide électrique d'exercer une action aussi directe que possible sur le nerf auditif. Enfin, après deux mois d'une application quotidienne de ce moyen énergique, je fus assez heureux pour obtenir un résultat inespéré. Je ne relaterai pas tous les incidents de cette guérison, quoique fort intéressants ; je me bornerai à dire qu'au fur et à mesure de l'amélioration de l'ouïe, toutes les facultés affectives suivaient le même progrès. C'est ainsi que la parole reprit très vite son rhythme et ses intonations normales, mais la mémoire fut plus lente à revenir (1).

Il y a maintenant sept ans que ce fait s'est accompli, et le temps n'a nullement affaibli ses résultats. Cette observation confirme pleinement, comme on voit, ce que j'ai déjà avancé, à savoir, que

______

(1) Il s'agit évidemment ici d'une lésion matérielle du crâne et du cerveau ayant pour résultat, non seulement une surdité complète, mais une altération plus ou moins grande des autres sens et de l'intelligence. L'abolition de la parole est-elle, en pareil cas, le résultat de la cophose? Je ne le pense pas. La maladie cérébrale s'est guérie lentement chez un homme jeune et robuste, les fonctions se sont rétablies peu à peu sous l'influence d'un traitement méthodique, mais comment comparer ce malade à un sourd-muet ordinaire ?   P. M.

le langage articulé exige, pour son fonctionnement, d'être entendu de la personne qui parle, et que les facultés intellectuelles, qui s'affaiblissent par la perte de l'ouïe, reviennent avec le rétablissement de ce sens. A ce propos, voici ce que disait en 1831 un honorable membre de l'Académie, M. Bouvier, dans une note qu'il a eu l'obligeance de me remettre il y a quelques mois. Après avoir énuméré avec le talent que vous lui connaissez les ravages que la perte de l'ouïe exerce sur l'intelligence, M. Bouvier ajoute : « Mais l'ouïe est-elle rendue ou plutôt donnée aux individus qui en étaient privés, tous les désordres que nous venons d'exposer disparaissent, et l'influence de ce sens reprend tous ses droits, etc. » On voit que M. Bouvier faisait allusion à quelques sourds-muets ayant recouvré l'ouïe plutôt qu'à des surdités accidentelles.

Nous allons passer maintenant à l'application que l'on peut faire des observations qui précèdent pour l'enseignement des sourds-muets. Je serai aussi bref que possible, ne voulant pas trop abuser de l'attention de l'Académie; mais ce sujet est grave et mérite un sérieux examen.

L'instruction des sourds-muets comprend deux systèmes : l'un, qui consiste à faire apprendre *quand même* le langage oral, appartient plus particulièrement à l'école allemande ; l'autre, au contraire, qui est basé de préférence sur le langage par signes, est représenté par l'école française et adopté presque exclusivement en Amérique.

Eh bien, nous pensons qu'appliqués d'une manière exclusive, ces deux systèmes peuvent être également vicieux, car il doit arriver bien fréquemment que les professeurs du langage oral viennent se heurter contre des sujets absolument réfractaires à ce langage, et perdent ainsi un temps qui eût été mieux employé à apprendre les signes; de même les professeurs du langage mimique n'ont souvent appris que ce langage à certains élèves qui auraient pu profiter de tous les avantages de la parole.

Disons toutefois que le langage des signes est malheureusement celui qui trouve une application plus générale, et c'est dans le but de faire passer quelques élèves dans la classe orale que tendent tous les efforts de ceux qui s'occupent de cette question si intéressante.

Nous nous plaisons à constater que de tous les établissements de sourds-muets c'est celui de Paris qui a tenté tous les essais avec le plus de persévérance. Mais, dépourvues de moyens suffisants pour établir un classement rationnel, ces expériences ont dû être faites d'une manière empirique, et il n'est pas étonnant, dès lors, que les résultats en aient été peu satisfaisants. En serait-il de même avec la méthode que nous allons exposer ? Les faits acquis et les principes qu'il est permis d'en déduire peuvent promettre peut-être des résultats moins décevants.

Voici donc comment nous procéderions si nous étions appelé à faire un classement de sourds-muets.

Nous les soumettrions tous d'abord indistinctement à l'action du diapason appliqué sur le crâne ou à la partie supérieure du sternum, et bientôt nous verrions les sujets expérimentés se diviser en trois catégories bien tranchées :

1° Celle formée des individus qui ne peuvent entendre d'aucune manière ;

2° Celle représentée par les sourds qui perçoivent le son du diapason appliqué seulement et non à distance ;

3° Celle comprenant probablement peu d'individus, des sourds qui entendront le diapason appliqué sur le crâne et à une certaine distance de l'oreille.

Ces catégories bien établies, tous les sujets devront-ils être soumis au même mode d'instruction ? Non sans doute, et c'est ici que le système que je propose peut recevoir d'heureuses applications. Ainsi, les sourds de la première catégorie qui n'auraient rien entendu, je les considérerais comme rebelles à tout traitement chirurgical, et je les livrerais immédiatement à l'étude du langage mimique.

Pour ceux de la deuxième catégorie qui auraient été sensibles à l'application du diapason, je voudrais qu'on les mît en communication avec un instrument plus complet, le piano, par exemple, ou tout autre, à l'aide d'un appareil qui transmettrait les sons aux parties les plus propres à les recevoir. Il me semble qu'en donnant une valeur convenue à chaque son, il serait possible d'apprendre par cette voie bien des choses à l'élève.

Pendant qu'il serait soumis à ces épreuves, il va sans dire que l'on ne devrait pas négliger le traitement chirurgical, consistant dans le cathétérisme de la trompe d'Eustache, dans sa dilatation au moyen de petites bougies que nous employons depuis longtemps ; dans les insufflations plus ou moins excitantes ou balsamiques dans l'oreille moyenne, et enfin dans l'emploi de l'électricité selon le mode que j'ai déjà indiqué.

Nous ne nous dissimulons pas combien cette tâche présente de difficultés et combien les résultats en seront souvent négatifs. Mais, si petit que soit le nombre des succès obtenus, il suffira pour justifier tous les efforts tentés à ce sujet. Puis, comme il est difficile d'apprécier *à priori* le degré de résistance qu'opposeront les nerfs auditifs aux moyens mis en usage pour exciter leur sensibilité, on doit, dès l'instant qu'ils ne sont pas complétement paralysés, tout essayer pour améliorer la position déjà si malheureuse de ces infortunés.

Ce traitement devra durer, selon nous, de quatre à six mois, et si après ce temps aucun résultat n'a été obtenu, il faudra y renoncer et renvoyer l'élève à la classe mimique, où il restera cependant soumis encore aux exercices de la transmission des sons.

Voici un fait curieux qui m'a donné l'idée des avantages que l'on pourrait tirer de l'emploi de ce moyen :

Il y a six ans, je donnai des soins à un accordeur de piano atteint de surdité, ce qui l'empêchait depuis plusieurs mois d'exercer son état.

Après avoir vainement employé tous les moyens curatifs, cet homme, désolé, insistait encore pour que je le misse à même de reprendre ses occupations, menaçant de se détruire s'il devait rester inactif. Comme il entendait bien le diapason appliqué, et qu'il était doué d'une intelligence peu commune, l'idée me vint de chercher à mettre les sons du piano en communication avec le crâne. Pour cela je fis faire une tige de fer, de 6 millimètres d'épaisseur, recourbée et terminée à chaque extrémité par une plaque, dont une destinée à s'appuyer sur la partie la plus vibrante de l'instrument, comme la table d'harmonie, pendant que l'autre s'appliquait sur la tête. Ce moyen réussit, et l'accordeur put reprendre ses occupations.

Ce fait, du reste, n'est pas le seul : Itard, de Gérando et M. Puybonnieux, professeur à l'Institution des sourds-muets, citent des élèves qui entendent les sons du piano en touchant seulement du bout du doigt la table d'harmonie.

Quant aux sourds-muets de la troisième catégorie, qui entendent le diapason à une distance quelconque de l'oreille, il ne peut y avoir aucune hésitation dans le choix du mode d'instruction qu'on devra leur appliquer.

Comme il nous est bien démontré que tout individu entendant le son d'un diapason, surtout celui donnant le *sol* de la troisième octave, à la distance de 0^m,02, seulement, doit avoir l'ouïe assez développée pour *s'entendre parler*, il est indispensable de le faire profiter de tous les bénéfices du langage oral. C'est aussi sur les sujets de cette catégorie que le traitement chirurgical dont nous avons parlé pourra être employé avec le plus de chance de succès.

Telles sont les observations que j'avais à soumettre à l'Académie sur un sujet digne à tous égards de sa sollicitude. Pour moi, je m'estimerais heureux si je parvenais à jeter quelque lumière sur une question aussi délicate, et surtout si je contribuais à améliorer le sort des jeunes infortunés qui sont pour moi, depuis longtemps, l'objet de sérieuses préoccupations.

— M. Piorry réplique que l'acoumètre de M. Bonnafont n'est pas le même que celui de M. Blanchet. Il met sous les yeux de l'Académie le diapason et l'acoumètre dont se sert ce médecin et cherche à en faire ressortir les avantages. Relativement à la manière dont M. Bonnafont applique le diapason sur le crâne, il lui paraît que les sourds-muets doivent en éprouver une sensation, sans doute, mais une sensation à laquelle le nerf auditif reste étranger. Que ce moyen soit bon, il n'en doute pas, mais il lui paraît insuffisant.

Établissant ensuite un parallèle entre la méthode de M. Deleau et celle de M. Blanchet, M. le rapporteur fait remarquer que ces deux médecins ont marché vers le même but, mais avec des moyens différents. Ce qui caractérise la méthode de M. Blanchet, c'est d'avoir cherché, par une gymnastique vocale, à faire passer graduellement l'organe auditif chez les sourds-muets de l'audition des sons graves à celle des sons de plus en plus aigus, et de les habituer à apprécier également le nombre et l'intensité des vibrations.

— M. Ferrus : Je déclare, en reprenant la parole, mettre entièrement hors de cause la méthode de M. Blanchet, m'en référant entièrement à cet égard à l'appréciation de la commission. C'est au sujet du travail de la commission que je désire présenter encore quelques observations.

Il y a deux buts dans le traitement des sourds-muets, et deux manières de l'envisager : le traitement médical et l'enseignement proprement dit. Il est évident que le ministre, en s'adressant à l'Académie, a désiré savoir ce qui avait été fait principalement au point de vue médical. Or, dans le rapport, il n'y a rien concernant les soins médicaux ; il n'y est question exclusivement que de l'enseignement. M. Blanchet ne serait donc, d'après la commission, qu'un éducateur, qu'on me passe l'expression. Mais si l'on voulait faire l'historique de la question, on verrait qu'il y a longtemps qu'on s'est occupé de l'éducation des sourds-muets par la parole. Le sort des sourds-muets a été amélioré, sous ce rapport, par Itard ; il l'avait été avant lui par Sicard et par l'abbé de l'Épée.

L'enseignement par l'articulation se fait aujourd'hui dans plusieurs établissements. M. Blanchet a-t-il été plus loin que ses émules? C'est ce que je ne crois pas. J'ai vu plusieurs élèves formés dans d'autres établissements, et si je compare les résultats qu'on a obtenus chez quelques uns d'entre eux avec ceux annoncés par M. Blanchet, je ne vois pas qu'il soit plus avancé à cet égard.

Il ne me paraît pas qu'on soit parvenu à fixer préalablement les conditions favorables de ce genre d'éducation ; on n'a pas tenu assez compte du degré d'intelligence des sourds-muets, ou plutôt on en a tenu compte, mais ce n'a été que pour faire l'éducation des plus intelligents. Il est évident que ce mode d'éducation restera toujours étranger au plus grand nombre, et si l'on compare les résultats de l'enseignement par l'articulation avec ceux de l'enseignement par signes et par l'écriture, on verra que le nombre de sourds à qui ce dernier est applicable est de beaucoup le plus grand.

En un mot, je reproche à la commission de n'avoir pas suffisamment distingué et catégorisé les sourds-muets, particulièrement par rapport à leur degré d'intelligence ; de ne s'être exclusivement occupée que du côté pédagogique de la question, et d'avoir entièrement négligé le point de vue médical, ces deux ordres de moyens devant s'entr'aider et ne pouvant même être séparés ; et je pense que l'Académie devrait s'occuper de cette question sous le triple point de vue médical, psychologique et pédagogique.

—M. Piorry répond que la commission, pas plus que M. Blanchet, n'a voulu exclure la médecine de l'enseignement des sourds-muets ; elle a voulu seulement insister sur l'utilité de donner plus d'extension à l'éducation de la parole.

— M. le docteur Cazeaux donne lecture de la lettre suivante :

« Monsieur,

» Au moment où l'Académie impériale de médecine discute la valeur des moyens employés par M. le docteur Blanchet pour rendre la parole aux sourds-muets, permettez-moi de vous retracer les efforts que depuis longtemps on a tentés dans cette partie de l'enseignement spécial.

» L'art d'enseigner la parole aux sourds-muets n'est pas une découverte moderne. Bien loin de là : si nous ouvrons l'histoire, nous voyons que vers le milieu du xvi° siècle, l'Espagnol Pedro de Ponce était parvenu à faire parler un de ces malheureux ; que vers 1750, un juif portugais (Pereire), avait fondé une école où ses élèves n'étaient instruits que par la parole ; qu'en Allemagne Conrad Amaran, et en Angleterre John Wallis et Bairdwood, s'étaient occupés de cette question.

» L'abbé de l'Epée faisait parler ses élèves ; l'abbé Sicard, son successeur, regardait l'enseignement de la parole comme un accessoire indispensable de l'instruction des sourds-muets, mais comme je le dis, ce n'était qu'un accessoire.

» Plus tard, en 1828, le Conseil d'administration de l'Institution de Paris demanda à MM. Guyot, de Groningue, et Watson, de Londres, tous deux instituteurs de sourds-muets, des renseignements sur leurs procédés d'articulation. Ce fut à cette époque que l'on fonda le cours d'articulation ; la direction en fut confiée à M. Valade-Gabel, aujourd'hui directeur honoraire de l'Institution de Bordeaux, qui adressa au Conseil d'administration un mémoire sur cette question : « Quel rôle l'articulation et la lecture sur les lèvres doivent-elles jouer dans l'enseignement des sourds-muets ? » Après M. Valade-Gabel, M. Puybonnieux fut appelé à diriger le cours et écrivit un petit volume intitulé : « *La parole rendue aux sourds-muets sans le secours de l'oreille.* A cette époque (1832), le directeur de l'Institution, qui était M. Ordinaire, voulut introduire une réforme dans l'enseignement, et que l'instruction des sourds-muets fût donnée uniquement au moyen de la parole ; cette tentative ne fut pas heureuse, elle tomba sous le poids même de son exagération et en présence des tristes résultats qui en furent la suite : en effet, les élèves se soulevèrent presque contre cette mesure et n'étudièrent qu'avec un profond dégoût.

» D'un excès on passa à un autre, on supprima le cours d'articulation ; il fut supprimé.

» Cet état de choses dura jusqu'après la mort de M. Itard, le testament de ce savant portant que, dans la classe qu'il fondait, l'instruction ne serait donnée que par la parole ou par l'écriture ; on voulut préparer les jeunes élèves à pouvoir être admis dans cette classe, et le cours d'articulation fut rétabli.

» M. Léon Valsse, professeur à l'Institution, fut chargé de l'organisation de ce cours, qu'il dirigea jusqu'en 1850, époque où, appelé à d'autres fonctions, il laissa l'articulation à M. Valade-Gabel, que je remplaçai quelque temps après ; M. Valade fils me remplaça moi-même jusqu'au 25 avril dernier, jour où il me remit le cours entre les mains après l'avoir dirigé pendant dix-huit mois.

» Voilà, monsieur, l'historique de l'enseignement de la parole. Ainsi, vous le voyez, avant et depuis l'abbé de l'Épée, tous ceux qui se sont occupés des sourds-muets ont cherché à les faire parler, et depuis vingt ans, sauf une interruption momentanée, le cours d'articulation existe à l'Institution de Paris.

» Maintenant, permettez-moi, monsieur, de vous donner quelques détails sur la manière dont ce cours est établi.

» Il est actuellement composé de 70 élèves, et il y en a 115 à l'Institution. Chaque année, il en arrive en moyenne de 17 à 20. Pendant la première année, tous suivent le cours ; lorsque arrive la deuxième année, on élimine les sujets chez lesquels on ne reconnaît aucune aptitude ; quant aux autres, on leur continue l'enseignement de la parole pendant les cinq années qui suivent.

» Nous divisons les sourds-muets en deux catégories : l'une comprend les sourds de naissance, et l'autre les enfants qui ont perdu l'ouïe à un âge plus ou moins avancé ; ces deux catégories se divisent elles-mêmes en sujets complétement sourds et en demi-sourds

» La proportion des sourds de naissance par rapport à ceux qui ont perdu l'ouïe dans leur jeune âge est d'un tiers, soit sur 100 sourds-muets, 33 sourds de naissance.

» Aux sourds de naissance complétement sourds, la parole est enseignée par le moyen de la vue et du toucher. Les vibrations du gosier et du nez, les diverses positions des lèvres, de la langue et des dents sont autant d'agents d'enseignement.

» Avec les demi-sourds, les mêmes moyens sont employés, mais il n'est souvent besoin que de proférer les sons avec force auprès de leur oreille pour rectifier leur parole.

» Aux sourds de naissance on apprend à parler ; aux enfants qui ont parlé et entendu jusqu'à un certain âge, on rend l'habitude qu'ils ont perdue en devenant sourds, celle de se servir de la parole comme moyen de communication.

» Voilà ce qui existe aujourd'hui. Et bien d'autres l'ont fait avant moi, je ne suis dans mon cours que les bonnes et saines traditions de mes devanciers.

» Voulez-vous maintenant, monsieur, savoir l'utilité de cet enseignement spécial ? Est-ce, comme quelques personnes le croient, pour instruire les sourds-muets uniquement par la parole ! Non, ce ne serait pas possible : on pourrait tenter cette expérience avec un nombre infiniment petit d'élèves ; mais pour la plus grande partie, ce serait un mauvais moyen, et les résultats qu'on obtiendrait à l'aide de cette méthode seraient fort au-dessous de ceux que nous constatons chaque jour et qui ne sont dus qu'au langage des signes.

» Le but du cours d'articulation est, comme l'a dit l'abbé Sicard, de rapprocher autant que possible les sourds-muets de la grande famille des parlants, c'est de leur donner un moyen de plus de communiquer avec la société, sans nuire à leur instruction pédagogique et professionnelle.

» Voilà le seul but de notre cours, et il est d'une utilité qui n'est contestée par personne. Je pourrais, monsieur, vous montrer toute une catégorie de sourds de naissance, élèves de l'Institution, qui ont appris par nos seuls soins à prononcer tous les mots de notre langue ; leur parole est moins agréable que celle des demi-sourds, mais ils peuvent se faire comprendre.

» Tels sont, monsieur, les faits que j'ai à vous signaler. Quant à ce qui a été lu à la dernière séance de l'Académie, je n'ai rien à y ajouter ; ce n'est pas, comme on a pu le croire, une question de personne, c'est une question de principe. On vous a parlé des résultats obtenus par M. Blanchet, qui aurait rendu la parole à des sourds-muets, on n'a pas fait mention du cours d'articulation qui est bien pour quelque chose dans les progrès des élèves ; comme chargé de ce cours, j'ai élevé la voix pour revendiquer les droits de mes devanciers, heureux, monsieur, si j'ai été entendu.

» Recevez, monsieur, l'assurance de ma respectueuse considération,

» Hector VOLQUIN,
» chargé du cours d'articulation à l'Institution impériale
des sourds-muets de Paris. »

SÉANCE DU 3 MAI 1853.

(Suite de la discussion sur le rapport de M. Piorry.)

M. le docteur MENIÈRE, médecin de l'Institution des sourds-muets de Paris, adresse à l'Académie la lettre suivante, qui est lue par M. Dubois, d'Amiens, secrétaire perpétuel.

« Monsieur le président,

» Mon titre de médecin de l'Institution impériale des sourds-muets de Paris me commandait peut-être de ne pas rester étranger au débat qui s'agite en ce moment au sein de l'Académie ; cependant le respect des convenances m'avait retenu, croyant devoir laisser à l'illustre Compagnie le soin de répondre aux questions ministérielles en l'absence de toute influence étrangère. Ce sentiment de déférence pour l'initiative du corps que vous présidez n'a pas été du goût de tout le monde, mais je me serais encore abstenu dans la crainte qu'on attribuât mon intervention à des intérêts personnels.

» Plusieurs honorables membres de l'Académie, ayant paru s'étonner de mon silence, n'ont pas voulu tenir compte des motifs que je viens d'indiquer ; ils m'ont engagé à ne pas rester ainsi à l'écart, et à fournir le tribut d'observations que j'ai pu recueillir en vertu de ma position particulière. J'avais besoin, je l'avoue, de cet encouragement, et je prie l'Académie de m'accorder quelques minutes d'une attention bienveillante.

» Quinze années passées au milieu de l'Institut des sourds-muets de Paris, une visite (non officielle, il est vrai) de la plupart des établissements de ce genre qui existent en France, en Italie, en Espagne, en Suisse, en Angleterre et en Allemagne, l'étude attentive des meilleurs ouvrages écrits sur la surdi-mutité, la fréquentation habituelle des hommes les plus compétents sur cette matière, l'examen d'un grand nombre de sourds-muets, enfants ou adultes, appartenant à toutes les classes de la société, m'autorisent peut-être à avoir une opinion sur ce genre d'infirmité, congéniale ou acquise, sur les conséquences qu'elle entraîne, et enfin sur sa curabilité. C'est cette opinion que je demande la faveur d'exposer en peu de mots.

» Nous sommes assez portés, par le sentiment orgueilleux de nos perfections, à plaindre beaucoup ceux qui n'en possèdent pas autant que nous. La pitié que les sourds-muets nous inspirent prend sa source dans une comparaison tacite, mais il faut savoir que ceux-ci sont peu disposés à l'accepter. Il en est beaucoup et des plus instruits, des plus habiles, qui rejettent bien loin cette sympathie dont le motif les blesse. Les sourds-muets se croient nos égaux en tout point ; les ressources dont ils disposent pour communiquer entre eux et avec les parlants leur suffisent à tous égards, et ils ne se croient pas trop à plaindre, parce qu'ils n'entendent pas tout ce que nous disons. C'est une illusion que l'on comprend et qu'il serait généreux de ne pas détruire.

» Quoi qu'il en soit, comme la surdi-mutité est bien véritablement une infirmité, comme il s'agit d'une imperfection organique plaçant l'individu dans un rapport d'infériorité relative à l'égard des entendants, il est du devoir de la science d'intervenir et de chercher à réparer un mal plus ou moins fâcheux pour celui qui en est atteint. Mais que faire? Peut-on guérir, en pareil cas, ou sinon améliorer l'oreille défaillante au point de rendre la conversation possible ?

» Si l'on pouvait résoudre ce beau problème, ce serait un grand bienfait; il faudrait élever des statues à l'heureux inventeur d'une méthode capable de remettre dans les conditions normales les infortunés sourds-muets. Personne assurément ne songera à désespérer de l'avenir. Ce n'est pas dans un siècle comme le nôtre, où éclosent à chaque instant les merveilles de la science, que l'on pourrait renoncer à l'espoir d'un si grand service rendu à l'humanité; mais, il faut bien en convenir, jusqu'ici toutes les tentatives ont échoué.

» Ma position à l'Institution de Paris m'a procuré l'avantage de voir à l'œuvre un certain nombre de guérisseurs de la surdi-mutité. Un médecin anglais, patroné par deux membres de l'Académie, a essayé devant moi le pouvoir d'une eau distillée contenant, suivant toute apparence, une préparation d'aconitine; il joignait à ce spécifique des excitations mécaniques de l'oreille, une gymnastique de l'ouïe, à la grande admiration de nombreux spectateurs qui s'étonnaient de l'ébranlement auditif causé par ces manœuvres. Mais les enfants sourds-muets soumis à cette épreuve n'ont pas cessé de figurer au nombre des élèves de la maison, en dépit des promesses de l'opérateur qui devait leur ouvrir les portes du monde parlant et entendant.

» Un autre personnage ayant obtenu (surpris, peut-être) l'honneur d'une commission de membres de l'Académie des sciences, a pratiqué pendant un mois, et sous mes yeux, des manœuvres destinées à réveiller la sensibilité de l'oreille d'un certain nombre de sourds-muets pris parmi ceux de l'Institution de Paris ; j'ai tenu note des faits et gestes du susdit personnage, des résultats obtenus à la fin de chaque séance ; ce procès-verbal, le plus scrupuleux, le plus circonstancié, a servi de base au travail du savant rapporteur, et il a été démontré de la manière la plus évidente que ce guérisseur enthousiaste n'avait produit aucun changement dans la situation des sourds-muets confiés à ses soins.

» Un autre, plus hardi (n'est-ce que hardiesse ?), a osé appliquer une couronne de trépan sur le crâne d'une jeune fille qui est en ce moment au nombre des élèves de notre maison. Par cette ouverture, l'enfant devait percevoir les sons, l'enfant devait entendre..... L'enfant n'entend pas, ou du moins elle est toujours sourde-muette, et nous faisons en sorte de protéger sa tête contre les chocs extérieurs qui pourraient facilement la tuer.

» Je pourrais grossir cette liste, monsieur le président, mais je craindrais de fatiguer l'attention de l'Académie.

» La tentative actuelle, celle sur la valeur de laquelle l'Académie est appelée à se prononcer aujourd'hui, a-t-elle enfin atteint le but, objet de tant d'efforts ? Une épreuve qui date de la fin de 1847, qui a été poursuivie avec une persévérance singulière, a-t-elle donné des résultats satisfaisants ?

» Parce que quelques sourds-muets incomplets sont arrivés à percevoir certains bruits, s'ensuit-il que ces pauvres enfants cessent d'appartenir à la catégorie des individus qui ne peuvent communiquer avec les entendants qu'au moyen de procédés artificiels? Quand, à l'aide d'un acoumètre, on parviendrait à savoir quel nombre de vibrations il faut pour ébranler bien moins l'oreille que le crâne d'un sourd-muet, faut-il en conclure que la voix articulée, la parole avec sa musique si délicate, si intellectuelle, sera perçue par un organe affaibli, vicié ou nul ?

» Il suffit d'avoir étudié ces petits prodiges pour se convaincre que les sourds-muets parlants n'*entendent* pas, mais *voient* parler. Ceux qui n'ont aucun intérêt à feindre avouent ingénument que la main placée devant la bouche de leur interlocuteur, rompt à l'instant toute communication avec lui, de sorte que c'est toujours l'*œil qui se substitue à l'oreille* et cause au spectateur non prévenu l'étonnement naïf dont l'explosion ne se fait jamais attendre.

» Je pourrais en dire long, monsieur le président, sur le compte de ces illusions médicales que partagent si facilement les gens du monde, et contre lesquelles l'expérience apprend à se roidir. Dirai-je que l'amour de la science et de l'humanité n'est pas toujours le noble but que les guérisseurs de sourds-muets se proposent d'atteindre? En s'adressant à cet insatiable désir de guérison qui couve au cœur des parents d'un enfant sourd-muet, on se trouve en présence de la plus vivace de toutes les crédulités : magnétiseurs, somnambules, homœopathes, empiriques de tout genre, sont ardents à cette œuvre. Le bienfait promis, non moins qu'espéré, se fait attendre longtemps, il n'arrive pas !... Mais si l'enfant est intelligent, si sa surdité incomplète lui permet de dire quelques mots, si son œil rapide apprend à lire sur les lèvres des parlants, c'en est assez pour satisfaire les moins difficiles, et les guérisseurs enregistrent un nouveau triomphe.

» L'appréciateur sévère des faits de ce genre n'accueille pas si facilement l'idée d'un succès en pareil cas. L'Académie de médecine accordera-t-elle sa haute sanction aux tentatives dont les résultats lui sont soumis? Il est permis d'en douter, d'autant plus que les moyens mis en usage n'ont évidemment, comme vous l'a dit avec tant d'autorité l'honorable M. Guéneau de Mussy, rien de nouveau, rien de spécial. Qu'importe l'instrument sonore, quand il s'agit seulement de réveiller la sensibilité de l'oreille ? L'orgue, l'acoumètre, le monocorde, ne possèdent pas de qualités spécifiques ; l'ébranlement communiqué aux nerfs de l'audition par tous ces agents est un fait du même ordre, quel que soit son point de départ, son caractère : on n'a pas, que je sache, découvert dans les vibrations d'un corps quel qu'il soit une vertu occulte jusqu'ici, et l'art de faire du bruit au bénéfice des sourds-muets ne pourra jamais mériter l'honneur d'être appelé *méthode*.

» Quand, par le déplacement d'un cristallin opaque ou par l'ouverture d'une pupille artificielle, une main habile livre passage à un rayon lumineux qui va tomber sur une rétine sensible, le phénomène de la vision se manifeste aussitôt, et il faut bien peu d'habitude pour que l'ex-aveugle prenne une connaissance exacte des objets. En sera-t-il de même quand un son parviendra au nerf auditif? l'ébranlement éprouvé par l'appareil labyrinthique suffira-t-il pour donner au cerveau la faculté de comprendre la parole, et d'établir, à l'aide de cette communication nouvelle, les rapports intellectuels existant d'ordinaire entre les individus qui entendent ? Vous le savez, monsieur le président, et l'Académie n'ignore pas, que Itard à démontré, il y a longtemps, l'impossibilité d'un rapprochement semblable, la différence absolue qui existe entre ces deux termes d'une comparaison séduisante au premier aspect.

» Il ne suffit pas d'entendre un peu pour entendre assez; l'enfant qui naît avec une certaine faiblesse d'ouïe, ou qui devient sourd peu de temps après sa naissance, est irrévocablement condamné à rester dans une classe exceptionnelle ; il est par cela même sourd-muet, il lui faudra, de toute nécessité, user de moyens artificiels pour se faire comprendre des autres hommes, il est sourd-muet, il restera sourd-muet (1)... Aucun fait, garanti par une saine critique, n'est venu protester contre cet arrêt, et ce qui se passe de nos jours est loin de pouvoir servir de base à une opinion contraire.

» Réservons les droits de l'avenir, monsieur le président, je le veux bien, espérons qu'un jour l'isolement relatif du sourd-muet pourra cesser, mais en attendant, les hommes qui passent leur vie au milieu de ces infortunés, et qui tiennent compte de l'expérience acquise, songent à venir en aide d'une manière efficace à ceux qu'atteint cette infirmité, et cherchent à résoudre le problème suivant : *Un sourd-muet étant donné, en tirer le meilleur parti possible.* La question ainsi posée dans sa généralité, sans tenir compte des différences individuelles, sans s'attacher avec une prédilection peu charitable à quelques rares privilégiés capables d'articuler des sons, et de lire la parole sur les lèvres, en remplissant le rôle de la Providence qui accueille toutes les misères et leur dispense également ses bienfaits, en suivant la marche qui est vraiment digne d'un gouvernement humain, il faudra faire ce qu'on fait en France, recevoir tous les sourds-muets, et mettre à leur service la somme entière des moyens de communication, à laquelle ils ont un droit égal. La lecture et l'écriture ordinaires, les signes alphabétiques, les signes de convention l'articulation des sons, et enfin la lecture sur les lèvres, tous ces moyens constituent le système d'éducation mis en pratique dans les deux grandes écoles de Paris et de Bordeaux, et dans la plupart des institutions départementales ou privées. Vouloir se borner à l'un de ces procédés, c'est manquer à son devoir, c'est abandonner sciemment à l'ignorance radicale tous les enfants qui n'ont pas beaucoup d'intelligence, tous ceux dont les organes vocaux sont essentiellement inhabiles, c'est faire ce que l'on fait dans certains pays où, par des éliminations successives, on arrive à réserver ses soins pour ceux qui peuvent le mieux en profiter, et qui, même à défaut de ces soins, trouveraient en eux assez de ressources pour se créer de toutes pièces des relations suffisantes avec leurs semblables.

» Jusqu'ici l'administration publique en France a procédé plus généreusement, l'État a mieux compris ses devoirs, il a donné asile, dans les écoles impériales, à tous les sourds-muets non idiots, il a répandu à pleines mains l'instruction la plus variée sur tous ces malheureux enfants, il leur a fourni, avec une profession manuelle capable d'assurer leur existence, une somme

---

(1) Ce qui, dans cette assertion, peut paraître trop absolu, trop affligeant, sera modifié dans la suite de ce travail. J'aurai l'occasion d'établir les divisions qui doivent servir de base au pronostic réel de la surdi-mutité. P. M.

de connaissances générales qui place nos sourds-muets bien au-dessus de la moyenne obtenue dans les pays où l'on suit une méthode opposée.

» Permettez-moi, monsieur le président, de faire connaître à l'Académie un fait d'une haute portée dans l'examen de cette question délicate :

» En octobre 1847, il y eut à Pforzheim, dans le grand-duché de Bade, une sorte de congrès des instituteurs des sourds-muets allemands. Des invitations avaient été adressées aux professeurs des pays voisins. M. Morel, actuellement directeur de l'Institut de Bordeaux, se rendit à cette convocation ; la langue allemande lui est familière, il prit une part active aux travaux de cette réunion, et il résulte des procès-verbaux recueillis par cet honorable maître que les élèves français instruits d'une manière générale par la méthode mimique, possèdent, après un même nombre d'années d'études, une instruction bien plus étendue que ceux à qui l'on s'est efforcé d'apprendre à parler.

» La raison de cette différence est bien simple : il faut beaucoup moins de temps pour apprendre un fait que pour l'exprimer en mots ; les idées valent mieux que les paroles : un enfant a bien plus d'intérêt à savoir qu'à dire ; le bagage intellectuel est préférable cent fois à l'articulation de quelques sons ; nos élèves de l'école de Paris savent beaucoup plus de choses qu'ils n'en peuvent exprimer oralement, enfin les nôtres pensent et savent beaucoup, tandis que les autres s'efforcent de dire un peu.

» Tel a été le résultat d'une conférence, dans laquelle le professeur français avait à lutter contre un système qui prévaut généralement à l'étranger, mais les maîtres allemands ont été amenés par l'évidence (1) à reconnaître que la méthode suivie en France convenait mieux à la pluralité des sourds-muets, leur donnait incontestablement une plus grande valeur intellectuelle, en faisait des hommes plus utiles, meilleurs, plus en rapport avec le milieu social où ils sont appelés à vivre.

» Nous reconnaîtrons volontiers, de notre côté, que la méthode orale est plus satisfaisante pour ceux qui vivent avec les sourds-muets ; mais, monsieur le président, permettez-moi de le dire, entre deux égoïsmes, il est juste de donner la préférence à celui de la partie la plus intéressée. Les sourds-muets, l'Académie le comprendra, sont moins faits pour nous que nous pour eux ; c'est à nous, les riches, les favorisés, à venir vers eux ; nous devons faire les avances, et ne pas leur imposer la torture de prononcer à grand'peine quelques mots qu'ils n'entendent pas, et dont ils ne se servent plus, dès qu'ils sont loin de l'œil du maître. En un mot, les sourds-muets forment, quoi qu'on puisse dire, une classe à part, ils ont besoin de procédés artificiels pour se mettre en rapport avec nous, c'est à

____

(1) Cette assertion, un peu trop générale, sera rectifiée par une lettre de M. Morel, dont je donne un extrait à la suite de celle-ci.   P. M.

nous à leur fournir le plus grand nombre possible de ces moyens de communication, et jusqu'ici la France n'a pas failli à son devoir envers ses enfants déshérités du sens de l'ouïe.

» L'institution de Paris est tout à la fois une école d'enseignement littéraire et un établissement industriel. On y donne à tous les sourds-muets une éducation pratique suffisante pour la généralité des élèves, et, de plus, on leur apprend une profession manuelle, qui les classe parmi les membres actifs et utiles de la société. Mais il y a des besoins intellectuels plus élevés. On a toujours compris que les sourds-muets les plus intelligents devaient recevoir une éducation plus complète ; aussi l'ancienne administration avait pour ceux-ci une sorte d'école normale qui se recrutait parmi les plus habiles. La haute philanthropie d'Itard a régularisé cette disposition, qui n'était qu'accidentelle et facultative, il l'a rendue obligatoire, permanente, il a doté d'une main généreuse la classe de perfectionnement où sont reçus, après un concours, les élèves les plus distingués de l'institution, et ceux-ci deviennent maîtres à leur tour.

» Ainsi, l'école de Paris s'efforce de faire de bons sourds-muets, des sourds-muets instruits, moraux, laborieux, des sourds-muets pourvus de tous les moyens de communication avec les hommes. Ils écrivent rapidement ; s'ils n'ont sous la main ni plume ni crayon, ils ont recours à l'alphabet manuel ; à défaut de celui-ci, que ne comprennent pas les parlants, ils se servent des signes naturels si clairs, si expressifs, si rapides ; enfin, quand aucun de ces moyens ne peut frapper l'esprit engourdi d'un homme ordinaire, l'articulation des sons vient au secours de l'un et de l'autre, et quelques phrases, plus ou moins correctement débitées, brisent l'obstacle qui existait entre les deux interlocuteurs.

» Mais il faut noter, monsieur le président, et c'est là un point essentiel, que cette opération n'est pas aussi simple qu'on pourrait le croire. Si le parlant prononce bien, s'il a soin de s'exprimer avec lenteur, en appuyant sur toutes les syllabes, si sa bouche est bien conformée, si elle n'est pas cachée par une longue barbe, et enfin, si son visage est suffisamment éclairé, alors le sourd-muet peut lire sur ses lèvres, et c'est un dernier moyen de s'entendre. Mais toutes ces conditions se rencontrent rarement ; trop souvent l'une ou l'autre fait défaut, et rend inutile ce dernier avantage, si laborieusement acquis.

» La lecture sur les lèvres est un art d'une délicatesse infinie ; il faut pour y exceller un œil exercé, sans doute ; mais, en pareille affaire, l'œil est bien moins utile qu'une intelligence prompte et fine ; c'est une question de sagacité ; il faut deviner une phrase à l'aide d'un mot saisi au vol, il faut mettre en jeu l'induction logique qui conduit tout d'un trait d'une parole à une idée, et cela est si vrai, qu'on ne trouve qu'un petit nombre d'individus capables de tirer un bon parti de cette faculté merveilleuse.

Ceux qui jusqu'ici ont atteint le plus haut degré de perfection appartiennent à des familles dans lesquelles tout a été mis en œuvre pour arriver à ce but ; ce sont des miracles de l'amour maternel ; il faut des prodiges de patience, et encore ne sont-ils efficaces que chez les enfants les plus heureusement doués sous le rapport de l'intelligence.

» Je crois, monsieur le président, et j'ose espérer que l'Académie partagera ce sentiment, je crois qu'il est impossible de faire de ces cas rares, exceptionnels, la règle uniforme d'un enseignement public ; les trois quarts des sourds-muets soumis à ce système d'enseignement n'en tireraient aucun profit réel. C'est ce résultat d'une expérience presque séculaire qui influe sur la direction des études de l'Institut de Paris. L'État, dans sa générosité active et éclairée, dispense l'instruction à tous ceux qui ne peuvent l'acquérir par les procédés ordinaires ; aveugles et sourds-muets, il ouvre des écoles, dans lesquelles des maîtres habiles enseignent à ces déshérités de la nature les connaissances dont ils ont besoin pour remplir le rôle de citoyens utiles ; il ne cherche pas une perfection imaginaire, il se contente d'améliorer le mal, de diminuer les infortunes, de rapprocher autant que possible de la grande famille humaine ceux de ses membres que le malheur en a séparés.

» En résumé, monsieur le président, on n'a jamais guéri de sourds-muets, la possibilité de cette guérison doit être reléguée au nombre des *desiderata* les plus incertains de la science (1).

» Les essais, renouvelés depuis 1847 à l'Institut de Paris, sont restés impuissants, et il en devait être ainsi, car ils ne diffèrent en rien d'essentiel de ceux qui les ont précédés et qui avaient déjà échoué.

» L'éducation auriculaire des sourds-muets doit être considérée comme impraticable ; elle ne pourrait réussir que chez un individu guéri de la surdi-mutité.

» Je suis avec respect, etc.

» P. MÉNIÈRE,
» agrégé de la Faculté. »

(1) Pendant tout le cours de cette discussion, le lecteur rencontrera une multitude d'assertions contraires : à entendre certains orateurs, les exemples de *sourds-muets guéris* seraient nombreux, nous ferons voir ce qu'il y a de réel dans ces faits, qui ont besoin d'une appréciation rigoureuse pour prendre dans la science le rang qui leur appartient.   P. M.

Nous plaçons ici la lettre de M. Édouard Morel, qui sert en quelque sorte de complément à la nôtre.

INSTITUTION IMPÉRIALE DES SOURDS-MUETS.

Bordeaux, le 4 juin 1853.

« Mon cher docteur,

» Vous démontrez parfaitement le charlatanisme de nos prétendus guérisseurs de sourds-muets, et je partage entièrement votre opinion sur l'insuccès des efforts tentés jusqu'à ce jour pour guérir la surdité. Vous avez peut-être été un peu trop absolu, en déclarant qu'on ne peut obtenir aucune amélioration chez l'individu atteint d'une surdité incomplète, et que l'éducation auriculaire des sourds-muets doit être considérée comme impraticable ; je crois que chez certains sourds-muets , en très petit nombre, on pourrait obtenir quelques résultats. Mais ces cas exceptionnels n'ont aucune portée par rapport à la masse des sourds-muets. Substituer l'articulation de la parole, comme moyen général d'enseignement, à la méthode actuelle qui consiste dans l'emploi simultané de l'écriture et de la mimique, ce serait faire rétrograder l'art d'un siècle et revenir à l'époque où l'on n'obtenait que des résultats individuels.

» Vous avez dit, avec raison, dans votre lettre, que « les élèves français, » instruits d'une manière générale par la méthode mimique, possèdent, » après un certain nombre d'années d'études, une instruction bien plus » étendue que ceux à qui l'on s'est efforcé d'apprendre à parler. » Mais vous allez un peu trop loin lorsque plus bas vous ajoutez que « les maîtres » allemands ont été amenés par l'évidence à reconnaître que la méthode » suivie en France convenait mieux à la pluralité des sourds-muets, leur » donnait incontestablement une plus grande valeur intellectuelle. »

» M. Haug, professeur à l'Institution de Gmünd, dans le Wurtemberg, a reconnu dans son mémoire que l'instruction est plus développée dans les écoles françaises que dans les écoles allemandes ; les autres instituteurs n'ont pas reconnu ce fait, mais, qu'ils le reconnaissent ou le nient, il n'en est pas moins positif, et les membres de l'Académie de médecine qui le révoqueraient en doute n'auraient pas été en position de comparer les résultats obtenus en France et ceux obtenus de l'autre côté du Rhin. Tous les instituteurs qui ont visité les écoles françaises et les écoles allemandes sont unanimes sur ce point. M. Haug cite, lui-même, l'opinion de MM. Weld, Day, Vaisse. M. Peet, qui dernièrement a visité la plupart des écoles de l'Europe, a constaté le même fait.

» Vous m'engagez, monsieur, à intervenir dans le débat qui s'agite au sein de l'Académie de médecine ; je le trouvais inutile, puisque j'ai déjà exprimé mon opinion dans les *Annales*, où j'ai comparé les deux méthodes opposées. Cependant je verrai; mais avant de prendre un parti, j'ai besoin d'avoir sous les yeux toutes les pièces de la discussion.

» Recevez, etc.

» Édouard Morel,
» Directeur de l'Institution de Bordeaux. »

La lettre suivante adressée à l'Académie par un professeur parfaitement compétent en ces matières, constitue un document de haute valeur. Cependant nous faisons nos réserves à l'égard de certaines idées théoriques sur l'importance desquelles on est loin d'être d'accord dans notre maison.

A M. le Président de l'Académie impériale de médecine.

« Monsieur le président,

» Puisque, sous le couvert d'une question médicale, on a porté devant l'Académie divers problèmes de psychologie appliquée à l'éducation des sourds-muets, souffrez que, par votre entremise, je lui fasse hommage de deux mémoires sur le rôle que l'articulation et la lecture sur les lèvres doivent jouer dans l'instruction de ces enfants. Le corps savant qui s'honore de vous avoir à sa tête trouvera dans les brochures que je soumets à son appréciation la preuve évidente que, dès avant 1838, les professeurs de l'école de Paris s'étaient justement préoccupés de tirer parti de toutes les facultés, de toutes les aptitudes dont les muets restent pourvus.

» Ni la facilité de faire revivre la parole chez les sujets qui ont été atteints de surdité à un certain âge et consécutivement de mutisme, ni le parti qu'on peut tirer de la sensibilité auditive que nombre d'entre eux ont conservée, ni l'utilité physiologique des exercices d'articulation appliqués aux sujets qui ne peuvent être compris dans l'une ou l'autre de ces catégories, rien de tout cela n'avait échappé aux investigations de l'école de Paris.

» A travers les tâtonnements et les incertitudes inséparables de toute science à son berceau, l'art d'instruire les sourds de naissance a fait en France, depuis un quart de siècle, de véritables progrès; et quoi qu'on en dise, à l'exception de celle de Bruges, les écoles de Belgique n'obtiennent pas, à beaucoup près, des résultats égaux à ceux qu'on obtient dans les écoles françaises, bien que la durée du cours d'instruction y soit plus restreinte. Je m'en suis récemment assuré par moi-même (1).

(1) Ceci est une réfutation anticipée des opinions émises plus loin par M. Jules Guérin sur les succès obtenus en Belgique, notamment par M. l'abbé Carton.   P. M.

» Le découragement profond dont le savant et regrettable Itard fut saisi à la fin de sa laborieuse carrière, pas plus que l'avortement des promesses exagérées faites à l'Académie des sciences, et le grand nombre d'élèves restés sourds qui figurent néanmoins sur des listes de guérison (1), ne me font croire à l'impossibilité d'améliorer, par des moyens médicaux, le sort de bon nombre d'enfants atteints de surdité congéniale ou acquise. Des faits récents me donnent même la confiance que la médecine auriculaire touche à de véritables succès ; l'Académie ne tardera pas à se convaincre que l'impuissance des otologistes, en général, se mesure aux efforts mêmes qu'ils font pour se poser en instituteurs.

» Plusieurs des questions actuellement agitées devant l'Académie ont reçu une solution théorique et pratique ; quelques autres sont susceptibles d'une solution prochaine ; mais il en est qui attendent des études plus approfondies ; telle est celle qui consiste à savoir s'il serait possible, pour l'instruction des sourds de naissance, de tirer parti des impressions produites par les ondes sonores sur certaines parties du corps, autres que l'appareil auditif. Dans l'état actuel de la science, qui oserait dire exactement le degré de force, de variété, de netteté que doit avoir une sensation-signe, afin de prêter un point d'appui convenable aux opérations de la pensée? Qui oserait dire si tel signe qui suffit à rappeler une idée simple dérivant directement de l'action des sens, offre aux opérations de l'entendement l'appui nécessaire, quand celles-ci ont pour objet des notions abstraites et générales, en d'autres termes, quelle part d'attention le signe peut absorber sans dommage pour les combinaisons de la pensée elle-même ?

» Ce premier problème résolu, il serait possible de déterminer jusqu'à quel point les forces de l'attention, la volonté, l'intelligence du langage peuvent suppléer la sensibilité auditive.

» Il est aussi, dans l'ordre purement physiologique, une foule de points qui restent à éclaircir, et quoique l'observation m'ait donné la solution de plusieurs, je me borne à les poser ici sous forme de questions.

» Outre l'intensité qui vient de la force des vibrations, le ton qui dépend du nombre de ces vibrations dans un temps donné, le timbre qui dépend de la nature des molécules vibrantes, et la vitesse qui est attachée au mode de propagation, n'y a-t-il pas dans les sons d'autres circonstances qui peuvent en faciliter la perception? Les éléments constitutifs du chant ne sont-ils pas plus perceptibles que les éléments constitutifs de la parole?

» Les différents sons de la voix humaine qui peuvent être considérés chacun comme le produit d'un instrument particulier, ne sont-ils pas plus difficilement distingués entre eux que les différents tons d'un même son ?

(1) Allusion aux faits publiés par MM. Deleau, Beaudelocque et autres.

P. M.

» Les articulations qui modifient la voix avec tant de délicatesse et qui transforment l'exclamation et le chant en expression régulière de la pensée circonscrite, délimitée, ne sont-elles pas encore plus difficiles à distinguer entre elles?

» Les cornets acoustiques n'ajoutent à l'intensité de la parole qu'aux dépens de sa netteté, à peu près comme les chanteurs qui donnent du volume et de l'éclat à leur voix, en négligeant l'articulation : n'y aurait-il pas moyen de modifier la construction de ces instruments, de manière que les deux éléments si essentiels de la parole se trouvassent également favorisés?

» Serais-je le seul à qui l'observation aurait révélé que, s'il est des muets par suite de l'affaiblissement de la sensibilité auditive, il en est par un excès de cette même sensibilité; que l'oreille a ses cas de *presbytisme* et de *myopie*; que la capacité d'audition peut être cultivée et étendue?

» Aurais-je été le premier à concevoir la possibilité de créer des appareils acoustiques qui feraient converger ou diverger les rayons sonores, de manière à permettre à l'oreille de les percevoir de plus près ou de plus loin? Quelque immenses que soient les différences qui caractérisent la constitution intime de l'œil et celle de l'oreille, le mode fonctionnel de la vue a la plus grande analogie avec le mode fonctionnel de l'ouïe.

» Encore un mot, si vous le permettez, monsieur le président, et je termine cette lettre déjà trop longue. Comme évidemment l'audition n'est point un fait simple, mais le résultat combiné de la sensibilité auditive et de l'activité mentale, la guérison de la surdité nécessitera toujours la coopération de la médecine et de la pédagogie.

» La question médicale a son petit côté et son grand côté. Il en est de même de la question pédagogique.

» A mon sens, le petit côté de la question, chez le demi-sourd, c'est d'exciter en lui la sensibilité auditive, de faire mouvoir librement des organes longtemps engourdis, d'enseigner le mécanisme de la lecture, d'allécher l'oreille par des sensations agréables. Tous ceux qui se sont occupés des enfants atteints de surdité incomplète y sont plus ou moins bien parvenus.

» Le grand côté, c'est de fortifier l'attention et la volonté, de faire divorcer le sujet d'avec les habitudes mimiques antérieurement contractées, de développer complétement les facultés intellectuelles et morales, je ne dis pas d'enseigner, mais de faire acquérir toutes les idées que possèdent les enfants ordinaires; enfin, chose aussi importante que délicate, et à laquelle n'ont songé ni les médecins spécialistes qui se sont posés en instituteurs, ni les instituteurs qui ont charitablement entrepris cette tâche difficile, c'est de faire que *le sujet associe directement la parole à la pensée, et qu'il pense dans l'ordre même où ses interlocuteurs émettent la parole.*

» Médecins et instituteurs, vous n'avez qu'un moyen de prouver l'efficacité de vos procédés : montrez des sujets dont la surdi-mutité ait été préalablement bien constatée, et que vous ayez mis en état de penser et de s'exprimer à l'aide de la parole, comme aussi de s'approprier les idées d'autrui à l'aide des sons vocaux perçus, non par la vue ou par le tact, mais exclusivement par l'oreille (1).

» Daignez agréer, monsieur le président, les sentiments de haute et respectueuse considération avec lesquels j'ai l'honneur de vous saluer.

» Valade-Gabel,

» Dir. honor. de l'Instit. imp. des sourds-muets de Bordeaux,
ancien prof. de l'École de Paris. »

M. J. Guérin : L'Académie n'a pas besoin que je lui rappelle l'importance de la question qui s'agite devant elle. Elle sait qu'à cette question se rattachent les problèmes les plus élevés de la physiologie, de la psychologie et de la pathologie. Cependant le rapport ne paraît pas l'avoir compris de cette manière. Les critiques approfondies dont il a été l'objet de la part de plusieurs de nos collègues, et même de la part d'un membre de la commission, prouvent assez qu'il laisse beaucoup à désirer. Pour mon compte, après l'avoir lu attentivement, je suis obligé de déclarer qu'il m'a paru non seulement justifier les reproches dont il a été l'objet, mais en mériter peut-être de plus graves encore. L'Académie voudra bien le remarquer, il ne s'agit pas d'un simple rapport scientifique, dont on puisse laisser à l'avenir de confirmer ou d'infirmer les doctrines; mais il s'agit d'un rapport officiel, demandé par l'autorité, et destiné à servir de motif et de garantie à d'importantes

---

(1) L'auteur de cette lettre reproche à certains médecins de se faire instituteurs de sourds-muets, et il a raison; mais s'ensuit-il qu'il ait le droit de se poser en médecin, et son talent reconnu d'instituteur lui donne-t-il la faculté d'approfondir, au bénéfice de ses idées, les questions médicales qui se trouvent dans ce débat? Nous ne le pensons pas. M. Valade-Gabel l'a si bien senti qu'il s'est associé un docteur en médecine pour compléter son œuvre. Reste à connaître le résultat de cette association. Espérons que les élèves traités et instruits par deux hommes de talent, seront un jour soumis à une appréciation rigoureuse, et que de ces efforts combinés résultera quelque progrès digne de prendre place à la suite des travaux de l'abbé de l'Épée et d'Itard, les deux vrais modèles à imiter.　　　　　　　　　　　　　　　　　　　　P. M.

réformes dans l'enseignement des sourds-muets. C'est l'Académie elle-même qui est appelée à prononcer; c'est son opinion, c'est son autorité qu'on invoque. Il est donc indispensable que le rapport réponde, sous tous les points de vue, à ce qu'on est en droit d'attendre d'elle. Mais une autre considération doit encore la rendre plus circonspecte et plus difficile. Le rapport demandé par le ministre est peut-être destiné à révolutionner les institutions publiques consacrées à l'éducation des sourds-muets. Il rencontrera des opposants, des adversaires, même parmi ceux qui ont intérêt à conserver ce qui existe. Ces adversaires ne l'épargneront pas. Il est donc très important que le travail qui sera fait au nom de l'Académie soit digne d'elle et capable de supporter l'examen des plus difficiles. Eh bien, malgré toute ma déférence pour M. le rapporteur, je suis obligé de confesser que le rapport est loin de satisfaire à ces conditions. Il me paraît avoir amoindri et rétréci la question à résoudre; il me paraît souvent faible d'informations et de preuves; mais il me paraît surtout manquer d'autorité; en un mot, c'est un rapport insuffisant. Pour que cette critique ne soit pas exposée au reproche qu'elle adresse, l'Académie voudra bien me permettre de la justifier.

L'objet du rapport est de faire connaître à M. le ministre l'opinion de l'Académie sur certaines innovations proposées par M. le docteur Blanchet dans le traitement des sourds-muets, dans leur classement à leur admission dans les écoles de l'État, et enfin dans leur éducation et leur enseignement. Cette mission est grave, puisqu'elle a pour but de motiver d'importantes réformes dans ce qui existe : elle est grande, puisqu'elle embrasse toutes les questions qui se rattachent au traitement et à l'éducation des sourds-muets. Mais au lieu de s'inspirer de ce double point de vue, le rapport semble, au contraire, avoir voulu s'y soustraire. D'une part, il a laissé ignorer à l'Académie le véritable motif et le but de son intervention; de l'autre, il a rétréci, comme à plaisir, le champ du débat; il a passé à pieds joints sur toutes les difficultés : on dirait même parfois qu'il n'y a pas pris garde. M. le rapporteur ne manquera pas de répondre, comme il l'a déjà fait, que le cadre du rapport était tout tracé par l'autorité; qu'il ne s'agissait que de répondre à des questions posées par le ministre. Mais cette fin de non-recevoir ne saurait être admise. En s'adressant à l'Académie, le ministre ne lui a pas demandé des réponses d'oracle : il a invoqué ses lumières, sa compétence. Il lui a demandé des conclusions, mais il ne lui a pas interdit de les motiver Or, bien que les questions ministérielles portent spécialement sur telle ou telle application de certaines méthodes employées dans l'éducation et le traitement des sourds-muets, il était impossible de détacher l'application des principes, de juger le fait sans peser la valeur de la méthode. On était donc obligé d'envisager la question dans toute sa généralité ; car, on ne doit pas le perdre de vue un instant, c'est d'après l'opinion que l'Académie exprimera sur les questions particulières posées par le ministre, que des réformes importantes et générales pourront être apportées aux institutions, aux principes. L'étendue de l'examen devait donc être en rapport avec celle des applications. Je n'exagère rien : l'Académie en a eu la preuve par la lettre même de M. Menière, qui, comme je l'ai dit précédemment, a restitué le programme du débat à ses véritables proportions. Si je ne me suis pas trompé, l'Académie me permettra donc d'entrer dans les développements nécessaires pour la mettre à même de porter, en connaissance de cause, un jugement sur la question qui lui est soumise.

De quoi s'agit-il ? Il s'agit, en général, de se prononcer entre les différents systèmes qui ont été proposés p... l'éducation physique et morale des sourds-muets, et en particulier de décider si le système suivi à l'Institut des Sourds-Muets de Paris ne doit pas être remplacé par un autre système, ou au moins profondément modifié par les acquisitions de l'expérience des autres pays. Comme on le voit, je prends la question dans toute sa généralité. Je n'admets pas, comme mon honorable et savant collègue M. Ferrus, qu'il y ait deux parts à faire, l'une pour la médecine, l'autre pour la pédagogie. Tout ce qui se rapporte à l'amélioration et à l'éducation des sourds-muets est du domaine de la médecine : d'une part, chercher à réveiller et à développer les moindres vestiges de la parole et de l'ouïe ; de l'autre chercher tous les moyens de suppléer par les autres fonctions à ces deux fonctions absentes, tel est le double problème qu'on doit se poser. Or n'est-ce pas à la physiologie, à la psychologie et à la philosophie, c'est-à-dire à la médecine, envisagée dans son caractère le plus élevé, qu'il faut demander les éléments de cette solution ? C'est ce que j'espère pouvoir démontrer.

Le premier devoir du rapporteur était de présenter un historique court, mais substantiel, du sujet. Déjà plusieurs réclamations, et celle de l'honorable M. Guéneau de Mussy, membre de la commission, ont insisté sur cette lacune. La réponse qu'a faite M. le rapporteur prouve qu'il n'a pas apprécié l'importance et le véritable caractère de cette première critique. Il ne s'agit pas, en effet, de citer des noms, de rappeler des travaux, mais il faut, dans une question de cette nature, préciser par les idées et les résultats la part de chacun dans la chaîne du progrès. Fixer le point de départ et le point d'arrivée de la question, c'était le seul moyen de mettre l'Académie à même d'apprécier le caractère de nouveauté et d'utilité des idées et des pratiques soumises à son approbation. Un historique de ce genre fait complétement défaut dans le rapport.

Que la sévérité de ces remarques adressées au rapport ne préjudicie rien de ce que j'ai à dire des travaux de M. Blanchet. Je le déclare d'avance au contraire, je suis très sympathique aux efforts de notre confrère, et en temps voulu je leur rendrai la justice qu'ils méritent.

Tous les efforts tentés jusqu'ici dans les différents pays pour asseoir les bases de l'éducation physique et morale des sourds-muets peuvent se rapporter à deux écoles principales : à l'école dite *française* et à l'école dite *allemande* (1) ; la première faisait surtout usage, dans l'éducation des sourds-muets, de la *méthode mimique et de ses diverses applications ;* la seconde ayant principalement recours à la *lecture sur les lèvres*, au *développement* et à l'*enseignement de la parole* : l'une presque exclusivement en honneur dans l'Institut des Sourds-Muets de Paris; l'autre très répandue à l'étranger, en Belgique, en Hollande et dans tout le nord de l'Allemagne.

Les deux écoles rivales se disputent la prééminence; elles se targuent toutes deux d'une incontestable supériorité, et s'adressent réciproquement les reproches les plus graves. Rappeler à l'Académie que les conclusions sur lesquelles on lui demande de voter sont destinées à révolutionner l'école française, à introduire chez elle l'école allemande, n'est-ce pas lui rappeler d'un seul mot l'importance et l'étendue du débat, et lui montrer en même temps tout l'intérêt qui s'y rattache?

Quelque opinion qu'on se fasse des deux écoles, on ne peut s'empêcher de reconnaître que, tout en poursuivant le même but, elles

(1) Disons tout d'abord que cette classification est entièrement arbitraire; qu'en France, comme en Allemagne, comme partout, il y a des écoles où l'on emploie l'un et l'autre procédé d'instruction ; que l'articulation de la parole a été la première méthode appliquée en France ; que c'est toujours par elle qu'on a débuté dans l'éducation isolée de certains sourds-muets ; que la seconde manière, la mimique, née du besoin de généraliser les leçons, a succédé à la première en raison du perfectionnement des études et de la plus grande expérience des maîtres. Il est juste de dire que la mimique est le plus haut degré de la science d'instruire les sourds-muets, le vrai moyen de développer l'intelligence, de donner des idées.   P. M.

se distinguent par les deux points de vue où elles se placent pour y atteindre. L'école française, préoccupée surtout de l'éducation de l'individu, s'attache à lui donner, sous les formes les plus faciles et par les voies les plus rapides, les connaissances qui, d'un sourd-muet, c'est-à-dire d'un être disgracié, feront un homme à peu près égal aux autres hommes, sous le rapport du développement et de la culture de l'intelligence. L'école allemande, au contraire, plus préoccupée des avantages que l'homme retire de son commerce avec la société, cherche à faire rentrer par tous les moyens possibles le pauvre sourd-muet dans la grande famille, dont son infirmité l'avait séquestré. Voilà une première et grande différence entre les méthodes française et allemande, c'est-à-dire voilà les préoccupations qui les dirigent à leur point de départ. Si l'on poursuit ces deux différences générales dans les particularités qui s'y rattachent, on aperçoit les avantages et les inconvénients qui les caractérisent.

L'Institut des Sourds-Muets de Paris passe à bon droit pour *faire*, comme l'écrit très sérieusement M. Menière, d'*excellents sourds-muets :* mais en réalité il passe pour ne faire que cela. Ceux qui y arrivent avec une demi-surdité ou une mutité incomplète en sortent complétement sourds et complétement muets. La pratique exclusive de la mimique anéantit les derniers rudiments de la voix et de l'ouïe. L'absence de l'exercice de la parole et de l'ouïe a pour effet nécessaire l'atrophie et la disparition des derniers vestiges de ces deux fonctions. C'est donc avec une certaine raison que l'on a dit de l'Institut des Sourds-Muets de Paris qu'il est une *très bonne fabrique de sourds-muets.*

Un second reproche adressé à l'école de Paris, c'est de prédisposer ses élèves à la phthisie pulmonaire. La suppression de la parole est regardée comme une cause déterminante de la phthisie pulmonaire. On a vu bon nombre de personnes devenir phthisiques par le seul fait de la suppression de l'exercice de la parole : les effets de l'emprisonnement cellulaire en font foi (1).

Voilà donc deux reproches sérieux qu'on adresse à l'école française, c'est-à-dire à l'emploi exclusif du langage des signes.

______

(1) Il n'est pas un des mots de ce paragraphe qui ne puisse être réfuté par des faits authentiques. Il suffit de voir les registres de nos infirmeries, et de les comparer à ceux des établissements dans lesquels on fait parler les élèves, pour avoir une opinion diamétralement opposée à celle de M. Guérin. Portal et Landré Beauvais, tous deux hémoptoïques, et tant d'autres, affectés de maladies analogues, n'ont dû leur guérison qu'à un

Mais l'école française ne reconnaît pas ces inconvénients, et du reste elle les rachèterait par des avantages qui lui sont propres.

En vertu de la mimique, comme moyen d'initiation et de transmission, la méthode française prétend donner simultanément à ses élèves la notion des faits et des idées. La dactylologie y ajoute les avantages d'une langue faite. C'est à la faveur de ce double moyen que l'école française se flatte de rendre l'éducation plus facile, plus rapide et plus complète. Et effet, ainsi que l'a rappelé M. Menière, au congrès de Pforzheim, il a été assez généralement admis que les produits des écoles françaises étaient supérieurs, quant à la culture intellectuelle et morale de l'individu, aux produits de l'école allemande. Mais, nous le répétons, cet avantage, dont il serait possible de trouver les causes ailleurs que dans la supériorité de la méthode mimique sur l'articulation, est acheté au détriment de l'isolement auquel elle condamne à jamais le sourd-muet en le livrant à la société dépourvu de tout moyen de communication avec elle.

On allègue, il est vrai, que grâce à l'initiative et aux efforts d'Itard, il existe à l'Institut de Paris un cours d'articulation ; mais ce cours est un véritable leurre. Si je suis bien informé, les élèves y sont exercés au plus une heure par jour. En dehors du cours, ils ne s'occupent plus de la méthode. Leur instruction générale se fait par la mimique ; ils communiquent entre eux par les signes. Le cours d'articulation n'est donc véritablement pour eux qu'une affaire de luxe, qu'un accessoire, au lieu d'être le principal. Ce n'est qu'une notion qu'on leur donne, et non une méthode d'éducation qu'on emploie.

L'école allemande, dont il ne faut pas aller chercher très loin les applications, puisqu'il s'en trouve à Paris même, se sert surtout de *la lecture sur les lèvres* et de *l'articulation*, c'est-à-dire de *l'enseignement de la parole*. La lecture sur les lèvres, improprement appelée ainsi, consiste à apprendre à l'élève à *reconnaître* les formes que la bouche affecte dans la prononciation de chaque mot. Il *relit* ainsi sur les lèvres, plutôt qu'il ne *lit*, les mots dont il a appris d'abord la concordance avec la langue écrite. La lecture sur les lèvres ne serait ainsi qu'une succédanée naturelle de la mimique et de la dactylologie artificielles de l'école française. Les ressources en sont vraiment admirables. Il ne s'agit pas, comme on l'a dit, et comme l'a répété M. Menière, d'un tour de force que peuvent exécuter

mutisme absolu continué avec opiniâtreté pendant des années entières. Que de gens bien portants sont devenus malades par ce seul fait d'une position nouvelle qui les forçait à parler beaucoup ?   P. M.

exceptionnellement certains individus, mais d'une merveilleuse méthode vulgarisée et passée à l'état de pratique usuelle dans les écoles allemandes. C'est en effet à la faveur de cette méthode qu'une escouade d'enfants comprennent et transcrivent simultanément sur un tableau la parole du professeur. Il m'a été donné de voir, dans l'institution de M. Dubois, rue de Courcelles, à Paris, de tout jeunes enfants saisir et reproduire, avec une merveilleuse rapidité, la dictée que leur faisait leur maître ou maîtresse. L'habileté dans l'art de lire sur les lèvres peut être portée à ce point, que M. Dubois fils, qui fait le plus grand honneur à M. Deleau, son premier instituteur, m'a dit avoir pu deviner, d'après les seuls mouvements des joues, des mots dont un interlocuteur cherchait à lui dissimuler la forme, en plaçant les doigts sur la bouche; et il m'a ajouté que souvent il était parvenu à se faire comprendre de ses élèves en leur donnant, de la croisée de son appartement, des ordres, pendant qu'ils étaient dans son jardin. Pour mon compte, je ne saurais trop exprimer mon admiration pour ce mode d'enseignement, la lecture sur les lèvres, qui révèle au physiologiste un ordre entier de mouvements inexplorés jusqu'ici, et qui dénote, de la part des sourds-muets, une finesse d'observation égale à la richesse des faits qu'ils apprennent (1).

La valeur de cette ressource, comme moyen de mettre le sourd-muet en rapport avec ses semblables, est immense. Ai-je besoin de le faire remarquer? Il lui suffit, pour communiquer immédiatement avec tout le monde, de s'être initié à la forme orale du langage commun. Quel avantage sur le sourd-muet instruit par la mimique et la dactylologie, qui ne peut comprendre que ceux qui ont appris son langage et qui s'en servent avec lui!

L'articulation ou *l'enseignement de la parole* est le second élément de la méthode allemande. L'enseignement de la parole a fait supposer d'abord, comme condition première, la nécessité d'un certain degré de la faculté d'entendre de la part du sourd-muet; mais l'expérience n'a pas tardé à montrer que cette condition n'est pas indispensable. Il faut donc distinguer sous ce rapport, parmi les sourds-muets, les *sourds complets parlant* et les *muets demi-sourds*. Il est possible, en effet, d'apprendre aux sourds complets à parler,

(1) Ce sont là de ces étonnements qui sont communs à tous les observateurs novices, et qui prouvent simplement qu'on n'a pas réfléchi sur ces matières. Un peu d'expérience amortit ce premier enthousiasme, on voit mieux quand on a appris à regarder, on admire moins quand on connaît mieux les procédés mis en usage, et surtout les sourds-muets sujets de l'observation.   P. M.

sans qu'ils puissent s'entendre ni entendre parler ; comme, à plus forte raison, il est possible de développer les rudiments de la parole et de l'ouïe chez ceux qui ne sont pas absolument sourds. La possibilité de ces faits n'est plus en question. Les adversaires de cette méthode allèguent, il est vrai, que, dans l'un et l'autre cas, on n'obtient la plupart du temps que des résultats incomplets, qu'une articulation rauque, sourde, incompréhensible, repoussante ; mais à côté de ces résultats, il en est d'excellents, d'admirables même, et il m'a été donné d'en constater plusieurs qui font le plus grand honneur à la méthode. La négation systématique de ces résultats vient surtout de la part des personnes qui ne voient fonctionner que l'école française. Leur critique toute théorique n'est fondée que sur ce qu'ils ne voient pas et ne peuvent pas voir. Ils ne devinent pas jusqu'à quel point la nature humaine, l'instinct, a des ressources ignorées. Quant à moi, qui ai vu fonctionner une quarantaine de jeunes garçons et de jeunes filles, instruits d'après la méthode allemande, dans l'établissement de M. Dubois, je ne puis m'empêcher de regarder comme une ressource précieuse dans l'éducation des sourds-muets la lecture sur les lèvres et l'articulation.

Mais, a-t-on dit, ces résultats ne peuvent être obtenus que chez des sujets très intelligents ; ils sont donc très exceptionnels, et, de plus, ils ne seraient pas durables.

Il est de fait que le degré d'intelligence joue un grand rôle dans le succès de la méthode allemande ; mais elle a cela de commun avec les autres méthodes. Toutefois, il convient de faire ici une distinction. On ne saurait trop reconnaître, avec MM. Ferrus et Bonnafont, l'importance du rôle que joue l'intelligence dans l'éducation des sourds-muets. Toutes choses égales d'ailleurs, c'est sans contredit le plus intelligent parmi les sourds-muets qui arrive à parler le mieux. Mais il serait inexact de dire que l'état de l'appareil vocal ou auditif est subordonné à celui de l'intelligence. Il est de fait, et M. Ferrus le sait mieux que personne, qu'il est certains idiots qui ont l'appareil vocal très bien développé, sinon tout à fait normal ; ils peuvent apprendre à parler, et ils prononcent très distinctement des mots et des phrases ; ce qui leur manque, ce n'est pas l'organe ni la fonction, mais uniquement le moyen de s'en servir ; chez certains sourds-muets, au contraire, le régulateur de la fonction existe, mais l'appareil fonctionnel manque ou n'existe que très imparfaitement. On peut donc, chez le plus grand nombre des sourds-muets, même chez ceux doués d'une intelligence très médiocre, tirer de l'articulation un parti meilleur peut-être que des méthodes mimiques. J'ai vu des jeunes filles, d'une intelligence très peu développée, articuler d'une manière satisfaisante : elles s'en servaient surtout utilement pour la lecture.

A l'appui de leurs objections : que les résultats de l'enseignement de la parole sont très exceptionnels, peu durables et inférieurs à ceux de la méthode française, les adversaires de la méthode allemande, tels que M. Menière, allèguent l'opinion des Allemands eux-mêmes. Au congrès de Pforzheim, en 1847, tous se seraient accordés à reconnaître la prééminence des produits de l'école française sur ceux de l'école allemande. Ceci est une véritable méprise. On a confondu, dans la comparaison qui a été faite des deux méthodes, la valeur de leurs produits eu égard à l'éducation intellectuelle et morale des élèves, avec la valeur des moyens de communication qu'elles leur donnent. Or, à ce dernier égard, voici deux citations empruntées à un remarquable discours prononcé à ce même congrès de Pforzheim, par le professeur Haug (1), qui mettra l'Académie à même d'être mieux édifiée : « Mais jusqu'à quel point » nos sourds-muets réussissent-ils dans l'articulation et la lecture » sur les lèvres? Il serait injuste, et doublement injuste, de la part » d'un Allemand, de vouloir méconnaître les heureux résultats qui, » sous ce rapport, sont atteints dans presque toutes les écoles alle- » mandes, d'où sortent chaque année un nombre *considérable* de » sourds-muets qui ont acquis une telle habileté dans la prononcia- » tion et la lecture sur les lèvres, qu'ils peuvent, après une courte » fréquentation, *s'entretenir couramment avec tout étranger*, à l'aide de » la parole, et même perfectionner et compléter la connaissance de la » langue quant aux idées et à l'expression. Ces résultats *sont solides.* » Mais, ajoute l'auteur, avec une impartialité qui ne fait que rehausser la confiance que mérite son jugement, « est-ce avec la *majorité* de nos » élèves que nous pouvons obtenir de si *éclatants* succès? *J'en doute.* » — Ce n'est pas là un sur mille, et encore moins un sur dix mille, comme paraît le croire M. Menière (2), et avec lui quelques autres partisans exclusifs de la méthode française. Du reste, M. Morel, qui passe à bon droit pour un des partisans les plus éclairés de cette méthode, sans admettre la proportion de M. Haug ni celle de

(1) *Annales de l'éducation des sourds-muets*, 1848, n° 3, p. 174.

(2) Nulle part, je n'ai indiqué cette proportion, qui serait certainement fort exagérée. Comme le professeur Haug, je crois que le succès, en pareil cas, n'appartient pas à la *majorité*. Le mot *considérable*, employé par ce maître éminent, n'a pas de valeur rigoureuse. C'est à lui à établir la proportion réelle.   P. M.

M. Menière, reconnaît explicitement : « 1° que la parole doit être » enseignée aux sourds-muets qui montrent des dispositions pour » cet enseignement ; 2° que les écoles françaises devraient faire un » emploi moins constant des signes mimiques, et donner une atten- » tion plus sérieuse à l'enseignement de la parole (1).

Voilà donc les raisons et les faits qui militent en faveur de la lecture sur les lèvres et de l'enseignement de la parole aux sourds-muets. Avant de se prononcer, comme il l'a fait, sur telle ou telle observation, sur telle ou telle expérience afférant au système alle-mand, le rapport aurait donc dû s'enquérir d'abord de la valeur de ce système, assurer l'autorité de ses conclusions particulières par l'au-torité de la méthode générale ; il devait faire plus : il ne devait pas se borner à constater quelques résultats momentanés, mais s'enquérir de la durée, de la permanence de ces résultats. M. Bonnafont, dans la dernière séance, vous a fait connaître l'état d'un sujet qu'on citait comme une des merveilles de la méthode, et qui, après quelques an-nées, avait été réduit à ne plus prononcer que quelques mots incom-préhensibles. Ce fait est-il une exception ? Je suis très porté à le croire ; mais encore fallait-il, dans l'intérêt même de la méthode, le recher-cher. Or, cela n'était pas impossible ni même difficile. M. Dubois, dont le zèle incomparable reçoit des encouragements du gouvernement, nous a affirmé qu'il avait rendu, depuis une dizaine d'années, une cinquantaine (2) de sujets à la société, qui tous conservent les avan-tages de leur éducation. Que sont devenus ces sujets ? Si la commis-sion ne pouvait s'en enquérir par elle même, elle pouvait solliciter une enquête du gouvernement : la chose eût été d'autant plus favorable à la méthode et aux efforts de M. Dubois lui-même, que, si nous sommes bien informés, les commissaires qu'on a chargés spéciale-ment de ce soin sont deux anciens professeurs de l'Institut de Paris. Malgré la confiance que peut inspirer leur caractère, on peut, sans leur faire injure, croire qu'ils ne pécheront pas par un excès de zèle en faveur des méthodes opposées à celles qu'ils ont prati-quées toute leur vie, et avec lesquelles ils se sont faits ce qu'ils sont (3).

Il existait d'ailleurs dans la science d'autres documents précieux,

(1) *Ibid.* p. 712.

(2) Il y a ici une erreur de fait tellement considérable qu'on est tenté d'y voir un simple *lapsus linguæ*. C'est *cinq* qu'il aurait fallu dire, et encore prudemment ne devrait-on pas admettre sans contrôle ce chiffre flatteur.

P. M.

(3) Nous publierons plus loin une pièce authentique émanant de la com-

dans lesquels, à l'autorité des faits se trouve réunie l'autorité des idées. Au nombre et en tête de ces documents, je citerai l'ouvrage si remarquable de M. l'abbé Carton, que j'ai offert à l'Académie de la part de cet auteur. M. Carton, directeur de l'Institut des sourds-muets de Bruges, est un des hommes de l'époque qui ont le plus approfondi la question des sourds-muets. Son ouvrage, qui a remporté le prix en 1845, au concours ouvert par l'Académie des sciences de Belgique, renferme une appréciation aussi impartiale qu'élevée des différents systèmes. M. le rapporteur y eût trouvé non seulement des documents importants à l'appui de la méthode allemande, qui est principalement appliquée à l'Institut de Bruges, mais il y aurait vu comment M. Carton a su mettre à profit les enseignements de la méthode française; car, en fin de compte, il ne s'agissait pas de rendre un jugement au profit de telle ou telle méthode, mais de mettre l'autorité à même d'apprécier et d'employer, dans une mesure convenable, les progrès faits à l'étranger, reproduits et perfectionnés par un de nos compatriotes. Or, sur tous ces points, je suis obligé de le répéter, le rapport est insuffisant : il manque de preuve et d'autorité.

Mais j'arrive à un troisième point de la question : à l'éducation de l'ouïe combinée avec l'éducation de la parole, a l'éducation physiologique des sourds-muets demi-sourds. C'est ici que commence le vrai terrain des recherches de M. Blanchet, terrain déjà parcouru par Itard et quelques autres de ses devanciers.

— M. LE PRÉSIDENT : Il est cinq heures. M. Jules Guérin ne pouvant pas terminer aujourd'hui, et plusieurs orateurs étant encore inscrits, la discussion sera continuée dans la prochaine séance.

SÉANCE DU 10 MAI 1853.

(Suite de la discussion sur le rapport de M. Piorry.)

M. J. GUÉRIN : En reprenant la parole pour compléter les observations que l'heure trop avancée m'a forcé d'interrompre dans la dernière séance, j'ai surtout à cœur que l'Académie veuille bien se rendre compte des motifs de mon intervention dans ce débat. Il ne s'agit pour moi que de l'intérêt de l'Académie, de la science et des sourds-muets. Si j'ai cru devoir donner quelque développement à

mission ministérielle chargée de la surveillance de l'Institution de M. Dubois.

P. M.

mes observations, c'est qu'elles m'ont paru utiles pour sauvegarder ces trois ordres d'intérêts réunis. L'autorité a demandé à l'Académie son opinion motivée sur certaines innovations relatives à l'éducation physique et intellectuelle des sourds-muets et sur l'utilité qu'il pouvait y avoir à introduire ces innovations dans les écoles du gouvernement. J'ai dit que le rapport, fait au nom de la commission, ne m'avait point paru répondre à son objet; qu'il était insuffisant, manquait de preuves et d'autorité. J'ai motivé ce reproche par divers ordres de considérations, dont l'Académie a pu apprécier la valeur. Le rapport dont il s'agit n'est pas un simple rapport scientifique sur les travaux de M. Blanchet, mais un rapport officiel destiné à éclairer l'administration sur l'utilité de certaines améliorations à introduire dans l'établissement des sourds-muets de Paris; et j'ai ajouté que ces changements, venant à l'encontre d'habitudes établies, d'anciennes routines, rencontreront nécessairement des adversaires qui les jugeront avec sévérité : d'où j'ai conclu que, pour sauvegarder tous les intérêts, il fallait que le rapport fût aussi complet et démonstratif que possible. Cependant, j'ai eu le regret de montrer qu'au lieu de satisfaire à ces conditions, le rapport était extrêmement incomplet et ne répondait en aucune façon au but de l'Académie : en premier lieu, parce qu'ayant à se prononcer sur la valeur comparative de certains procédés, de certaines innovations, il avait négligé de faire connaître d'une manière explicite ces procédés et ces innovations en regard de ce qui avait été tenté jusque-là dans la même voie; en second lieu, parce que ces procédés et ces innovations n'étant eux-mêmes que des dépendances ou des applications de méthodes générales déjà expérimentées dans d'autres pays, et à Paris même, il était indispensable de connaître et d'apprécier la valeur de ces méthodes, afin de profiter de l'expérience acquise à leur endroit; et enfin, parce que les innovations soumises à l'examen de l'Académie étant destinées à faire subir des changements considérables dans l'enseignement et la discipline des écoles du gouvernement, il importait de préciser les avantages qui pouvaient en résulter, en regard des inconvénients à faire disparaître. Voilà les motifs et en quelque façon la matière de mon opposition au rapport. A cette manière d'envisager la question, on a opposé, et on oppose encore les termes restreints en apparence des questions posées par le ministre. Mais cette interprétation est aussi contraire à la lettre qu'au sens de ces questions. Le ministre parle d'un *traitement imaginé* par M. Blanchet; il demande à l'Académie de dire si, dans sa pensée, *il y a avantage* à faire ce que propose ce chirurgien, et à opérer dans *le classement* et *l'éducation* des sourds-muets de l'école de Paris des changements en rapport avec ses idées. Il ne s'agit donc pas là de faits particuliers, d'appréciations particulières, mais de méthodes, d'appréciations et de mesures générales. Une interprétation contraire aurait l'air d'esquiver le vrai débat. Pour mon compte, je pense que si les moyens, les méthodes et les mesures que l'on propose sont bons, et s'il y a, suivant l'expression du ministre, avantage à les adopter de préférence à ce qui existe, il faut le dire franchement, ouvertement, et surtout le motiver de manière à ne craindre aucune contradiction. Si j'avais besoin d'ajouter à ce qui précède un dernier et irrécusable argument, je prierais l'Académie de supposer un instant qu'à la place d'une méthode et de procédés propres à perfectionner l'éducation physique des sourds-muets, il s'agisse d'une méthode curative présentée comme nouvelle par le ministre, et soumise à l'approbation de l'Académie comme devant être introduite dans les hôpitaux ou ailleurs ; l'Académie se bornerait-elle à examiner quelques applications de la méthode et à donner son avis d'après ces simples expériences ? Non, sans doute : elle s'enquerrait du véritable caractère de nouveauté et de généralité de la méthode ; elle profiterait des renseignements et des expériences qui lui viennent d'ailleurs ; elle voudrait informer aussi complétement que possible l'autorité sur la valeur du moyen comparé à ceux qui existent, et ne voudrait pas sanctionner ni couvrir de sa responsabilité des mesures sans en avoir apprécié les avantages et l'opportunité. Eh bien, ce que l'Académie ferait pour une méthode curative ordinaire, pour un remède, elle jugera sans doute nécessaire de le faire pour une nouvelle méthode d'éducation physique et morale des sourds-muets.

Voilà donc comment et pourquoi j'ai envisagé comme je l'ai fait la question soumise à l'Académie. Les développements dans lesquels j'ai été obligé d'entrer, et ceux que j'ai l'intention d'y ajouter aujourd'hui, m'ont mis dans la nécessité de rappeler le but que je me suis proposé, de montrer d'où je suis parti et où je me propose d'arriver.

Après avoir rapporté tous les efforts, tous les systèmes tentés jusqu'ici dans l'éducation physique et intellectuelle des sourds-muets a deux écoles principales, l'école *française* et l'école *allemande*, j'ai exposé et discuté dans la dernière séance les grandes différences qui caractérisent ces deux écoles, dont la première est surtout en honneur dans les établissements de l'État, et la seconde appliquée presque universellement dans les différents pays du Nord. J'ai ainsi discuté successivement les avantages et les inconvénients de la *méthode mimique* et de la *méthode orale*, considérées dans les différents éléments qui les constituent. J'en étais arrivé à l'*éducation de l'ouïe*, qui forme avec *la lecture* sur les lèvres et l'*articulation* le complément de la méthode allemande, lorsque l'heure m'a forcé d'interrompre. Je vais donc reprendre la discussion au point où je l'ai laissée mardi dernier.

L'*éducation de l'ouïe* chez les sourds-muets constitue l'élément le plus nouveau, sinon le plus important de la méthode orale : c'est le terrain physiologique et médical proprement dit ; et la méthode pourrait à bon droit être qualifiée de française, puisqu'elle a été instituée, développée et perfectionnée par trois médecins français : Itard, M. Deleau et M. Blanchet.

C'est en effet à Itard que l'on doit la première idée de développer l'ouïe chez certains sourds-muets. Le rapport l'a indiqué ; il a même rappelé sommairement les moyens employés par notre célèbre collègue, ses tentatives de classement et les résultats qu'il avait obtenus. Mais ce qu'il a omis, c'est de discuter comparativement la valeur des procédés et des méthodes propres à chacun des trois auteurs, afin de préciser la part de chacun dans le progrès, et aussi afin de montrer, s'il est possible, là où est le véritable progrès. Pour justifier cette critique et aussi pour montrer l'importance de cette lacune, il suffit presque de rappeler les faits, de les mettre en regard du problème à résoudre.

L'éducation de l'ouïe chez les sourds-muets comprend l'idée de cette méthode, le classement des sujets, les instruments et moyens, et les résultats produits.

L'idée de la méthode appartient incontestablement à Itard. Ses successeurs n'ont fait qu'en confirmer la justesse en l'adoptant.

Le classement proposé par Itard, comme celui de M. Deleau, comme celui de M. Blanchet, repose tout entier sur le degré d'audition existant à l'époque de l'admission du sujet et de sa mise en traitement. La manière de faire de ces trois médecins est la même en principe; ils ne diffèrent que par les moyens qu'ils emploient pour apprécier le degré d'audition au point de départ. Mais avant d'examiner lequel des trois fait le mieux, il importait peut-être de se demander si ce que tous les trois ont fait est bien; si cette méthode de classement qui consiste à se baser exclusivement sur le degré d'audition, n'est pas une méthode incomplete, artificielle, arbitraire, et incapable de conduire a des appreciations certaines, tant sous le rapport du pronostic, c'est-a-dire des résultats a espérer, que sous le rapport de la valeur des moyens employés, c'est-a-dire de leur part d'efficacité respective dans les résultats obtenus. Or, je n'hésite pas à le déclarer, le mode de classement admis par Itard,

M. Deleau et M. Blanchet, et sanctionné par le rapport, est complétement subversif des véritables principes de la science, de ceux que l'Académie est habituée à patronner ; et de la part de l'honorable rapporteur, dont tout le monde connaît l'aptitude à analyser les différents états morbides constitutifs de chaque maladie, cette sanction m'a paru difficile à comprendre. Il suffit, en effet, de poser les bases d'un classement méthodique des sourds-muets éducables par l'ouïe, pour faire ressortir le vice du classement admis par le rapport.

Séparer d'abord les surdi-mutités dépendantes d'une *maladie* existante, et comme symptômes ou effets de cette maladie (1), des surdi-mutités établies, persistantes à l'état d'*infirmité*, résultant d'une maladie qui n'est plus ;

Puis diviser les surdi-mutités : 1° en celles qui dépendent d'une lésion ou oblitération de l'oreille externe, avec intégrité de l'oreille moyenne et du nerf acoustique; 2° en celles qui tiennent à une lésion des puissances nerveuses ; 3° en celles qui dépendent de cette lésion, paralysie ou autre, du nerf acoustique, sauf à combiner ces divisions entre elles. On conçoit qu'à ces différentes catégories puissent se rapporter des sujets ayant au point de départ le même degré d'audition, quoique les résultats de leur éducation auditive ne soient pas en raison de leur degré d'audition, quoique les résultats de leur éducation auditive ne soient pas en raison de leur degré de perception initiale, mais en raison des conditions où ils se trouvaient quant au caractère étiologique de leur infirmité. Ainsi donc, *maladie* ou *infirmité*, lésion de *l'oreille externe*, de *l'oreille moyenne* et du *nerf acoustique*, voilà, si je ne me trompe, ce que chacun de nous, jugeant les faits en médecin, aurait préféré au classement purement acoustique d'Itard, de MM. Deleau et Blanchet (2).

Prenant le classement acoustique de ces auteurs pour ce qu'il est, et avec les réserves qui précèdent, quelles différences réelles exis-

(1) Les lésions de l'oreille externe, et même de l'oreille moyenne, ne donnent jamais lieu à la surdi-mutité, même quand elles se développent dans les premières années de la vie. Il faut une lésion plus profonde pour produire ce résultat, en conséquence la classification proposée par J. Guérin n'est pas admissible.   P. M.

(2) On n'admet dans l'institution de Paris que les élèves déclarés sourds-muets par certificat authentique d'un docteur en médecine, c'est une condition réglementaire essentielle, et de plus, cette pièce, soumise à mon contrôle, ne devient valable que quand elle a été confirmée par mon visa qui n'est accordé qu'après un ample examen.   P. M.

tent entre Itard, M. Deleau et M. Blanchet? quels motifs de préférence existe-t-il entre chacun d'eux?

On sait, et la commission l'a rappelé, qu'Itard classait ses sujets en ceux qui entendent la *parole*, la *voix*, le *son*, le *bruit*, et en ceux dont l'audition est complétement nulle. Ce classement est vague et n'a rien de précis; sous ce rapport, M. Blanchet a fait un progrès réel sur Itard, en substituant aux appréciations vagues et indéterminées de ce médecin la mesure physique, les acoumètres, le monocorde, réducteurs de tous les sons, de tous les bruits — quelles que soient leurs différences de ton, de timbre et d'intensité, — à un seul élément fixe : le nombre des vibrations. Au point de vue de la science physique, c'est une substitution heureuse, ingénieuse, et qui offre le caractère du progrès scientifique; mais au point de vue absolu, au point de vue physiologique, en est-il de même? N'y a-t-il dans la voix que des vibrations et du timbre, dans la parole que des sons? Pour moi, je ne le crois pas. La parole, avec ses sons articulés, interrompus, saccadés, placés dans certains rapports de succession, ne saurait être réduite, par rapport à la mesure de ses effets sur l'ouïe, à un nombre déterminé de vibrations; et l'ouïe, organe si délicat, instrument si parfait, est un appréciateur beaucoup plus complet, beaucoup plus fin que tous les instruments acoustiques possibles, des éléments du son et de la voix humaine. Je pense donc que certaines réserves à cet égard n'eussent pas été inutiles dans le rapport, d'autant plus que M. Deleau avait fait quelques pas dans la voie ouverte par Itard, dont il eût été juste, sans doute, de tenir compte.

M. Deleau, en effet, décomposant la parole humaine dans ses principaux éléments physiologiques, avait distingué l'*articulation*, le *son* et le *mouvement* de la bouche; de plus, étudiant chacun de ces éléments dans ses origines, les lettres, les syllabes, les mots, il avait tout à la fois tiré de cette analyse ingénieuse et vraie un moyen de classement des sourds-muets et une méthode d'éducation de l'ouïe. Je ne saurais dire jusqu'où l'expérience a sanctionné la valeur des distinctions et des pratiques de M. Deleau; mais je les rappelle parce qu'elles sont ingénieuses, et parce qu'elles forment une espèce d'intermédiaire entre Itard et M. Blanchet, et enfin parce qu'elles sont peut-être de nature à inspirer quelques réserves quant à la préférence absolue à accorder, dans le diagnostic et le traitement de la surdi-mutité, aux instruments de physique et d'acoustique sur les ressources mieux connues de la voix et de l'ouïe.

Quoi qu'il en soit de ces différences et de ces réserves, il est un dernier reproche à adresser au rapport : c'est de n'avoir pas mieux

fait connaître les moyens employés par M. Blanchet pour développer, mieux que ne le faisaient Itard et M. Deleau, l'ouïe des sourds-
muets. Je ne prétends pas refaire ici tout ce que le rapport laisse à
désirer ; mais, pour ne citer qu'un exemple, pourquoi le rapport
ne mentionne-t-il pas les remarques judicieuses de M. Blanchet sur
la concordance de la parole avec l'ouïe, et sur l'utilité qu'il y a,
dans les exercices vocaux et auriculaires, chez les sourds-muets, à
mettre constamment d'accord la voix avec l'ouïe, le son parlé avec
le son perçu ? C'est là une des conditions du succès. M. Blanchet en
a su tirer un grand parti dans ses exercices vocaux avec l'orgue.
Cela valait la peine d'être exposé et apprécié. Le rapport ne le men-
tionne même pas d'une manière explicite ; on n'en trouve que
des indications vagues, occasionnelles, dans le récit de quelques
expériences particulières : il faut presque deviner pour comprendre.

Mais j'arrive à la dernière partie de mon analyse, à la question
de la *transmission du son par les nerfs de la sensibilité générale.*
C'est la partie la plus neuve, la plus originale et vraiment originale
des recherches de M. Blanchet. Eh bien, c'est celle que le rapport
a traitée le plus incomplétement. A peine en est-il dit quelques
mots, et ce qui en est dit est fort loin de donner une idée de l'importance des faits et des conséquences pratiques qu'on en peut
espérer. Cependant la question du ministre est cette fois fort explicite ; mais au lieu d'une déclaration claire, ouverte, le rapport n'a
donné qu'une réponse évasive, pleine de réticences, comme s'il
avait eu peur d'aborder la discussion sur ce point. Pourquoi cela ?
Je ne sais ; mais il n'était pas difficile de donner une solution scientifique à cette question : exposer les idées de M. Blanchet, les discuter, les compléter par un examen plus approfondi des faits. Il
eût suffi pour cela de causer avec les sourds-muets, de leur demander compte de leurs impressions, de leurs observations. Mais
n'anticipons pas.

La question, examinée méthodiquement, comprend l'énoncé des
faits, puis la théorie de ces faits, savoir si, comme le pense M. Blanchet, les impressions sonores arrivent au cerveau par les nerfs de
la sensibilité tactile, ou bien si, comme le soutient notre honorable
président M. Bérard, et après lui M. Bonnafont, c'est par les solides
du corps humain, les membres, la colonne vertébrale, le sternum et
le crâne que cette transmission a lieu ; enfin l'application de ces
faits à l'éducation des sourds muets.

Quant aux faits établissant que les sourds-muets complétement
sourds perçoivent les vibrations par la sensibilité tactile, ils sont

vulgaires. On sait, et le rapport en fait mention, que les sourds-muets sont avertis dans la rue de la présence des voitures, qu'ils se servent de ces impressions pour se diriger. C'est là ce que tout le monde connaît, et là n'est pas la science. La science commence à l'étude des faits d'audition tactile, considérés dans leurs différences, dans leurs conditions, dans l'appréciation de leur origine et de leur portée, et finalement dans la connaissance de leur mécanisme et de leur vraie signification physiologique. De tous ces points, le rapport ne dit mot. Cependant il eût suffi, comme je le disais tout à l'heure, de causer avec des sourds-muets pour apprendre quelque chose sur ces divers points. Ainsi MM. Berthier, Pélissier et Dubois m'ont affirmé qu'ils pouvaient, à l'aide des seules impressions tactiles, distinguer le bruit d'une voiture, d'un tambour, d'un chien qui aboie(1), d'une porte qui se ferme, d'une cloche, en un mot de toutes sortes de bruits. M. Dubois, dont l'esprit d'observation et d'analyse est des plus remarquables, m'a fait d'autres et plus précises révélations : « Que pouvez-vous sentir et distinguer, lui demandai-je, au contact des vibrations des instruments de musique ? — Je sens, m'a-t-il dit, les sons qui montent et qui descendent ; je puis distinguer les tons les uns des autres. — Et quant à l'essence du son, à la musique, vous en faites-vous une idée ? en éprouvez-vous quelque jouissance ? — Aucune. » Et il ajouta que tous les bruits en général procurent quelque sensation agréable au sourd-muet, — ce qui explique pourquoi les sourds-muets sont généralement tapageurs, — mais ils n'éprouvent rien au delà. Les sourds-muets constatent donc certaines différences à l'aide de sensibilité tactile ; ce qu'ils ne distinguent pas, ce qui leur manque, c'est la notion essentielle du son, celle qui n'appartient qu'à l'ouïe.

Quant au véritable mécanisme de la transmission des ondes sonores au cerveau, je ne veux pas en faire ici l'objet d'une discussion approfondie ; je me bornerai à citer quelques faits qui me paraissent de nature à prouver d'une manière irrécusable que cette transmission a lieu, non pas, comme le pensent notre honorable président et M. Bonnafont, par les solides du corps, mais par les nerfs eux-mêmes.

M. Blanchet a constaté, sur un assez grand nombre de sujets atteints de paralysie du sentiment, qu'ils ne perçoivent aucune im-

(1) A propos du chien, je demandais à M. Dubois de quelle utilité pouvait lui être un chien de garde. On sait, me dit-il, dans le voisinage, que je suis sourd : mais on ne sait pas qu'à travers les autres bruits, je sens et distingue très bien mon chien quand il aboie.

pression des corps vibrants du côté paralysé, tandis qu'ils les perçoivent très bien du côté sain. Cette observation a été répétée sur une série de malades de Bicêtre, dont je possède la liste dans mon dossier. Ce premier fait m'a paru sans réplique; mais il en est deux autres qui ne manquent pas non plus d'autorité. Les sourds-muets que j'ai interrogés à cet égard m'ont tous affirmé que la perception du bruit leur vient par la plante des pieds, surtout la paume des mains, puis en quelques parties du corps très pourvues de nerfs, comme l'épigastre; enfin, d'après les nombreuses expériences de M. Blanchet, il est établi que bon nombre de sourds-muets perçoivent beaucoup mieux les sons par les mains et les pieds que par l'ouïe; qu'ils perçoivent par les voies tactiles des sons composés d'un nombre de vibrations qui ne leur produisent aucune impression appréciable par l'ouïe. Il n'y aurait aucune raison pour que les ondes sonores n'arrivassent pas aussi aisément et aussi complétement par les solides du tronc et du crâne que par les surfaces tactiles du pied et de la main. La transmission des ondes sonores par les nerfs de la sensibilité générale me paraît donc un fait acquis à la science; il me reste à dire son utilité dans l'éducation des sourds-muets.

Et d'abord n'y eût-il que les usages vulgaires que font les sourds-muets de cette porte supplémentaire ouverte aux impressions vibratoires, pour en attester l'utilité, que cela suffirait. Mais il y a d'autres applications d'un ordre plus élevé dont on n'a tiré jusqu'ici qu'un parti très secondaire. Ainsi chez les sourds-muets complétement sourds, la main placée au devant du larynx peut les aider à distinguer les sons et les mots. Chez les sourds-muets qui sont en même temps aveugles, les perceptions tactiles acquièrent un degré d'utilité très élevé. Or il n'est pas absolument rare de rencontrer de ces cas. M. l'abbé Carton, auquel l'art d'instruire les sourds-muets doit tant, est parvenu ainsi à développer à un degré remarquable l'intelligence d'une pauvre fille sourde-muette et aveugle confiée à ses soins (1).

Le fait de la transmission d'une partie du son par les nerfs de la sensibilité tactile n'est donc pas douteux, pas plus que son utilité n'est contestable dans la constitution de la méthode générale à employer pour l'éducation physique et morale des sourds-muets.

Je ne voudrais pas agrandir démesurément la tâche que le rap-

(1) Voyez l'*Histoire d'Anna ou l'Aveugle sourde-muette de l'Institut des sourds-muets de Bruges*, par M. l'abbé Carton, directeur de l'Institut des sourds-muets de Bruges. In-8, 1843.

port de la commission aurait dû remplir. Cependant il est impossible qu'ayant à apprécier comparativement les éléments de cette méthode, il ne dût pas chercher à déterminer la relation naturelle de chacun de ces éléments entre eux pour les rapprocher et en déduire la méthode la plus générale, la plus complète et je dirai la plus naturelle qu'on puisse appliquer à l'éducation des sourds-muets. Ce complément me paraît d'autant plus indispensable qu'il est plus simple et j'oserai dire plus facile. Cette méthode, telle que nous la concevons, c'est la réunion de la *mimique naturelle* avec la *lecture sur les lèvres*, *l'articulation*, *l'éducation de l'ouïe* et des *sensations tactiles*. Or, qu'est-ce que la mimique naturelle, sinon une partie de notre langage à tous, celle à l'aide de laquelle nous complétons nos paroles, qui nous sert à mieux figurer les objets, à mieux rendre nos idées, nos sentiments, celle par laquelle notre éducation maternelle a commencé? Qu'est-ce ensuite que la lecture sur les lèvres, sinon un élément presque indispensable et le complément de l'audition chez ceux-là mêmes qui entendent le mieux? Qu'est-ce enfin que l'éducation de la parole et de l'ouïe chez ceux qui ne parlent ni n'entendent, sinon des efforts pour développer chez de malheureux infirmes les rudiments de deux fonctions communes aux autres hommes? De sorte que dans chacune de ses parties comme dans son ensemble, la méthode allemande ou *orale*, complétée par les informations de la sensibilité tactile, n'est autre chose que la méthode du langage et de l'éducation de tous les hommes, dans ce qu'elle a de possible et de praticable chez les sourds-muets: spécialisée sans doute par le développement de certaines parties en rapport avec les sens qui leur restent, sans cesser d'être la méthode naturelle, c'est-à-dire celle qui est à l'usage de l'homme muni de tous ses sens. Tout ce qui peut rendre cette méthode accessible aux sourds-muets est donc un progrès, et tout ce qui tend à leur en rétrécir l'usage agit donc en sens contraire.

Telles sont les remarques générales et particulières que j'avais à soumettre à l'Académie sur le rapport et à l'occasion du rapport. Je lui laisse le soin d'apprécier l'usage qu'elle pourra en faire pour mieux répondre à la mission qu'elle a reçue du gouvernement.

— M. LE RAPPORTEUR réplique que la commission n'a point eu à s'occuper de la question générale de l'éducation et de la cure des sourds-muets, mais de l'appréciation expérimentale des procédés de M. Blanchet, et que c'est volontairement qu'elle a circonscrit son travail, de manière à répondre avec précision aux questions du ministre. Si l'on veut bien enfin en venir à la discussion des conclusions, la commission est prête à accepter les modifications qui pourront être jugées utiles et convenables.

Nous plaçons ici la lettre de M. Durieu, parce qu'elle a trait directement à quelques assertions de M. Guérin. C'est une pièce officielle, ayant une importance qui justifie amplement la place que nous lui donnons en quelque sorte par anticipation.

A Monsieur le Président de l'Académie de Médecine.

« Monsieur le président,

» Dans la séance du 3 de ce mois, M. le docteur J. Guérin, en appelant l'attention de l'Académie de médecine sur la maison de M. Dubois, où des enfants sourds-muets sont exclusivement instruits par l'articulation et la la lecture sur les lèvres, a annoncé que : « Depuis une dizaine d'années, » M. Dubois avait rendu à la société une cinquantaine de sujets, qui tous » conservent les avantages de leur éducation » M. le docteur Guérin demande que l'Académie provoque une enquête spéciale sur ce que sont devenus ces sujets ; enquête « qui serait d'autant plus favorable à la méthode » de M. Dubois que les commissaires chargés de cette appréciation sont » deux anciens professeurs de l'Institution de Paris. Or, ajoute M. Guérin, » malgré la confiance que peut inspirer leur caractère, on peut, sans leur » faire injure, croire qu'ils ne pécheront pas par un excès de zèle en faveur » de méthodes opposées à celles qu'ils ont pratiquées toute leur vie, et avec » lesquelles ils se sont faits ce qu'ils sont. »

» Je respecte trop l'Académie, et j'ai une trop juste appréciation de moi-même pour me permettre de me mêler aux savantes théories qui se produisent dans son sein, heureux et honoré de les suivre pour en faire mon profit.

» Mais l'Académie apporte dans cette discussion un tel désir de la vérité, qu'il m'a semblé que c'était un devoir pour tous ceux qui, à différents titres, s'occupent des sourds-muets, d'apporter leur témoignage sur *les faits*, et de rectifier ceux qui pourraient être l'objet d'assertions plus ou moins inexactes.

» Au moment où les propositions de M. le docteur Blanchet et le rapport de la commission de l'Académie appellent la formation d'un *établissement spécial* chargé d'élever des enfants sourds-muets exclusivement par l'articulation et la lecture sur les lèvres, M. le docteur Guérin a observé avec raison que ce qu'on demandait se pratiquait dans la maison de M. Dubois, sous la surveillance même du gouvernement, et que les résultats de cette expérience pouvaient être un des éléments utiles de la question dont s'occupait l'Académie. La première condition, quand on propose une innovation, est de s'assurer si ce qu'on demande n'existe pas déjà.

» Mais peut-être M. le docteur Guérin n'a-t-il pas vu d'assez près et depuis assez longtemps la maison de M. Dubois, pour être bien au courant de tous les détails.

» Ainsi, M. le docteur Guérin est dans l'erreur quand il avance que le soin de surveiller l'expérience qui se fait dans cet établissement est confiée à deux anciens professeurs de l'Institution de Paris nécessairement contraires en principe à l'articulation et à la lecture sur les lèvres.

» Comme président de la commission gratuite de surveillance de la maison de M. Dubois depuis sa création, je demande à l'Académie de médecine la permission de protester auprès d'elle contre une assertion inexacte en fait et qui, malgré toute l'urbanité de la forme que s'est efforcé d'y apporter M. Guérin, n'en va pas moins à mettre en état de suspicion deux hommes que leur expérience et leurs travaux spéciaux, leur esprit philosophique et très progressif, placent au premier rang des instituteurs de sourds-muets.

» La commission de surveillance de la maison Dubois, dans laquelle se poursuit depuis plusieurs années, aux frais de l'État, l'expérience d'une éducation de sourds-muets faite exclusivement par l'articulation et la lecture sur les lèvres, est composée de manière qu'il serait difficile de lui supposer peu d'intérêt et de bienveillance pour la maison qu'elle surveille. Elle a pour président le signataire de cette lettre qui, lorsqu'il était chef de service au ministère de l'intérieur, prit l'initiative de la proposition à la suite de laquelle des enfants furent confiés à M. Dubois. Elle se compose, en outre, de M. Blanche, aujourd'hui secrétaire général du ministère d'État, et qui, autrefois, secrétaire général du ministère de l'intérieur, a montré pour cet établissement un intérêt particulier; de M. Humelin, avocat du barreau de Paris, qui s'est spécialement occupé des questions d'éducation de sourds-muets.

» Quant aux deux professeurs auxquels il a été fait allusion, l'un et l'autre sont de ceux qui se sont le plus occupés dans leurs écrits et dans leur enseignement de l'articulation et de la lecture sur les lèvres. M. Vaïsse, encore professeur à l'Institution de Paris, a été chargé précisément assez longtemps de la classe d'articulation ; M. Valade, directeur honoraire de l'Institution de Bordeaux, a particulièrement formé plus d'un élève à l'usage de la parole et de la lecture sur les lèvres. Il était difficile, ce me semble, de choisir des professeurs plus compétents et plus favorables à l'expérience.

» Enfin, la commission estimant que des appréciations médicales pouvaient se rencontrer dans les questions qu'elle était appelée à étudier, et ne voulant se prononcer qu'après l'examen le plus sérieux, avait sollicité du ministre l'adjonction de M. le docteur Ferrus, à la science duquel l'Académie ne s'étonne pas que nous ayons rendu cet hommage.

» Je vous demande pardon de ces longs détails, monsieur le président ; mais la commission que j'ai l'honneur de présider a été, dans la personne de deux de ses membres, l'objet d'une insinuation qu'elle ne peut accepter, et l'Académie voudra bien comprendre l'importance que j'attache à ce que cette rectification lui soit présentée. M. le docteur Guérin, lui-même, m'excusera, j'en suis assuré. Dans les questions soumises par le ministre à l'examen de l'Académie, ne figurait pas, que je sache, celle d'apprécier le personnel et les services de la commission de surveillance de la maison Dubois ; et, puisque M. Guérin a pris sur lui de la mettre en cause, il sera bien aise d'être mis au courant de détails qu'il paraît ignorer.

» Cela dit, je demanderai la permission d'ajouter un mot sur la situation des jeunes élèves que M. Dubois a annoncé à M. Guérin avoir été rendus à la société au nombre d'environ cinquante.

» Je crains qu'il n'y ait quelque exagération dans ce chiffre.

» Mis, par position, en présence de plusieurs systèmes, j'ai toujours eu à me défendre contre une tendance, assez naturelle d'ailleurs, aux hommes dévoués et convaincus qui s'étaient consacrés à l'étude et à la pratique de ces méthodes, de vouloir enfanter des prodiges. La prétention était de faire parler ou de faire entendre tous les sourds-muets indistinctement. Mais, depuis Itard, plus d'une déception a donné des démentis malheureusement trop réels à ces prévisions.

» Les faits déjà acquis, même sur une échelle restreinte, sont cependant d'une importance extrême, et suffisent bien sans qu'on les exagère.

» Il est certain, pour ce qui concerne l'articulation et la lecture sur les lèvres, que de nombreux exemples démontrent aujourd'hui la possibilité d'instruire par cette méthode des enfants qui pourront entrer ainsi d'une manière assez satisfaisante en communication directe avec les parlants. La maison Dubois en produit, et l'on peut y en voir plusieurs qui sont déjà, ou seront bientôt, dans cette heureuse condition. L'Institution impériale de Paris, et d'autres Institutions en France, bien que l'expérience n'y soit pas faite d'une façon aussi exclusive que dans la maison Dubois, offrent également des sujets remarquables sous le rapport de l'articulation et de la lecture sur les lèvres.

» Mais ces résultats favorables ne se sont guère remarqués, il faut le reconnaître, que chez les enfants qui ont entendu et parlé pendant quelques années de leur vie, ou bien chez de rares sujets très intelligents, et chez qui cette intelligence même supplée au défaut de l'organe.

» Sous ce rapport, des progrès réels paraissent accomplis, et l'étude que fait aujourd'hui avec tant de soin l'Académie de médecine, les rendra plus sensibles en les constatant scientifiquement.

» Il serait surtout bien à désirer que les recherches auxquelles se livre l'Académie sur la question des sourds-muets pussent avancer la solution du problème cherché dans ces derniers temps par M. Blanchet, comme par M. le docteur Baudelocque, sur le traitement et la guérison de la maladie de l'organe auditif, qui est la cause la plus générale du mutisme.

» Mais en attendant que ces diverses méthodes aient été complétement expérimentées, et alors même que des résultats favorables auront été obtenus sur un certain nombre de sourds-muets, il est à croire que, pour beaucoup d'entre eux, le système mimique introduit par l'abbé de l'Épée, aidé de l'écriture, sera encore le mieux approprié à la moyenne de l'intelligence et à la condition du plus grand nombre des sourds-muets. Une administration sage, en favorisant l'étude et la pratique de l'articulation et de la lecture sur les lèvres, en encourageant les efforts tentés pour la guérison ou l'amélioration de l'ouïe chez tous les enfants qu'un classement raisonné aura montrés aptes à ce genre d'épreuves, gardera une grande place pour le langage des signes.

» Quoi qu'il en soit, on peut bien augurer de l'avenir d'une question qui intéresse à un si haut degré l'humanité et la science, quand on voit tant d'hommes éminents, au sein de l'Académie de médecine, y consacrer tant d'ardeur et de dévouement.

» Agréez, monsieur le président, l'assurance de ma haute considération.

» E. DURIEU,
» Président de la commission gratuite de surveillance de la maison
de sourds-muets dirigée par M. Dubois, fils. »

— M. BÉGIN : Messieurs, la question qui nous occupe s'étend et acquiert plus d'importance, à mesure que la discussion met en relief ses différents aspects. Limitée d'abord à quelques réponses assez simples à adresser à M. le ministre de l'intérieur, de l'agriculture et du commerce, concernant les travaux individuels que vous avez chargé une commission d'examiner, elle a pris graduellement la proportion d'un grand problème d'enseignement à résoudre. Derrière les faits particuliers, sur la valeur et les conséquences desquels l'Académie est invitée à se prononcer, s'est glissé le débat, déjà plusieurs fois reproduit, de la supériorité relative des méthodes employées pour l'instruction des sourds-muets. On a vu, ou on a cru voir, qu'il s'agissait d'un changement profond, d'une sorte de révolution à opérer dans le système et dans les procédés traditionnellement suivis, en France, pour développer les facultés intellectuelles et morales de ces infortunés, et pour les mettre en rapport avec les autres parties de la société.

Bien qu'au premier abord le jugement qu'elle va porter, pouvant n'être que provisoire et susceptible de modifications ultérieures, semble ne pas l'engager définitivement, l'Académie comprend cependant toute son importance, et ne se dissimule pas que si l'avis qui lui est demandé par M. le ministre ne doit pas rester une lettre morte, la responsabilité des dispositions d'application auxquelles il donnera lieu lui appartiendra en très grande partie.

Cette préoccupation très naturelle, quoique mal définie peut-être, me semble la cause principale de l'hésitation qui suspend, depuis trois ou quatre séances, notre vote sur les conclusions du rapport. La question, selon moi, n'est pas nettement posée, ou plutôt n'a pas été parfaitement saisie par quelques uns de nos collègues qui l'ont discutée, et de cette confusion est résultée une incertitude correspondante concernant la portée réelle de l'avis que nous allons exprimer. C'est en vue de la ramener à ce que je crois être ses véritables termes, et de préparer, si je suis assez heureux pour y parvenir, la conviction éclairée de l'Académie, que je lui demande quelques instants d'attention. Elle me permettra de reprendre les faits d'un peu haut.

Depuis les premières années de la seconde moitié du dernier siècle, l'instruction des sourds-muets, inventée par l'abbé de l'Épée, et perfectionnée par son illustre successeur l'abbé Sicard, a pour base fondamentale une mimique soumise à des règles spéciales, et servant tout à la fois aux maîtres pour enseigner, et, en grande partie, aux élèves pour exprimer leur pensée et communiquer avec les autres hommes.

Avant l'abbé de l'Épée, l'instruction des sourds muets, à peine ébauchée, rarement entreprise, et ne produisant que des résultats très incomplets, était donnée principalement à l'aide de la lecture, si je puis ainsi dire, de la parole sur les lèvres du maître, parole qu'on exerçait l'élève à imiter, et qui devenait pour lui l'instrument de ses communications extérieures.

Dans plusieurs contrées de l'Europe, les instituteurs des sourds-muets sont restés fidèles à cette seconde méthode, et lui attribuent une supériorité que notre enseignement officiel, dans les deux écoles impériales de Paris et de Bordeaux, lui conteste à son tour.

Il serait hors de propos de revenir sur la discussion des avantages et des inconvénients attachés à chacune des deux méthodes indiquées, que quelques personnes prétendent susceptibles d'être associées, mais qui sont formellement exclusives dans la pratique; les élèves s'attachent toujours, par la suite, à l'un ou à l'autre des deux langages mimique ou parlé, qui leur a été spécialement enseigné, mais revenant plus volontiers au premier, qui leur est plus naturel et plus facile.

La médecine n'a participé en rien à l'institution de l'une ni de l'autre de ces méthodes, et reste encore à peu près étrangère à leur emploi. On comprend qu'il dut en être ainsi, alors que la surdi-mutité était considérée comme le résultat d'une imperfection originelle d'organisation, ou d'une atteinte postérieurement portée aux organes de la perception auditive; en d'autres termes, un état morbide toujours identique à lui-même et de sa nature irrémédiable. Mais aujourd'hui, les conquêtes modernes de la science, l'étude qu'elle a faite des variétés nombreuses des lésions dont la surdi-mutité, congéniale ou acquise, peut être la conséquence, cette confusion ne saurait plus être maintenue. Il faut absolument établir entre les sourds-muets, d'après des procédés de diagnostic précis, déjà employés avec succès et que le temps perfectionnera, des catégories qui permettent de les soumettre au mode de traitement ou d'instruction indiqués pour chacune d'elles. Continuer à les soumettre tous, indistinctement, à un même système d'éducation quel qu'il soit, et surtout à celui qui a pour effet d'achever de mutiser ceux qui ne le sont qu'à demi, en effaçant chez eux les restes de sensibilité qu'on pourrait développer, serait persister aveuglément dans des idées surannées, aussi contraires aux intérêts de l'humanité, qu'injustifiables, scientifiquement, dans l'état actuel de nos connaissances (1).

Le problème aujourd'hui posé est donc complexe. D'une part, au point de vue de l'éducation générale des sourds-muets, la supériorité de la méthode mimique telle que l'appliquent en France les écoles de l'État, est remise en question, comparativement à la méthode vocale, prédominante à l'étranger, et adoptée chez nous dans plusieurs institutions particulières. D'autre part, on se demande si tous les sourds-muets sont définitivement incurables, et si quelques-uns d'entre eux ne pourraient pas être guéris de leur surdité,

(1) Ce paragraphe tout entier semble l'expression de la raison elle-même. Personne ne s'inscrira contre de tels sentiments, et cependant il y a là plutôt une utopie qu'une réalité. S'il s'agissait d'autre chose que de sourds-muets, rien ne serait plus simple, plus facile, plus régulier. Mais appliquez ces principes à nos enfants, reçus dans l'institution après la preuve certaine de l'abolition de l'ouïe, quand la surdi-mutité est dûment constatée, cela n'a plus la même valeur, la même portée. L'infirmité qui produit le mutisme plus ou moins complet n'est plus curable dans le sens vulgaire des maladies habituelles.   P. M.

et ramenés, par suite, aux conditions des enfants entendants et parlants.

En ce qui concerne la première question, celle de la meilleure méthode à suivre pour instruire des sourds en leur conservant leur surdité, je me récuse complétement, non que je ne sois porté à croire que la méthode orale ne soit préférable à l'autre, quant au moyen de communication qu'elle donne au sourd-muet, sans lui être inférieure (à raison des améliorations qu'elle a reçues) comme instrument de développement intellectuel, mais parce qu'il me manque, pour me décider et m'autoriser à donner un avis au ministre, une connaissance pratique suffisante du mécanisme des procédés employés, et surtout de la valeur des résultats obtenus. J'ai parcouru, en grande partie du moins, ce qui a été publié des deux côtés; mais, sans exagérer ce sentiment, je me défie des éloges que les intéressés se prodiguent si facilement, et je n'accepte leurs panégyriques que sous le bénéfice d'une vérification exacte (1).

Je ne ferai, au sujet de nos écoles, qu'une réflexion, c'est que je crois y apercevoir un esprit intérieur de routine et une sorte d'arbitraire nuisible à leurs progrès. J'ai lu avec une surprise douloureuse, dans une lettre qui nous a été distribuée mardi dernier, que la classe d'articulation, fondée par Itard, avait pu être instituée, délaissée ensuite, et enfin reprise; qu'un directeur avait, à une certaine époque, substitué à la méthode mimique la méthode vocale, abandonnée à son tour peu de temps après, à raison des difficultés que souleva son application, et, dit-on, de la faiblesse de ses résultats. J'apprends, d'autre part, que le gymnase, si utile pour des enfants dont la poitrine est souvent resserrée, après avoir été installé, n'existe plus par l'effet de la vétusté, et faute d'entretien (2). Je me demande enfin si certains procédés d'instruction, employés dans des institutions particulières avec des avantages qui paraissent con-

(1) Cette réserve de bon goût est loin de convenir à tout le monde. Là, en effet, se trouve ce point obscur, la chose cachée aux personnes qui n'ont pas fait une étude spéciale de ces matières difficiles, mais là aussi se rencontre le plus puissant stimulant de la curiosité des amateurs de choses nouvelles. Or, comment résister à cet attrait, quel moyen de renoncer à explorer ces régions inconnues? La suite de cette discussion prouvera surabondamment combien il était difficile de résister à cette tentation. P. M.

(2) Il y a là quelques inexactitudes de fait. M. Bégin connaît trop bien l'administration, les exigences du budget, pour s'étonner de ces choses. Le gymnase est remis à neuf et en pleine activité. P. M.

statés, ont été sérieusement examinés, et sont écartés en parfaite connaissance de cause.

Ces faits me suggèrent la pensée d'émettre le vœu qu'un conseil de perfectionnement soit créé pour les deux institutions de sourds-muets qui dépendent du gouvernement, à l'instar de celui qui a élevé et qui maintient notre École polytechnique au premier rang parmi les établissements d'instruction. Ce conseil, composé d'éléments puisés dans l'Académie des sciences morales et politiques, remplaçant ici l'Académie des sciences, dans la médecine et dans le professorat, imprimerait à l'enseignement des sourds-muets, dans toutes ses parties, une direction progressive, toujours en rapport avec l'état de la science. C'est, à mon sens, le seul moyen de donner à nos deux écoles officielles le caractère qui semble leur appartenir de droit, d'écoles modèles pouvant et devant servir d'exemple aux autres établissements du même genre, par la conservation et le perfectionnement des saines traditions comme par la pratique des procédés nouveaux, avec toutes les conditions susceptibles d'en constater certainement la valeur et d'en assurer le succès (1).

Je reviens à la seconde partie de la question telle que je l'ai posée, la seule, selon moi, qui ait un caractère réellement médical et pour la solution de laquelle cette Académie soit parfaitement compétente : à savoir la guérison de la surdi-mutité et les moyens à employer pour l'obtenir. Itard a ouvert la route à suivre et signalé tout à la fois les principales difficultés qu'elle présente, et les moyens de les surmonter, il n'a pas été moins créateur que l'abbé de l'Épée, et l'histoire associera son nom à celui de ce premier bienfaiteur des sourds-muets. Ce que voulut Itard, ce qu'il obtint sur une petite échelle, sans autres secours que sa merveilleuse sagacité,

(1) Tout le monde, même à l'Institut impérial de Paris, applaudira à cette mesure, dont l'initiative fera honneur à M. Bégin. Il y a bien dans notre Institut, une commission administrative chargée de soins analogues, s'occupant non seulement des intérêts matériels de la maison, mais de la matière de l'enseignement, présidant aux examens, donnant des brevets de capacité dans l'enseignement mimique, et répondant aux demandes de l'administration supérieure à propos de méthodes nouvelles ; ce conseil a déjà donné des avis motivés sur les prétendues inventions de M. Blanchet, et, chose à noter, ses conclusions ne diffèrent pas de celles que l'Académie a votées dans la dernière séance consacrée à ce débat, mais enfin, une réunion d'hommes plus spéciaux ne pourra qu'ajouter à l'autorité des décisions à intervenir sur les méthodes d'instruction les plus utiles aux sourds-muets.   P. M.

sa persévérance infatigable et son dévouement à l'humanité, d'habiles successeurs, parmi lesquels je me plais à citer notre honorable confrère M. Deleau, l'ont poursuivi avec un succès qui ne permet plus l'indifférence ou le doute.

La question pour nous, la véritable question médicale, n'est pas, je le répète, de faire parler des sourds, en leur conservant leur surdité. Quelque opinion que l'on adopte, concernant les avantages ou l'inutilité de cette addition à la mimique, la médecine n'a presque rien à y voir, si ce n'est au point de vue de l'hygiène et de l'action salutaire que l'exercice de la parole peut produire sur l'appareil respiratoire, chez des sujets qui ont généralement le thorax étroit, l'haleine courte, et de manifestes dispositions aux affections tuberculeuses (1).

Ce que nous avons à examiner, c'est la possibilité de rétablir le sens de l'ouïe à un degré suffisant pour que le sourd entende parler les autres, s'entende lui-même, et puisse, par suite, entrer en communication orale parfaite avec la société.

Ici se présente, dès le début, une difficulté assez sérieuse : c'est tout simplement qu'on a nié la possibilité de cette guérison de la surdi-mutité, ou du moins ses résultats utiles pour l'infortuné sur qui elle a été opérée. Cette fin de non-recevoir est fondée sur deux motifs : 1° l'état des organes du sourd-muet, non pas tant en ce qui concerne l'oreille et le larynx, qu'en ce qu'il a perdu l'aptitude intellectuelle à se servir de la parole ; 2° le fait d'expérience qui constate, assure-t-on, que l'audition et l'expression vocale ne sont aux sourds-muets de presque aucune utilité, les plus avancés d'entre eux, sous ce double rapport, n'arrivant jamais qu'à soutenir des conversations sur les idées les plus simples et les plus matérielles, et redevenant à l'instant sourds-muets dès qu'on arrive à se servir d'expressions qui ne leur sont plus aussi familières (2).

Ces observations doivent être examinées d'autant plus sérieusement que, si elles étaient fondées, il n'y aurait pas lieu à passer outre.

On doit se demander d'abord si cette prétendue perte de la faculté instinctive de faire usage de la parole n'est pas une simple supposi-

---

(1) Ces assertions ne sont pas fondées, les sourds-muets, sous tous ces rapports, ne diffèrent pas des autres enfants ; quinze années de pratique médicale au milieu d'eux m'ont convaincu que ces idées théoriques n'ont aucun fondement réel.   **P. M.**

(2) Magendie. *Comptes rendus de l'Académie des sciences*, premier semestre 1844, p 1071.

tion. Pourquoi l'instinct d'imitation serait-il plus affaibli chez le sourd-muet que chez les autres enfants du même âge? Il n'est pas douteux que lorsque la surdi-mutité, congéniale ou survenue pendant la première enfance, est produite par des lésions intra-crâniennes, certaines facultés ne puissent recevoir, et ne reçoivent fréquemment, en effet, des atteintes qui peuvent aller jusqu'à l'idiotie (1); mais lorsque l'altération est bornée à différentes parties de l'appareil auditif proprement dit, rien ne saurait justifier cette assertion que, la maladie étant guérie, les conséquences de la guérison ne pourront être obtenues (2).

Si l'expérience paraît affirmer qu'il n'en est pas ainsi, c'est qu'elle n'est pas exactement interprétée, et que les personnes qui l'invoquent négligent de tenir compte des conditions les plus essentielles des faits observés.

Lorsqu'un sens n'a jamais fonctionné, ou lorsque ses fonctions ont été abolies avant qu'il ait fourni des notions durables, il est toujours fort difficile de rétablir son action et de déshabituer le sujet de se servir des autres sens et des instruments supplémentaires d'activité qu'il employait, et qui jusque là ont suffi à ses besoins. Ce phénomène ne se produit pas seulement pour l'oreille et la parole, mais pour l'œil et les conséquences de la vision, dont le mécanisme est bien plus simple. Dupuytren rapporte le fait d'une jeune fille de six ans, aveugle de naissance, qui remplaçait avec une admirable perfection la vue qui lui manquait par l'odorat, l'ouïe et surtout par le toucher. Opérée avec succès de la cataracte, elle semblait, sinon immédiatement, du moins en assez peu de temps, devoir se servir spontanément de l'organe qui lui était rendu. Il n'en fut rien : elle continuait obstinément à ne se guider qu'à l'aide des sens qu'elle avait l'habitude d'employer. Il fallut, pour l'obliger à regarder, lui lier d'abord les mains derrière le dos, puis lui fermer les oreilles ; et ce n'est qu'après plusieurs mois qu'elle put mesurer les distances, distinguer les formes, se guider sans se heurter. Elle avait la manie de ne pas nommer les objets qu'on lui montrait, bien qu'elle connût leur usage et qu'elle répétât même

---

(1) Sans aller jusque-là, le sourd-muet devient le plus souvent inhabile à cette imitation, et c'est là ce qui caractérise plus spécialement son infirmité.　　　　　　　　　　　　　　　　　　　　　　　　P. M.

(2) Sans doute, mais cette maladie ne se guérit pas, ou du moins le peu de changement favorable obtenu ne suffit pas pour rendre à l'instant la précieuse faculté de saisir la parole, d'en comprendre la valeur, et de pouvoir s'en servir.　　　　　　　　　　　　　　　　　　　　P. M.

leurs noms lorsqu'elle était seule. Pour corriger cette sorte de paresse intellectuelle, Dupuytren ordonna de ne lui donner d'aliments ou d'autres choses nécessaires ou agréables, que lorsqu'elle les demanderait par leurs noms. Des cas du même genre se sont reproduits plusieurs fois à la clinique de ce grand maître.

Même à l'état normal, chez les enfants bien organisés, l'éducation des sens, l'instruction donnée par leur intermédiaire, aussi bien que les différents modes d'expression des idées, loin d'être choses aussi faciles, aussi naturelles, pour ainsi dire, que l'affirment certaines personnes, exigent, chez ceux qui enseignent, beaucoup de patience et d'habileté, et ne s'achètent, pour ceux qui apprennent, qu'au prix de beaucoup de fatigues et d'ennuis. Comment s'étonner qu'une pareille tâche soit difficile, lorsqu'elle doit s'accomplir sur des enfants ou même des adolescents dont il s'agit de réformer toutes les habitudes, et que leur infirmité même rend moins aptes, soit à comprendre les leçons qui leur sont données, soit à sentir l'importance d'organes et de moyens d'expression dont ils se sont fort bien passés jusque-là?

Les sceptiques obstinés qui poursuivent de leur incrédulité le traitement curatif des sourds-muets, s'appuient incessamment, sans vouloir les expliquer, sur les insuccès ou sur le peu d'importance des résultats obtenus. Mais, malgré l'insuffisance et le complet oubli des soins consécutifs indispensables pour assurer les conséquences de la guérison, n'existe-t-il donc aucun exemple de progrès rapides et de facultés définitivement reconquises à la suite de celle-ci? Indépendamment du fait authentique, quoique embelli probablement dans ses détails, rapporté par Félibien, et consigné dans l'*Histoire de l'Académie des Sciences*, pour 1702, d'un jeune homme de Chartres, dont la surdité s'étant guérie spontanément à la suite d'écoulements d'oreilles, se mit tout à coup à parler, après trois ou quatre mois d'audition et d'exercices solitaires de la voix, et ne cessa depuis de se servir de la parole; indépendamment de ce fait, n'en est-il pas un assez grand nombre d'autres, publiés par des praticiens dignes de foi? Itard rapporte l'histoire d'une jeune fille de seize ans, devenue sourde pendant sa première enfance, et dès lors muette, laquelle ayant recouvré l'ouïe à l'Institution de Bordeaux, par l'effet d'un traitement local externe, oublia, ou plutôt ne voulut plus employer les signes usuels des sourds-muets, et apprit, en moins de six mois, à faire usage de la parole, qu'elle conserva ensuite. Un jeune garçon, de huit à neuf ans, de la même institution, dont l'audition, quoique restée imparfaite, devint cependant suffisante pour qu'il apprît à parler, est resté également en possession de cette faculté. Ces deux faits ont été vérifiés, d'après Itard, par Coutanceau, plusieurs années après l'époque où on les avait observés. Les cas qui appartiennent à Itard lui-même, celui entre autres du jeune Dietz, sur qui fut pratiquée, pour la première fois, la perforation de la membrane du tympan; ceux de ces enfants qu'il avait amenés, à force de soins persévérants, et à l'aide de procédés si ingénieux, à entendre, a reproduire les sons, et enfin à faire usage de la parole: ces faits, constatés par des commissaires de cette Académie, aussi bien que d'autres publiés et vérifiés depuis, ne sont-ils pas plus que suffisants pour démontrer, non pas seulement la possibilité de la guérison de certaines surdi-mutités, mais la certitude d'en obtenir des effets durables?

On a beaucoup parlé de découragement dans lequel était tombé Itard vers la fin de sa laborieuse carrière; mais que l'on ne s'y trompe pas, ce sentiment était bien moins chez lui l'effet du doute ou de la conviction de l'inanité de ses efforts, que le résultat de l'indifférence avec laquelle ces efforts étaient accueillis, de l'isolement dans lequel on le laissait, et de l'absence du concours qu'il sollicitait comme indispensable pour réussir (1).

Arrivé à ce point de notre délibération, une dernière considération se présente à mon esprit : c'est celle du nombre des sourds-muets à qui pourraient être profitables les bienfaits du traitement difficile et nécessairement prolongé de leur infirmité. Bien que l'administration ne paraisse pas avoir procédé, jusqu'à présent, à un recensement authentique des sourds-muets, on s'accorde généralement à porter leur nombre à 22 ou à 24,000 environ pour toute la France. D'après les recherches de plusieurs statisticiens modernes, ce chiffre pourrait s'élever même, en France, à 30,000, et à 300,000 pour l'Europe entière. D'autre part, Itard avait établi que la proportion des sourds-muets, susceptibles d'être soumis avec avantage au traitement curatif, et formant les trois premières de ses cinq catégories, pouvait être du dixième approximativement. M. Blanchet, dont notre honorable et savant rapporteur vous a fait connaître les travaux, élève cette proportion au cinquième et même au quart. En se bornant au nombre le plus faible, ce serait donc pour la France

(1) Cette explication n'est pas tout à fait juste. Itard, devenu un peu hypochondriaque par suite de ses souffrances habituelles et par la dure expérience des choses et des hommes avait abandonné des illusions chères à sa jeunesse. Il voyait mieux à mesure qu'il regardait davantage, il renonçait à des croyances que la réalité venait détruire. il faisait comme nous faisons tous quand l'âge nous a suffisamment instruits.   P. M.

12 à 1,500 individus au moins, que l'art aurait l'espoir de rendre à la plénitude de la vie sociale ; et si le succès répondait aux espérances que font naître les faits déjà acquis, ce n'est pas à moins de 30,000 pour toute l'Europe que cet admirable résultat pourrait s'étendre.

Une remarque affligeante doit trouver place ici : c'est que sur les nombres indiqués de sourds-muets qui paraissent exister en France, répartis en égale proportion à peu près, entre les deux sexes, les deux Institutions de Paris et de Bordeaux n'en reçoivent, d'après un relevé publié par M. Blanchet en 1852, que 264, dont 187 garçons et 77 filles. Ce même relevé ne porte pas au delà de 1,621 (942 garçons et 679 filles) le nombre total des sourds-muets admis dans 46 institutions, à recevoir les bénéfices d'une instruction qui, à tant de titres, serait nécessaire à tous. Il ne faut pas oublier que les deux écoles de l'État sont les plus aptes à recevoir les sourds muets indigents, et que la surdi-mutité est en proportion plus grande dans les classes pauvres que dans les autres.

Le système à mettre en pratique pour rendre l'audition et l'usage de la parole aux sourds muets, qui sont susceptibles de recevoir ce double bienfait, n'a rien d'exclusif, et peut, sans perturbation considérable, être introduit dans les écoles de l'État. Mais c'est manifestement l'État qui peut, au début, l'appliquer avec le plus d'avantage, et lui faire produire tout ce qu'il est possible d'en attendre, d'abord, parce qu'il possède le plus de ressources, et ensuite, par cette autre raison que, pouvant faire appel, ainsi que je l'ai déjà indiqué, au concours des hommes les plus éclairés, sa marche sera plus ferme, et les progrès devront être plus certains et plus complets.

Il y a certainement dans cette voie nouvelle, si largement ouverte par Itard, une palme de gloire à cueillir, que la France pourrait regretter plus tard d'avoir abandonnée à des rivaux, qui viendraient, ainsi qu'on l'a vu tant de fois, la réimporter chez nous, comme étant leur conquête.

Je ne dirai ici de l'enseignement et des soins auxquels devraient, selon moi, être soumis les sourds-muets susceptibles de recouvrer l'ouïe et la parole, que ce qui me semble indispensable pour corroborer ce qui précède, et montrer la simplicité et la facilité d'application des moyens à employer pour atteindre le but.

D'abord, tous les sourds-muets, admis dans les institutions de l'État, seraient soumis, lors de leur entrée, à un examen minutieux, ayant pour objet : 1° de vérifier, autant que possible, les indications portées sur la fiche de renseignements dont ils sont porteurs, et dont les détails pourront être complétés; 2° de constater leur état physique actuel tant sous le rapport de la constitution et de la santé générale, que sous celui des dispositions appréciables des différentes parties de l'appareil auditif et vocal; 3° de reconnaître, à l'aide d'épreuves déterminées et combinées à cet effet, leur degré d'aptitude à percevoir les sons, à les produire par la voix, et, approximativement au moins, le développement de l'intelligence (1).

De ce premier examen, médical et psychologique, dont les détails seraient consignés immédiatement sur un registre, résulterait un premier classement des élèves, dont les uns suivraient la direction générale de l'enseignement adopté pour les sourds, et les autres seraient, en outre, soumis, selon les cas, aux traitements reconnus applicables à des lésions constatées de l'appareil auditif, ainsi qu'aux exercices méthodiques et graduées de l'audition de la voix.

Les élèves, arrivés à pouvoir entendre la parole et à la reproduire, seraient définitivement séparés des autres et placés dans un quartier distinct, n'ayant plus de communication avec les sourds. Là, ils continueraient les gymnastiques auriculaire et vocale; la parole serait le moyen de communication exclusivement en usage; aucune chose, de quelque nature qu'elle puisse être, ne serait donnée pour satisfaction de besoins ou pour tout autre motif, qu'autant qu'elle serait demandée par son nom; on pourrait même, s'il était nécessaire, empêcher l'usage de la mimique en attachant les bras, ou en couvrant en partie les yeux avec des bandeaux.

Pendant les exercices d'instruction, pour faciliter les rapports du maître avec certains élèves, ou avec des classes entières, et ceux des élèves entre eux, il serait possible d'armer le premier d'instruments de renforcement de la voix, et de munir les secondes de cornets propres à réunir et à concentrer les vibrations sonores. Bien entendu que ces instruments devraient être affaiblis et enfin supprimés, à mesure que l'audition ferait des progrès.

Pour compléter ces indications très succinctes, j'ajouterai que,

(1) Une grande partie de ce programme s'exécute chaque année à la rentrée des élèves. Les nouveaux sont examinés avec soin, on constate tout ce qu'il est possible de constater de prime abord, mais il faut du temps pour apprécier la plupart des conditions essentielles qui constituent la manière d'être de ces enfants; plusieurs de ces particularités ne sont saisissables que par le professeur chargé de la première classe ou par les maîtres d'études auxquels est confiée la surveillance permanente des élèves.

P. M.

dans l'intérêt des élèves, il pourrait être avantageux, dès que l'audition et la parole seront suffisamment développées, de les placer dans quelque établissement affecté à l'instruction des enfants parlants, soit lycée de l'État, soit institution religieuse ou privée, dont les chefs seraient honorés, et s'empresseraient de les recevoir sans aucune vue de bénéfice à faire sur eux.

Je ne présente ces idées que pour donner un aperçu de la route qu'il serait possible de suivre, et, par conséquent, pour appuyer les conclusions du rapport que vous avez entendu, avec cette restriction toutefois que, sans indiquer au ministre aucun procédé à adopter de préférence, l'Académie se bornera à poser le principe de la nécessité de pourvoir au traitement curatif des sourds-muets, en l'invitant à charger une commission de coordonner les moyens qu'elle jugera les plus efficaces pour y réussir, et de réglementer leur emploi dont la surveillance et la direction lui resteront confiées (1).

— M. Bousquet : S'il est vrai, et qui en pourrait douter? que le sourd-muet ne parle pas parce qu'il n'entend pas, il est clair que, pour le faire parler, il faut le faire entendre ; tout est là : et tout ce qu'on fera en dehors de cette vue si simple n'aura que des résultats insignifiants ou incomplets.

Si vous lui rendez l'ouïe, ne vous inquiétez pas du reste ; il rentre par cela même dans la vie commune, il parlera de lui-même, et il n'a que faire de la pédagogie ; mais si vous le laissez avec son infirmité, il faut lui donner au plus vite un maître, un précepteur qui l'élève et lui enseigne à se passer du sens que la nature lui a refusé.

Il y a trois enseignements, trois systèmes d'éducation pour les sourds-muets.

En France, le langage des signes avait prévalu sur tous les autres jusqu'au commencement de ce siècle.

L'abbé de l'Épée, et son digne continuateur, l'abbé Sicard, convaincus que le sourd-muet devait trouver dans le *signe mimique*

(1) Ainsi que nous l'avons déjà dit, il y a dans cette allocution de l'honorable M. Bégin des sentiments qui peignent tout à la fois sa philanthropie et sa sagacité ; mais on y trouve aussi la preuve d'une illusion qui, pour être généreuse, n'en est pas plus applicable. M. Bégin s'appuie toujours sur un fait plus que douteux, la possibilité de guérir la surdité des enfants reçus comme sourds-muets dans notre maison ; or, c'est là ce qu'il faudrait démontrer, c'est là que gît la difficulté capitale, c'est là le point essentiel. L'expérience a trop prouvé qu'on n'arrive à rien par cette voie, et que les sourds-muets guéris n'étaient pas des sourds-muets.   P. M.

tous les secours que le parlant trouve dans le *signe vocal*, avaient peu d'intérêt à le faire parler; ils n'avaient qu'un but dans leur enseignement, c'était de suppléer la parole par le langage des signes; et il est vrai de dire que cette éducation avait produit d'assez bons résultats entre leurs mains pour perpétuer l'illusion.

Néanmoins leurs successeurs ne s'en contentent plus : ils croient qu'on peut mieux faire pour les sourds-muets et les rapprocher des parlants. Leur prétention ne va pas encore à les faire entendre, mais à les faire parler, sans les faire entendre, par l'imitation mécanique des mouvements des organes vocaux. La vue vient, dans ce cas, au secours de l'ouïe, et aspire sinon à la remplacer, du moins à la suppléer jusqu'à un certain point : c'est un appel de l'oreille à tous les autres sens.

C'est cette méthode, c'est l'art d'imiter l'articulation et de lire sur les lèvres qu'enseignaient au XVᵉ siècle les instituteurs espagnols, nos premiers maîtres dans l'art d'élever les sourds-muets ; mais on dit qu'ils n'en comprirent pas toute l'importance, puisqu'elle a été abandonnée pendant si longtemps ; il faut bien croire qu'elle ne fut pas trouvée aussi utile qu'elle le paraît aujourd'hui, qu'on veut y revenir. D'ordinaire les bonnes pratiques ne se perdent pas, surtout quand on n'a rien de mieux à leur substituer. Pour moi, je vois de grandes difficultés dans l'exécution.

Premièrement, il s'en faut de beaucoup que tous les sourds-muets se prêtent également à ces pénibles exercices. Ceux-là mêmes qui y réussissent, et ils sont en petit nombre, se font comprendre difficilement. C'est que, comme l'a fort bien dit M. Bonnafont, pour parler il faut s'entendre : la voix ne peut pas se passer du contrôle de l'oreille. Et d'autre part, pour lire sur les lèvres, il ne suffit pas à l'œil de suivre les mouvements apparents des organes vocaux, il faudrait voir aussi ce qui se passe dans l'intérieur de la bouche : or comment la vue pourrait-elle pénétrer jusque là ? Aussi la méthode de l'articulation, dont on est si épris aujourd'hui en Belgique et en Allemagne, ne donne-t-elle que des succès fort imparfaits et en petit nombre. Sur trente-trois élèves dont se compose l'institution de Gmund, mademoiselle Morel n'en a trouvé que deux ou trois qui parlaient bien ; tous les autres étaient inintelligibles ou articulaient si péniblement et avec de telles contorsions, que c'était un spectacle horrible à voir. Et M. l'abbé Carton, l'habile directeur de Bruges, affirme que ces proportions sont celles qu'il a trouvées dans les autres institutions, une seule exceptée, où l'on n'admet que des élèves de choix.

Enfin on a voulu aller encore plus loin. On a compris que toutes ces inventions ne sont, après tout, que des moyens détournés, des ruses de l'art pour donner le change à la nature ; et d'essai en essai, d'espérance en espérance, on a fini par se persuader qu'il n'était pas impossible de réintégrer le sourd-muet dans la plénitude de ses sens.

Cette idée appartient à M. Itard. Conduit par l'analogie, il se persuada que, de même qu'on fortifie les membres par le mouvement, de même aussi on fortifierait l'oreille par l'exercice de l'audition. C'est ce qu'il a appelé l'*éducation physiologique de l'oreille*.

M. Itard entra dans cette nouvelle voie dès 1805 : ici les dates sont importantes à noter pour lui conserver une gloire qu'on a voulu lui ravir. Et ce n'était pas une de ces idées vagues et fugitives comme il en passe tant par la tête des esprits inventifs ; il a travaillé trente ans à faire introduire la culture de l'oreille parmi les sourds-muets ; et pour perpétuer sa méthode après lui, il a fondé, par son testament, une classe particulière toute consacrée à l'instruction des sourds-muets par la parole et par l'écriture.

M. Blanchet s'est associé à M. Itard en marchant sur ses traces : c'est là son mérite : son erreur serait de croire que, pour avoir substitué des bruits à d'autres bruits, l'usage de la cloche ou du tambour à l'usage des *acoumètres*, du *monocorde*, il a créé une nouvelle méthode, il a posé de nouveaux principes. Ce sont là, si l'on veut, des modifications heureuses, mais c'est toujours le même enseignement au fond. A cet égard je partage en tout point l'opinion de M. Guéneau de Mussy, si bon juge en pareille matière et en beaucoup d'autres.

A la différence près des instruments employés à exciter le sens auditif et à mesurer les progrès de l'audition, la conformité est parfaite. De même que M. Itard, M. Blanchet ne croit pas que tous les sourds-muets soient appelés à profiter des bienfaits de la méthode. Le nombre des élus est le plus petit, et, chose digne de remarque, la proportion qu'il indique est justement celle qu'avait trouvée M. Itard avec des instruments plus imparfaits. La sagacité de l'artiste avait suppléé à l'imperfection des procédés. On exclut d'abord tous les sourds-muets dont l'oreille est fermée à tous les bruits. Ceux-là la méthode ne s'en occupe que pour les condamner et leur ôter toute espérance ; elle ne consent à s'exercer que sur ceux auxquels il reste encore quelque degré d'audition, et plus il en reste, plus elle espère.

Au surplus, en restituant à M. Itard une méthode qui lui appartient, je ne m'en dissimule pas les défauts. Il est trop clair que, pour rendre l'ouïe aux sourds-muets, il faudrait atteindre aux causes qui les en ont privés. De même que la cécité, la cophose n'est que le signe apparent d'une lésion cachée et profonde, et cette lésion ne varie pas moins dans la surdité de naissance que dans la surdité accidentelle. Une des plus communes est, à ce qu'il paraît, le tubercule; et comme, suivant la judicieuse remarque de M. Louis, quand il y a des tubercules dans un organe quelconque, il est bien rare qu'il n'y en ait pas dans le poumon, on comprend pourquoi tant de sourds-muets meurent de phthisie.

Il ne peut entrer dans le dessein de cette note de parcourir toutes les lésions congénitales ou acquises qui peuvent entraîner la surdité et l'abolition de la parole; nous remarquerons seulement que quoiqu'elles contiennent le secret de cette double infirmité, personne ne s'en est occupé, ni M. Itard, ni M. Deleau, ni M. Blanchet. L'art a désespéré d'atteindre jusque-là; mais alors, qu'il se console de ses défaites. Quand on se résout à ne s'attaquer qu'à l'effet, tout ce qu'on peut espérer, c'est de soulager, c'est d'améliorer; mais de guérir, jamais! Et cependant, veuillez le remarquer encore, on ne court qu'après les victoires les plus faciles. Le sourd qui n'entend rien est abandonné sans pitié; on n'a de sollicitude que pour le demi-sourd. On s'empare de ce qui lui reste d'audition, et pour l'améliorer, on n'a rien imaginé de mieux que d'assaillir l'oreille des bruits les plus répétés.

Tout ce que l'oreille peut gagner à cet exercice, elle l'obtient bientôt, mais elle le perd avec la même facilité. Les premiers effets de cette éducation sont généralement heureux et prompts. Les parents, faciles à s'abuser, y voient d'abord le présage d'une guérison complète et prochaine. On dit même qu'une société illustre y a été trompée! Mais bientôt cette amélioration s'arrête, et comme l'oreille ne parvient jamais à saisir les intonations, les modulations de la voix, la parole reste toujours bornée, rude, sans expression. Les demi-sourds sont toujours des demi-muets; ils parlent, mais ils ne conversent pas : la conversation est une musique trop délicate pour des organes si grossiers.

Tels étaient les élèves de M. Itard, et il ne s'en cachait pas. Ceux de M. Blanchet seraient-ils plus heureux? Il n'y a pas d'apparence. S'ils le sont, c'est qu'ils ont été mieux choisis, c'est qu'ils entendaient mieux, quand on a commencé leur éducation, de sorte qu'en réalité l'art avait moins à faire. Hors de cette hypothèse, je ne vois qu'illusion.

Vous parlez sans cesse de rapprocher le sourd-muet des parlants, et vous avez raison; mais souvenez-vous qu'il n'y a qu'un moyen d'opérer ce rapprochement, c'est de lui rendre l'ouïe, assez du moins pour qu'il entende la parole sur le ton de la conversation. S'il entend sans trop de difficulté, il parlera sans effort, et il ne lu en coûtera pas de se rapprocher de ceux à qui il pourra se communiquer. Mais si, après tous vos exercices, l'oreille reste toujours plus ou moins dure, s'il n'entend que confusément, avec peine, et de près, n'espérez pas l'attirer dans une société qui n'est pas la sienne. Plus juste appréciateur de sa position que vous-même, il s'éloignera peu à peu, et retournera de lui-même à ses compagnons d'infortune avec lesquels du moins il se sent plus à l'aise et où son amour-propre n'a rien à souffrir de la comparaison.

On a souvent admiré la facilité qu'ont les enfants à apprendre à parler; c'est en effet quelque chose de merveilleux. Et cependant, ils n'ont pas de maître, ou, si l'on veut, ils en ont autant qu'il y a de parlants. Je veux dire que les paroles à leur adresse ne sont rien en comparaison de celles qui flottent à leurs oreilles; mais ils les saisissent au vol, et les répètent dans l'occasion de manière à vous confondre. S'ils étaient contraints à un nouvel effort d'attention e d'audition à chaque mot nouveau, croyez-vous que leur éducation marcherait si vite? Détrompez-vous. Quand il faut se donner tant de mal pour entendre, on cesse bientôt d'écouter, et la peine d'écouter éteint en conséquence jusqu'au désir de parler.

Et il n'est pas nécessaire pour tomber dans le mutisme d'être né sans oreilles. L'histoire ne manque pas d'exemples d'enfants doués de tous leurs sens, et qui, ayant perdu tout à coup, et par accident, la faculté d'entendre, se sont promptement déshabitués de la parole, dont cependant ils avaient joui jusqu'à cinq, six et même sept ans.

C'est ici le lieu de placer une réflexion que je livre à la physiologie. Il n'en est pas de l'ouïe comme des autres sens. Considérez la vue, par exemple : sans doute ses services sont en proportion de son étendue ; mais quelque faible qu'elle soit, elle est encore fort utile. Si elle ne distingue pas les petits objets, elle distingue les gros ; si elle ne vous permet pas de lire, elle sert à vous conduire. Et de même pour l'odorat, le goût, le touche. Mais l'oreille se trouve dans une position toute particulière, et cela à cause de sa liaison avec la parole. Placée à la porte de l'intelligence, elle transmet la parole que la voix répète comme un écho; il y a là un admirable concert, et pour y jouer son rôle, pour y tenir son rang, elle a besoin de toute sa finesse, de toute sa perfection, sinon elle ne sert presque de rien, elle est perdue pour la parole. Comment la bouche pourrait-elle répéter ce que l'oreille n'entend pas?

Encore une fois, les élèves de M. Blanchet ont-ils acquis, sous cet habile maître, la faculté d'entendre au degré dont je parle? Si vous répondez par l'affirmative, je vous en félicite; mais croyez-moi, ne vous pressez pas de conclure; attendez encore, et rappelez-vous que d'ordinaire l'amélioration de l'ouïe ne dure pas. Combien de malheureux sourds-muets, qu'on croyait avoir rendus à la société parlante, s'en sont retirés d'eux-mêmes par la difficulté d'y tenir leur place?

Parlerai-je des précautions à prendre pour s'assurer du degré d'audition de vos élèves? Il est trop évident que s'ils sont exercés à lire la parole sur les lèvres, vous ne pouvez éprouver leurs oreilles qu'à l'insu de leurs yeux; autrement, vous êtes exposé à prendre le change. Le sourd lui-même s'y trompe.

Ma remarque paraîtra d'autant plus naturelle que, si je suis bien informé, tous les élèves qui ont passé sous les yeux de la commission s'exercent à la parole dans la classe d'*articulation* de la rue Saint-Jacques. Tous apprennent aux leçons d'un maître habile la lecture sur les lèvres. D'où l'on voit que, les succès qu'ils ont obtenus fussent-ils tout ce qu'on dit, il se trouverait deux instituteurs pour se les disputer et pour se les partager. Et en effet, à côté de ces élèves, il y en a d'autres qui n'entendent rien, mais ils suivent aussi la classe d'articulation, et l'on assure qu'ils parlent, très mal, je le suppose; mais enfin, cela suffit pour prouver qu'il n'est pas absolument nécessaire d'entendre pour émettre quelques sons et articuler quelques mots.

Par toutes ces considérations, et par d'autres que nous omettons, nous supplions l'Académie de mettre la plus grande réserve dans sa réponse à l'autorité supérieure; ses jugements sont trop graves, ses décisions ont trop de poids pour s'engager légèrement. Qu'elle se rappelle l'exemple de l'Institut. Il y a déjà longtemps, un médecin, qui a fait une étude particulière des maladies de l'oreille, l'honorable M. Deleau, annonça aussi qu'il faisait entendre les sourds, qu'il faisait parler les muets de naissance. Il était si sûr de lui et de ses procédés, qu'il en écrivit à l'Académie des sciences, s'engageant à la rendre juge et témoin des prodiges qu'il lui préparait, si elle en voulait faire les frais. L'Académie, riche et généreuse, accepta le défi tel qu'il lui fut proposé. Cinq sourds-muets furent choisis et mis en expérience. Elle employa, dit-on, 40,000 francs à cette éducation; et ce ne serait pas trop pour un si grand bienfait! Cependant que sont devenus ces malheureux? Entendent-ils? parlent-ils? S'ils parlent, comment parlent-ils? M. Deleau le sait et nous le dira. Pour moi, tout ce que je sais, c'est qu'un rapport devait être fait, et qu'il ne l'a pas été. La chose en valait pourtant bien la peine. Quoi qu'il en soit, cette affaire, dont on fit grand

bruit dans le temps, était tombée dans l'oubli : je ne la rappelle
qu'à regret et pour la faire servir d'avertissement; car je prie
M. Deleau de croire qu'il n'y a dans mes observations rien de personnel, rien d'offensant pour lui ; il a sans doute beaucoup trop
présumé de la puissance de son art ; mais cela même lui mérite nos
éloges plutôt que notre blâme.

Après M. Deleau est venu M. Dupotet. Celui-ci, le nom dit assez,
fondait toutes ses espérances sur le magnétisme animal ; toutefois,
comme il avait plus à cœur l'intérêt des sourds-muets que le
triomphe de ses doctrines, il ne dédaigna pas d'en seconder l'effet
par les excitations de l'ouïe, à la manière d'Itard et de M. Blanchet.
Il s'essaya sur huit sourds-muets de son choix. On cria d'abord au
miracle; c'est toujours ainsi que cela commence ; mais l'amélioration s'évanouit encore plus vite qu'elle n'était venue : c'est toujours
ainsi que cela finit. Et pour le coup l'impuissance du magnétisme
fut officiellement constatée dans un rapport de la docte compagnie.

Ainsi, messieurs, tout ce que l'on a essayé, tout ce que l'on a
fait jusqu'ici pour rendre l'ouïe aux sourds-muets a échoué. M. Blanchet ne s'est pas laissé rebuter par l'exemple de ses prédécesseurs,
il faut le louer de son courage et de sa persévérance ; il faut encourager ses efforts, mais je ne crois pas que le moment soit venu de
proclamer son triomphe (1).

<h3 style="text-align:center">SÉANCE DU 17 MAI 1853.</h3>

(Suite de la discussion du rapport de M. Piorry.)

M. Bouvier : Un de nos honorables collègues, que nous vénérons
tous, pour lequel nous professons tous la plus haute estime, M. Bégin, a dit que ce qui a trait à la guérison de la surdité était la seule
partie réellement médicale de la question qui nous occupe. Je ne
puis partager cette manière de voir. D'abord, au point de vue
physiologique, il est clair que le mode d'instruction des sourds-

---

(1) L'opinion de M. Bousquet, exprimée avec tant de netteté, de franchise et de talent, nous paraît un résumé excellent de tout ce qu'a pu
fournir de plus clair l'expérience des hommes les plus compétents en matière
d'éducation des sourds-muets. M. Bousquet, qui a vécu dans l'intimité
d'Itard, de M. Husson, de M. Guéneau de Mussy et des plus habiles professeurs de notre maison, exprime avec une parfaite connaissance de cause
la seule opinion qui doive prévaloir dans ce débat.   P. M.

muets est un problème entièrement du ressort de la physiologie; et cela est si vrai, que les professeurs éminents, les savants distingués, qui ont traité ce sujet, ont été forcément conduits, avant tout, à acquérir les connaissances physiologiques qui leur manquaient, et que tout médecin doit posséder. Mais il n'est pas moins évident, au point de vue pathologique et thérapeutique, qu'il n'y a rien de plus médical que les suites de la surdité congéniale, de la surdité de la première enfance, et les moyens d'en prévenir où d'en corriger les effets funestes par rapport à l'intelligence et à toute l'existence physique et morale des individus ainsi mutilés. A qui donc, je le demande, à qui les malheureuses mères de ces enfants s'adresseront-elles, sinon à leur médecin, non seulement pour solliciter la guérison de cette infirmité, mais encore pour en conjurer les suites, si elle est reconnue incurable? Ne perdons pas de vue notre rôle dans la question qui s'agite. Nous sommes réunis en ce moment pour une grande consultation médicale. La mère qui nous invoque, c'est l'administration, mère née des pauvres et des affligés. Les êtres qui éveillent sa sollicitude, ce sont les vingt ou trente mille sourds-muets de la France, sur le sort desquels elle nous interroge. Heureux si nous nous élevons à la hauteur de cette noble mission!

Je rappelle les faits.

Le rapport de la commission, dont notre honorable collègue, M. le professeur Piorry, a été l'organe, avait pour objet de répondre à des questions adressées à l'Académie par M. le ministre de l'intérieur. Ces questions portent sur deux points :

1° Sur la possibilité de procurer à certains sourds-muets un degré quelconque d'audition, au moyen du traitement indiqué par M. le docteur Blanchet;

2° Sur l'avantage qu'il pourrait y avoir à développer plus spécialement, comme le propose M. Blanchet, la faculté d'articuler et, au besoin, de lire la parole sur les lèvres, chez les élèves qui seraient admis au traitement, ainsi que chez d'autres définitivement privés de l'ouïe, mais n'ayant pas entièrement perdu l'usage de la parole.

Les conclusions de la commission sont favorables au traitement de M. le docteur Blanchet; elles sont également favorables à sa proposition de modifier le mode d'instruction de l'Institution des sourds-muets, pour les deux catégories d'élèves que je viens de désigner. C'est sur ces conclusions que nous sommes appelés à voter.

Permettez-moi, dans l'examen des motifs qui peuvent éclairer notre vote, de renverser l'ordre des questions, de commencer par la question pédagogique, sur laquelle je désire surtout fixer votre attention.

En effet, c'est la question de l'instruction des sourds-muets qui nous est le moins familière ; c'est surtout à son sujet que nous avons besoin de nous éclairer mutuellement, et qu'il était difficile à la commission de nous faire partager sur-le-champ toutes ses convictions.

Afin de répondre à M. le ministre, sur cette question, avec connaissance de cause, je crois nécessaire, malgré ce qui a été dit jusqu'ici, et peut-être aussi à cause de ce qui a été dit, de se faire d'abord une idée nette de ce qu'est, en général, l'éducation des sourds-muets, de ce qu'elle doit être, et de la valeur des principales variantes qu'elle présente dans la pratique.

L'éducation, au point de vue moral et intellectuel, pourrait être définie, dans le langage figuré des élèves de l'abbé Sicard, la culture de l'esprit et du cœur. Pour le physiologiste, c'est l'art de faire acquérir à l'enfant toutes les notions, tous les sentiments moraux les plus capables de préparer son bonheur à venir.

L'éducation, pour atteindre ce but, dispose de trois moyens, qui sont :

1° L'exercice de l'intelligence et des facultés affectives, ou de la pensée et du sentiment moral de l'enfant ;

2° Sa contemplation du monde extérieur, l'intuition directe, par ses sens, de tout ce qui existe ou se passe autour de lui ;

3° Sa communication avec ses semblables, et la connaissance qu'elle lui donne de leurs pensées, de leur notions, de leurs sentiments.

Le premier moyen, l'exercice des facultés morales et intellectuelles, ne peut être employé que par l'intermédiaire des deux autres ; car, en nous renfermant dans le cercle de la pédagogie, nous n'avons pas de moyen direct d'exciter l'action cérébrale.

La contemplation du monde extérieur est provoquée, chez le sourd-muet, de la même manière que chez l'entendant ; elle ne diffère, dans le premier, qu'en ce qu'il a un sens de moins pour l'exercer, et qu'il se trouve dans la nécessité d'y suppléer par ceux qui lui restent.

La difficulté de la communication du sourd-muet avec ses semblables, et réciproquement, est ce qui le distingue essentiellement de l'enfant qui entend, et ce qui donne à son éducation son caractère spécial.

Les communications de cette nature ont lieu de deux manières :

par les signes ou le langage *graphiques*, et par les signes que j'appellerai *organiques*, par ce qu'ils sont le produit immédiat de l'action des organes.

La communication graphique, applicable au sourd-muet, comme à celui qui entend, se fait à l'aide de la lecture, de l'écriture et du dessin.

La représentation graphique des mots constitue le principal moyen d'éducation, dans la surdi-mutité. Le sourd-muet qui sait lire et écrire est en état, non seulement de converser, par cette voie, avec tous les hommes de son pays qui possèdent les mêmes notions, mais encore de comprendre ses maîtres, d'étudier seul sans maître, et de parcourir le vaste champ des connaissances humaines, même les plus élevées. On se rappelle ce jeune de Vigan, sourd-muet, qui, en 1843, étonna une commission académique, dont M. Cauchy était rapporteur, par ses connaissances étendues, acquises presque sans maître, en physique, en chimie, en astronomie, en botanique, en mathématiques, y compris le calcul différentiel et intégral.

On peut dire que les autres procédés d'éducation du sourd-muet ont pour premier but de l'amener à lire et à écrire facilement et correctement sa langue ; que la mesure de la perfection qu'il a acquise dans ses exercices est aussi celle du degré d'instruction qu'il a atteint ; que le sourd-muet qui n'y réussit que très imparfaitement doit être, par cela seul, peu éclairé, si ce n'est dans les arts manuels, où les notions acquises par l'intuition et l'imitation qui en dérive, ainsi que par le langage organique, peuvent lui suffire.

Les signes du langage organique s'adressent à l'ouïe, à la vue, au toucher, ou à plusieurs de ces sens à la fois.

Le sourd-muet ne peut faire usage des signes qui n'affectent que l'ouïe. Cependant il est rare que le nerf acoustique soit insensible à toute espèce de vibration, surtout lorsqu'elle est transmise par les parois du crâne, comme le montrent les recherches de M. Bonnafont, auquel je laisse le soin de faire connaître ses nouvelles observations sur ce point et les applications qu'on en peut faire au sujet qui nous occupe ; bien que notre collègue n'ait peut-être pas assez distingué les sensations réellement acoustiques, produites par le diapason, de celles qui ne dérivent que de la sensibilité générale. On n'ignore pas que le son et le bruit s'accompagnent, en effet, de mouvements perceptibles à la vue ou au toucher, d'ébranlements partagés par nos organes et faisant impression sur la sensibilité générale, de manière à manifester leur présence par ces sensations diverses, à défaut de celle qu'ils produisent sur le sens de l'ouïe. Il n'est pas moins connu que l'on peut tirer un certain parti de ces sensations, pour la vie de relation des sourds-muets, et votre commission vous a rendu compte des faits curieux observés à cet égard par M. Blanchet.

Il existe trois sortes de langage organique applicables à l'éducation des sourds-muets : la dactylologie, le langage oral et la mimique.

La dactylologie est, comme le dit l'abbé de l'Épée : « ce que font » les écoliers de nos colléges pour converser d'une extrémité de leur » classe à l'autre (1). » Elle consiste à placer successivement les doigts d'une seule main, ou les deux mains, dans une position qui représente plus ou moins exactement la forme de chaque lettre. Tout le monde devine qu'on figure aisément de cette façon un O, un C, un I, un L, un V, un D, etc.; et quant aux lettres plus difficiles à rendre, les conventions y suppléent. Au moyen de cet alphabet manuel, on peut épeler tous les mots d'une langue et les rendre sensibles à la vue, comme s'ils étaient écrits sur le papier, avec la différence qu'on n'a jamais devant les yeux que la lettre que l'on figure, la trace des autres ayant disparu à mesure qu'elle s'est produite.

Ce langage manuel, à peine plus rapide que l'écriture, est beaucoup plus lent que la parole, et, par cela même, peu applicable aux communications des sourds-muets entre eux et avec les parlants. On a bien tenté de le perfectionner sous ce rapport en attribuant à certaines positions des doigts la valeur de syllabes ou de mots entiers ; mais il en est resulté une telle multiplicité de signes n'ayant plus rien de commun avec l'écriture, que ce procédé ne s'est jamais généralisé. Depuis longtemps la dactylologie n'est plus guère en usage que dans deux circonstances : 1° lorsqu'on veut indiquer à un élève qui ne connaît pas le langage oral la manière d'écrire un mot sans l'écrire soi-même; 2° pour les noms propres qui se rencontrent dans la conversation mimique, quand ils ne sont pas remplacés par une désignation tirée du langage d'expression

Le langage oral doit nous arrêter quelques instants. Son caractère essentiel n'a pas toujours été bien compris. Nous sommes si habitués à ne voir dans la parole que les sons qui frappent notre oreille, que nous ne pouvons facilement en isoler l'action et les mouvements des organes qui les produisent. Or, pour le sourd-

____

(1) *Institution des sourds et muets par la voie des signes méthodiques.* Paris, 1776, 1re partie, p. 26.

muet, c'est uniquement cette action qui constitue le langage oral, soit qu'il la constate chez les autres par la vue et le toucher, soit qu'il la sente en lui-même au moment où il l'exerce. Les différentes positions des lèvres, des arcades dentaires, de la langue, des joues, de la paroi inférieure de la bouche, du larynx, etc., dans la prononciation de chaque son, positions reconnues par le sourd-muet chez son interlocuteur, perçues par lui au sein de ses propres organes, forment un alphabet labial, ou plutôt oral, une véritable *chéilologie* ou *stomatologie* tout à fait comparable à l'alphabet manuel, à la dactylologie, qui résulte des différentes positions des doigts. Seulement cet alphabet oral frappe moins la vue et offre plus de complication dans les mouvements propres à chaque signe, il est tout à fait conventionnel et il n'a pas, comme la dactylologie, l'avantage de reproduire les signes de l'écriture. N'oublions pas toutefois que c'est la même langue, que le langage oral n'est qu'une autre manière de représenter les mots, et, jusqu'à un certain point, les mêmes lettres, quand notre orthographe bizarre ne détruit pas l'accord des langues écrite et parlée.

J'ai fait abstraction jusqu'ici du son émis par le larynx dans la voix ordinaire, du souffle de la voix basse fourni par l'appareil respiratoire; mais il va sans dire que la parole n'est obtenue qu'à la condition que l'action des parois thoraciques, dans un cas, l'action de ces parois et des muscles du larynx, dans l'autre, s'ajoutent aux mouvements des diverses parties de l'appareil buccal. Il faut même y joindre l'action du voile du palais, qui détermine la direction du son ou du souffle laryngien vers l'une ou l'autre ouverture extérieure du tuyau vocal.

C'est encore par la vue, le toucher et la perception intérieure de ses propres modifications organiques, que le sourd-muet reconnaît et apprend à exécuter lui-même tous les mouvements des organes respiratoires et vocaux qui coïncident avec ceux de la bouche, pour produire toutes les articulations de la parole. L'effort de ces organes se traduit, en effet, par leurs changements de volume et de situation, par les vibrations dont ils sont le siége, ou qu'ils déterminent dans les parois du tuyau vocal, par l'écoulement de l'air à travers les ouvertures du nez ou de la bouche, écoulement perceptible au tact pour la main placée au-devant de ces ouvertures.

Ce sont ces différents indices qui mettent le sourd-muet en état de produire des sons qu'il n'entend pas, mais qu'il sent vibrer dans sa poitrine, et d'acquérir ainsi la voix de la parole articulée, dont il semblait à jamais privé. On est même parvenu à régler ses intonations, si souvent imparfaites, en lui faisant apprécier par le toucher la différence des vibrations de la paroi inférieure de la bouche suivant le ton des sons vocaux.

On comprend néanmoins quelles difficultés il faut surmonter pour obtenir une grande précision dans ces exercices, avec quelle facilité les articulations qui exigent plus d'effort seront omises dans la prononciation des mots, ou remplacées par d'autres, produites par des mouvements peu différents, et, d'un autre côté, quels obstacles la rapidité de la parole, la profondeur d'une partie de ses organes, apportent à la perception visuelle du langage oral, ou, comme on dit, à la lecture sur les lèvres.

L'habileté du sourd-muet à se servir du langage oral est en rapport :

1° Avec son degré d'intelligence ;

2° Avec les rudiments d'audition qu'il conserve ;

3° Avec l'état plus ou moins parfait de la vision, et surtout des organes de la parole, sous le rapport de leur conformation et de l'agilité de leurs mouvements ;

4° Avec l'ancienneté de la surdité, lorsqu'elle n'est pas congéniale, avec l'usage que l'enfant a pu faire de la parole avant de perdre l'ouïe, ainsi qu'avec l'espace de temps pendant lequel il a cessé de parler ;

5° Avec l'âge auquel on a commencé à exercer l'enfant à l'articulation des sons ;

6° Avec le temps et les soins consacrés à cet exercice, l'attention et la bonne volonté qu'y a apportées l'élève, l'étendue et la fréquence de ses relations avec les parlants, et le plus ou moins de difficultés qu'il a rencontrées à employer un autre langage ;

7° Enfin, avec le degré de connaissance qu'a le sourd-muet des mots et de la langue qu'il doit lire sur la bouche ou qu'il doit lui-même articuler.

Chacune de ces influences mériterait d'être appréciée en particulier ; mais leur examen m'entraînerait trop loin dans ce moment. Je dirai seulement qu'à part l'idiotisme, une mauvaise conformation ou l'impossibilité d'assouplir dans un âge avancé les organes de la parole ; à part l'opiniâtreté de l'élève à se refuser à cette étude, l'existence de lésions pulmonaires ou autres qui l'empêcheraient de supporter les efforts qu'elle exige, aucune autre circonstance ne s'oppose d'une manière absolue à l'emploi du langage oral. Je n'en excepte pas l'insensibilité presque complète des nerfs acoustiques, qui, d'après les recherches de notre collègue, M. Bonnafont, priverait les sourds-muets de la parole, en les empêchant de s'entendre parler, parce que j'ai vu des sujets placés dans cette condition défavorable, qui n'en possédaient pas moins le langage oral.

Au reste, ce serait une erreur de croire que la perfection soit indispensable à la pratique du langage oral. De ce que cette perfection est rare, de ce qu'un grand nombre de sourds-muets, éduqués au moyen de l'articulation, *parlent mal*, on ne saurait conclure au peu d'utilité de ce procédé. Assurément, si nous nous trouvions dans un pays où personne ne parlerait notre langue, nous nous estimerions tous très heureux, et notre honorable collègue M. Bousquet comme les autres, de comprendre et de parler la langue de ce pays, comme les sourds-muets les moins habiles comprennent et parlent notre langage oral. Ne voyons-nous pas journellement des étrangers, des Français même, se faire parfaitement comprendre de nous malgré des vices de prononciation dont ils ne peuvent se défaire? Ne voyons-nous pas des lésions graves des organes de la parole, telles que l'imperfection de la voûte et du voile du palais, altérer la prononciation à un tel point qu'elle devient par moments inintelligible, et personne s'est-il jamais avisé de dire que le langage de ces individus soit inutile, et qu'il faille les condamner à parler par signes, parce qu'ils *parlent mal?* Pour quelques embarras momentanés à s'entendre, pour quelques équivoques sérieuses ou plaisantes, qui donc voudrait sacrifier ainsi, même dans son état imparfait, un des premiers attributs de l'homme, celui qui, après l'intelligence, l'élève le plus au-dessus de la brute?

Au lieu de nous rebuter des imperfections de langage des sourds-muets, travaillons plutôt à les restreindre, à les faire disparaître, s'il se peut, et puisque certains d'entre eux, non moins sourds que les autres, atteignent pourtant, sous ce rapport, à une perfection comparable à celle des entendants, recherchons quelles sont les conditions spéciales auxquelles ils ont dû ce précieux avantage, et faisons tous nos efforts pour étendre ces conditions à un plus grand nombre de leurs pareils, soit en cultivant à temps et sans relâche leurs facultés orales, soit en perfectionnant les procédés d'enseignement de signes vocaux.

Ce langage, d'ailleurs, qui nous paraît si souvent insuffisant quand nous voulons converser avec un sourd-muet parlant, est beaucoup mieux compris de ses compagnons d'infortune, de ses maîtres, de ses parents, de tous ceux, en un mot, qu'il fréquente le plus habituellement, et qui, tous aussi, savent mieux que nous se faire entendre à ses regards. La suppression, l'altération ou l'articulation imparfaite d'une partie des lettres, des syllabes ou même des mots, leur perception incomplète par l'intuition de la bouche, nuisent alors à peine à l'échange réciproque des idées, parce que les interlocuteurs devinent ce qui n'est point exprimé par ce langage *abrégé*, *réduit*, par la même raison que l'enfant qui bégaie les premiers mots de la langue converse déjà avec sa nourrice, tandis que nous ne pouvons le comprendre ; que nous-mêmes nous sommes en état de saisir *à demi-mot* une conservation un peu éloignée, qui parvient tronquée à nos oreilles, de lire une écriture mal formée, chargée d'abréviations, sur des sujets qui nous sont familiers, de déchiffrer la sténographie, malgré la suppression de toutes les voyelles, etc. Remarquons, en outre, que le sourd-muet qui parle mal se contente souvent d'indiquer le signe oral par la position des différentes parties de la bouche, sans émettre réellement le son, et que ce mouvement, perdu pour celui qui ne sait pas lire sur les lèvres, est parfaitement compris d'un interlocuteur également sourd-muet, ou possédant la chéilologie : c'est ce que l'on appelle *parler sans voix*, langage muet, qui n'est pas la même chose que parler à voix basse.

Ces considérations permettent d'expliquer pourquoi le sourd-muet parlant lit moins facilement sur la bouche et reproduit aussi moins fidèlement, lorsqu'il ne les voit pas écrits, les mots d'une langue qui lui est étrangère ; pourquoi on éprouve plus de difficulté à l'entendre et à s'en faire entendre dans une langue que l'on ne possède pas parfaitement soi-même, ce qui, soit dit en passant, n'est peut-être pas une des moindres causes qui ont entraîné quelques savants français à apprécier au-dessous de leur valeur réelle les résultats qu'ils étaient allés observer dans les écoles d'Allemagne (1).

Des deux actes du langage oral, lire sur les lèvres et articuler, les sourds-muets accomplissent plus aisément le premier que le second, de même que nous parvenons plus facilement à comprendre une langue étrangère qu'à la parler correctement. « On réussit beaucoup mieux dans la lecture sur les lèvres, dit l'abbé Carton, et le

---

(1) Si cette phrase se rapporte à M. Édouard Morel, qui a rendu compte du congrès de Pforzheim, elle n'est pas fondée, car cet honorable professeur sait très bien l'allemand. Mais elle ne convient pas mieux à beaucoup d'autres instituteurs étrangers qui ont parcouru les écoles de sourds-muets de toute l'Europe, et qui ne possédaient pas toutes les langues des nations qu'ils ont visitées. En pareil cas la position de ces étrangers est la même à l'égard de ces établissements, et par conséquent les résultats de leurs recherches ne perdent rien de leur valeur.　　　　P. M.

» succès est à peu près général (1). » Cet auteur estimable disait, en 1845, qu'il n'avait pu obtenir, pour l'articulation, des résultats aussi avantageux que ceux qui étaient annoncés par les instituteurs allemands (2), et M. Bousquet a produit cette citation à l'appui de son opinion sur l'usage de la parole. Mais, depuis cette époque, l'abbé Carton aurait entrevu, d'après le témoignage de M. le docteur Blanchet, la possibilité d'étendre encore le domaine de la parole. « Si les ressources de son établissement, disait-il en 1852, lui » permettaient d'avoir un maître et une maîtresse de plus pour cet » enseignement, il obtiendrait de plus brillants succès sur un plus » grand nombre d'élèves (3). » C'est qu'en effet, là gît la cause principale de la différence des résultats. Pouvoir consacrer à chaque élève tout le temps nécessaire est, toutes choses égales d'ailleurs, le premier élément du succès. « Apprendre à des sourds-muets à » parler, disait l'abbé de l'Épée en 1784, n'est point une œuvre qui » demande de grands talents; elle exige seulement beaucoup de » patience. Tout père ou mère, maître ou maîtresse..... peut espérer » de réussir dans cette entreprise, pourvu qu'il ne se rebute pas des » premières difficultés, etc. (4). »

Les faits que je viens de faire connaître à l'Académie sur la pratique du langage oral chez les sourds-muets sont le corollaire, non pas seulement de ce que j'ai lu, mais encore de ce que j'ai vu, soit dans la classe d'articulation fondée aux Sourds-Muets de Paris, vers 1828, d'après le vœu de l'Académie de médecine, supprimée peu d'années après, rétablie plus tard, et confiée actuellement au zèle de M. Volquin, soit sur des enfants de la même institution traités, et en partie exercés par M. Blanchet, soit enfin, et surtout, dans l'institution Dubois, dont on vous a déjà parlé, et où l'usage de la parole est le seul moyen de communication organique des élèves entre eux et avec leurs professeurs.

Il résulte de ces faits que le langage oral peut être employé avec avantage dans l'éducation des sourds-muets, quoiqu'il ne doive pas réussir également chez tous; que son usage offre toutefois une certaine difficulté et réclame une étude persévérante et assidue; qu'il peut, à la rigueur, suffire aux communications habituelles des sourds-muets entre eux; que le rapport des mots articulés avec la

(1) Mémoire couronné en 1845, p. 103.
(2) *Ibid*, p. 102.
(3) Blanchet, *premier rapport à M. le ministre de l'intérieur*, 1852.
(4) *La véritable manière d'instruire les sourds et muets*. Paris, 1784, p. 155.

langue écrite fournit une base utile, sur laquelle peut s'appuyer l'enseignement de la lecture et de l'écriture. Parlerai-je de l'avantage inappréciable que la langue orale procure au sourd-muet, en facilitant ses rapports avec les parlants, et en adoucissant du moins, si elle ne peut y mettre un terme, la rigueur de son isolement dans la grande société humaine ? Qu'il me suffise de rappeler encore ici les paroles du vénérable abbé de l'Épée, qui disait en 1776 : « L'unique moyen de les rendre (les sourds-muets) totalement à la » société est de leur apprendre à entendre des yeux et à s'exprimer » de vive voix ; » et il ajoute : « Nous y réussissons en grande partie » avec les nôtres, quoique nous ne vivions pas avec eux, et qu'ils » ne viennent à nos leçons que deux fois par semaine. Il n'est rien, » absolument rien, qu'ils ne puissent écrire sous la dictée de vive » voix, et sans leur faire aucun signe. » Voilà pour la lecture sur les lèvres ; voici pour l'articulation : « Une de nos sourdes-muettes récite » son office de vive voix avec sa maitresse. Elle a aussi récité de » vive voix les vingt-huit chapitres de l'Évangile selon saint Mat-» thieu. Toutes les plus grandes répondent de vive voix aux ques-» tions qui ne demandent qu'une réponse affirmative ou négative... » Elles ajoutent en cas de besoin des phrases courtes, comme *je ne* » *sais pas, je ne pourrai pas, je ne l'ai pas vu.* Un jeune sourd-muet me » répond seul publiquement à la messe... Il a soutenu, en 1773, une » dispute latine de vive voix en toute règle sur la définition de la » philosophie, etc. (1). » Assurément les prétentions de l'école allemande paraîtront bien modestes, à côté de semblables récits d'un homme qui passe pour le chef des adversaires de la parole. Remarquons toutefois que ces succès de l'abbé de l'Épée ont trait bien plutôt à l'acte mécanique du langage oral et à l'exercice de la mémoire, qu'à un véritable développement de l'intelligence par la parole ; il a soin d'avertir lui-même, en parlant de son jeune philosophe, que « les » arguments étaient communiqués. »

La troisième espèce de langage, applicable à l'instruction des sourds-muets, est la mimique. Elle a sa source dans le langage d'expression qui nous est commun avec les animaux, mais que relèvent et ennoblissent les formes humaines et le reflet de l'âme sur la physionomie, et jusque dans le geste. Borné à un rôle accessoire dans son association avec la parole, ce langage exprime à lui seul nos idées et surtout nos sentiments, quand le langage oral nous manque pour les rendre. Il était naturel que le sourd-muet l'appelât tout d'abord à son aide. Mais les gestes spontanés étant insuffisants pour

______

(1) *Institution des sourds et muets*, p. 155.

traduire toutes ses pensées, il en invente pour étendre son langage, comme ces religieux condamnés par leur règle au silence, qui, dit-on, composèrent un *Dictionnaire des signes*. « Nos muets, dit Mon- » taigne, disputent, argumentent et content des histoires par signes : » j'en ay veu de si souples, et formez à cela , qu'à la vérité il ne » leur manquait rien à la perfection de se sçavoir faire entendre. » *Essais*, l. II, ch. XII.

L'abbé de l'Épée crut ne pouvoir mieux faire, pour instruire les sourds-muets, que de régulariser , d'agrandir encore leur langage par signes, et de lui faire exprimer toutes les idées du langage or-dinaire. C'est de cette mimique de convention, perfectionnée par l'abbé Sicard, Bébian et beaucoup d'autres, que l'on fait encore usage dans l'éducation des sourds-muets.

C'est une langue à part, une langue toute d'images , qui détache de chaque idée un ou plusieurs de ses attributs pour en faire sa re-présentation extérieure, au moyen des mouvements, des attitudes, du jeu de la face le plus en rapport avec ce que l'on veut peindre. Ici plus de mots, de syllabes, de lettres ; c'est à peine si l'on recon-naît les parties du discours. La phrase n'est qu'une suite de des-sins animés, qui rappelle, en quelque façon, la langue hiéroogly-phique, ou certains rébus, moins l'obscurité de l'une et les équivo-ques des autres. Il n'est personne qui n'ait eu occasion de se servir, sans s'en douter, de quelque signe de ce langage mimique, de faire, par exemple, le simulacre de coucher en joue pour désigner un fusil, de passer un anneau au doigt pour indiquer le mariage , de promener une main de haut en bas sur l'épigastre pour exprimer le besoin de la faim, etc. La pantomime de nos théâtres, quoique moins variée, moins méthodique, moins précise, et beaucoup moins complète, peut pourtant en donner, jusqu'à un certain point, l'idée.

Les éléments de ce langage, ou les signes, sont nécessairement infiniment plus nombreux que dans le langage ordinaire, puisqu'il y en a presque autant que d'idées distinctes, tandis que les mots dont nous nous servons se ramènent tous à un petit nombre de signes élémentaires, dont l'association et l'arrangement, deux à deux, trois à trois, quatre à quatre, et ainsi de suite, les con-stituent.

Cependant il n'y a pas, à beaucoup près, autant de signes mimi-ques que de mots : 1° d'abord, parce que les synonymes sont ren'ʳᵉˢ par un seul et même signe, ce qui, à la vérité, est en partie ᵒᵐ-pensé par la nécessité d'avoir plusieurs signes pour les mots ᵢ expriment plusieurs idées différentes ; 2° en second lieu, parce que les idées composées étant rendues par les idées simples qu'elles renferment, un certain nombre de signes élémentaires, diversement combinés, ont pu remplacer un plus grand nombre de mots; 3° parce que le même signe désigne le verbe et le substantif quand ils expriment la même action ; 4° en quatrième lieu, par suite de la manière même dont cette langue fonctionne, et que je vais essayer d'expliquer.

Le mécanisme en est simple, point de déclinaison, point de conjugaison. L'idée radicale qu'expriment le substantif, l'adjectif, le verbe, suffit. Des signes particuliers, marquant le genre, le nombre, trois signes pour le présent, le passé, l'avenir, s'ajoutent au signe de l'idée fondamentale, et lui impriment les différents sens que nous rendons par le singulier, le pluriel, le féminin, le masculin, et tous les temps des verbes. Supposons, par exemple, qu'on veuille dire en langage mimique : *Tu nous as ennuyés, je ne veux pas t'écouter, je m'en vais.* On fera le signe de *toi*, de *ennui* ou *ennuyer* de *nous*, puis le signe du passé, et l'on continuera de la même façon pour le reste de la phrase, qui se trouvera rendue à peu près comme il suit : *Toi ennuyer nous le temps passé, moi vouloir écouter toi pas, moi partir.* Mais on conçoit que la rapidité du geste, son expression, qui substitue la peinture à la parole, donneraient aux idées une vivacité, une couleur, une énergie, que cette pâle traduction ne saurait rendre.

Voilà, en peu de mots, voilà, si je les ai compris, les principes les plus généraux de la langue mimique. Je demande pardon à l'Académie, et surtout aux adeptes en ce langage, de ce qu'il peut y avoir d'inexact dans mes paroles. Je ne connaissais pas ces principes il y a huit jours (1) ; j'ai cru nécessaire de les étudier, de les exposer ici pour ceux de mes collègues qui pouvaient les ignorer comme moi, parce qu'ils font évidemment partie des éléments sur lesquels doit se baser notre jugement. Le peu de temps que j'ai pu leur consacrer, le motif qui m'a conduit, seront mon excuse.

La mimique est, comme on le voit, une sorte de langue primitive; ses tours se rapprochent du premier langage de l'enfant, de

(1) Nous devons enregistrer cet aveu. L'orateur, en nous faisant cette confidence, aura démontré deux choses, savoir : l'extrême facilité de son travail ; la rapidité avec laquelle il pénètre, sinon au fond, du moins au delà de l'écorce d'un sujet plein d'obscurité, et, en second lieu, l'ardeur d'un zèle qui ne lui a pas permis de choisir, parmi tant de matériaux, les meilleurs, même les bons, qu'un peu plus de calme lui eût permis de discerner.   P. M.

celui des peuples peu avancés en civilisation, particulièrement de certaines langues d'Orient, du chinois, auquel on l'a comparé (1), du langage du nègre créole, et de tous les hommes qui s'essaient dans une langue étrangère, sans en connaître encore les formes grammaticales. Mais, hâtons-nous de le dire, elle diffère de toutes ces langues de mots par sa forme pittoresque, qui met sous les yeux les actes, les faits, dont les mots ne sont que le récit. La langue poétique, qui nous fait oublier un instant les mots qu'elle emploie pour les images qu'ils retracent, et dont elle est prodigue, peut seule lui être plus exactement comparée, et, sous ce rapport, j'appellerais volontiers la langue mimique une véritable poésie primitive.

On comprend tout l'attrait que présente à l'enfant sourd-muet ce langage d'action, simple, naïf, comme son âme, et pourtant si précis, si expressif, si rapide, si bien fait pour frapper les seuls sens qu'il conserve; ce langage pour lequel il semble né, qu'il sait, pour ainsi dire, avant de l'avoir appris, et qui, à peine enseigné, lui devient aussitôt un facile moyen de communiquer avec ses semblables. On comprend tout ce qu'il y avait de saisissant dans ces espèces de représentations scéniques que donnaient Sicard et l'abbé de l'Épée, dans ces pantomimes spirituelles de Massieu, Clerc, et tant d'autres, dans ces tableaux mouvants et intelligents, qui passaient sous les yeux du spectateur, dans ces traductions de la langue poétique, si animées, si pittoresques, et en même temps si fidèles, qu'hommes et femmes en étaient pénétrés, émus jusqu'aux larmes (2). On comprend toute l'ardeur des apôtres de la mimique à défendre aujourd'hui cette arche sainte, tout leur amour pour un idiome qui est leur ouvrage, leur conquête, qui est leur langue maternelle, s'ils sont en même temps sourds-muets, et leur répugnance invincible à lui substituer notre langue orale.

Cette répugnance ne peut mieux se comparer qu'à celle de ces

(1) Bébian, *Essai sur les sourds-muets et sur le langage naturel*, 1817, p. 134.

(2) Il y aurait bien des choses à dire sur ces séances si émouvantes, si peu utiles à ceux qui y jouaient le premier rôle, vain spectacle pour les curieux désœuvrés qui semblaient considérer les sourds-muets comme une troupe d'animaux savants. Un plus juste sentiment des convenances a fait supprimer ces représentations, pour le moins inutiles. M. Valsse, dans son discours de fin d'année pour 1847, a su apprécier, avec la netteté de son esprit pratique, les vrais motifs des succès obtenus dans ce genre par l'abbé Sicard.   P. M.

provinces que les événements de la guerre ou les traités font changer de domination, pour la langue qui leur est imposée par leurs nouveaux maîtres. Elle se transmet d'une génération de sourds-muets à l'autre, comme celle-ci se perpétue dans les familles pendant des siècles. J'ai vu moi-même, ces jours derniers, les élèves du savant Berthier, interrogés par lui sur leur désir d'apprendre le langage de la parole, répondre presque unanimement, et sans hésiter, par un signe négatif, quoique presque tous eussent déjà acquis une notion de la langue orale par le cours d'articulation qu'on leur fait suivre. La faible minorité qui se prononça pour l'affirmative me parut se composer surtout de demi-sourds, ou d'enfants ayant parlé avant d'avoir perdu l'audition. M. le docteur Menière (1) vous a rappelé un essai malheureux de suppression de la mimique, tenté autrefois, vers 1832, dans l'Institution de Paris. Cet exemple, je dois le dire d'avance, ne prouve pas ce que notre honorable confrère a voulu en déduire, l'impossibilité d'un emploi général de la méthode de l'articulation. L'Académie va en juger. Il fut rendu, à cette époque, un arrêté qui prescrivait aux élèves le langage oral, et leur défendait d'employer les signes pour la prière et pour s'entretenir entre eux. C'était, comme on l'a dit, décréter la parole. Qu'en arriva-t-il? Les élèves se révoltèrent contre le directeur d'alors, M. Ordinaire. Les professeurs, dont plusieurs étaient sourds-muets, ne continuèrent pas *trois jours* l'enseignement de l'articulation et de la lecture sur les lèvres, qui leur était ordonné; quelques uns ne firent pas même une seule fois cet essai (Bébian, *Examen critique de la nouvelle organisation*, etc., 1834, p. 38). Ce fait, qui n'a évidemment aucune valeur relativement au choix à faire entre les deux méthodes, est seulement une nouvelle preuve de l'éloignement des élèves des classes de mimique pour l'emploi de la parole.

Mais que l'on ne croie pas que cette répulsion soit générale, naturelle au sourd-muet, indépendante des impressions qu'il a reçues. Loin de là; l'abbé de l'Épée lui-même nous apprendra que « les » sourds-muets..... étant curieux, comme le reste des hommes, de » savoir ce que l'on dit, surtout lorsqu'ils supposent qu'on parle » d'eux ou de quelque chose qui les intéresse, ils nous dévorent des » yeux, cette expression n'est pas trop forte, et devinent très aisé- » ment tout ce que nous disons, lorsqu'en parlant nous ne prenons

(1) Il y a évidemment ici une erreur de nom. M. Bousquet, M. Volquin, ont rappelé cette particularité que je connaissais, mais dont je n'ai fait mention nulle part.
                                                                    P. M.

» pas la précaution de nous soustraire à leur vue (1). » Or, il est clair qu'il n'y a qu'un pas de cette excessive curiosité, signalée par l'abbé de l'Épée (2), au désir d'apprendre et de pratiquer le langage oral. Aussi ai-je vu tous les élèves de l'institution Dubois, où la mimique est inconnue, manifester le plus vif empressement pour un art dont ils sentent tout le prix. « Chère maîtresse, écrivait une » ancienne élève des dames Dubois, je désire beaucoup avoir votre » portrait afin quand je serai à travailler dans ma petite chambre » en levant les yeux que je vous vois comme une bienfaitrice car » je peux aller partout, on me comprend bien. J'ai vu A. (élève qui » sortait de l'Institution des sourds-muets de Nancy), elle est comme » une *hébreu* dans le monde au lieu que je peux parler et raisonner » avec mes parents de ce que je sais et ce que je vois, etc. »

A côté des avantages inappréciables que je viens de reconnaître à la mimique, se placent des inconvénients que je ne dois pas omettre.

D'abord, il est manifeste que cette langue spéciale ne servira au sourd-muet rendu à la société, que dans des limites très restreintes, que le temps qu'il aura passé à l'apprendre n'aura été employé qu'à le mettre en rapport avec ses maîtres, ses compagnons, et plus tard avec le petit nombre de membres de sa famille ou de personnes étrangères, qui auront appris son langage. « N'est-il » pas plus logique, dit M. Blanchet (2ᵉ *Rapport sur les établisse-* » *ments d'Allemagne*), que l'enfant sourd-muet apprenne à se servir, » par exemple, du mot *pain*, à le prononcer pour le désigner quand » il en a besoin, certain d'être compris des 36 millions d'habitants » de la France (3), plutôt que d'avoir appris à désigner la chose *pain* » par un signe conventionnel, plus ou moins naturel, que personne » ne comprendra ? »

(1) *La véritable manière d'instruire les sourds et muets*, p. 211.

(2) L'interprétation, donnée par M. Bouvier, n'est ni la plus juste, ni la plus naturelle. Les sourds-muets *dévorent* du regard les parlants, cela est vrai, mais ce n'est pas la bouche seule qu'ils examinent. Le visage tout entier est pour eux un livre où ils lisent couramment. La plupart des personnes qui parlent avec un peu d'animation expriment leur pensée avant de la traduire en paroles ; l'œil dit ce qu'il y a dans l'âme avant que les mots frappent l'oreille des entendants : c'est là ce que regardent les sourds-muets, et jamais l'abbé de l'Épée n'eût commis la méprise que je laisse à la charge de M. Bouvier.   P. M.

(3) *N'est-il pas plus logique que l'enfant sourd-muet apprenne à se ser-* *vir..... plutôt que d'avoir appris.....* J'en demande bien pardon à l'auteur

Un second inconvénient de la mimique, c'est qu'elle n'est point uniforme, c'est qu'elle varie d'un lieu à un autre, dans le même pays, que dis-je! dans la même institution, à peu près comme ce patois de nos paysans, qui fait que, d'un département, d'un village à l'autre, on peut avoir de la peine à se comprendre. L'honorable M. Puybonnieux, professeur parlant aux Sourds-Muets de Paris, raconte, à la vérité, qu'il a pu s'entretenir longuement, par signes, avec un professeur américain, qui ne savait pas le français, et dont lui-même ne parlait pas la langue (1). Mais ce n'est là qu'un fait, et quelque témoignage qu'il rende en faveur de la ressemblance du langage d'action dans ce cas particulier, il ne saurait détruire une foule d'autres faits contraires (2).

Mais le plus grand reproche que l'on puisse adresser à la mimique, est une conséquence de sa nature même. Sans doute personne ne lui refuse d'être propre au développement de l'intelligence, de faire *penser* le sourd-muet, d'agrandir le cercle de ses idées comme toute autre langue, peut-être même, à certains égards, mieux que toute autre langue moins bien appropriée à la vie de relation de cette classe d'êtres. Mais il ne faut pas oublier que, dans l'éducation, tout langage n'est qu'un moyen d'étude, que, dans celle du sourd-muet, en particulier, la lecture et l'écriture, la connaissance de la langue de son pays, sont les premières notions qu'il lui importe de posséder, celles qui le conduisent à acquérir toutes les autres. Or, voyez quelle complication va résulter du défaut de rapport, de la dissemblance complète, de l'opposition même, qui se trouvent entre sa langue organique, celle des signes, et sa langue écrite, la langue des livres, la seule qui puisse l'instruire hors de la présence et des entretiens de son professeur, de même qu'après son retour à la vie commune! Qui ne sent que notre langue sera pour lui une langue morte, ce qu'est le latin, ce qu'est le grec dans nos collèges; qu'il se trouvera dans la position où serait placé un écolier ne sachant *parler* que le français, et à qui on imposerait l'obli-

de cette phrase et à l'orateur qui la cite, mais on la croirait écrite par l'élève de mademoiselle Dubois, dont le style brille dans le paragraphe précédent.   P. M.

(1) Puybonnieux, *Mutisme et surdité*. Paris, 1846, p. 210.

(2) M. Bouvier a fait bon marché de cette petite difficulté. Un sourd-muet, avec la mimique, ne mourra jamais de faim nulle part, en quelque pays qu'il se trouve, il saura se faire comprendre, tandis qu'un élève de M. Dubois, qui dirait bien le mot *pain*, pourrait jeûner longtemps s'il s'adressait à un Anglais, à un Russe, à un Arabe.   P. M.

gation, tant au collége que pour le reste de ses jours, de ne lire, de n'écrire que du latin ou du grec, qu'il serait libre seulement de traduire dans sa langue maternelle, et *vice versâ?* Que l'on ne croie pas, en effet, que, même avec le secours de l'écriture et de la dactylologie, les signes ou gestes mimiques soient, pour le sourd-muet, *représentatifs* des mots ; non, la première chose qu'ils lui rappellent, la seule qui fixe son attention, quand il ne fait pas l'effort de penser à la langue écrite, de se *traduire* lui-même, ce sont les images, ce sont les choses, les idées, qu'elles expriment. Cela est si vrai que les sourds-muets habituellement mimes ne pensent que par signes, sans se représenter aucunement les mots, comme nous pensons à l'aide de notre langue maternelle, et non au moyen du grec ou du latin qu'on nous a appris. C'est là un fait proclamé par tous les hommes compétents qui ont écrit sur la matière. « Il est de toute importance » a dit Itard dans son testament (1) à la suite de la clause dans laquelle il exclut l'emploi du langage mimique pour sa classe d'instruction complémentaire, « il est de toute importance que le sourd- » muet, arrivé à ce dernier degré de l'enseignement, *cesse de penser* » *dans sa langue*, naturellement imparfaite et tronquée, pour tra- » duire, comme il le fait, ses idées dans la nôtre ; *mais qu'il pense* » et s'exprime d'emblée *dans la langue de la grande société parlante*, » soit par la voix, soit par l'écriture. » Ce vœu d'Itard, qu'il fondait sans doute sur la possibilité de penser dans une langue étrangère, une fois qu'elle nous est devenue très familière, ce vœu n'a pu être rempli et ne pouvait l'être par sa méthode mixte. Le professeur sourd-muet, autrefois élève d'Itard pour la parole, qu'il possède en effet, quoique imparfaitement, M. Allibert, me disait encore ces jours passés : « Je pense par les signes. »

C'est donc une difficulté de plus, et une difficulté sérieuse, que l'on crée au sourd-muet, lorsqu'on lui apprend ainsi deux langues différentes, l'une pour converser, l'autre pour se livrer à l'étude ; ses progrès doivent inévitablement en souffrir : ils doivent être plus lents que lorsqu'on l'instruit par la parole, à moins d'admettre que, toute compensation faite, il lui faille plus de temps et de travail, somme toute, pour étudier à l'aide de la parole, pour apprendre et cultiver la langue orale, concordant mieux, mais non complétement, il ne faut pas l'oublier, avec la langue écrite, que pour apprendre les signes et effectuer incessamment leur traduction en mots écrits, et réciproquement.

Là est, en effet, le nœud de la question. Sa solution, au point de

____

(1) *Bulletin de l'Académie de médecine*, t. III, p. 924.

vue pédagogique, se trouve tout entière dans ce fait, à savoir, le temps nécessaire, la somme de travail à produire pour atteindre un résultat identique par l'une ou l'autre méthode, ou, ce qui revient au même, la nature du résultat obtenu par l'emploi d'un temps et d'une somme de travail semblables. Ajoutez à cela l'autre face de la question, le degré d'utilité de la parole, au point de vue social, telle que le sourd-muet peut l'obtenir, et vous aurez tous les éléments du problème à résoudre.

Une solution complète de ce problème ne nous est pas demandée, et j'en félicite l'Académie. Voici soixante-quinze ans que la lutte des deux camps est engagée, à partir de la querelle de Heinicke et de l'abbé de l'Épée, et il est permis de douter que nous y eussions mis un terme.

Cependant la question même qui nous est posée, quoique partielle, exige que nous abordions quelque peu l'examen de ce grand problème.

On nous demande s'il convient de placer une partie des sourds-muets de l'Institution de Paris dans une classe à part, où ils seraient élevés spécialement au moyen de l'articulation. Ces sourds-muets sont, à la vérité, dans des conditions particulières; mais ils ont été confondus jusqu'ici avec les autres sourds-muets et instruits, comme ceux-ci, par la mimique. Itard vous a même déclaré, en 1828, qu'il y avait toujours avantage à placer ces enfants (ceux qui ne sont pas complétement sourds, mais qui le sont assez pour ne pouvoir jouir de l'audition indirecte) dans une école de sourds-muets, l'éducation par signes auxquels on soumet ceux-ci profitant à ceux-là et remplaçant chez eux l'influence de la conversation orale. Votre commission d'alors vous exposa, de son côté, par l'organe de M. Husson (1), qu'ayant comparé deux sourds-muets rendus en partie à la faculté d'entendre et de parler, élevés, l'un dans une famille de personnes entendant, l'autre au milieu de sourds-muets, elle avait reconnu la supériorité intellectuelle du second sur le premier, parce qu'il avait joui des avantages de la conversation, à l'aide du langage des signes, et tout en proposant, suivant le vœu d'Itard, la fondation d'une classe destinée à ap-

(1) On voit par cette citation importante que l'opinion que j'ai émise dans ma lettre à l'Académie, et qui m'a été si vivement reprochée par plusieurs orateurs, a été proclamée par la commission dont M. Husson était rapporteur. Ce rapprochement dont je m'honore prouve que je n'ai pas exprimé légèrement une manière de voir qui est le résultat légitime d'une longue expérience. P. M.

prendre aux sourds-muets à parler, tout en recommandant, pour une petite fraction des enfants admis aux sourds-muets, une éducation consistant dans la combinaison des signes avec la parole, la commission répète dans ses conclusions, que « toute surdité congéniale ou de bas âge, *quelque légère qu'elle soit*, rend l'éducation mimique *indispensable*, par conséquent, rejette l'enfant dans la » classe des sourds-muets (1) ».

Ce que l'on vous propose aujourd'hui est donc, sous ce rapport, le contraire de ce que vous avez adopté en 1828. Devez-vous y souscrire ? Les nouveaux faits produits depuis cette époque sont-ils de nature à couvrir la responsabilité que votre nouvelle décision fera peser sur vous ? Allez-vous, en adoptant les conclusions de la commission actuelle, conseiller le bouleversement, la désorganisation de l'Institution des sourds-muets, comme a paru le craindre notre honorable collègue, M. Ferrus ? Si l'on suivait votre avis, en supposant qu'il soit conforme au vœu de la commission, risquerait-on d'entraver l'éducation d'une partie des élèves de l'Institution de Paris, et de les rendre à la société dans un état d'infériorité relative, comme votre commission de 1828 était convaincue que cela devait arriver ? Telles sont les questions que je ne puis me dispenser d'examiner.

Et d'abord, il est des éclectiques, on en trouve partout, qui ont dit : Rien de plus simple, la mimique est bonne, mais l'articulation a bien son mérite ; unissons-les dans un doux embrassement, et tout sera dit ; enseignez à la fois l'articulation et la mimique. Ces esprits conciliants ne proposent rien de nouveau. C'est, je viens de le rappeler, la conclusion formelle du rapport de M. Husson à l'égard de certains sourds-muets. C'était la pensée d'Itard lui-même, quand il demanda, à plusieurs reprises, ce cours d'articulation que vous connaissez, quand il conseilla, dans son testament, d'exercer continuellement à l'articulation les élèves de sa classe de perfectionnement (2). Mais hélas, chimère ! l'accord est impossible, l'honorable M. Bégin vous l'a dit : « Les deux méthodes sont formellement exclusives (3). » Ai-je besoin de vous dire pourquoi, de vous rappeler

____

(1) *Mémoires de l'Académie de médecine*, t. II, p. 178.

(2) *Bulletin de l'Académie de médecine*, t. III. p. 924.

(3) Cette manière d'interpréter la pensée de M. Bégin ne me paraît pas juste. Ce ne sont pas les méthodes qui sont exclusives, mais bien les hommes qui les appliquent, il y a un antagonisme complet entre les chefs d'école, je le crois, avec M. Bégin, mais cette opposition n'est pas nécessairement dans les choses Itard, Husson, et bien d'autres ont cru, et croient encore qu'on peut les appliquer concurremment.   P. M.

l'éloignement des élèves *mimes* pour la parole, la nécessité de ne pas détourner d'un travail opiniâtre, d'une pratique assidue, constante, de l'articulation, ceux que vous destinez à conquérir l'usage de la langue orale? Que, dans des cas particuliers, un sourd-muet, élevé par la mimique, ait assez d'empire sur lui-même pour y joindre l'étude de la parole; qu'un autre, habitué à ne se servir que de la parole, apprenne plus tard la langue des signes, sans inconvénient pour son langage oral, je suis loin de le contester; mais, en thèse générale, une méthode mixte ne me paraît point applicable.

Ainsi, point d'association, point de moyen terme, car je n'appelle de ce nom, ni la conservation de la mimique expressive spontanée, commune à tous les hommes, dans les manifestations de la pensée d'un sourd-muet instruit par la parole, ni l'introduction de quelques gestes naturels (*mimique naturelle* des Allemands), pour montrer les objets, figurer les actes que l'on nomme, dont on apprend les mots à l'enfant au début de l'éducation par le langage oral. Il est impossible de s'entendre, si l'on ne veut s'astreindre à ces distinctions, si l'on partage la méprise de ceux qui confondent la mimique ou la langue des signes avec la dactylologie, les gestes naturels d'expression avec les signes mimiques de la langue conventionnelle des sourds-muets. Que quelques-uns de ces gestes aient trouvé un heureux emploi dans ce langage, c'est ce que l'on ne saurait nier; mais ils forment, à beaucoup près, le plus petit nombre des signes employés. S'il était possible qu'il en fût autrement, les parlants éprouveraient moins de difficulté à apprendre la langue mimique; on n'aurait pas vu Itard, dans sa longue carrière, rester presque entièrement étranger à ce langage; on ne verrait pas, dans nos institutions, tant de fonctionnaires dans le même cas, ni, dans les familles mêmes, beaucoup de leurs membres rester à jamais privés de ce moyen de communication avec des enfants sourds-muets qu'ils chérissent. Quand j'insiste sur l'incompatibilité de l'usage de la mimique avec la parole dans l'éducation des sourds-muets, il est clair que je n'entends parler que de la mimique *enseignée* et formant véritablement un langage à part.

Pour fixer votre choix, puisqu'il faut enfin se prononcer sur le mérite comparatif des deux méthodes dans la circonstance particulière qui vous est soumise; pour vous aider à sortir d'embarras au milieu d'adversaires également convaincus, également ardents, il me suffira de laisser parler les faits.

Ce jeune Paul de Vigan, dont j'ai déjà parlé, s'est exprimé comme il suit, devant la commission de l'Académie des sciences :

« Je crois utile, dans cet historique, de faire connaître l'inconvé-

» nient des pantomimes dont les sourds-muets se servent irrésisti-
» blement pour causer entre eux. Elles les empêchent de bien
» apprendre la langue française, et aussi de sentir l'utilité de la
» lecture, ce qui fait qu'ils se trouvent souvent fort embarrassés
» quand il faut parler par écriture à ceux qui ne connaissent pas
» les signes ni les pantomimes, et (ce qui fait) qu'ils se hasardent à
» écrire des phrases et des mots de la signification desquels ils ne
» sont pas sûrs, ou une suite de mots qui ne présente aucun sens,
» ou qui n'est pas française (1). »

Ai-je besoin de faire remarquer que M. de Vigan ne peut parler
ici que d'après sa propre expérience, d'après ce qu'il avait dû observer nombre de fois sur lui-même et sur ses camarades?

Beaucoup d'autres témoignages, en partie puisés dans les ouvrages mêmes des partisans déclarés du langage d'action, établissent formellement l'insuffisance de l'éducation des sourds-muets
par cette méthode. Je sais bien qu'il ne faut pas se montrer trop
exigeant en pareil cas, qu'il n'est donné à aucune méthode de faire
que le jeune sourd-muet ne soit pas un enfant arriéré(2), et plus tard
un homme retardé, non qu'il ait moins d'intelligence que les parlants, mais parce qu'il manque forcément de cette éducation que
j'appellerai *spontanée*, résultant de la société continuelle de l'enfant
avec tous ceux qui l'entourent, et qui, à leur propre insu, concourent incessamment à l'exercice et au développement de ses facultés
morales et intellectuelles. En un mot, pour me servir d'une expression de M. le docteur Menière, je ne pense pas plus que notre
honorable confrère que l'on puisse, par aucun moyen, faire des
miracles en fait de surdi-mutisme. Mais on a exalté les résultats
intellectuels obtenus par l'école de Paris, on les a déclarés supérieurs à ceux que l'on obtient ailleurs. Il faut donc montrer ce
qu'ils sont réellement, comparativement aux résultats des autres
méthodes.

« Nous devons le dire sans détour, dit M. de Gérando(3), il est
» connu que les élèves de l'abbé de l'Épée ne pouvaient d'eux-

(1) *Comptes rendus de l'Académie des sciences*, 1843, t. XVII, p. 1271.

(2) Pour le coup M. Bouvier est dans le vrai : il est amené, par la force
des choses, à proclamer un principe que lui reprocheront, sans doute,
comme une hérésie, ceux dont il soutient la cause. La sagacité de l'honorable académicien lui a fait saisir, en quelque sorte à son insu, certaines
vérités, qui dominent son discours, et protestent d'avance contre ses conclusions si absolues, si radicales.   P. M.

(3) *De l'éducation des sourds-muets*. Paris, 1827, t. Ier, p. 479.

» mêmes exprimer une de leurs pensées, rendre compte d'une de
» leurs actions, dans une phrase écrite de leur composition. Le res-
» pectable instituteur s'était persuadé qu'un semblable résultat était
» absolument impossible à obtenir....... N'espérez pas, écrivait-il
» à l'abbé Sicard en 1783, que vos élèves puissent jamais rendre
» par écrit leurs idées. *Notre langue n'est pas leur langue;* c'est
» celle des signes. Qu'il vous suffise qu'ils sachent traduire la
» nôtre avec la leur, comme nous traduisons nous-mêmes les lan-
» gues étrangères, sans savoir ni penser, ni nous exprimer dans ces
» langues. »

Et en effet, l'abbé Sicard cite l'exemple d'un élève de l'abbé de
l'Épée, qui, renvoyé à ses parents après plusieurs années d'une
instruction regardée comme complète, écrivait : *Caudéran, paquet,
porter mon oncle,* pour dire : Je vais à Caudéran porter un paquet à
mon oncle.

Je conviens que les choses n'en sont pas restées à ce point entre
les mains des successeurs de l'abbé de l'Épée. Continuons donc,
afin de juger des progrès ultérieurs.

M. de Gérando dit encore, mais cette fois en parlant des sourds-
muets instruits par l'abbé Sicard lui-même, ou selon ses principes:
« Voyez, en effet, combien les élèves formés par la voie des signes
» méthodiques se trouvent encore gênés dans la langue de leur
» pays : c'est toujours avec une sorte de fatigue qu'ils mettent par
» écrit leurs réflexions et les réponses aux questions qu'on leur
» adresse; ils conservent certaines locutions qui leur sont propres;
» ils manquent fréquemment à certaines des formes de la langue;
» ils ne se familiarisent point avec ces tours qui donnent au style
» sa physionomie et son empreinte....... Mais, ce qu'il y a de plus
» fâcheux, ils s'accoutument peu à la lecture; ils prennent peu de
» goût pour cet exercice, qui devrait être cependant leur principal
» moyen d'instruction, qui devrait les mettre en état d'en achever
» par eux-mêmes la partie la plus essentielle. Un grand nombre
» d'entre eux ne sont pas en état de lire couramment un livre quel-
» conque; presque tous montrent de l'éloignement pour les livres,
» quand ils sont abandonnés à eux-mêmes (1). »

Ceci était écrit en 1827; poursuivons dans l'ordre chronologique.

« Lorsque j'entrai à l'Institution royale, dit Bébian (2), je trou-
» vai..... un système de signes grossiers et obscurs..... Aussi, toute

(1) *Ouvrage cité,* t. II, p. 503.
(2) *Examen critique de la nouvelle organisation,* etc. Paris, 1834, p. 35.

» la littérature était-elle lettre close pour les pauvres sourds-muets.
» Bien heureux quand une traduction en signes n'était qu'un non-
» sens. C'était le plus souvent un contre-sens continu. Aussi, Dieu
» sait de quelles erreurs les esprits de ces pauvres enfants étaient
» farcis! C'est ce que les élèves de cette époque peuvent encore
» attester. Le fameux sourd-muet Massieu, ce grand improvisateur
» de réponses aux exercices publics de l'abbé Sicard, ne comprenait
» pas *l'Ami des enfants* de Berquin. »

Itard, en créant, par son testament, en 1837, une classe d'*instruction complémentaire* à l'Institution des Sourds-Muets de Paris, ajoute les réflexions suivantes :

« Le conseil d'administration, tous les professeurs consultés,
» aura à décider quelles seront les études à suivre dans la classe
» d'instruction complémentaire. Toutefois, si mes observations et
» des expériences tentées sous ce point de vue, pendant quarante
» ans, peuvent être de quelque poids dans cette détermination, il
» faudra la déduire de ce fait remarquable, qui a pour moi tous les
» caractères d'une vérité démontrée, *que presque tous nos sourds-*
» *muets, au bout de six années qui leur sont accordées pour leur*
» *instruction, se trouvent hors d'état de lire, avec une parfaite intel-*
» *ligence, la plupart des ouvrages de notre langue.* Il résulte de là que
» le sourd-muet, sorti de l'Institut, reste toute sa vie au même
» degré d'instruction où l'a laissé l'enseignement de ses maîtres, et
» qu'en conséquence de ce fait, l'étude la plus fructueuse pour lui
» serait incontestablement celle qui l'amènerait à lire *intelligible-*
» *ment* et sans fatigue toutes les productions importantes de notre
» langue (1). » Itard donne ensuite le conseil dont j'ai déjà parlé.
d'exclure, dans cette classe de perfectionnement, l'emploi du langage mimique, mesure à peu près impraticable, comme l'expérience l'a démontré, à l'égard d'élèves habitués, depuis nombre
d'années, à se servir presque exclusivement de la langue des
signes.

On trouve, dans un discours de M. Laurent de Jussieu, prononcé
dans la séance solennelle de 1843, pour la distribution des prix des
sourds-muets, la phrase que voici :

« Nous ne saurions trop le répéter (M. de Jussieu l'avait, en effet,
» déjà dit l'année précédente), c'est la connaissance parfaite et
» l'usage facile de la langue française qui peuvent seuls rendre
» complétement les sourds-muets à la société; et c'est là, il faut le
» dire, *le côté faible de toutes les classes.* »

(1) *Testament d'Itard* (*Bulletin de l'Acad. de médecine*, t. III. p. 924).

Au rapport de M. Alph. Esquiros (1), auteur d'une série d'articles sur les sourds-muets, dans la *Revue de Paris*, « Un ancien profes-» seur de l'Institution de Paris, qui a rempli, durant ces dernières » années, le rôle gratuit d'écrivain public des sourds-muets, assure » que sur plus de cent il n'en a pas rencontré cinq, parmi les » élèves sortis de l'École royale, qui pussent se passer de ses ser-» vices (2). »

Cet ancien professeur, que M. Esquiros ne nomme pas, est M. Garay de Monglave qui, plus tard, en 1845, adressa à la chambre des pairs, en faveur des sourds-muets, une pétition contenant ce passage :

« Membre de la commission consultative près de l'Institution des » sourds-muets; délégué pour inspecter l'enseignement de l'Insti-» tution de Bordeaux et de diverses écoles particulières de sourds-» muets; ayant comparé ce que j'ai recueilli dans ces différentes » inspections avec ce qui se fait en France et à l'étranger, et ayant » appliqué à cet examen consciencieux le résultat de plus de vingt » ans d'expérience et d'étude; j'ai cru que je manquerais à tous » mes devoirs si je ne m'empressais pas de déclarer..... 1° que les » sacrifices onéreux que l'État s'impose annuellement pour subven-» tionner généreusement les deux écoles royales, et pour aider » quelques écoles départementales isolées s'épuisent en pure perte » et ne profitent à personne comparativement à ce que l'on est en » droit d'en attendre; 2° que cet enseignement... est aujourd'hui si » incomplet, si morcelé, que... sur cinquante qui sortent annuelle-» ment des trente-cinq institutions françaises, il s'en trouve rarement » deux en état de s'exprimer *passablement* dans notre langue écrite. »

Le directeur des *Annales des sourds-muets*, M. Ed. Morel, en re-produisant l'analyse de cette pétition par M. de Tascher, s'élève, à la vérité, contre ce qu'il appelle les *exagérations* de M. de Mon-glave : mais il convient que « la plupart des élèves, arrivés au » terme de leur cours d'instruction, éprouvent encore de l'embarras

---

(1) On comprend que, pour *les besoins de la cause* qu'il soutient, M. Bou-vier aille chercher partout des arguments, et se montre d'autant moins difficile que ceux-ci lui paraissent plus explicites. Cependant, qu'il nous soit permis de le dire, avec un peu plus d'esprit de critique, l'honorable avo-cat de cette cause pour laquelle il s'est si récemment passionné, aurait dû comprendre que les attaques de M. Esquiros contre notre maison n'étaient ni justes ni désintéressées. Tout le monde sait quel but se proposait ce vio-lent adversaire de l'Institut des sourds-muets de Paris.   P. M.

(2) *Revue de Paris*, 1844, p. 584.

» à exprimer correctement leurs idées, » et il se borne à soutenir que « leur intelligence est du moins cultivée (1). »

M Puybonnieux, professeur aux Sourds-Muets, confirme, dans une brochure de date récente, ce fait de l'instruction incomplète des élèves sous le rapport de la langue écrite. « On ne manquera pas » de m'objecter, dit ce savant, que si quelques sourds-muets ac- » quièrent une instruction parfaite, ils sont du moins peu nombreux, » et que le plus grand nombre paraît sortir des écoles sans avoir » une connaissance assez parfaite de la langue pour pouvoir s'en » servir dans ses rapports avec le reste de la société. *Cela est* » *vrai* (2). »

« Ce à quoi il nous faut tendre, disait, en 1847, un autre pro- » fesseur de l'Institution impériale, M. Vaïsse, c'est à élever le ni- » veau moyen des classes, à augmenter le nombre des sourds- » muets qui emportent, comme fruit de leur séjour dans nos » instituts, une instruction suffisante pour les circonstances dans » lesquelles ils se trouveront. *On ne peut pas se le dissimuler*, à » l'époque des plus brillants succès de l'abbé Sicard, *ces résultats* » *utiles étaient l'exception*. Efforçons-nous d'obtenir qu'ils soient » la règle, etc. (3). »

On a dit que les instituteurs allemands, réunis à Pforzheim, en 1847, avaient fini par reconnaître que la méthode dite *française* donnait aux sourds-muets une plus grande valeur intellectuelle que l'enseignement par la parole. Il est bien vrai que l'un d'eux, M. Haug, jugeant, avec une candeur germanique, de la force de nos élèves par la matière de nos programmes, frappé d'ailleurs des opinions favorables à notre enseignement, exprimées par deux professeurs venus d'Amérique, MM. Day et Weld, ainsi que par des professeurs français qui avaient visité les institutions d'Allemagne, en vient *à douter*, « pour ne pas dire davantage, » ajoute-t-il, si les sourds-muets de son pays arrivent au même point que les nôtres dans l'éducation intellectuelle et morale (4). Mais depuis cette époque, deux autres professeurs, MM. Hill et Saegert, dont le nom fait auto-rité en Allemagne, se sont prononcés dans un tout autre sens, après avoir visité plusieurs de nos écoles (5).

(1) *Annales de l'éducation des sourds-muets*, t. II, p. 125.

(2) J.-B. Puybonnieux, *Droits des sourds-muets à l'assistance publique*. Paris, 1849, p. 17.

(3) *Annales de l'éducation des sourds-muets*, t. V, p. 69.

(4) *Annales des sourds-muets*, t. V, p. 168.

(5) Toutes ces assertions contradictoires émanées d'hommes également

M. Hill n'a point visité l'Institution de Paris, mais il assure
« n'avoir point observé, dans les autres institutions françaises où
» il a été admis, un développement intellectuel supérieur à celui
» des élèves qui lui sont confiés. » Il s'attache d'ailleurs à repousser
quelques imputations de M. Morel, tendant à déprécier les succès
des écoles allemandes, et il explique comment l'enseignement de
l'articulation, longtemps restreint, même en Allemagne, ne fournit
pas d'abord les résultats que l'on en obtient aujourd'hui, grâce au
grand développement qu'on lui a donné et à des perfectionnements
successifs dans l'application de la méthode (1).

M. Saegert, directeur de l'Institution des sourds-muets de Berlin
et inspecteur général des institutions de sourds-muets en Prusse,
ayant visité l'établissement de Paris, a transmis ses impressions à
M. le ministre de l'Intérieur, dans une lettre dont je vais donner un
extrait :

« J'ai éprouvé une impression pénible, dit M. Saegert, en obser-
» vant que l'éducation des sourds-muets à Paris est dans un état de
» décadence et languit en dehors de tout progrès depuis le temps
» des abbés de l'Épée et Sicard, et de Bébian..... Les élèves qui
» font partie de la classe complémentaire ou supérieure, et qui sont
» les plus instruits de la maison, ne sont pas, *sous le rapport de
» la parole*, après sept, huit ans d'étude, aussi avancés que la
» plupart de mes enfants de deuxième et de troisième année, et leur
» *instruction ressemble à celle de nos sujets de quatrième année.....*
» En Prusse tous nos élèves apprennent à parler, et à la fin de leurs
» études ils sont en état de converser. L'enseignement.... est très
» étendu et aussi complet que possible..... A voir ce qui se passe à
» Paris, il semble qu'on élève à grands frais les sourds-muets pour
» les mettre seulement en état de vivre dans une colonie de sourds-
» muets. En Allemagne, au contraire, on forme le sourd-muet
» pour vivre avec la société parlante, et on s'occupe, par tous les
» moyens possibles, d'effacer les traces de son infirmité. »

M. Saegert termine sa lettre par des avis sur les moyens de re-

compétents en cette matière, prouvent que les meilleurs esprits doivent
conserver des doutes sur la prééminence réelle d'une méthode quelconque
d'enseignement des sourds-muets. C'est la conclusion légitime à tirer de
ces débats si animés, et l'on a lieu de s'étonner de voir M. Bouvier prendre
si chaudement parti pour l'une de ces méthodes.   P. M.

(1) Blanchet, *Deuxième rapport à M. le ministre de l'intérieur sur les
établissements de sourds-muets allemands*, 1853.

médier à ce qu'il nomme *les vices de l'enseignement* dans l'Institution de Paris.

Assurément je ne me porte point garant de *toutes* les assertions de MM. les professeurs d'Allemagne. Je rends hautement justice aux travaux de l'école française, à l'esprit de progrès de l'Institution de Paris, aux services qu'elle a rendus et qu'elle rend journellement encore, à ses louables efforts, depuis plus d'un demi-siècle, pour améliorer le sort des sourds-muets et les instruire, aux perfection-nements nombreux qu'elle a successivement introduits dans son enseignement, au zèle, à la capacité, à l'intelligence de ses profes-seurs. Mais l'appréciation rigoureuse des faits, quelle que soit leur source, n'est-elle pas notre premier devoir? Faut-il mettre la lumière sous le boisseau? Ne devons-nous pas, avant tout, éclairer M. le ministre et le mettre à même de réaliser, s'il se peut, de nou-velles améliorations? N'est-ce pas servir l'Institution de Paris elle-même? N'est-ce pas se conformer à tous ses antécédents, à l'esprit de progrès qui l'anime? Je ne pense pas que personne m'accuse d'attaquer cette honorable Institution, de vouloir rabaisser son en-seignement par la mimique au-dessous de sa valeur réelle. Je n'ai aucun motif de participer aux passions (1) qui se sont trop souvent mêlées aux débats des deux écoles. J'ai simplement cherché la vérité et je l'ai dite quand j'ai cru l'avoir trouvée, dans l'intérêt de cette classe d'enfants infortunés que nous nous efforçons d'élever à la dignité d'hommes.

Je n'ai pu constater par moi-même le degré d'instruction des sourds-muets allemands, et le comparer à l'instruction des élèves de l'Institution de Paris. Mais la méthode dite *allemande* est, vous le savez, pratiquée depuis longtemps en France. Sans remon-ter jusqu'à Péreire, prédécesseur et rival de l'abbé de l'Épée, dont les remarquables succès frappèrent l'Académie des Sciences, Lecat et Buffon, dont plusieurs anciens élèves, parlants et instruits, ont encore été vus dans ce siècle par divers témoins; sans parler de l'abbé Deschamps, autre contemporain de l'abbé de l'Épée, qui prit le mé-decin Amman pour guide, et resta obscur malgré le succès de sa méthode, l'enseignement des sourds-muets par la parole a été par-

(1) Ceux qui ont entendu M. Bouvier parlant à l'Académie, ont pu se faire une juste idée de sa *modération*. Nous ne voulons pas lui en faire un reproche, *pectus est quod disertos facit :* n'a pas qui veut du sang-froid et du talent ; mais enfin nous rappelons ce passage qui a subi, à l'impres-sion, des changements si remarquables.　　　　　　　　　　　　P. M.

ticulièrement propagé de nos jours par notre confrère M. le docteur Deleau, et l'un de ses jeunes élèves, M. Benjamin Dubois, est depuis plusieurs années, à la tête de cette institution parlante, dont j'ai entretenu plus haut l'Académie. Il m'a donc été facile d'examiner les résultats intellectuels de cette méthode, comparativement à ce que nous savons déjà de l'Institution impériale, et à ce que je pouvais apprendre encore par moi-même des résultats du langage des signes. Or, cette sorte d'enquête ne m'a nullement fait reconnaître dans les élèves de la mimique cette supériorité qu'on leur a attribuée. Sans doute il faudrait plus de temps et des occasions plus nombreuses, pour multiplier les termes de comparaison, pour établir des distinctions peut-être indispensables, et arriver enfin à une détermination exacte de la valeur comparative des deux méthodes. Mais tout incomplets qu'ils sont, les documents que j'ai recueillis m'ont paru plus que suffisants pour prouver qu'en moyenne l'instruction des sourds-muets élevés sans l'emploi des signes n'est point inférieure à celle des sourds-muets enseignés par le langage mimique.

J'ai rappelé plus haut les différences de formes de ce langage et de la plupart des langues écrites, de la nôtre en particulier. Les ellipses constantes, les inversions fréquentes de la mimique, son manque absolu de syntaxe, l'extrême difficulté de rendre en signes les nuances de signification d'une quantité de mots, en font un langage fort éloigné du nôtre, et dont la traduction littérale donne lieu à un jargon plus barbare encore que le mot à mot de nos écoliers en latin de la sixième.

« ..... Le langage naturel des signes, dit M. Valade-Gabel (1),
» supprime nombre d'articles et de conjonctions, rend explicites
» des rapports indiqués chez nous par une simple désinence, en
» exprime d'autres implicitement par un arrangement particulier
» des parties de la phrase, et dans son allure toujours libre, se
» trouve presque constamment en opposition avec la marche de
» la phrase française.

» La mimique met le signe d'un rapport après les deux termes,
quand il lui plaît de l'exprimer :

» Les cheveux sont sur la tête. — *Tête cheveux sur.*

» Ma table de marbre. — *Marbre table.*

» Je viens de Paris. — *Paris quitté, moi venir.*

» Paul boude : il n'est pas sage. — *Paul boude : Paul sage non.* »

(1) Mémoire sur cette question : *Quel rôle l'articulation*, etc. Bordeaux, 1839.

Il résulte de cette forme de langage, pour nous étrange, naturelle pour le sourd-muet instruit par la mimique, qu'il a beaucoup de peine à se plier aux exigences grammaticales, et plusieurs lettres d'anciens élèves des écoles du gouvernement, que j'ai sous les yeux, se distinguent par de nombreuses incorrections, en grande partie causées par la reproduction des tournures de la langue mimique, par le manque d'habitude des règles, qui n'existent pas dans ce langage. Les sourds-muets les plus instruits eux-mêmes n'échappent pas toujours à cette incorrection de langage qui se lie à la pratique constante de la mimique, et qui résulte de ce qu'on peut appeler des *mimismes*, comme on dit des *germanismes*, des *gasconismes*, etc. Si on ne la retrouve pas dans les écrits de plusieurs professeurs sourds-muets, il faut l'attribuer à une pratique assidue de la lecture et de l'écriture, à une longue habitude dans l'enseignement de la langue française, et surtout, bien plutôt, assure M. de Monglave, « à un travail isolé, persévérant, après leur entrée dans le professorat, aux conseils généreux d'amis étrangers à l'enseignement, qu'aux méthodes des écoles d'où ils sont sortis. » Il ne faudrait pas ranger parmi ces exceptions les ouvrages de Paulmier, qui était un professeur entendant et parlant, et non un sourd-muet, comme on l'a imprimé quelque part par erreur.

Le défaut que je viens de signaler est moins commun dans le style des sourds-muets parlants, et l'orthographe m'y a paru aussi mieux observée.

On jugera de ces faits par les spécimens suivants, que je prends au hasard (1), et dont je reproduis scrupuleusement le style et l'orthographe.

*Lettre d'un ancien élève de l'Institution impériale de Paris
à M. le docteur X.*

« Monsieur le docteur,

» Je m'empresse à vous écrire quelques lignes : je vous annonce tristement que ma pauvre amie est malade au lit depuis 3 jours ; elle a mal au talon enfle gauche ; elle souffre horriblement ; je vous prie bien de venir chez moi pour visiter à ma pauvre fidèle amie demain du matin ; car elle a

---

(1) Ceci est une nouvelle preuve à l'appui du mot connu : *Le hasard est intelligent.* Comment, dans un travail aussi soigné, M. Bouvier aurait renoncé au droit de choisir lui-même les pièces dont il se servait pour appuyer sa thèse? En tout cas le hasard lui aurait été singulièrement favorable.   P. M.

besoin de prendre à la remède pour guérir bien à son talon enfle maintenant je la soigne bien maigre je suis bien inquiete qu'elle devient du mal.

» Adieu, monsieur, etc. »

Ce jeune homme était sorti en 1845 de la classe de perfectionnement. La lettre est de 1852.

Lettre d'un élève de l'Institution impériale de Paris.

« Mon cher frère,

» Avant-hier, je n'ai pas pu aller chez toi parce que M^r. D. s'est bien
amusé avec moi jusqu'à 9 heures et demie du soir. Donc, je suis rapidement allé à l'école à 10 et 1/2. J'ai oublié prendre mes deux chemises blan-
chises et mon pantalon blancs que tu m'apporteras demain 10 heures du
matin parce que je sortirai avec mes camarades et M. V. pour aller à la
campagne de C. pour nous amuser à dîner chez M^r. V. Je te prie de ne
pas oublier et de m'apporter mes deux chemises et mon pantalon pour
avoir à me préparer demain à 10 h. M. D. m'ayant demandé quand je
partirai pour mon pays, je lui ai répondu que ce sera samedi prochain. Il
m'a paru fâché que je sois privé du plaisir d'assister à la grande fête de la
naissance du prince président de la république. Il désire beaucoup que je
reste avec lui pour me divertir et il m'a offert son lit et sa table pendant quelques jours et j'ai accepté cette si aimable offre. Je demande donc
mes bons parents s'il leur plaît que je remette à un autre jour. M^r. D. et
moi nous irons bientôt ensemble leur presser dans nos bras. Je te prie
de m'apporter deux chemises et mon pantalon pour les avoir besoin, et tu
reviendras ici à 9 heures du matin parce que je partirai avec mes camarades et mon professeur V. 10 heures du matin pour nous rendre vers de
la campagne de C. Je te prie de me revenir demain 9 heures du matin et
après demain, pour me conduire chez M^r. D. Je te souhaite le bonjour
ainsi que ta femme. Ton très dévoué. »

Cette lettre est du mois d'août 1852. Son auteur était un des
meilleurs élèves de la classe de perfectionnement (1). Il avait passé

(1) Comment M. Bouvier peut-il s'avancer ainsi ? sur quel renseignement établit-il cette allégation ? qui lui a dit que cet élève était un des
meilleurs de la classe de perfectionnement ? En vérité, n'est-ce pas donner
une faible opinion de sa critique, et quelle confiance peut-on avoir en un
auteur qui se montre aussi facile dans l'admission des preuves sur lesquelles
repose un édifice si laborieusement, si légèrement construit ?   P. M.

dix ans dans l'Institution, d'où il devait sortir après la distribution des prix.

Lettre d'un ancien élève de l'Institution Dubois à M. D.

« Mon cher ancien maître,

» M. R..., bijoutier, mon maître, m'a dit qu'il ira à Paris; il a bien voulu se charger de ma présente et celle de mon père. J'espère qu'il ira vous faire une visite avec plaisir, il vous parlera de mon travail. Je suis fort triste qu'on me dit rien depuis le mois de septembre dernier, je vous prie de dire à mes anciens camarades, de ne pas m'oublier. Car je les aime fort et je pense toujours à eux. Si vous et les camarades m'aimez bien, vous devrez bien écrire à votre ex-élève qui leur était fort bon. J'ai beaucoup de goût dans mon état, je sais assez bien graver, mais pas encore ciseler, etc. »

La lettre a encore près de trois pages; je n'en ai pris que le commencement; le reste est dans le même style.

Lettre d'un ancien élève de l'Institution impériale à M. X.

« Mon cher camarade,

« Je vous annonce que le 26 juillet prochain je me marierai avec mademoiselle V... pour la cérémonie de Ste-Croix. Je vous prie bien de vous inviter à la noce. Je veux bien que samedi prochain vous arriverez ici avant la noce cela me fera grand plaisir. Ma mère et mon frère viendront d'A. (*nom de ville*) et ils arrivent aussi ici pour mon mariage. Combien y a-t-il de souscriptions s.-muets à la statue du grand bienfaiteur? Je vous prie de ne pas oublier les nouvelles des sourds-muets de M. B.., de M. les administrateurs pour que vous les me racontez avec plaisir. J'ai donné gros papier lettres à M. le ministre et administrateurs. Je le vous prie de me rendre papier lettres. Dictionnaire des difficultés de la langue française, par M. Laveau. Je vous prie d'avoir la bonté d'aller chercher à M. Q... tailleur rue *** n. 6 prenez sur le pierre de lithographie d'alphabet des s.-muets et boîte.

» Votre tout dévoué. »

Afin de mieux juger de l'instruction acquise dans l'enseignement par la parole, j'ai prié plusieurs anciens élèves de M. Dubois de m'écrire sous mes yeux, dans mon cabinet. Voici l'une de ces lettres.

« Monsieur,

« Je suis heureux de vous voir aujourd'hui, mais malheureusement je m'aperçois que je ne parle pas assez bien, vous me comprenez de même, cependant je parle et ne cesse jamais parler, je parlerai bien plus tard, et j'espère que vous me comprendrez bien, je préfère parler que de faire des signes, la parole est le plus beau résultat, tout le monde comprend ceux qui parlent. Et voici une histoire que je vais vous raconter, et lisez la avec plaisir. Un jour un sourd et muet connaissant seulement la parole mimique, se perd dans une route, il prend du papier dans sa poche, y écrit un mot d'un lieu où il voudra aller, il rencontre un voyageur, lui montre ce papier, mais ce voyageur ne sait lire, etc., etc. »

Il y en a encore deux pages sur le même ton.

Je n'ai pas eu occasion de faire la même épreuve sur des élèves de l'Institution impériale. M. Dubois est à la disposition de l'Académie et de l'administration, si l'on désire soumettre à un examen comparatif quelques uns de ses élèves et un nombre égal de sourds-muets enseignés par le langage des signes. Il assure que ses élèves ne réussissent pas moins à la lecture qu'à l'écriture, que les plus grands lisent habituellement les journaux, et que tous ont plus de goût pour les livres qu'on n'en attribue généralement aux élèves des classes de mimique (1).

Je m'arrête; les documents de toute sorte que je viens de faire passer sous vos yeux me paraissent de nature à ne pas laisser place au doute. Non, vous ne risquez pas, en adoptant les conclusions de la commission, de provoquer, de la part de l'administration, une mesure nuisible à l'instruction des deux catégories d'élèves désignées. Non, vous n'avez point à craindre que votre vote, s'il est conforme à ces conclusions, ait pour effet l'infériorité de ces élèves, qui seraient enseignés spécialement par le langage oral ; car, sans rappeler les faits plus anciens, qui n'avaient pas un caractère de généralité suffisant pour frapper les esprits, vingt-cinq années d'expérience vous fournissent la preuve que l'enseignement par la parole ne donne pas, au point de vue intellectuel, des résultats *inférieurs* à ceux de l'éducation par la mimique.

(1) Ainsi M. Bouvier, qui a examiné les uns, n'a pas examiné les autres, et il compare, et il juge ! Il a pris la peine de critiquer nos élèves, il se contente de dire que ceux de l'institution Dubois sont aux ordres de l'Académie, qui peut les voir si bon lui semble. Est-ce là de la justice, et, de bonne foi, peut-on se prononcer sur une affaire instruite avec cette partialité.

P. M.

Délivrés de cette appréhension, vous n'hésiterez pas à arracher à un mutisme forcé, factice, ces demi-entendants, ces sourds demi-parlants, encore confondus dans les classes avec les sourds-muets complets, et perdant par l'usage continuel des signes leurs facultés rudimentaires de l'ouïe et de la parole, ou ne les conservant que très imparfaitement au moyen d'exercices passagers d'articulation. Vous ne persisterez pas dans l'ancienne erreur d'Itard sur la prétendue nécessité de cette éducation par signes pour des enfants placés dans les conditions les plus favorables aux succès de l'enseignement oral. Cette manière de voir, dans laquelle Itard ne persisterait pas aujourd'hui (1), ne serait plus une erreur; ce serait un véritable délit, une mutilation de parties anéanties par l'inaction. Je ne m'associerai pas à un crime, disait Ordinaire, en envoyant sa démission de directeur des Sourds-Muets, lorsqu'on lui refusa jusqu'à ce faible cours d'articulation, tant de fois réclamé par Itard. Et vous, médecins, vous verriez des organes libres d'agir, agissant même à un certain degré, prêts à se développer par le seul fait de l'exercice, et vous les condamneriez à l'immobilité, à la nullité, à une destruction physiologique! Non, vous ne le ferez pas, vous adopterez les conclusions de la commission (2).

(1) Qu'en savez-vous? Les succès que vous prônez avec tant de vivacité sont-ils tels qu'un esprit comme le sien eût accepté avec enthousiasme les conclusions du rapport de M. Piorry? Si un médecin comme Itard avait siégé au sein de l'Académie, s'il avait pu faire entendre la voix sévère de la raison et de l'expérience, faire la juste part du bien et du mal dans ce conflit, nous n'hésitons pas à le dire, l'Académie eût perdu moins de temps à discuter une question de cette nature.   P. M.

(2) Ce *plaidoyer*, qu'on nous passe ce terme, démontre d'abord, nous l'avons déjà dit, l'ardeur avec laquelle M. Bouvier s'est livré à l'étude d'une question non moins difficile que nouvelle pour lui. Nous rendons pleine justice au talent de l'orateur, à la vivacité de son débit, à sa pantomime expressive, à tant de qualités que lui envieraient, partout ailleurs qu'à l'Académie de médecine, les maîtres de la parole. Qu'il nous soit permis d'ajouter que le discours écrit ne reproduit que très imparfaitement celui que nous avons entendu. M. Bouvier, comme Cicéron plaidant *pro Milone*, a refait son improvisation; c'est un droit que consacre la coutume, et dont les académiciens usent dans l'intérêt de leur réputation littéraire. Mais le lecteur y perd ce premier jet qui traduit mieux la pensée. Nous aurions pu, à l'aide de souvenirs récents, retrouver beaucoup de passages qui ont ému les auditeurs et motivé des interruptions passionnées, des répliques brûlantes, mais nous avons voulu ne prendre de M. Bouvier que ce qu'il a

— M. Michel Lévy demande la permission, avant que la séance soit levée, de lire quelques fragments d'un ouvrage de M. Ordinaire sur l'éducation des sourds-muets, fragments qui lui paraissent renfermer la solution de la question en débat.

Voici ces passages :

« Est-ce atteindre le but proposé que de prendre pour intermédiaire de cette association le langage mimique, qui est dans sa plus grande partie tout aussi arbitraire que les mots écrits, sans jouir des mêmes avantages qu'eux, et qui, après avoir absorbé toute l'attention dont l'élève peut disposer, sans garantie qu'il ait été compris, deviendra l'interprète du langage écrit ? On ne peut donc, par cette voie, que compliquer la difficulté, au grand détriment de l'élève, comme les faits le démontrent.

» Les signes méthodiques, employés principalement pour expliquer les formes les plus arbitraires et les plus abstraites du langage écrit, ne se composent eux-mêmes que de ce qu'il y a de plus abstrait dans le langage mimique. L'abbé de l'Épée, après les avoir réduits à toute la simplicité qu'il croyait possible, se félicitait de penser qu'il ne faudrait plus que trois mois à une personne lettrée pour en acquérir la connaissance et en faire l'application ; et il pensait ainsi parce que cette personne, instruite de toutes les formes et de toutes les combinaisons du langage, était douée de toutes les conditions nécessaires pour les comprendre...

» Qu'on se passe donc d'un interprète qui ne pourrait enseigner la langue dont on a besoin que par une langue plus difficile encore, et dont on n'a que faire, et qu'on se résigne à se servir, pour cette transmission, du moyen le plus simple, offert par la nature même de la chose à l'attention de l'homme, celui qui s'adapte le mieux au but qu'on se propose, et qui non-seulement réalise dans l'enseignement tout ce qu'on s'était vainement promis des signes méthodiques, mais qui devient en même temps le moyen le plus propre pour faire recouvrer au sourd-muet l'avantage de ses communications sociales.

» Oui, la lecture sur les lèvres réalise tous ces avantages, et au

trouvé bon de donner lui-même au public, une œuvre corrigée avec réflexion, purgée des hasards de la tribune, des entraînements d'une verve étonnante.

Cette explication est rendue nécessaire par la publication de deux pièces qui trouveront place au commencement de la séance suivante, et qui, sans cet avertissement préalable, ressembleraient à un effet sans cause.   P. M.

degré le plus éminent, puisque c'est la parole elle-même qu'elle fait voir à celui qui ne peut l'entendre, et avec les modifications et les nuances qui la caractérisent. Elle est à la parole plus que l'objet qu'il représente; elle en est le miroir le plus fidèle; elle fixe sans cesse l'attention de l'élève sur la physionomie de celui qui parle, et qui est aussi le miroir de son âme; elle le met dans le cas de saisir et de se pénétrer de tout ce que l'expression de l'intelligence et du sentiment jette encore de lumière pour faire comprendre la valeur des mots qui l'expriment. Aucun exercice ne peut approcher de cet immense avantage. Tous ceux qui se font par le langage mimique, se font dans une langue essentiellement transpositive, opposée à l'ordre de construction directe de la langue française, et compliquent la difficulté de son travail lorsqu'il s'agit, pour l'élève, d'écrire ce qu'on lui a fait penser à l'aide du langage mimique.

» ..... Que deviennent-ils (les sourds-muets) lorsqu'ils quittent nos institutions? Ils rentrent dans leurs familles, où ils retrouvent leurs parents, qui, le plus souvent, ne sachant ni lire ni écrire, sont devenus plus étrangers que jamais à toute communication avec eux. Plus leur langage mimique se sera étendu et perfectionné, pour se prêter à tout le développement de leurs idées, plus ils seront devenus inintelligibles pour tout ce qui les entoure. A peine trouveront-ils dans le village qu'ils habitent des personnes qui, ayant l'instruction nécessaire, aient en même temps assez de loisir et de bienveillance pour leur faire appliquer ce qu'ils ont appris; aussi l'oublient-ils rapidement. Que sera-ce si, infatués de leur prétendu savoir, ils vont jusqu'à dédaigner ceux qui les entourent, et les pratiques industrielles qui sont leur ressource?

» Supposons, au contraire, que ces élèves aient été exercés à lire la parole sur les lèvres; après quelques actes d'attention ils la reconnaîtront dans tous ceux qui parlent, et par là seront en participation avec toutes leurs idées.

» Supposons qu'ils ne puissent articuler que quelques mots; pourvu que ce soient ceux qui se rapportent au principal objet de leur pensée, ils seront comme un rayon de lumière qui suffira pour éclairer et faire comprendre tout ce qu'ils développeront ensuite par l'action mimique. L'habitude perfectionnera et rendra tous les jours plus faciles leurs communications. Non seulement ils ne pourront jamais oublier ce qu'ils ont appris, mais le besoin de leurs relations sociales leur en fera sentir chaque jour davantage l'utilité dans tous les détails de la vie. Leur connaissance dans la langue ira en se perfectionnant et en se proportionnant toujours à la sphère dans laquelle ils vivent et à celle des besoins qui y correspondent. Si tels sont les avantages qu'on doit espérer de l'articulation et de la lecture sur les lèvres, même pour tous ceux qui en profiteront le moins, je le demande, n'est-ce pas un devoir d'humanité de n'épargner aucun effort pour chercher à les leur procurer ? »

SÉANCE DU 24 MAI 1853.

— Les deux pièces qui suivent ont été motivées par quelques paroles un peu vives, échappées à M. Bouvier. Entraîné par le désir de prouver que les sourds-muets, élevés par la mimique, ne possédaient pas une instruction supérieure à celle des parlants, cet orateur a insinué que les premiers devaient une partie de leur renommée littéraire à des adjonctions de capacités bienveillantes ; MM. Pélissier, Berthier et autres, vivement blessés par cette imputation, ont protesté avec énergie, et de là ces lettres qu'il était impossible de ne pas placer dans le cours de ce débat.

A Messieurs les Membres de l'Académie impériale de Médecine.

« Messieurs,

» La discussion encore pendante dans vos séances prend de semaine en semaine des proportions inattendues. Dans la dernière séance surtout, on a cherché à ébranler la haute sagesse de l'Académie, en représentant les sourds-muets les plus illustres et les plus justement considérés, comme autant de geais de la fable qui ne portent que des plumes d'emprunt.

» Cette assertion extraordinaire a pu opérer un miracle ; elle m'a guéri de mon mutisme, et je viens faire hommage à l'Académie des petits ouvrages que j'ai publiés. Je ne crains aucun peon capable de reconnaître comme sienne une de mes plus belles plumes. Hélas ! dans son découragement, le pauvre sourd-muet n'en a pas assez, et ses plus belles plumes sont encore les plus modestes par comparaison !

» Je comprends la juste stupéfaction de mes collègues, en apprenant le fond de l'étrange harangue de M. Bouvier à la dernière séance de l'Académie impériale de médecine. C'était sous le masque de la plus affable bienveillance qu'il était venu visiter notre établissement, s'enquérir avec une touchante attention des moyens usités dans notre enseignement, et exprimer avec une certaine chaleur sa satisfaction, son estime et même son admiration à tous mes collègues, et en particulier à mon illustre frère, M. Berthier, notre vénérable doyen. Il a laissé après lui un parfum de sympathie qui nous a fait espérer une voix éloquente pour éclairer du flambeau de la vérité la religion surprise de l'Académie ; mais cette voix s'est fait entendre : sa sympathie est tombée avec le masque. Cette voix s'est acharnée à ravaler ce que l'univers aurait glorifié, à savoir ceux qui, parias de la civilisation, se sont meurtris les mains et les genoux à grimper sur le sentier glissant et épineux au haut duquel ils ont saisi, aux applaudissements des contemporains, le rameau sauveur de l'arbre de la vie morale et intellectuelle ; ils ont reconquis par leur travail leur titre d'hommes, de chrétiens et de citoyens de leur patrie, et avec le fer rouge de la flétrissure, on a voulu les pulvériser jusque dans leurs œuvres mêmes.

» Il y aura un Colomb sourd-muet, et on ne lui accordera pas d'avoir découvert l'Amérique ! Il y aura un Galilée parmi nous, et pour avoir démontré irréfragablement que la terre tourne, on mettra sans pitié ce sourd-muet à la torture ! C'est assez déjà qu'on dispute à la masse de mes compagnons d'infortune leur langue, c'est-à-dire ce langage qui, chez eux, fait voir sous la gaze la plus transparente, leurs pensées et leurs sentiments! On veut proscrire en eux ce beau, ce magnifique langage qui préexistait dès la création, à la parole même ! La parole, pour traduire la pensée, a besoin de se revêtir des mots, des expressions phraséologiques. Mais le langage mimique dont le fond est l'essence même de la pensée la traduit immédiatement, telle qu'elle est, et sans mots qui souvent servent à exagérer ou à diminuer ce qui est effectivement.

» Étrange vicissitude qui doit confondre le penseur ! Au milieu des merveilleuses découvertes de l'art, de la science et des lumières, au milieu de ce mouvement grandiose du siècle qu'on appelle *le progrès*, on veut que le corps savant le plus illustre et le plus utile du monde donne le premier l'exemple de faire rebrousser chemin au progrès? Quoi ! dans l'antiquité, dans le moyen âge, et jusqu'au xviiie siècle, des milliers d'intelligences sympathiques, d'affections paternelles, de dévouements évangéliques ont entrepris l'instruction de quelques sourds-muets ; ils n'ont vu que la parole comme moyen d'y parvenir. Ils ont patiemment essayé, ils ont courageusement tenté et ils n'ont pas réussi (j'entends pour la masse de cette portion de l'humanité condamnée). C'est seulement à la fin du xviiie siècle qu'un modeste prêtre, ayant par hasard rencontré deux sourdes-muettes, eut la divine idée de chercher dans leur infirmité même de quoi la réparer : il trouva fermée irrévocablement en elles la porte par où arrivent dans l'entendement humain toutes les connaissances ; mais la fenêtre n'était pas aussi fermée : il s'en empara pour pénétrer dans l'intérieur de ces créatures abandonnées ; en d'autres termes, il s'adressa aux yeux du sourd-muet pour y jeter la sonde qui allait éveiller enfin son intelligence assoupie. Cette sonde, c'est le langage naturel des signes, et dites, en comparant les succès de l'immortel abbé de l'Épée aux tentatives antérieures, si ce bienfaiteur de l'humanité a fait une découverte si funeste, si désastreuse, qu'elle est digne d'être aujourd'hui proscrite et foulée aux pieds!

» Combien je serais heureux si l'Académie, daignant, dans sa haute sagesse, déroger à ses habitudes, prenait le parti de me faire voir momentanément dans son enceinte! Là, devant le tableau noir qu'on irait chercher à notre école, et la craie à la main, je combattrais toutes les objections possibles, j'irais au-devant de tous les renseignements désirables, et je prouverais d'une manière évidente et convaincante que, dans notre enseignement, la parole, à laquelle du reste je reconnais toujours une utilité inappréciable, ne peut malheureusement occuper qu'un rang secondaire, limité et conditionnel.

» Il n'a pas été moins douloureux pour moi de voir un étranger nous décocher en fuyant une flèche empoisonnée. M. Saegert est venu avec le docteur Blanchet assister aux exercices de ma classe. Il m'a fait, sur ma méthode, les éloges les plus pompeux. Il ne s'est pas arrêté là : il est encore venu le lendemain chez moi avec le docteur Blanchet. Notre conversation a naturellement roulé sur l'enseignement des sourds-muets. Il ne m'a pas été difficile de lui démontrer l'impuissance ou plutôt l'insuffisance de la méthode allemande, par la connaissance que j'ai faite d'une foule de sourds-muets allemands qui sont venus à Paris. M. Saegert m'a déclaré qu'il était toujours de mon opinion, et qu'il était presque le seul contre tous les instituteurs allemands pour faire adopter la méthode la meilleure. Il a fini en me disant que si tous mes collègues et mes confrères de France lui promettaient leur concours, il pourrait tôt ou tard parvenir au but de tous ses efforts. Comment devant de telles paroles, empreintes d'amitié et de conviction, pouvais-je m'attendre à le voir, en si peu de temps, changer de ton et dénier d'une manière trop officielle ce qu'il a admiré, approuvé et applaudi la veille? Le secret de cette métamorphose ne saurait se trouver que dans le désir d'obliger le docteur Blanchet. Celui-ci lui a sans doute jeté son cri de détresse, et M. Saegert s'est empressé de venir à son secours dans la position hasardeuse qu'il a si légèrement prise en face de l'Académie et en face de l'œuvre sublime et impérissable de l'abbé de l'Épée.

» Daignez agréer, je vous prie, messieurs, l'hommage de mes sentiments et de la plus respectueuse considération,

» Pélissier,
» Professeur sourd-muet.

» Paris, le 24 mai 1853. »

La protestation suivante a été adressée à M. le président de l'Académie de médecine.

« Nous, soussignés, professeurs sourds-muets de l'Institution impériale de Paris, ayant appris avec autant de douleur que de surprise que, dans

la séance du 17 courant de l'Académie impériale de médecine en parlant des sourds-muets qui ont publié leurs œuvres on a laissé échapper des insinuations peu obligeantes pour eux, nous nous imposons le devoir impérieux de les repousser de toutes nos forces, en affirmant sur notre honneur et notre conscience, que les productions de notre faible plume auxquelles le public a fait un accueil bienveillant dont nous sommes tous émus jusqu'au cœur, sont entièrement de nous. »

Ferdinand BERTHIER.

Alphonse LENOIR.

Eugène ALLIBERT.

PÉLISSIER.

Paris, le 23 mai 1853.

(Suite de la discussion du Rapport de M. Piorry.)

M. BOUVIER : Permettez-moi de résumer en deux mots l'opinion que j'ai exprimée, dans la dernière séance, sur la seconde partie des conclusions de la commission.

J'éprouve d'autant plus le besoin de formuler de nouveau nettement ma manière de voir, qu'elle n'a pas été bien comprise de quelques personnes, soit ici, soit au dehors.

On m'a cru coupable d'une injuste agression envers l'Institution des sourds-muets de Paris ; on m'a prêté l'opinion que son enseignement par la mimique était *inférieur* à l'enseignement par l'articulation, employé dans d'autres écoles.

A Dieu ne plaise que je méconnaisse les droits de notre Institution de Paris à la reconnaissance, à l'admiration de tous les hommes capables de sentir et d'apprécier les efforts ayant pour but le soulagement et le bien-être de nos semblables !

Cette institution marche, depuis plus de cinquante ans, dans la voie du perfectionnement. Est-ce donc l'attaquer, est-ce se montrer injuste à son égard, que d'entrer avec elle dans cette même route, que de vouloir l'aider à soutenir sa gloire et à en acquérir une nouvelle?

Je n'ai nullement entendu trancher la question de la prééminence de l'une ou l'autre méthode d'éducation des sourds-muets.

J'ai félicité, au contraire, l'Académie de n'avoir point à se prononcer sur cette question, et je me suis contenté de la poser dans les termes que j'ai crus les plus propres à en avancer la solution.

Ce que j'ai simplement voulu prouver, c'est :

1° Que la méthode d'enseignement par la parole ne donne pas, au point de vue intellectuel, des résultats *inférieurs* à ceux de l'éducation par la mimique ;

2° Que conséquemment l'Académie n'a point à craindre, en adoptant la proposition de la commission, que son vote ait pour effet *l'infériorité relative* des deux catégories de sourds-muets qui seraient enseignés spécialement par le langage oral ;

3° Que, délivrés de cette appréhension, qui était celle de la commission de 1828, nous ne devons pas hésiter un instant à voter la seconde partie des conclusions de la nouvelle commission, afin de mettre un terme, autant qu'il peut dépendre de nous, au silence forcé des demi-entendants, des sourds demi-parlants, dont on sacrifie en grande partie dans l'état actuel des choses, et malgré l'existence du cours d'articulation, les facultés rudimentaires de l'ouïe et de la parole, au lieu de les développer le plus possible, comme il est *démontré* qu'on y parvient par une méthode excluant l'emploi de la mimique (1).

Les propositions de la commission qu'il me reste à examiner sont relatives à la possibilité de rendre plus ou moins complétement l'ouïe aux sourds-muets. La commission reconnaît cette possibilité ; d'autres la contestent ou la nient. Notre honorable collègue, M. Bégin, a prêté l'appui imposant de son autorité et de sa parole à la manière de voir de la commission, dont il était membre. L'honorable M. Bousquet s'est montré, au contraire, plus sceptique que la commission.

Cette question, chacun le sent, n'est pas moins grave que celle que j'ai traitée il y a huit jours. Non seulement l'administration attend votre réponse pour statuer sur les mesures importantes qu'on lui propose, mais la France médicale a les yeux sur vous, pour s'inspirer de vos lumières, pour s'appuyer sur votre jugement, à l'égard des vingt mille clients, riches ou pauvres, qui l'interrogent au sujet de leur infirmité. Les familles elles-mêmes attendent de votre bouche l'arrêt qui doit leur apporter quelque consolation ou leur ravir tout espoir.

---

(1) Si ce troisième paragraphe était admis comme réel, il justifierait pleinement le reproche adressé par M. Bouvier, c'est-à-dire l'infériorité des sourds-muets se servant de la mimique, comparés à ceux qui parlent. Cette assertion, qui a servi de base au discours de M. Bouvier, et contre laquelle s'élèvent les professeurs sourds-muets inculpés, se trouve reproduite par l'auteur, qui lui donne une nouvelle force en la considérant comme chose *démontrée*. Il y a là une question de principe qui prouve à quel point nos sourds-muets avaient raison de réclamer.   P. M.

L'opinion d'Itard, cette grande autorité en médecine auriculaire, qui longtemps régna seule en France, était peu favorable, surtout dans les dernières années de sa vie, aux tentatives de guérison des sourds-muets. « Un petit nombre de faits heureux, a-t-il dit » quelque part, établissent à peine quelque exception à l'incurabi- » lité des sourds-muets. » Ce n'est pas qu'Itard n'ait obtenu, dans un grand nombre de cas, une diminution plus ou moins marquée, ou même la disparition complète de la surdité ; mais celle-ci a gé- néralement récidivé au bout d'un temps variable, ordinairement assez court.

Cependant Itard admet qu'indépendamment du traitement mé- dical, on peut améliorer utilement l'audition des sourds-muets qui entendent un peu, en les soumettant à des exercices méthodiques du sens de l'ouïe, par une sorte d'éducation physiologique, qui fait précisément le sujet des mémoires de ce médecin renvoyés à la commission de 1828, à celle dont M. Husson a été le rapporteur.

La principale difficulté, d'après les recherches d'Itard lui-même, est donc de s'opposer aux récidives, et l'on remarquera que cette difficulté se retrouve très souvent dans le traitement de la surdité accidentelle de l'adulte, ce qui n'a rien d'étonnant, puisque les tra- vaux d'Itard lui ont démontré que « la surdité qui affecte le fœtus » ou l'enfant, diffère peu, sous le rapport des causes, de celle qui » survient chez l'adulte (1). »

« Tout traitement, a dit encore Itard, qui ne donne pas au sourd- » muet l'*entière et pleine jouissance* du sens auditif, ce qui est infi- » niment rare, doit être regardé comme *nul*, en ce sens que l'in- » dividu reste comme auparavant dans l'impossibilité de se mettre » en communication avec la société par le secours de l'audition et » par le développement *spontané* de la parole (2). » Oui, sans doute, il en sera ainsi, si, après avoir rétabli en partie l'audition, on reste spectateur oisif des efforts impuissants du sujet pour acquérir cette faculté de la parole. Mais qui ne voit qu'Itard lui-même nous a fourni le moyen de doter, dans ce cas, le sourd-muet de la parole, en nous montrant les bons effets de ces exercices méthodiques, de cette éducation physiologique, applicables au demi-entendant, et l'amenant par degrés à reconquérir le langage oral, sans que pour- tant il retrouve la *pleine jouissance* du sens auditif?

Cette idée simple, mais féconde, qui paraît avoir échappé à Itard,

(1) Itard, *Rapport sur un mémoire de M. Gairal.* (*Mémoires de l'Acadé- mie de médecine,* 1836, t V, p. 530.)

(2) *Loco citato.*

l'association de ses propres procédés, l'un médical, l'autre physiologique, les soins éducateurs de la parole après et même pendant le traitement qui a plus ou moins amélioré l'audition : telle est, en effet, la base des méthodes curatives employées de nos jours (1).

Les efforts persévérants de M. Deleau ont le plus contribué à mettre en lumière les résultats de ces méthodes, dont il est, en partie, le créateur, ou qu'il s'est, en quelque sorte, appropriées par le long laps de temps, par les travaux, qu'il leur a consacrés.

Cet honorable praticien a publié un assez bon nombre d'observations détaillées de guérison ou de diminution de la surdité, suivies du rétablissement plus ou moins complet de la parole par le traitement combiné dant je viens de parler, appliqué à des enfants affectés de surdi-mutité de naissance ou en bas âge.

Plusieurs de ces sujets ont été présentés à des commissions ou à des membres de l'Académie des sciences, avant le traitement et pendant son cours.

D'autres ont été traités sous les yeux d'une commission désignée par l'administration des hôpitaux, et composée de Kapeler et de notre honorable collègue M. Baffos, qui ont constaté l'amélioration obtenue dans l'exercice de l'ouïe et de la parole, du 16 janvier 1828 au 29 juin 1829, et pour l'un de ces enfants, la persistance de cette amélioration le 7 mai 1831.

Il y a eu des récidives, quelquefois après un temps fort long, et M. Deleau ne peut les connaître toutes. Mais qui pourrait affirmer qu'elles aient eu lieu dans tous les cas qu'il a été forcé de perdre de vue ; qu'elles aient toujours été complètes ; qu'elles n'aient pas souvent été produites par des causes accidentelles ; qu'il n'eût pas été possible d'en prévenir une partie par des soins consécutifs mieux entendus ; que, malgré le retour de la surdité, certains malades n'aient conservé le bénéfice de la parole, au moyen de la lecture sur les lèvres ? Le nommé Lecomte, lorsqu'il a été revu par M. Bou-

<hr>

(1) Arrivés à cette partie du discours de M. Bouvier, la partie vraiment médicale, celle sur laquelle nous pouvons sans trop de vanité nous croire compétent, nous éprouvons cependant un certain embarras à exprimer notre opinion tout entière. Il s'agit en effet d'apprécier à leur juste valeur les œuvres de nos confrères, de discuter des assertions positives, d'infirmer des témoignages, en un mot de soumettre à un examen critique des faits trop souvent acceptés sans discussion préalable. L'intérêt de la vérité étant notre seul but, nous accomplirons notre tâche sans aigreur, mais aussi sans faiblesse, avec l'espérance de porter quelque lumière dans un sujet que de puissants motifs tendent à obscurcir.   P. M.

nafont, était redevenu sourd et parlait fort peu ; mais un grand nombre d'années s'étaient écoulées depuis que M. Deleau l'avait traité ; il en avait passé plusieurs dans l'institution des sourds-muets de Toulouse, où il avait cessé de cultiver la parole ; la rechute qu'il a éprouvée du côté de l'ouïe devait donc s'étendre aussi à la faculté d'articuler et de lire sur les lèvres (1).

Au contraire, quand la parole est toujours pratiquée, une rechute, qui n'a lieu qu'au bout de plusieurs années, ne la détruit pas, et l'individu ne perd pas tout le bénéfice du traitement qui, par une amélioration, même temporaire, de l'audition, l'a mis en état d'apprendre plus facilement le langage articulé, en se servant à la fois de l'ouïe et des autres sens suivant la méthode appliquée aux demi-entendants par Itard lui-même.

Mais M. Deleau a eu parfois la satisfaction de conserver long-temps sous ses yeux ou à sa portée les sujets de ses observations, et de constater la persistance de la totalité ou de la plus grande partie de l'amélioration qu'ils avaient obtenue. Sans doute, les guérisons complètes sont, comme l'a dit Itard, fort rares ; mais n'est-ce pas déjà un grand bienfait de l'art que de rouvrir au sourd-muet, ne fût-ce qu'à demi (2), cette double voie de communication avec la société, par l'ouïe et la parole, qui lui était à jamais fermée ?

Notre honorable collègue, M. Bousquet, a posé devant l'Académie quelques questions sur les résultats du traitement de quatre jeunes sourds-muets, confiés à M. Deleau, entretenus et éduqués, pendant quatre ans, aux frais de l'Académie des sciences. M. Bousquet a demandé ce qu'étaient devenus ces enfants ; pourquoi aucun rapport n'avait été fait à leur sujet. Ce fait méritait, en effet, d'être

---

(1) Ceci peut s'appeler *la doctrine des rechutes*. C'est une manière commode d'expliquer les insuccès ; elle n'appartient pas seulement aux médecins qui veulent absolument guérir les sourds-muets. L'histoire de Lecomte, sourd-muet guéri, est une histoire type ; Itard en avait vu bon nombre de semblables. M. Bouvier les explique, mais pareille explication indique assez bien l'échec inévitable qui attend les partisans de cette méthode.
                                                                              P. M.

(2) Sans doute, ce serait un grand bienfait, mais on n'y arrive pas, et quand on croit y parvenir, survient bientôt la *rechute*, ou ce qu'on nomme ainsi, et le pauvre infirme, qu'il reste ou non sous les yeux du médecin guérisseur, n'en garde pas moins son infirmité. C'est là l'histoire générale de ces guérisons qui font tant de bruit et contre lesquelles protestent ceux même qui passent pour en avoir recueilli le bénéfice. Mais en pareille affaire, tout n'est pas perdu.
                                                                              P. M.

éclairci. Je me suis enquis de toutes ses circonstances, et voici ce que j'ai appris :

En 1826, l'Académie des sciences décida, sur l'avis d'une commission ayant pour rapporteur M. Geoffroy Saint-Hilaire, qu'il serait fourni à M. Deleau les moyens de continuer, pendant quatre années, l'éducation d'enfants sourds-muets récemment guéris de la surdité et qu'il avait jusque-la élevés à ses frais.

En 1827, une somme de 24,000 francs, non de 40.000, fut affectée aux frais d'entretien, d'éducation et de traitement, pendant quatre ans, des nommés Dussaux, Chabot, Trézel et Martin, qui avaient déjà recouvré l'ouïe (1) plus ou moins complétement par les soins de M. Deleau. Leur état et les progrès de la cure avaient été constatés antérieurement.

Les quatre années stipulées furent employées par M. Deleau, non seulement à continuer le traitement médical de ces enfants, mais encore à leur apprendre à parler, et à leur donner, soit par lui-même, soit avec l'aide d'un instituteur, toutes les notions dont se compose l'éducation intellectuelle. M. Deleau a mis sous mes yeux dix a douze forts volumes ou cahiers manuscrits, qu'il a dû composer pour ses élèves, sur la langue française, le style, les divers actes de la vie humaine, la numération, le catéchisme, l'histoire sainte, etc. Pour qui connaît le prix du temps à Paris, il paraîtra évident qu'en se chargeant de cette entreprise, notre honorable confrère s'est libéralement associé à l'œuvre généreuse de l'Académie.

Au bout des quatre ans, en 1831, M. Deleau, qui avait adressé à l'Académie plusieurs rapports annuels sur l'état des jeunes malades et leurs progrès ; qui les avait présentés aux commissaires de temps à autre, remit au rapporteur tous les documents qui les concernaient. Il attendit quatre ans le rapport ; mais il ne fut pas fait. Frédéric Cuvier, qui en était chargé, était membre de l'administration des Sourds Muets. J'ignore si cette circonstance eut quelque relation avec cet ajournement indéfini, regrettable pour la science (2).

<hr>

(1) *Enfants sourds-muets récemment guéris... Les nommés......., qui avaient déjà recouvré l'ouïe.....* La formule est commode, et ce sont ces cas de guérison qui, après des années de soins assidus, arrivent à zéro comme résultat définitif.   P. M.

(2) Il y a là une insinuation que repousse le noble caractère de Frédéric Cuvier. M. Bouvier, qui a cru devoir vanter l'indépendance de la commission, dont M. Piorry est le rapporteur, aurait-il moins de foi dans celle qui avait été nommée par l'Académie des sciences?   P. M.

M. Deleau publia divers renseignements sur l'état de ces enfants. Il garda chez lui Trézel, qui est devenu son aide. Il ne perdit pas de vue les trois autres, et s'assura que leur amélioration persistait. Ils devinrent des hommes : Dussaux fut doreur sur porcelaine; Chabot, opticien; Martin, tourneur. Chacun d'eux était en état d'entendre son patron et de converser avec lui. Plus tard, Dussaux et Chabot vinrent à mourir : il ne resta plus que Martin et Trézel.

Martin habite Chevreuse, dans le département de Seine-et-Oise; il a éprouvé une rechute partielle et son audition est restée imparfaite.

Trézel, né complétement sourd, avait été l'objet d'un rapport spécial de l'Académie des sciences en 1825; il avait alors dix ans, et il entendait très bien. M. Magendie, rapporteur, le revit en 1841, et s'assura de la persistance de l'ouïe, dont il ne lui parut pas toutefois avoir l'instinct de se servir comme un véritable entendant (1). Je l'ai vu moi-même il y a peu de jours : l'audition m'a paru moins parfaite, bien qu'elle ne soit pas abolie; il lit sur les lèvres, quand il n'entend pas ce qu'on lui dit; sa prononciation laisse à désirer; mais il se fait très bien comprendre (2).

M. Deleau a encore actuellement plusieurs sourds-muets en traitement; il m'a montré, entre autres, un enfant de quatre ans, qui n'a reçu que quelques injections d'air dans la trompe, et qui est déjà un peu moins complétement sourd. La discussion actuelle pourra lui fournir l'occasion de solliciter de l'Académie de médecine un nouvel examen de ses procédés et des résultats qu'il obtient.

M. le docteur Blanchet, on vous l'a dit, est entré largement dans la voie ouverte par Itard et agrandie par M. Deleau. Que pourrais-je ajouter au témoignage qu'en a rendu votre commission; aux paroles flatteuses du respectable M. Guéneau de Mussy, qui vous a parlé du

---

(1) *Comptes rendus de l'Académie des sciences*, 1841, t. XII, p. 1074.

(2) Il suffirait d'un pareil résultat pour juger l'œuvre de M. Deleau. Sur quatre enfants confiés à ses soins, deux sont morts ; des deux vivants, l'un, Martin, a éprouvé une rechute *partielle*, que veut-on dire par là? L'autre, Trézel, resté sous la main de son sauveur, est arrivé, après quinze ans de soins assidus, à ne pas se servir de son ouïe comme un entendant véritable. M. Bouvier lui-même a constaté que l'ouïe est moins parfaite (que quoi?), bien qu'elle ne soit pas abolie, sa prononciation *laisse à désirer* (sans doute qu'elle soit meilleure, c'est-à-dire *intelligible*)... Et c'est là ce qu'on voudrait nous proposer comme un modèle?   P. M.

« zèle et de la constance dignes d'éloges (1), » qui caractérisent les travaux de M. Blanchet (2)?

On s'est plaint du peu de détails communiqués à l'Académie sur les procédés thérapeutiques de ce laborieux confrère. Ce serait faire l'histoire de toutes les causes de surdité et des moyens applicables à chacune d'elles, que d'exposer les méthodes curatives qui peuvent être utiles dans la surdi-mutité. Il est évident qu'un médecin instruit ne saurait se borner à une seule, puisque la surdité n'est que l'effet de maladies très diverses. M. Blanchet emploie donc, suivant les indications, comme tous les médecins auristes de notre époque, le cathétérisme, la dilatation de la trompe d'Eustache, l'introduction de différentes vapeurs dans la caisse du tympan, les injections d'air, si efficaces entre les mains de M. Deleau, l'insufflation, à l'état gazeux et à doses très fractionnées, d'alcalis végétaux tels que la strychnine, l'électricité, sans parler des moyens généraux à opposer aux diathèses, des opérations propres à extraire les corps étrangers, tels que les polypes, de la résection des amygdales hypertrophiées, etc.; car tous ces cas se rencontrent dans la surdité qui produit le mutisme (3), de même que dans celle qui survient à un âge plus avancé. C'est beaucoup moins par l'invention d'un procédé empirique que par une heureuse et sage application des moyens connus, par des perfectionnements de détail dans la confection des instruments, par l'habileté manuelle et la sagacité du diagnostic, que la médecine auriculaire peut aujourd'hui se signaler d'une manière spéciale et acquérir de nouveaux titres à notre estime et à la confiance des familles.

Comme M. Deleau, M. Blanchet croit inséparable du traitement médical le traitement fonctionnel destiné à en développer et en assurer les effets. Il se borne même à celui-ci, à l'exemple d'Itard, quand le premier s'est montré sans efficacité. Je n'ai pas à revenir

(1) *Bulletin de l'Académie*, t. XVIII, p. 681.

(2) Ceux qui connaissent la bienveillance parfaite et l'extrême politesse de M. Guéneau de Mussy, ne donneront pas à ces expressions une portée scientifique qui n'existe que dans l'interprétation de M. Bouvier.   P. M.

(3) Je proteste avec toute l'énergie dont je suis capable contre une assertion de cette nature. Non, jamais les causes énumérées par M. Bouvier dans ce paragraphe ne produisent la surdi-mutité; non, le traitement et la guérison de ces petites maladies du conduit auditif externe et de l'oreille moyenne ne détruisent pas la surdi-mutité. Il y a là une confusion déplorable qu'il importe de détruire, et j'y parviendrai, je l'espère, dans la suite de ce travail.   P. M.

sur l'exposé qui vous a été présenté par la commission, relativement aux procédés physiologiques adoptés par M. le docteur Blanchet. Leur caractère distinctif est l'emploi de la musique, rejeté, au contraire, par M. Deleau, qui préfère ne mettre en usage que les sons de la parole, soit comme moyen de classement des sourds-muets, soit comme exercice propre à développer le sens de l'ouïe, et par suite la phonation.

Mais, je l'ai dit, malgré les faits produits par Itard, malgré ceux de M. Deleau et d'autres encore, il est des hommes très compétents qui nient la curabilité de la surdi-mutité, c'est-à-dire de la surdité du fœtus ou de l'enfant et du mutisme qu'elle produit. Kramer, tout en admettant théoriquement la possibilité de la guérison par l'effet d'une éducation auriculaire, établit que jusqu'à présent personne n'a guéri un sourd-muet, c'est-à-dire ne l'a mis en état de pouvoir communiquer avec les entendants et parlants au moyen de l'oreille. M. le docteur Menière vous a également déclaré « qu'on n'avait » jamais guéri de sourds-muets; que la possibilité de cette guérison » devait être reléguée au nombre des *desiderata* les plus incertains » de la science. »

Nul plus que moi ne rend hommage au talent, au noble caractère de notre savant confrère, de mon camarade de vieille date, M. Menière. Mais ne se montre-t-il pas ici trop exigeant ? Ne reste-t-il pas trop indifférent aux avantages, si minces qu'on les suppose, que la simple amélioration de l'ouïe procure aux sourds-muets au point de vue de la parole, même quand ils sont dans l'obligation de l'apprendre, en grande partie, par la lecture sur les lèvres? D'ailleurs, n'est-il pas manifeste que la thérapeutique de la surdi-mutité peut élever plus haut ses prétentions? Quoi! les polypes de l'oreille, l'obstruction de la trompe d'Eustache, l'engouement muqueux de la caisse, etc., seraient souvent curables chez l'adulte parlant, et ces affections perdraient ce caractère par cela seul qu'elles se seraient développées à une autre époque de l'existence! On ne guérirait jamais, chez l'enfant, ce que l'on peut guérir dans une période plus avancée de la vie! Et nous, médecins, consultés pour une affection identique, nous devrions la traiter, si elle s'est manifestée après l'époque où elle produit le mutisme, et nous abstenir, si c'est un malheureux sourd-muet qui en est porteur? J'en appelle à l'honorable M. Menière lui-même. Non, il ne resterait pas, il n'est pas possible qu'il soit resté toujours inactif en pareil cas, et, au besoin, sa pratique, j'en suis sûr, réfuterait ici sa doctrine. Faut-il rappeler encore cette éducation physiologique du sens de l'ouïe, à laquelle Itard a attaché son nom et qui *combla ses vœux,* vous disait naguère notre vénérable collègue, M. Guéneau de Mussy? Cet héritage d'Itard est-il donc répudié par son honorable successeur (1)!

Votre commission, sans entrer dans ce débat, sans revenir sur l'expérience du passé, si diversement interprétée, s'en est tenue aux faits que l'on a placés sous ses yeux; je crois qu'elle a eu raison. Mais ces faits eux-mêmes sont contestés. Je respecte tout à la fois, et leur origine, et le doute qu'ils ont pu faire naître; car le scepticisme, en thérapeutique, est, à mes yeux, la première qualité du médecin. J'applaudis surtout du fond du cœur aux chaleureuses paroles par lesquelles l'âme élevée de mon excellent confrère, M. Menière, a justement flétri tous les prétendus guérisseurs, quel que soit leur masque, qui abusent les familles, en leur promettant ce que l'art ne peut leur donner.

Au milieu de ce conflit, que fallait-il faire? Chercher, ce me semble, à s'éclairer en examinant soi-même les faits. C'est ce que j'ai tenté. Peut-être l'Académie pourra-t-elle tirer quelque profit de mes investigations.

Vous connaissez ces faits, tels qu'ils sont exposés dans le rapport lucide de M. le professeur Piorry. D'après ce rapport, des enfants sourds-muets, dont l'état de surdité absolue ou presque complète avait été constaté, soit par des pièces authentiques, soit par la commission elle-même, ont été amenés par le traitement à entendre la parole, tantôt très près de l'oreille, tantôt à 30 ou 40 centimètres, tantôt à 1 ou même 2 mètres de distance; chez presque tous, la

____

(1) Non, nous n'avons pas abandonné la voie où M. Itard nous avait précédés. Nous avons étudié avec la plus consciencieuse persévérance les causes réelles de la surdi-mutité, et nous avons reconnu que toutes celles dont parle M. Bouvier n'entrent pour rien dans la production de cette triste infirmité. Nous avons constamment sous les yeux des enfants dont la nuque a été labourée par des sétons énormes, dont le crâne dénudé, les tempes, les régions mastoïdiennes, sont profondément cicatrisées par des moxas, par des vésicatoires ulcérés, nous constatons les résultats déplorables d'une foule de pratiques médicales ou chirurgicales, rationnelles ou empiriques, qui sont restées sans utilité pour les victimes de ces barbaries, et instruits par de tels exemples, nous avons appris à nous abstenir dans bien des cas où l'impuissance de l'art est trop clairement démontrée. M. Bouvier n'avait pas besoin de cet appel pathétique à notre humanité, à notre conscience, il peut être certain que ces sentiments ne nous sont pas étrangers, mais nous croyons en donner la preuve en ne torturant pas, à notre seul bénéfice, des malheureux que nous avons tout lieu de croire incurables.   P. M.

faculté d'articuler a été facilement développée ou perfectionnée par les exercices vocaux, quoique ceux-ci fussent courts et incomplets; quelques uns chantent et mettent leur voix à l'unisson de l'harmonium. Un de ces sourds-muets, considéré comme incurable (1), a gagné aux exercices d'articulation une parole beaucoup plus facile qu'il ne l'avait auparavant, et la faculté de lire sur les lèvres.

J'ai vu plusieurs de ces enfants depuis la lecture du rapport. J'ai reconnu qu'ils jouissaient de toutes les facultés qui leur sont attribuées par la Commission.

Je citerai particulièrement les suivants :

Le nommé Bastien (n° 2 du rapport, 1re série), dont la commission a constaté la surdité à peu près complète (2) avant le traitement, et qui m'a entendu à une certaine distance, quoique je fusse derrière lui, et qu'il ne pût me voir parler. La commission a fait, à son égard, des expériences décisives pour s'assurer que c'était bien par le sens de l'ouïe qu'il percevait les mots. Dans une de ces réunions, par exemple, on l'enferma dans une armoire bien close, et il répondit quand on lui adressa la parole (3).

Legras (n° 1, 3e série), dont l'état antérieur de surdité est constaté par un certificat revêtu de la signature d'un des hommes les plus compétents dans cette matière. Il entend la parole à quelque distance de son oreille; il parle imparfaitement, mais il n'a reçu que les leçons du cours d'articulation, cinq heures par semaine, comme on sait, et le reste du temps il a été livré à la mimique.

Les deux frères Plard (n° 1, 2e série, et 5, 4e série), dont la surdité de naissance (4) avait été établie par des certificats de médecin que j'ai eus sous les yeux. Leur traitement, commencé avant les

(1) Par qui? Par nous, peut-être, mais que signifie cette désignation? Incurable, dit le docteur A ; curable, dit le docteur B, et la preuve, c'est *qu'après des exercices d'articulation, sa parole est devenue plus facile, il a acquis la faculté de lire sur les lèvres.* Le croyez-vous guéri pour cela? A-t-il cessé d'être infirme? n'a-t-il plus besoin d'un mode d'éducation tout spécial ?   P. M.

(2) Voir à la page 4 la lettre d'introduction de M. Volquin, dans laquelle se trouvent des renseignements positifs sur ces divers élèves.   P. M.

(3) Les armoires des classes de l'Institut sont en sapin mince, et par conséquent très sonores. Un meuble de cette espèce pouvait passer pour un corps vibrant, véritable caisse d'harmonie destinée à renforcer les sons, comme l'acoumètre de M. Blanchet.   P. M.

(4) Il y a ici une erreur matérielle qui se trouve rectifiée dans le travail de M. Volquin, page 4 de l'introduction.   P. M.

travaux de la commission, avait déjà amélioré leur audition et développé chez eux la parole. Ils sont très avancés sous ces deux rapports, moins toutefois sous le second que sous le premier.

Plaud (n° 4, 1re série), ce sourd incurable dont j'ai parlé plus haut. Déjà âgé, mais très intelligent, il a appris assez vite à lire sur les lèvres; et sa parole, qui n'était pas entièrement perdue, s'est développée par l'exercice. On m'a fait observer sur lui un phénomène assez curieux (1) : en se plaçant de manière qu'il ne puisse voir la figure de l'interlocuteur, et en lui faisant apprécier par le toucher les mouvements des parties entre le menton et l'os hyoïde, on peut lui faire répéter certaines syllabes, qu'il reconnaît à la nature du mouvement qu'il perçoit avec la main.

A ces faits, j'en ajouterai un autre tout semblable à ceux qui remplirent de joie le cœur d'Itard, dans les premières années de ce siècle. Il est rapporté par M. Piroux, directeur de l'institution des sourds-muets de Nancy.

« Le fils de M. C..., dit M. Piroux, avait passé six ans dans une
» école de sourds-muets de province. Il avait été présenté, dans cet
» intervalle, à un médecin auriste de Paris, qui l'avait déclaré
» incurable. Mais, ayant reconnu chez cet enfant qu'en exerçant
» ses oreilles j'en augmenterais la sensibilité, je me mis à l'œuvre.
» Je finis par faire entrer dans ses oreilles un filet de voix, plus
» tard un petit ruisseau, et enfin une grande rivière, entretenant
» toujours dans une parfaite harmonie la voix perçue et la voix
» produite. L'enfant a perdu insensiblement ses signes, et la pa-
» role a suffi à toutes ses relations. Il est utile d'ajouter que je ne
» recevais cet enfant que comme *externe*, et que le père consolidait,
» par la pratique, les progrès que je faisais faire à son fils par mes
» leçons. Au bout de deux ans, l'enfant entrait dans une école or-
» dinaire, et après trois ans, il faisait sa première communion,
» après avoir appris de vive voix le catéchisme (2). »

(1) Ce phénomène s'observe à chaque instant dans la classe d'articulation. M. Vaïsse ne manque jamais de placer la main des élèves sous son
menton, afin de leur faire comprendre par le toucher les mouvements
musculaires qui se passent dans cette région et qui ont pour résultat les
diverses positions de la langue, du pharynx et du larynx.　　　P. M.

(2) Il y a dans les comptes rendus de M. Piroux bon nombre d'histoires
de ce genre racontées en un style pittoresque, annonçant bien plus d'enthousiasme que de critique. Nous tenons l'instituteur de Nancy pour un
homme excellent, plein de zèle, mais enfin, il faut bien le dire, ses confrères sont loin d'accepter sans contrôle ses assertions, marquées pour la

Je ne multiplierai pas davantage les citations et les faits. Je ne viens pas faire ici une clinique auriculaire. Je ne viens pas surtout usurper la place de la commission et de son honorable rapporteur; elle est trop bien remplie. Quoi de plus propre, en effet, à nous inspirer toute la confiance dans les faits, dans la manière dont ils ont été observés, que la composition même de cette commission! Quels noms y voyons-nous figurer? des Guéneau de Mussy, des Bégin, des Bouillaud, des Baillarger, des Piorry, c'est-à-dire la science ancienne traditionnelle, la jeune science, la méthode expérimentale ou d'observation personnifiée, la chirurgie sage, mûrie par le temps et l'expérience, et par-dessus tout l'indépendance (1), la bonne foi et un amour sincère de la vérité. Aussi, cette commission n'a-t-elle pas failli à son mandat; aussi, n'a-t-elle épargné ni le temps, ni la peine, pour le remplir sûrement, pour se mettre à l'abri de toute erreur, de toute illusion. Et, remarquez-le, cette commission est unanime dans ses conclusions; relisez, je vous prie, la lettre de l'honorable M. Guéneau de Mussy, qui a pu ressembler, au premier abord, à une protestation; vous y verrez qu'il s'associe à tous les résultats d'observations mentionnés dans le rapport.

Ces résultats, ainsi entourés de toutes les sortes de garanties, suffiraient à eux seuls pour décider la question.

Supposons, ce qu'à Dieu ne plaise! supposons qu'un enfant sourd soit donné par le sort à l'un de nous dans sa famille, à qui que ce soit parmi nos nombreux confrères, sans en excepter mon estimable ami M. Menière (2). Que ferait chacun de nous, chacun de nos

plupart au coin d'une bizarrerie incontestable. Des renseignements reçus d'un honorable médecin de Nancy semblent indiquer que M. Piroux est souvent seul de son avis dans l'appréciation de ses succès. Les sourds-muets qu'il dit avoir rendus à la société sont loin de justifier ces prétentions. Nous prions le lecteur de voir la dernière brochure publiée par M. Piroux en 1853; il y trouvera de quoi motiver le jugement que nous portons ici. P. M.

(1) L'incident regrettable auquel a donné lieu cette partie du discours de M. Bouvier sort du domaine scientifique; nous n'avons pas à nous en occuper. Que l'on compare les conclusions définitivement adoptées par l'Académie avec celles qui terminent le rapport de M. Piorry, et l'on verra ce que valent les arguments accumulés dans ce paragraphe. P. M.

(2) Ces arguments *ad hominem* plaisent beaucoup à M. Bouvier; ils font de l'effet à la tribune, mais quand on les discute de sang-froid, quelle est leur valeur réelle? Quel médecin, père ou non, n'examinera le jeune enfant sur lequel il doit donner un avis? Mais M. Bouvier ne sait pas que dans l'im-

confrères, en présence des faits positifs de la commission, quand bien même ils seraient les seuls, et des dénégations qu'on leur oppose? Croyez-vous que le médecin à qui incomberait ce malheur s'écrierait aussitôt : C'est un sourd-muet ; la surdi-mutité, c'est-à-dire la surdité de l'enfance, est incurable, il n'y faut pas toucher. Non ; ce qu'il ferait, je vais vous le dire.

Il chercherait, avant tout, la cause du mal ; il explorerait toutes les parties accessibles de l'organe, et surtout l'oreille moyenne ; il saisirait la moindre indication qui pourrait en ressortir, et il agirait comme dans la surdité de l'adulte. Puis, s'il échouait dans ses efforts, il se souviendrait de la belle découverte d'Itard, confirmée par les faits que la commission a produits ; il tenterait l'éducation physiologique du sens de l'ouïe, et, soyez-en sûrs, il épuiserait tous les moyens d'action que la science possède, avant de se résigner douloureusement, en cas d'insuccès, à déclarer cet être, qui lui serait cher, à jamais sourd-muet, à le ranger définitivement parmi ces parias de la grande société humaine.

Mais ce que vous feriez pour celui qui serait votre chair, votre sang, ne le feriez-vous pas pour le client qui invoquerait vos lumières? Et ce que vous feriez pour le riche, ne le feriez-vous pas aussi pour le pauvre, que nous sommes tous d'autant plus empressés à secourir, qu'il est moins en état de réclamer nos soins?

Or, qu'est-ce qu'une institution de sourds-muets? C'est une réunion de ces enfants dont je viens de parler ; ils sont sourds, voilà tout. A-t-on suivi à leur égard, avant leur entrée, la ligne de conduite que je viens de retracer? a-t-on épuisé toutes les ressources de l'art avant de déclarer qu'ils étaient incurables? Vous savez bien le contraire : on n'a pas même, le plus souvent, exploré leurs organes (1) !

mense majorité des cas, les enfants sourds-muets ne nous sont présentés que longtemps après l'accident qui a entraîné la perte plus ou moins complète de l'ouïe. Les parents de cet enfant nous apportent le résultat d'observations qui datent de plusieurs années ; souvent aussi ce pauvre infirme est seul au monde, et tout renseignement nous manque sur l'origine de son infirmité. Il est facile d'instituer ainsi un programme philanthropique dans un discours destiné à émouvoir les auditeurs, mais autre chose est l'exécution.   P. M.

(1) Les élèves boursiers du Gouvernement et ceux qui sont aux frais de leurs familles, entrent à l'Institution en vertu d'un acte administratif, basé sur la production des pièces exigées par le règlement, et parmi lesquelles figure en première ligne le certificat constatant la surdi-mutité. L'enfant

Ce que la commission vous propose, c'est d'appliquer à ces enfants les mesures que vous adopteriez pour les vôtres, pour le client, riche ou pauvre, qui viendrait vous consulter; c'est de les faire jouir du bénéfice des progrès de la science.

Que veut, en effet, la commission? Elle veut que tous les sourds-muets, à leur entrée dans l'établissement, soient examinés et classés au point de vue de leur degré de surdité, de la cause organique de celle-ci, du degré de persistance de la parole, et enfin de la question de savoir si l'art médical peut leur être de quelque secours.

Elle veut que l'on applique, à ceux chez lesquels il y aura quelque espoir de le faire avec succès, les méthodes le plus en rapport avec les progrès de l'art, pour tenter de leur rendre un degré plus avancé d'audition, ou au moins, si la surdité est incurable, pour leur conserver la parole dans le cas où ils ne l'auraient pas perdue, en rejetant définitivement parmi les sourds-muets complets, et en livrant à l'éducation ordinaire de l'établissement ceux que l'on jugerait ne pouvoir tirer aucun fruit de ces essais.

Ce n'est là, vous le voyez, que la reproduction exacte de la conduite que vous tiendriez vous-mêmes dans chaque cas particulier de surdi-mutité; et nous devons nous estimer heureux que la sollicitude de l'administration la disposant à faire le bien sur une aussi grande échelle, elle ait bien voulu nous choisir pour nous associer à son œuvre. Vous ne déclinerez pas cet honneur, vous seconderez sa généreuse initiative en adoptant la première partie des conclusions de la commission.

J'ai conclu, dans la dernière séance, à l'adoption de la dernière partie de ces conclusions; je viens de conclure à l'adoption de la première. Il me reste à jeter un coup d'œil rapide sur leur connexion, sur leur ensemble.

Ces conclusions, que la forme, bonne ou mauvaise, de mon argumentation a scindées, sont en effet étroitement liées, inséparables dans la réalité, et en quelque sorte solidaires.

Afin de doter les élèves que l'on traite, et qui ne tardent pas, en cas de réussite, à devenir des demi-entendants, ceux qui sont incurables et dont on cultive seulement la parole parce qu'ils ne l'ont pas perdue, de tout le degré d'audition, de toute la perfection du

m'est présenté, je l'examine, je recueille tous les renseignements possibles, et je le remets entre les mains des personnes chargées du soin de l'instruire. Plus tard, s'il y a lieu, on revient sur ces décisions préalables et des rapports spéciaux sont adressés à M. le directeur de l'établissement qui les transmet à la commission consultative.   P. M.

langage oral qu'ils peuvent atteindre, il faut évidemment les soustraire à l'influence contraire de la mimique. C'est là l'unique objet des conclusions relatives à l'éducation des sourds-muets. En effet, je ne saurais trop le répéter, je ne saurais trop de fois appeler l'attention de l'Académie sur ce point, nous n'avons nullement à nous prononcer sur la *supériorité* relative des deux méthodes d'enseignement des sourds-muets, par la mimique et à l'aide de la parole. Nous n'avons nullement à résoudre la question de savoir s'il convient ou non de transformer l'organisation de l'Institution de Paris, de porter hardiment la cognée sur cette autre forêt de Dodone qui ne rend ses oracles que dans une langue inarticulée. Nous pourrions à bon droit, pour la plupart, nous récuser, si l'on voulait nous instituer juges en cette matière. J'ai dit et je le redis encore : quelles qu'aient pu être les apparences contraires, c'est là une question que j'ai formellement *réservée*, pour me servir de l'expression d'un autre orateur, et je n'ai pas davantage, en ce moment, la prétention de la trancher.

De quoi s'agit-il donc? Simplement de séparer les sourds-muets en traitement, c'est-à-dire les demi-entendants, ainsi que les sourds-muets incurables, mais demi-parlants, du reste des élèves, et de créer pour eux un mode d'enseignement dans lequel la parole jouera un rôle presque exclusif comme moyen de communication organique. Est-ce là bouleverser l'Institution, comme on l'a dit? Non; c'est au contraire la régulariser; c'est substituer un ordre indispensable, au désordre, à la confusion, qui, sous ce rapport, y ont régné jusqu'ici. La preuve que la mesure que l'on indique ne tranche en rien la question du mode d'enseignement applicable aux véritables sourds-muets, qu'elle ne tend point à désorganiser l'enseignement préféré dans l'Institution de Paris, c'est que cet isolement des sourds-muets incomplets d'avec les autres a été depuis longtemps proposé par les partisans mêmes de l'enseignement par les signes.

Écoutons à ce sujet M. de Gérando :

« On voit, dit-il, que rien n'est plus propre à confirmer, à ac-
» croître encore la surdité apparente des degrés inférieurs, que
» d'enfermer absolument le sujet qui en est atteint dans un institut
» de sourds-muets, où les moyens d'enseignement et de communi-
» cation ne s'adresseraient qu'à l'œil seul.

» On voit que l'emploi de la parole artificielle, dans l'enseigne-
» ment donné aux sourds-muets, a toujours l'avantage de favoriser
» l'éducation du sens de l'ouïe. Mais cet exercice est loin de suffire
» pour développer l'audition : l'œil y joue encore un trop grand rôle.

» Lorsqu'un enfant annoncé pour sourd-muet est amené dans
» un institut, on devrait donc, avant tout, s'attacher à bien déter-
» miner le degré de surdité dont il est atteint ; on devrait composer
» ensuite une *classe séparée* de ceux chez lesquels l'audition serait
» susceptible de recevoir quelque développement, pour les soumettre
» au régime convenable, etc. (1). »

Un professeur parlant, ministre, à regret sans doute, de ce culte
que l'on semble avoir voué au mutisme dans l'Institution de Paris,
s'exprime comme il suit :

« Parmi les élèves qui ont conservé un peu d'audition, il y en a
» beaucoup que nous voyons *à regret* renfermés dans nos écoles.
» Leur éloignement de la société parlante, leur contact désormais
» continuel avec leurs camarades, qui se servent constamment d'un
» moyen de communication à part, leur rendent la parole moins
» familière. Là, ils subissent la loi de la majorité et ils parlent par
» signes comme tous les autres. Alors leur oreille, que l'usage de
» la parole tenait éveillée et attentive, se referme peu à peu, et des
» enfants qui, *élevés avec intelligence par la parole*, finiraient le plus
» souvent par entendre distinctement, deviennent au milieu de nous
» tout à fait sourds. Combien de parents n'avons nous pas *vus*, qui,
» en retrouvant leurs enfants après quelques années, quelques mois
» même de séparation, leur parlaient comme autrefois, et s'éton-
» naient de n'être plus ni entendus ni compris. Ils accusaient la
» nature, versaient quelquefois des larmes, en voyant l'infirmité de
» leurs enfants se compliquer par l'âge au lieu de s'amoindrir, et
» ils ne se doutaient pas que ce surcroît de malheur était le résultat
» inévitable du silence qu'ils avaient imposé à leurs enfants, en les
» faisant admettre dans une école de sourds-muets, etc. (2). »

Ainsi, l'Académie, qui pourrait peut-être se récuser comme in-
compétente, s'il s'agissait de remplacer, pour tous les sourds-muets,
l'enseignement mimique par l'enseignement oral, n'est plus certainement en droit de le faire, lorsqu'on la consulte pour décider si le
meilleur moyen d'étendre et de perfectionner l'audition et la parole
chez *certains* sourds-muets n'est pas autre chose que le silence et
l'éloignement de toute voix articulée.

Ce simple énoncé de la question vous fait voir quelle en doit être
la solution. Il est clair, d'après cela, que les conclusions de la commission relatives au mode d'éducation qu'il convient de donner aux

<hr>

(1) De Gérando, *De l'éducation des sourds-muets*, t. II, p. 633.
(2) Puybonnieux, *La parole enseignée aux sourds-muets sans le secours
de l'oreille*. Paris, 1843, p. 71.

enfants sont le complément nécessaire de ses autres propositions, qu'elles ne peuvent en être distraites, et que vous ne pouvez sanctionner les unes sans les autres. Je ne reviens pas, d'ailleurs, sur les motifs que je crois vous avoir donnés d'être complétement rassurés sur l'instruction de ces enfants mis à part et élevés par l'emploi de la parole. Les documents que j'ai placés sous vos yeux mardi dernier vous ont, je crois, démontré qu'ils n'auront pas l'esprit moins altéré que les autres.

J'ai dit, dans la première partie de ce travail, que les mesures proposées étaient le contraire des propositions de la commission de 1828 ; mais, considérées à un autre point de vue, elles lui sont analogues, elles n'en sont que la continuation, l'extension amenée par le progrès.

Savez-vous, en effet, quel fut l'objet constant de la sollicitude d'Itard à l'égard des sourds-muets, des travaux, des efforts de ce regrettable collègue, qui inspira, en 1828, la résolution prise par l'Académie? Une seule phrase de son *éloge* par M. Bousquet va nous l'apprendre. « M. Itard, dit notre honorable collègue, travailla *trente* » *ans* pour faire introduire la culture de l'oreille dans l'Institution » des sourds-muets (1). » Il ne dut qu'au concours éclairé de l'Académie d'y avoir réussi. Je me trompe, il crut y avoir réussi ; il n'en était rien. L'œuvre de prédilection d'Itard, celle sur laquelle il revient encore dans son testament, dernier épanchement d'un cœur près de s'éteindre, est restée incomplète, insuffisante, tronquée. Il vous appartient de l'accomplir. Serez-vous plus sourds à la voix de votre commission qu'en 1828? Et parce qu'Itard n'est plus parmi nous, serez-vous moins sensibles au bien-être des sourds-muets qu'il avait tant à cœur? Que ne puis-je évoquer ici son ombre, lui céder ma place à cette tribune ! Que ne peut-elle vous faire entendre quelques unes de ces paroles simples, sensées, prononcées avec ce sentiment que renfermait son âme, avec cette haute raison qui distinguait cet esprit d'élite, avec cette autorité acquise par quarante années d'expérience ! Alors vous ne balanceriez plus ; car si vous n'êtes pas convaincus, vous ne voudriez pas du moins affliger cette âme honnête, animée de l'amour du bien, invoquant votre appui en faveur de ceux qu'Itard se plaisait à nommer sa famille.

Encore un mot. On a parlé d'ajournement, de réponse provisoire, de je ne sais quelle autre réponse vague qui conseillerait simplement le *progrès*. M. le ministre ne nous a-t-il pas suffisamment témoigné son amour du progrès, en vous consultant sur des amé-

---

(1) *Mémoires de l'Académie de médecine*, t. VIII, p. 15.

liorations à introduire dans les soins à donner aux sourds-muets?
Aura-t-il lieu d'être très satisfait de votre réponse et des éclaircissements que vous lui donnerez, en lui disant simplement qu'il est
bon de tenir compte du progrès?

D'autres veulent attendre pour se prononcer. A quoi bon ces
nouveaux délais? Voici près d'un siècle qu'on attend. Quoi?
soixante-quinze ans d'expériences comparatives sur l'éducation par
les deux méthodes, plus de cinquante ans d'essais, à compter des
premières tentatives d'Itard sur le traitement des sourds-muets,
ce n'est pas encore assez pour se former une opinion sur les questions qui vous sont adressées! L'expérience d'autrui est-elle, à vos
yeux, sans valeur? Voulez-vous reprendre une à une ces laborieuses investigations? Et, en attendant, laisserez-vous la contagion
du mutisme étendre encore ses ravages et multiplier ses victimes?

A ceux qui conservent des doutes, de l'incertitude, je dirai : Je
vous en adjure, chers collègues, prenez le temps, avant de voter,
de relire à tête reposée tous les discours que vous aurez entendus.
Discours *pour*, discours *contre*, discours *sur* les conclusions de la
commission ; discours de théories transcendantes, discours de faits,
discours d'esprit, discours de simple bon sens, lisez tout. Cela
pourra faire un volume de quelques centaines de pages. Mais vous,
dont la vie n'est qu'une suite d'abnégation et de dévouement, vous
aurez le courage de vous imposer cette tâche, vous accorderez cette
marque d'intérêt à la grande famille des sourds-muets. Si, après
cela, vous n'êtes pas suffisamment éclairés, il faudra désespérer, à
l'avenir, de la coopération de notre Compagnie aux grandes choses,
aux bonnes choses, aux choses utiles (1).

— M. BONNAFONT : En demandant une seconde fois à l'Académie
la permission de reprendre la parole, je n'avais d'abord l'intention

---

(1) Les notes nombreuses dont j'ai surchargé le discours de M. Bouvier
indiquent assez combien les opinions de cet orateur sont contestables. On
sent qu'il y a là un parti pris de tout blâmer, de tout détruire, les formes
les plus polies cachent une attaque violente, la rhétorique la plus ingénieuse
déploie toutes ses ressources pour anéantir l'œuvre de l'abbé de l'Epée
et de Sicard ; il s'agit ici de mettre M. Blanchet sur le piédestal de ces
grands hommes jetés à terre, M. Bouvier n'a rien épargné pour arriver à
ce but, aussi avons-nous dû le réfuter avec persévérance. Nous irons plus
loin. Dans le résumé de cette longue discussion, nous ferons voir sur quelles
faibles bases reposent les arguments de M. Bouvier, combien il ignore
ce qui se fait dans notre maison, et surtout combien il sait mal ce qui peut
se faire dans un établissement de ce genre.   P. M.

que de m'occuper de quelques points pratiques du sujet ; mais, depuis lors, la question s'est considérablement agrandie, et comme nous l'avions dit en commençant, et comme l'a si bien répété M. Jules Guérin, il convient de l'envisager à la fois sous le rapport de la médecine, de la physiologie, de la psychologie et de l'éducation.

Cette manière de procéder est bien certainement la plus sûre pour arriver à une solution satisfaisante et pour éclairer l'Académie sur plusieurs points encore obscurs de l'organe de l'audition ; mais, afin de ne pas prolonger cette discussion déjà très longue, il nous semble convenable de réserver la partie psychologique pour une époque un peu plus éloignée : nous serons d'ailleurs les premiers à faire naître l'occasion de revenir sur ce sujet.

Ce qu'il faut surtout discuter en ce moment, c'est le mérite des deux modes d'enseignement suivis pour l'éducation des sourds-muets. Les partisans du langage oral et de la lecture sur les lèvres donnent à cette méthode une supériorité incontestable, tant pour favoriser le développement de l'intelligence des élèves que pour faciliter leur instruction générale ; mais, si vous vous adressez aux partisans du langage mimique, ils vous répondront d'une manière non moins absolue et non moins satisfaisante. Nous pensons, nous, que s'obstiner à généraliser l'application de l'un ou de l'autre de ces modes d'enseignement, c'est tomber dans une égale erreur : les sourds-muets ne présentent pas, en effet, le même degré de gravité dans la surdité et dans l'intelligence, il devient nécessaire de former des catégories, afin de connaître ceux des élèves qui seront aptes à profiter le mieux de l'une ou de l'autre de ces méthodes.

Toute la difficulté consistant donc à faire un bon classement, ce qu'il importe, c'est de trouver un moyen qui fasse arriver à ce résultat de la manière la plus sûre, afin que l'on ne garde pas à la classe d'articulation des élèves qui ne pourront jamais parler, et *vice versâ.*

Depuis Itard, on a bien cherché à classer les individus ; mais ce classement est-il fait avec toute l'exactitude et la sévérité qu'il comporte ? Il peut être permis d'en douter à cause du manque de moyens où l'on était pour apprécier *immédiatement* le degré de sensibilité du nerf auditif.

C'est afin de mieux interroger l'appareil de l'ouïe, pour juger l'aptitude de chaque élève, que nous avons proposé l'emploi du diapason, et l'on verra plus loin que les expériences nombreuses et authentiques que nous avons faites tout récemment avec cet instrument ne laissent plus aucun doute sur son efficacité. Ce moyen a été si bien apprécié par le directeur de l'établissement des sourds-muets, et par le professeur d'articulation, qu'ils vont employer ce mode d'exploration pour le classement de leurs élèves.

Mais, avant de relater ces faits, je crois devoir répondre brièvement à deux objections que M. Piorry nous a adressées, et qu'il importe, dans l'intérêt de la vérité, de ne pas laisser passer sous silence. M. le rapporteur a dit d'abord que le diapason dont je me sers est insuffisant et qu'il diffère beaucoup de l'instrument de M. Blanchet; mais il reste à juger lequel des deux moyens donne des résultats plus positifs pour apprécier le degré de surdité des sourds-muets.

Voici un exemple récent des effets obtenus par mes diapasons :

Désirant m'éclairer encore davantage sur l'efficacité de ce moyen pour le classement des sourds-muets, je me rendis il y a quelques jours à l'institution de M. Dubois, rue de Courcelles, où les jeunes élèves sont exclusivement soumis aux exercices du langage oral et de la gymnastique labiale.

M. Dubois, qui mérite les plus grands éloges pour son zèle et pour les efforts qu'il tente afin d'arriver à faire parler le plus grand nombre possible de ses élèves, me dit que parmi eux il s'en trouvait qui avaient acquis cette faculté. Je le priai alors de ne pas me les désigner, et de les engager tous à garder le silence pendant le temps de l'examen.

Voici, sur 24 garçons que j'expérimentai, les résultats obtenus : 4 seulement entendirent le petit diapason du *sol* de la troisième octave, appliqué sur le crâne, et à la distance de 1 à 2 centimètres de l'oreille ; 2 élèves l'entendirent appliqué seulement ; 13 ne perçurent que le diapason du *do* de la première octave, appliqué et non à distance, et enfin 5 ne l'entendirent d'aucune manière.

Je dis alors à M. Dubois : Sur les 24 élèves, 6 parlent ou sont susceptibles de parler ; 13 parviendront à articuler quelques phrases, mais péniblement, et 5 ne pourront probablement jamais prononcer une parole.

Ce classement fut en tout point semblable à celui établi par M. Dubois, d'après les résultats de son système d'éducation.

Le lundi 2 mai, je me rendis à neuf heures du matin à l'Institution impériale des sourds-muets, afin de me livrer aux mêmes expériences. Je ne peux mieux faire que de lire le procès-verbal qui a été dressé séance tenante, en présence de M. de Lanneau, directeur de l'établissement, et des trois professeurs Vaïsse, Puybonnieux et Volquin.

M. Menière, que j'avais convié à ces exercices, n'avait pu, à mon grand regret, s'y trouver.

Cours d'articulation. — *Séance du lundi 2 mai 1853.*

M. le docteur Bonnafont, membre correspondant de l'Académie impériale de médecine, se présente pour examiner les résultats obtenus au cours.

M. le directeur de l'Institution lui donne des renseignements sur la manière dont ce cours est établi.

Il est composé de 70 élèves qui se recrutent de la manière suivante : A leur arrivée à l'Institution, les enfants sont exercés à la parole pendant une année ; après ce laps de temps, on élimine les sujets chez lesquels on ne reconnaît aucune aptitude, et les autres continuent à être exercés pendant les cinq années qui suivent.

Le cours a lieu deux fois par jour : le matin de huit à neuf heures, et le soir de quatre heures et demie à cinq heures et demie (1); il est divisé en cinq catégories :

1re catégorie. Élèves qui parlent bien et dont l'instruction est presque achevée.

2e — Élèves qui parlent assez bien et dont l'instruction est moins avancée.

3e — Élèves qui commencent à parler.

4e — Élèves qui prononcent tous les sons dont se compose la langue.

5e — Élèves qui apprennent la valeur des sons.

Chaque catégorie comprend des élèves sourds de naissance, et d'autres qui le sont devenus à un âge plus ou moins avancé ; des demi-sourds et des sourds. Ce mélange a été nécessité par la diversité des intelligences, et par le plus ou moins d'instruction que les enfants possèdent.

Les élèves ont été classés, autant que possible, de manière que l'enseignement de la parole puisse profiter à leur instruction.

M. Bonnafont, désirant ignorer le degré d'instruction de chaque élève, on recommande à tous un silence complet, et 25 lui sont présentés au hasard, qu'il examine et qu'il soumet à l'épreuve de ses diapasons. Cette opération donne les résultats suivants :

(1) Mais le trop grand nombre d'élèves ne permettant pas de les exercer tous à chaque cours, il n'y en a que la moitié par séance soumis aux exercices de la parole.

NOM DE L'ÉLÈVE.	NOTES DE M. BONNAFONT.	NOTES DU PROFESSEUR.
Doumergoux....	Très mauvais. ..	Sourd de naissance, articule avec difficulté, mais connaît la valeur de tous les sons ; est entré à l'Institution en octobre 1848, a suivi le cours depuis cette époque.
Robert........	Bon, entend le diapason à distance du côté gauche.	Est devenu sourd à 7 ans, parle avec facilité, et se fait parfaitement comprendre ; est entré à l'Institution en octobre 1850, a suivi le cours d'articulation, où il a appris à lire sur les lèvres.
Picard (Alfred)...	Très bon......	Est devenu sourd à 5 ans, parlait bien, avait un peu oublié en arrivant à l'Institution (octobre 1849) ; maintenant il se fait parfaitement comprendre, grâce au cours d'articulation qu'il a suivi pendant 4 ans ; a été et va encore à la clinique de M. Blanchet.
Plaud........	Passable......	Parle très bien, est devenu sourd à 9 ans, est entré à l'Institution en octobre 1848 ; a été perfectionné par le cours d'articulation ; il lit très bien sur les lèvres ; a suivi le cours de M. Blanchet.
Desuc........	Mauvais......	Sourd de naissance ; a appris à parler à l'Institution, où il est entré en octobre 1848 ; sa parole est difficilement compréhensible, mais il n'a pas terminé son cours d'instruction.
Plard (jeune)...	Très bon du côté gauche, mauvais du côté droit.	N'est pas sourd de naissance, parlait très bien à son entrée à l'Institution (octobre 1851) ; suit le cours d'articulation et la clinique de M. Blanchet.
Plard (aîné)...	Très bon des deux côtés, mais meilleur du côté droit.	N'est pas sourd de naissance, parlait très bien à son entrée à l'Institution (octobre 1846) ; a suivi pendant 6 ans le cours d'articulation et la clinique de M. Blanchet.
Colomb........	Bon........	Est devenu sourd à 5 ans, mais avait complétement oublié ce qu'il savait à cet âge ; entré à l'Institution en octobre 1848, a suivi le cours d'articulation depuis cette époque.
Jurain........	Passable......	Sourd de naissance, entré en octobre 1848, a appris à parler à l'Institution.
Bisson........	Id.......	Est devenu sourd à 6 ans, parle assez bien ; est entré en octobre 1848 ; a suivi le cours d'articulation, où sa parole a été perfectionnée et où il a appris à lire sur les lèvres ; suit la clinique de M. Blanchet.
Cocard........	Id........	Sourd de naissance, est entré en octobre 1849 ; parle un peu, mais avec difficulté ; ce qu'il sait est dû au cours d'articulation.

NOM DE L'ÉLÈVE.	NOTES DE M. BONNAFONT.	NOTES DU PROFESSEUR.
Deshayes	Très bon	A parlé jusqu'à 6 ans, est entré en octobre 1851; a suivi le cours d'articulation depuis cette époque et la clinique de M. Blanchet.
Lechevallier	Bon	A parlé jusqu'à 9 ans, est entré en octobre 1852, suit le cours d'articulation et la clinique de M. Blanchet.
Lozré	Bon	A parlé jusqu'à 10 ans, est entré en octobre 1852; intelligence très bornée, suit le cours d'articulation et celui de M. Blanchet.
Gournay	Mauvais	Sourd de naissance, prononce tous les mots de notre langue; a suivi le cours d'articulation.
Ladoy	Excessivement bon	N'est pas sourd de naissance, a parlé très longtemps; est presque idiot, suit le cours d'articulation de M. Blanchet et le nôtre.
Bernard	Mauvais	Sourd de naissance, entré en octobre ....; suit le cours d'articulation, où il acquiert la parole.
Bastien	Bon, du côté droit surtout.	Est devenu sourd à 6 ans, entré en octobre 1848; a suivi le cours d'articulation depuis cette époque et la clinique de M. Blanchet.
Grammont	Très bon	N'est pas sourd de naissance, parlait espagnol en arrivant à l'Institution (octobre 1850); a suivi le cours d'articulation depuis cette époque et la clinique de M. Blanchet.
Legras	Id.	N'est pas sourd de naissance, parlait à son entrée à l'Institution; suit depuis son entrée (octobre 1850) le cours d'articulation et la clinique de M. Blanchet.
Imbert	Passable, plutôt mauvais.	N'est pas sourd de naissance, a parlé jusqu'à 3 ans; est entré à l'Institution en octobre 1848, a suivi le cours d'articulation et la clinique de M. Blanchet.
Conroy	Id.	Sourd de naissance, entré en octobre 1848, a appris à parler à l'Institution.
Leseur	Très bon	A parlé jusqu'à 8 ans; entré à l'Institution en octobre 1851, a suivi le cours d'articulation et la clinique de M. Blanchet.
Roux	Id.	N'est pas sourd de naissance, a parlé jusqu'à 6 ans; entré à l'Institution en octobre 1851, a suivi depuis cette époque le cours d'articulation et la clinique de M. Blanchet.
Vincent	Excessivement bon.	N'est pas sourd de naissance, a parlé jusqu'à l'âge de 10 ans, entré en octobre 1851; suit le cours d'articulation et la clinique de M. Blanchet.

Après cette expérience, ces élèves ont été exercés à la parole par M. Volquin, chargé du cours d'articulation.

Ensuite M. Bonnafont a demandé à avoir 10 élèves éliminés comme incapables et ne faisant plus partie du cours d'articulation. Ces 10 élèves ont été amenés : M. Bonnafont a fait sur eux l'expérience de ses diapasons, et a obtenu les résultats suivants :

NOM DE L'ÉLÈVE.	NOTES DE M. BONNAFONT.	NOTES DU PROFESSEUR.
Perceval . . .	Néant.	On ne peut rien obtenir de cet élève pour la parole.
Tesseau	Id.	Id.
Boursault . .	Id.	Id.
Bazoche. . . .	Id.	Id.
Maugué. . . .	Id.	Id.
Morizot. . . .	Id.	Id.
Vallet	Id.	Id.
Ledoux	Id.	Id.
Bertrand. . .	On peut essayer de nouveau à le faire parler.	Id.
Simonin. . . .	Id.	Id.
Pignet	Id.	Id.

Cette expérience clôt la séance.

Le classement établi à la hâte par M. Bonnafont a été d'accord avec celui de l'établissement, sauf 5 élèves mauvais qui devront quitter la classe d'articulation, et 3 qui en avaient été exclus et qui seraient susceptibles d'y rentrer.

D'après cette statistique, on voit que, sur 25 élèves examinés, 2 ont été notés excessivement bons, 9 très bons, 4 bons, 5 passables et 5 mauvais; et que, parmi les élèves que M. Blanchet a choisis pour ses expériences, 2 appartiennent aux excessivement bons, 8 aux très bons, 3 aux bons, 2 aux passables et 1 seulement aux mauvais; mais il est essentiel de faire observer que ce dernier avait parlé jusqu'à l'âge de neuf ans, et que les deux passables ne sont devenus sourds, l'un qu'à l'âge de six ans, et l'autre qu'à trois ans et demi, circonstances qui doivent donner plus d'espoir de leur faire recouvrer la parole. Du reste, tous ces élèves avaient suivi depuis plus ou moins de temps le cours d'articulation.

Je doute qu'il soit possible d'arriver à une appréciation plus rigoureuse de divers degrés de surdi-mutité. Ces expériences confirment aussi plus que jamais ce que j'ai avancé dans mon premier travail, à savoir qu'il n'y a que les sourds qui *s'entendent* qui soient aptes à prononcer quelques phrases satisfaisantes.

Ceux qui ne *s'entendent* pas meuvent les lèvres, et malgré tous leurs efforts ne font sortir de leur bouche que des sons rauques et désagréables.

La seconde objection de M. Piorry est plus grave : elle attaque un point de physiologie important, et sur lequel j'appelle toute l'attention de l'Académie. Le savant rapporteur prétend que, par l'apposition du diapason sur le crâne, les sourds doivent éprouver une sensation sans doute, mais une sensation à laquelle le nerf auditif reste étranger.

Tous les physiologistes sont d'accord jusqu'à présent pour donner au nerf auditif seul la faculté de percevoir le son. Aucun autre organe de la sensibilité ne saurait le remplacer dans cette fonction. Il semblerait pourtant, d'après la question posée par le ministre à l'Académie, et par la réponse de la commission, dans sa neuvième conclusion, que le nerfs de sensibilité générales seraient susceptibles de recevoir l'impression des sons, et d'aider ainsi puissamment le nerf auditif.

C'est là une proposition plus que douteuse et à laquelle l'Académie ne peut donner son approbation sans plus ample informé.

Les nerfs de sensibilité générale, comme l'a fait observer le savant professeur de physiologie de la Faculté de médecine, M. Bérard, ne peuvent recevoir que l'impression des vibrations des corps, et nullement le son qui en émane, à moins que les ondes sonores ne soient très intenses, comme cela peut arriver par l'acoumètre de M. Blanchet; mais alors le son arrive directement à l'oreille, ou est transmis par les parties solides avec lesquelles le corps sonore est en contact.

Exemples : Ayant appliqué un diapason sur la pulpe des doigts des sourds-muets, qui l'entendaient bien sur le crâne et le thorax, quelques uns ont accusé aussitôt une sensation, mais qui ne ressemblait nullement à celle qu'ils éprouvaient lorsque l'instrument était appliqué sur la tête. Un autre élève de M. Dubois, qui entendait bien le petit diapason à 2 centimètres de distance de l'oreille gauche, ne l'entendait pas du tout, même appliqué sur les différentes parties du crâne, du côté droit; preuve évidente qu'aucune autre partie des organes de la sensibilité générale ne saurait remplacer le nerf auditif absent.

Dans le fait rapporté pour la première fois par notre illustre et regrettable maître, le baron Larrey, concernant l'invalide qui entendait le son par une perforation des os de la tête, ainsi que dans les recherches de Savart sur la propagation du son par la voûte du crâne, il n'est jamais venu à l'esprit de ces expérimentateurs célèbres de penser que le nerf auditif fût étranger à cette perception.

Nous devons aussi dire deux mots en réponse à une objection de M. Jules Guérin. Nous avons admis en principe que, pour parler, il est nécessaire qu'on *s'entende parler*, et personne, même les sourds-muets, ne peut se soustraire à cette vérité physiologique. M. Guérin, qui ne croit pas cette condition indispensable pour que les sourds parlent, nous a reproché de n'avoir cité qu'un fait à l'appui de notre opinion. Il est vrai que nous n'en avions qu'un il y a quelque temps, mais aujourd'hui nous en possédons plusieurs. Nous avions dit qu'un individu, entendant et parlant, devenant assez sourd pour ne plus *s'entendre parler*, arriverait graduellement à un mutisme dont la gravité serait en raison de la perte plus ou moins complète de l'ouïe. Plusieurs sourds-muets de l'établissement impérial et de l'institution de M. Dubois étant devenus sourds, les uns à l'âge de quatre ans, les autres de six à dix ans, et qui par conséquent avaient entendu et parlé, sont entrés pourtant dans ces établissements affectés d'un mutisme complet chez la plupart, et moins prononcé chez quelques autres. Soumis à l'action du diapason, ces derniers ont montré que leur surdité était beaucoup moins avancée, et qu'ils pouvaient retirer un grand bénéfice de l'éducation orale.

Citons encore la guérison du sourd-muet, relatée par Fontenelle. Ce jeune homme avait entendu et parlé jusqu'à l'âge de huit ans, et tout à coup il perdit l'ouïe et insensiblement l'usage de la parole, d'où il résulta un mutisme complet. A vingt-quatre ans, il fut assez heureux pour recouvrer l'ouïe, et peu à peu la parole lui revint. On trouve encore plusieurs faits de ce genre dans tous les ouvrages spéciaux. M. Deleau, qui est grand partisan de l'articulation orale, et qui, un des premiers, en a fait l'application en France, avoue aussi qu'elle ne peut profiter qu'aux sourds-muets qui *entendent assez pour syllaber*.

Or, je demande à l'honorable académicien comment il est possible d'expliquer la perte de la parole autrement que nous ne le faisons, lorsque surtout aucune altération appréciable n'a pu exister dans l'appareil vocal.

Nous devons aussi faire remarquer que c'est dans la catégorie de ceux que nous avons trouvés aptes à parler que M. Blanchet a choisi les élèves pour faire ses expériences avec l'acoumètre, et que dès lors il n'est nullement étonnant qu'il ait obtenu quelques résultats.

Mais que M. Blanchet ne se fasse pas illusion sur la valeur de ses instruments pour améliorer l'ouïe. Un instrument sonore, si bruyant qu'il soit, et n'importe les parties du corps où on l'applique, ne saurait exercer aucune action sur le nerf auditif. Si donc notre confrère a été assez heureux pour obtenir quelques succès, il les doit *à la bonne qualité* de ses élèves et aux soins qu'il a pris pour les exercer à parler; succès auxquels le professeur d'articulation de l'établissement doit bien avoir sa part, puisque ces élèves n'ont pas cessé de suivre son cours, mais auxquels, suivant nous, l'acoumètre est resté totalement étranger.

Au reste, que ces bons résultats aient été obtenus par M. Blanchet ou par M. Volquin, ils démontrent suffisamment qu'avec de la persévérance et des exercices fréquents bien dirigés, on peut dépasser les limites si étroitement tracées par M. Menière. Pour arriver à ce but, une chose semble manquer à l'établissement impérial des sourds-muets : c'est un nombre suffisant de répétiteurs, ou mieux, comme l'a si bien dit l'abbé de l'Épée, de *manœuvres de la parole* agissant sous la direction du professeur d'articulation qui, malgré tout son zèle, ne peut suffire à un si grand nombre d'élèves. On sait que le fameux Portugais Pereira, le propagateur de la parole, déclarait ne pouvoir instruire que trois élèves à la fois.

M. Baudelocque m'a fait voir un jeune sourd-muet qu'à force de soins et de patience il est parvenu à faire parler et même chanter passablement. Les membres de la commission qui ont vu cet enfant, ont pu s'assurer de ce résultat. Mais en examinant la sensibilité des nerfs auditifs, j'ai constaté que le petit diapason était entendu appliqué sur le crâne et à la distance de 2 centimètres de l'oreille; que par conséquent cet enfant était apte à parler, et qu'il devait entendre la parole même à une certaine distance. Bien que cette cure fasse le plus grand honneur à notre confrère, elle a été faite dans la catégorie des jeunes infirmes qui jouissent d'un degré suffisant d'audition pour apprendre à parler et pour entendre la parole. Eh bien, à peu de chose près, tous les élèves choisis par M. Blanchet appartiennent à cette catégorie. L'Académie ne saurait se contenter de pareils résultats; il faut que ceux qui ont la prétention de faire parler et entendre les sourds-muets lui présentent des succès obtenus sur des sujets dont la cophose sera telle, que les diapasons ne seront nullement ou que très faiblement perçus sur le crâne.

Quant à l'efficacité d'un traitement médical, voici quelle est notre opinion, et je prie l'Académie de la prendre en sérieuse considération, parce qu'elle est basée sur des tentatives nombreuses de moyens curatifs après plusieurs années d'expériences. Tout individu atteint de cophose congéniale ou accidentelle, s'il n'entend le diapason qu'appliqué sur le crâne, sera rebelle à tout traitement; si cet instrument est entendu à distance de l'oreille, il y aura peut-être quelques chances d'obtenir de l'amélioration; mais si, au lieu d'un diapason, le sourd peut entendre le tic-tac d'une montre appliquée seulement sur le crâne (1), la guérison de la surdité sera presque certaine, parce que la perception du tic-tac de la montre accuse l'intégrité des nerfs auditifs, et donne en même temps la certitude que la cause de l'infirmité siége dans une des parties de l'oreille moyenne, et devient par conséquent accessible aux bienfaits d'une médication rationnelle. Tous les sourds-muets qui se trouveront dans cette dernière condition seront donc susceptibles de guérison : il est à craindre seulement qu'il n'y en ait qu'un trop petit nombre.

Disons maintenant quelques mots sur la direction qu'il conviendrait, selon moi, de donner à l'éducation des sourds-muets. Il faudrait, je crois, envisager leur position par rapport à eux-mêmes, à leur famille, à la société, et considérer ensuite dans laquelle de ces trois positions ils sont le plus généralement appelés à vivre.

Quoi qu'on fasse, tant que le muet ne parlera pas distinctement, et qu'il restera assez sourd pour ne pas entendre un peu la parole, il formera un homme exceptionnel dans la société. Privé des deux facultés les plus nécessaires aux relations sociales, il bornera, par instinct et par raison, les siennes à ses parents et à quelques amis.

Le sourd-muet est donc voué à une existence très sédentaire. Eh bien, dans cet état, vaudra-t-il mieux qu'il sache prononcer péniblement quelques phrases dissonnantes et décousues, difficiles à comprendre, et qui constitueront pour lui le moyen le plus habituel de transmettre sa pensée, souvent si féconde? et n'est-il pas préférable de lui apprendre le langage des signes, plus facile, moins fatigant, et au moyen duquel il traduira aussi bien que les personnes qui parlent, toutes ses impressions?

(1) J'ai le regret de ne pouvoir partager cette opinion de M. Bonnafont. Tous les médecins auristes emploient une montre pour apprécier le degré de surdité de leurs malades, mais lequel d'entre eux n'aura pas remarqué que certains individus, entendant très bien le tic-tac d'une montre, ne comprennent pas la parole, tandis que d'autres, qui entendent bien la parole, ne saisissent pas le bruit de la montre, même quand elle est appliquée sur l'oreille, ou, mieux encore, sur la région mastoïdienne? Ce mode d'expérimentation n'a qu'une valeur relative : on s'exposerait à de graves erreurs si l'on voulait s'en rapporter exclusivement à lui.   P. M.

C'est là une question complexe, dont la solution réclame un sérieux examen, et sur laquelle, avant de prendre aucune décision, l'Académie doit s'éclairer encore, si elle le juge convenable ; car il faut qu'elle soit bien persuadée que le jugement qui sortira de son enceinte aura un grand retentissement et qu'il exercera une énorme influence sur le mode d'enseignement ultérieur qui sera adopté dans les établissements.

Pour suivre notre idée, nous allons essayer de montrer un sourd-muet, n'entendant rien, dont l'éducation aura été faite exclusivement par la méthode de l'articulation orale et de la lecture sur les lèvres. En quittant l'institution, où il aura parfaitement appris à lire sur les lèvres des professeurs et des autres élèves qu'il était habitué à voir à tout instant, il se trouvera bien certainement dérouté par la difficulté qu'il aura de lire sur les lèvres des personnes avec lesquelles il vivra et qui seront peu exercées à syllaber assez lentement la parole. En supposant même qu'elles se soient familiarisées avec cet exercice, les communications resteront toujours très lentes et très laborieuses ; il faudra beaucoup de temps et de patience pour la plus légère explication ; et, autre inconvénient, les relations ne pourront jamais s'établir à distance.

Les interlocuteurs seront donc toujours forcés de se tenir rapprochés, le parlant ayant les lèvres parfaitement éclairées et en face du sourd, qui, pour bien saisir les sens du discours, sera obligé de prêter une attention soutenue, et pour peu que le mouvement des lèvres sur lesquelles son regard est condamné à rester fixé ne lui soit pas familier, cette contention d'esprit se changera en une véritable torture. Dans cette perplexité, lorsqu'il sera obligé de répondre, et qu'il n'aura à sa disposition que quelques mots ou quelques phrases péniblement accentués, le sourd-muet regrettera bien certainement qu'on ne lui ait enseigné que ce mode de communiquer, et pour peu qu'il connaisse les signes, et il les inventera si on ne les lui a pas appris, il s'en servira pour les substituer fréquemment à l'articulation orale.

C'est probablement parce que les professeurs exclusifs de ce dernier mode connaissent la facilité avec laquelle le sourd-muet préfère la mimique, qu'ils la proscrivent aussi sévèrement de leurs cours. Mais pourquoi donc le priver obstinément de ce moyen de communication si son intelligence s'en accommode mieux ?

A l'appui de ces idées, je demande à l'Académie la permission de lui citer l'opinion de quelques sourds-muets qui à la mimique réunissent l'articulation orale à un degré aussi avancé qu'il soit possible de l'obtenir chez la plupart de leurs co-infirmes. Il me semble que leur opinion doit bien avoir quelque valeur dans l'appréciation des méthodes!

Lors de la distribution des prix à l'institution des sourds-muets de Toulouse, le 28 août 1852, M. Valette, professeur sourd-muet, devait prononcer le discours qu'il avait préparé pour cette solennité.

Voici comment M. Norbet-Duclos rend compte de cette fête de famille, dans un journal du pays :

« Le discours d'ouverture était déjà une surprise. C'est un des professeurs sourds-muets, M. Valette, qui en était l'auteur, et qui, chose merveilleuse, l'aurait prononcé lui-même au moyen de la parole artificielle, si l'on n'avait craint à la longue de fatiguer l'auditoire sous l'impression pénible de cette parole mécanique, sourde, heurtée, martelée, qui constitue la voix artificielle que l'on fait parler aux sourds-muets comme à des automates.»

Voici maintenant comment M. Valette lui, sourd-muet, et connaissant parfaitement la valeur de l'articulation orale et de la lecture sur les lèvres, apprécie la langue principale des sourds-muets :

« L'organe de la parole étant frappé d'impuissance chez le sourd-muet, par suite de la perte de l'ouïe, la nature lui devait une réparation. Cette réparation elle l'a donnée : elle a semé des voix inconnues sur les doigts, sur tous les traits de son visage, sur tous les mouvements de son corps, et par ce moyen elle l'a mis en état d'exprimer sans difficulté, sans hésitation et avec une variété merveilleuse, sa volonté, ses passions, ses idées, ses sentiments aussi bien que ses besoins, et cela par le jeu seul de la physionomie combiné avec l'attitude et le geste. »

Voici encore le fragment d'une lettre que M. Pélissier, professeur sourd-muet, écrivait à M Guersant en 1842 :

« Quant à la parole artificielle, je regrette que mon état de sourd-muet ne me donne aucun moyen d'empêcher qu'on ne prenne mes observations pour des préventions égoïstes : mais lorsque la voix du sourd-muet a quelque chose de lugubre et de souffrant qui vous affecte ; lorsqu'il ne peut prononcer un mot, une phrase qu'en faisant des efforts inouïs et très fatigants ; lorsque le son de sa voix est inintelligible à ceux qui n'ont pas l'habitude de l'entendre ; lorsque enfin étant parvenu, par suite de travaux pénibles, à faire comprendre quelques sons familiers, il ne s'en trouve pas moins dans l'impossibilité de converser de cette manière, puisqu'il n'entendra jamais les réponses qui lui seront faites de vive voix, je demande s'il est sage ou même humain de lui imposer tant de fatigues, de ravir tant de temps à d'autres études bien autrement utiles pour le développement de ses facultés intellectuelles et pour la satisfaction de son âme? »

Maintenant je crois devoir rectifier, dans l'intérêt de la vérité, quelques erreurs qui se sont glissées dans la discussion relativement à l'Institution de Paris.

On vous a dit que l'administration avait toujours repoussé l'enseignement de la parole à cette institution. Cependant, si l'on veut se donner la peine de jeter un coup d'œil sur les actes concernant ce mode d'enseignement, on verra que de tout temps des efforts ont été tentés à cet effet, et que les résultats négatifs, pour le plus grand nombre des élèves, ont été pour beaucoup dans sa suspension. Un cours d'articulation existait dans cet établissement depuis plus de vingt ans; mais il fut suspendu pendant un certain laps de temps, et cela à la suite de la perturbation jetée dans l'école par l'arrêté du conseil d'administration, approuvé par le ministre du commerce sur la proposition de M. Ordinaire, directeur de l'Institution.

Cet arrêté portait que le langage mimique serait exclusivement remplacé par l'articulation artificielle et l'art de lire sur les lèvres.

Eh bien, malgré tous les efforts et les louables intentions de M. Ordinaire, cet arrêté ne put être mis en vigueur que pendant peu de jours, tant il rencontra chez les élèves de répugnance à apprendre la parole. Le résultat de cet essai fut, comme cela arrive souvent, d'aller d'un extrême à un autre, d'une mesure absolue à une autre mesure absolue; de faire enfin supprimer le cours d'articulation (août 1832).

Après le legs de 8.000 francs de rente laissé par Itard, ce cours fut rétabli, le 24 janvier 1843, par un arrêté de M. le ministre Duchâtel, lequel arrêté portait que le cours d'articulation aurait lieu tous les jours de neuf à dix heures du matin. Cette classe a fonctionné ainsi jusqu'en 1852, époque où M. Delanneau, directeur actuel de l'Institution, prit une nouvelle décision par laquelle, reconnaissant l'utilité extrême de l'articulation orale, il prescrivait que cet enseignement serait fait deux fois par jour, le matin de neuf à dix heures, et le soir de quatre heures et demie à cinq heures et demie.

Ainsi, depuis dix-huit mois environ, 70 élèves environ sont exercés à la parole et à la gymnastique labiale, deux heures environ par jour, au lieu *d'une fois par semaine*, comme l'a dit M. Jules Guérin.

Ce savant confrère vous a aussi beaucoup parlé des succès merveilleux obtenus en Allemagne par l'articulation orale.

Or voici à cet égard l'opinion de M. Kreuse, professeur à l'Institution royale des sourds-muets de Schleswig-Holstein, auteur de plusieurs ouvrages sur l'enseignement, et chargé de visiter les principales institutions de sourds-muets de l'Europe aux frais du gouvernement danois.

M. Kreuse nous a assuré hier que le langage mimique est employé de préférence à la parole articulée dans toutes les écoles d'Allemagne, à l'exception de celle de Leipsick, ainsi qu'à celle de Zurich en Suisse. En Danemark et en Suède, après avoir tenté infructueusement plusieurs fois ce mode d'instruction, on en est revenu à la mimique.

Toutes les statistiques nous apprennent que les trois quarts des sourds-muets appartiennent à la classe pauvre des campagnes, où ils sont voués aux travaux pénibles des champs ou à ceux d'un atelier, s'ils ont été assez heureux pour apprendre un état ; dans l'une comme dans l'autre condition, les individus ont besoin de communiquer à distance. A cette classe de sourds-muets, du moins pour tous ceux qui ne seraient pas susceptibles de parler et d'entendre un peu la parole, mieux vaudrait, bien certainement les initier au langage mimique, langage dont ceux qui entourent les pauvres infirmes apprennent vite la valeur, ce qui leur permet de communiquer avec eux de près comme de loin. Depuis que je m'occupe de cette question, j'ai vu bon nombre de sourds-muets en province, et j'ai été toujours étonné de la facilité avec laquelle les parents et toutes les personnes qui avaient des relations fréquentes avec eux se faisaient bien comprendre, et, je le répète, je doute fort que l'articulation orale incomplète et la lecture des lèvres avec ses exigences puissent avoir les mêmes avantages.

Il est une classe peu nombreuse de sourds-muets chez laquelle il est possible et préférable, peut-être, de pousser plus loin ce mode d'instruction. Nous voulons parler des jeunes gens appartenant à des parents riches ou aisés. Dans cette condition, en effet, les jeunes infirmes, entourés de toute la sollicitude de leur famille, seront moins isolés et pourront ainsi jouir du bénéfice de l'articulation orale et de la lecture sur les lèvres.

Si l'une et l'autre de ces méthodes d'enseignement a ses avantages et ses inconvénients suivant les conditions où doivent se trouver les sourds-muets, pourquoi ne pas les confondre, afin de faire disparaître la lacune si grande résultant de l'adoption exclusive de l'une d'elles ? J'en demande pardon à mon savant et éloquent confrère, M. Bouvier, qui, partageant les idées admises à ce sujet, s'est prononcé avec tant de force en faveur de l'une à l'exclusion de l'autre; mais ne reconnaît-il pas lui-même, et voudrait-il nier l'avantage immense que présentent si souvent les signes sur la parole bien articulée, et à plus forte raison sur celle qui ne s'échappe que par des cris dissonants et souvent incompréhensibles? Pourquoi donc exclure le langage mimique, alors qu'il est bien démontré qu'il constitue le mode le plus facile et le plus complet d'exprimer sa pensée?

Pour nous, notre conviction est bien arrêtée, et, malgré l'autorité des hommes éminents qui se sont prononcés contre le mélange des deux systèmes, nous persistons à penser qu'ils peuvent et qu'ils doivent même être employés simultanément dans beaucoup de cas, et que ce serait le moyen de rendre l'éducation des sourds-muets beaucoup plus complète; car, possédant le langage oral et celui des signes, ils pourront employer l'un ou l'autre mode de communication, selon les circonstances où ils se trouveront. Les résultats que nous avons constatés à l'Institution impériale démontrent l'avantage de cette éducation mixte et des secours que l'articulation orale et le langage mimique se portent mutuellement. Partisan du progrès, et le voulant aussi complet que possible, nous pensons qu'il faut faire pénétrer l'enseignement de l'articulation orale et de la lecture sur les lèvres autant que cela se pourra chez les sourds-muets; mais il est des limites devant lesquelles tous les efforts viendront se briser, où la sagesse et l'humanité même vous commandent d'arrêter vos tentatives. L'important donc, comme vous l'a dit mon honorable maître, M. Bégin, c'est de bien préciser ces limites et d'indiquer ceux des sourds-muets qui seront classés en deçà et au delà. Eh bien, c'est ce que j'ai fait et ce que j'ai appris à faire d'une manière mathématique. Or, voici, d'après mes expériences, la proportion des divers degrés d'instruction que pourront recevoir les sourds-muets : Un cinquième environ entendant le petit diapason du *sol* de la troisième octave à un centimètre ou plus de l'oreille parviendra à parler assez bien; un cinquième entendant le diapason du *do* de la première octave, à la même distance, parlera beaucoup moins bien, la plupart même très mal; chez les autres, on n'obtiendra que des cris rauques et incompréhensibles, très désagréables à entendre. Ce serait donc les deux cinquièmes environ qui seraient susceptibles de recevoir les bénéfices plus ou moins complets de l'articulation orale.

Itard n'en portait le nombre qu'à un dixième, mais tous peuvent être plus ou moins bien initiés à la lecture sur les lèvres, puisque, pour cela, il n'est nullement besoin d'entendre.

Je n'ai certes pas la prétention de marquer ces limites d'une manière absolue, car l'absolu n'appartient qu'à Dieu ; mais, dans l'état actuel de nos connaissances, et d'après la conviction que depuis longtemps j'ai acquise, je ne crains pas de dire que vouloir dépasser ces limites dans l'enseignement oral à l'exclusion de la mimique, est une exagération préjudiciable à un trop grand nombre d'élèves ; s'obstiner à faire parler un sourd-muet à qui la nature a refusé cette faculté, alors que par les signes il peut suppléer avantageusement à la parole, c'est étouffer sa pensée dans un cercle de fer, c'est enfin, et permettez-moi cette expression un peu énergique, condamner son intelligence aux travaux forcés à perpétuité !

Nous plaçons ici une seconde lettre de M. Valade-Gabel. Elle contient des détails intéressants sur l'éducation des sourds-muets, elle relève des erreurs échappées à plusieurs orateurs qui ont soutenu les conclusions de la commission ; à M. Guérin, en particulier, et à d'autres encore. L'auteur, en général prodigue de blâme, n'approuve guère que ce qu'il fait lui-même, c'est son droit, mais nous nous réservons le droit de discuter ses projets et de montrer ce qu'ils ont de vague et d'incertain.

A monsieur le Président et à Messieurs les membres de l'Académie impériale de médecine.

 « Messieurs ,

 » C'est dans l'acte de la parole que réside l'une des plus éclatantes manifestations de l'alliance intime , de l'influence réciproque du physique et du moral ; aussi la question de surdi-mutité qui s'agite devant vous ne saurait-elle recevoir de solution sérieuse que par une double appréciation, une connaissance approfondie des fonctions qu'étudie le médecin et des facultés morales que le philosophe analyse et que l'instituteur dirige.

 » Tous ceux qui se dévouent à la cause des sourds-muets s'applaudissent de voir vos savantes discussions s'élever et s'agrandir à mesure qu'elles se prolongent.

 » Ce n'est pas d'aujourd'hui , comme paraissent le croire quelques-uns de vos orateurs , que date l'attention donnée par la médecine aux moyens employés pour instruire ces natures exceptionnelles. Les travaux de Pierre de Castro, de Van Helmont, de Conrad-Amman, attestent les services qu'elle leur a déjà rendus.

 » Si votre savante compagnie se fait maintenant une juste idée de l'importance et de l'extrême difficulté des questions dont la solution lui est demandée, si elle se trouve actuellement à l'abri de toute surprise, elle n'a cependant pas encore réuni toutes les données du problème.

» Vous pardonnerez, messieurs, à un homme qui a consacré sa vie entière à l'étude des questions ardues sur lesquelles vous êtes appelés à répandre de nouvelles lumières, d'oser, pour la seconde fois, vous soumettre quelques observations.

» J'accepte la devise que prend, pour le corps médical, l'honorable M. Guérin : *Medicus sum ; nihil a me medici alienum puto ;* mais vous ne trouverez pas mauvais que nous, instituteurs, nous explorions à notre point de vue une partie de ce vaste domaine, et que . dans la dualité humaine, nous revendiquions au profit de l'âme le rôle qui lui appartient. — Vous nous permettrez également, messieurs, de réclamer contre des usurpations flagrantes, et de montrer qu'à une question complexe de sa nature vous serez inévitablement amenés à faire une réponse multiple.

» A quoi servirait de le nier ? La perfection des sens de relation est une condition qui, dans l'enfance, favorise merveilleusement le développement des facultés intellectuelles et l'acquisition des idées ; mais l'intelligence peut s'exercer et s'étendre par des voies autres que l'ouïe, par exemple, et, quand elle a pris toutes ses forces, acquis toute son activité, elle remédie, dans une certaine mesure, au défaut de perfection du système sensorial.

» Je proteste donc énergiquement, et tous les philosophes spiritualistes protesteront avec moi (1), contre l'arrêt que M. le docteur Menière n'a pas craint de prononcer : Non, l'enfant qui apporte, en venant au monde, une certaine faiblesse d'ouïe, n'est pas irrévocablement condamné à rester sourd-muet. — Pour l'ouïe, comme pour la vue, l'attention et la perspicacité peuvent, ainsi que nous l'avons dit, remplir les lacunes qui existent dans la perception des signes de la pensée.

» A des dénégations hasardées je réponds par des faits positifs. Dans la famille X., de Bruxelles, se trouvent deux enfants très intelligents qui, restés sourds jusqu'à l'âge de six et huit ans, ont recouvré partiellement l'audition, et consécutivement la parole ; enfin, je connais à Paris quatre sujets demi-sourds dont l'instruction, grâce au dévouement maternel , se fait avec un plein succès par l'écriture et la parole perçue exclusivement par l'oreille.

(1) Nous ne comprenons pas bien le motif de cette apostrophe. M. Valade-Gabel, en se plaçant parmi les philosophes spiritualistes, nous relègue sans doute parmi les matérialistes , mais de quel droit et sur quel fondement s'appuie-t-il pour opérer ce classement arbitraire ? Nous disons qu'avec une *certaine* faiblesse d'ouïe , l'enfant nouveau-né restera sourd-muet. Cette proposition n'a rien de téméraire. Prouvez que vous guérissez cette surdité, que vous donnez à l'enfant ce qui lui manque, et nous serons d'votre avis.   P. M.

» Itard a déclaré « que les sourds au troisième degré jouissent d'une
» audition pour le moins égale à celle qu'ont conservée nombre de per-
» sonnes devenues accidentellement sourdes dans le cours de la vie, et qui
» n'en restent pas moins aptes à saisir le langage parlé, quand la parole
» leur est adressée à haute voix et directement. On conçoit la différence,
» ajoute-t-il.

» Pour ceux-ci la perception de la moitié d'un mot, et même d'une
» phrase, fait deviner le reste; mais nos demi-sourds natifs ne sachant
» rien, ne peuvent rien supposer, et ce qu'ils n'entendent pas complète-
» ment n'a pas de sens pour eux (1). »

» Tout cela est d'une irréprochable exactitude. Qu'en conclure, sinon
que, pour racheter ces pauvres enfants, il faut leur faire acquérir, après
l'affaiblissement de l'ouïe, ce que les premiers se sont approprié antérieurement ?

» Itard n'a donc pas désespéré, lui, de rendre à la plénitude des relations
sociales les sourds au premier et au deuxième degré ; évidemment le sort
des enfants atteints de surdité au troisième degré dépend d'une pédagogie plus avancée que la pédagogie contemporaine de votre illustre confrère.

» Après avoir protesté contre des assertions erronées (2) qui prennent
une haute gravité de la position officielle de leur auteur, souffrez, messieurs,
que je signale les conséquences inexactes que le savant et honorable
M. Bousquet a déduites du rapprochement opéré entre le sourd-muet qui
recouvre la sensibilité auditive, et l'aveugle qui est remis en possession de
la vue. Pour que le rapprochement soit juste, il doit être complet. A la
double fonction, passive d'abord, ensuite active, que remplissent l'œil et
l'oreille, fonctions rendues par les mots *voir et regarder, entendre et écouter*, vient s'ajouter l'action intelligente de l'œil sur la main, de l'oreille sur
l'instrument vocal. Or, l'honorable M. Bousquet semble ne pas se douter que
la langue est placée sous la dépendance de l'ouïe au même titre que la main
sous la dépendance de la vue.

» Qu'un aveugle de naissance recouvre la vue : bientôt à l'usage direct

(1) Deuxième rapport à l'administration sur les sourds-muets incomplets, octobre 1824.

(2) Une semblable protestation a peu de valeur, surtout quand elle s'appuie sur des exemples tout personnels à l'auteur, sur ces demi-sourds de
Bruxelles ou de Paris, faits sans contrôle, indiqués à notre admiration,
proposés à notre confiance. Il n'y a rien là de scientifique, M. Valade-Gabel
nous permettra d'attendre un plus ample informé. On parle tant de guérisons de sourds-muets, qu'il nous est bien permis de conserver des doutes.

P. M.

de ce sens il joindra l'aptitude à régler les mouvements généraux de la main ; il se servira de cet organe pour saisir les objets à sa convenance , pour écarter les objets nuisibles ; nous sommes loin de le contester. Nous accordons même, si l'on veut , qu'il ne confondra pas entre eux les caractères de l'alphabet ; mais pour cela saura-t-il lire ? saura-t-il s'exprimer par écrit ? quel temps ne lui faudra-t-il pas pour apprendre à reproduire par le dessin les formes des objets, le jeu de la lumière et de l'ombre ?

» Et quand de longs et pénibles efforts nous sont indispensables, à nous, pour apprendre une langue étrangère, on veut que le sourd guéri (1), quelles que soient les circonstances qui ont précédé ou qui accompagnent sa guérison , s'approprie en quelques mois , et de lui-même, la connaissance, idées et mots, de la langue maternelle ! On veut qu'en aussi peu de temps il donne à l'appareil vocal engourdi souplesse et dextérité, qu'il rompe avec des habitudes invétérées, qu'il imprime avec succès, aux forces de l'attention, une direction toute nouvelle ! — Pour raisonner de la sorte il faut ne voir qu'un fait purement physiologique là où l'activité de l'âme joue le rôle le plus important.

» Vous paraissez unanimes, messieurs, à repousser des théories qui ne tendraient à rien moins qu'à faire considérer comme à peu près impossible tout progrès dans l'art de ramener à des conditions normales les fonctions de l'oreille altérées dans la première période de l'existence.

» Les instituteurs, mes collègues, eux aussi, ont foi aux progrès de leur art, et tous nous comptons sur votre concours. Mais serait-ce hâter la réalisation de ces progrès que de proposer, comme le fait M. Guérin, sans distinguer ni les degrés de surdité et d'intelligence , ni les époques d'invasion , de substituer, partout et pour tous les sourds , l'enseignement exclusif de la parole à l'enseignement par l'écriture et par les signes ?

» M. Guérin qui , avec tant de verve et de talent, a fait sentir à votre commission la nécessité de se livrer à un examen plus sérieux des travaux de M. Blanchet, par une étrange aberration, sans s'être livré lui-même à l'étude comparée des résultats obtenus par deux méthodes qui,

____

(1) Personne ne demande l'impossible, mais tout le monde prétend le faire. C'est à ceux qui s'avancent avec tant de zèle à produire ces merveilleux résultats de leurs soins. Le public, qui se passionne trop facilement pour des choses qu'il ne comprend guère, ne se montre pas exigeant envers les médecins et les instituteurs qui crient miracle ! mais il est bien permis aux gens qui savent encore douter, de ne pas accepter sans examen ce qu'on veut lui faire admirer. Faites-nous voir des sourds-muets ayant cessé de l'être, des sourds-muets rendus à la société , et nous croirons alors, mais seulement alors.   P. M.

l'une et l'autre, ont un mérite relatif très réel, M. Guérin voudrait, sur je ne sais quelles assertions avancées par je ne sais qui, rayer d'un trait de plume les travaux, les recherches, le fruit des méditations d'une foule d'hommes dont, jusqu'à ce jour, les lumières et le désintéressement n'avaient pas été mis en doute ! L'Académie ne se laissera point aller à de pareils entraînements.

» On peut avoir publié de gros volumes sur l'enseignement des sourds de naissance, sans être pour cela le moins du monde en état d'innover utilement dans cette partie difficile de la pédagogie.

» Que penseriez-vous, messieurs, d'un homme qui annoncerait sérieusement aujourd'hui qu'il vient de découvrir dans le quinquina une action fébrifuge? Ce qu'une telle prétention aurait à vos yeux d'exorbitant et de naïf, ne dépasse pourtant point l'étonnement produit sur les instituteurs de sourds-muets par l'annonce des prétendues découvertes de M. le docteur Blanchet en matière d'enseignement.

» L'excipient dont on fait usage en médecine ne change pas l'action du médicament employé (1). — Quelques modifications introduites dans les procédés de l'enseignement ne constituent pas davantage une nouvelle méthode.

» Les ondes sonores font sur la sensibilité une impression qu'on a depuis longtemps utilisée pour donner les signaux qui règlent, dans les institutions, l'emploi de la journée; l'acte de la phonation produit aussi au toucher des sensations qui servent à faire apprécier le jeu des parties de l'instrument vocal non accessibles à la vue; aucun instituteur ne l'ignore, et tous ceux qui enseignent l'articulation ont mis cette observation à profit. Si donc M. Blanchet annonce qu'il a l'intention de tirer parti de ces sortes d'impressions, c'est qu'il se propose d'en faire la base d'une langue nouvelle ou, tout au moins, d'un moyen régulier de communication. Pour le coup, M. le docteur Blanchet peut être sûr que personne ne lui disputera l'honneur de la découverte.

» L'Académie ne tardera pas à le reconnaître : ce n'est pas assez d'avoir établi que M. le ministre de l'intérieur demande avec la solution d'une question médicale la solution d'une question de haute pédagogie; la question de pédagogie, elle-même, doit être subdivisée. Suivant que le mutisme est la conséquence d'une surdité congéniale ou d'une surdité acquise postérieurement au développement de la parole; suivant que la surdité est

(1) C'est là une grosse erreur que relèveront tous les pharmaciens. Tel excipient anéantit l'action d'un médicament, tel autre l'exalte, tel autre la change complètement. Pourquoi parler une langue que l'on ne sait pas, pourquoi chercher des comparaisons dans une science qu'il faudrait avoir apprise ?   P. M.

complète ou incomplète, suivant que l'intelligence domine l'organisme ou est dominée par lui, il y a quatre voies différentes à suivre pour l'instruction des enfants dont le sort vous préoccupe à juste titre. C'est là, je pense, la principale cause du peu d'accord qui semble régner entre les instituteurs, comme aussi de la diversité des opinions qui se sont produites parmi vous. *Catégorisation préalable des différents cas de surdité et de mutisme*, tel doit être, si je ne me trompe, le point de départ du progrès si impatiemment attendu.

» J'ai l'honneur d'être, messieurs, avec les sentiments d'une respectueuse considération, votre très humble serviteur.

» Valade-Gabel,

» Direct. honor. de l'Instit. impér. des sourds-muets de Bordeaux, ancien professeur de l'École de Paris.

» 17 mai 1853. »

SÉANCE DU 31 MAI 1853.

La lettre suivante est adressée à M. le professeur Bérard, président de l'Académie impériale de médecine.

« Monsieur le président,

» A mesure que s'étend et se complique le débat soulevé par le rapport de M. le professeur Piorry sur la surdi-mutité, je comprends mieux les difficultés que l'Académie doit rencontrer dans la solution de ce problème. Un sujet d'étude qui m'est familier parce que depuis quinze ans je m'en occupe toujours, ne peut devenir, quelque effort qu'on fasse, chose claire et facile pour ceux qui l'envisagen pour la première fois, en quelque sorte à l'improviste, et sous la direction passionnée d'esprits ardents qui, cédant à des impressions nouvelles, se font, de prime abord, des convictions qu'un second coup d'œil ne manquerait pas de modifier, sinon de détruire. Il me serait difficile d'exprimer l'étonnement profond que j'ai ressenti à la démonstration de cette expérience si facilement acquise, à l'audition de ces jugements si absolus sur des matières d'enseignement pratique pleines d'obscurités pour des maîtres vieillis dans l'exercice de ces fonctions laborieuses. Plus j'écoute les orateurs qui soutiennent le rapport de M. Piorry, plus je cherche à me rendre compte de cet immense déploiement d'éloquence en faveur de l'œuvre de la commission, et moins je puis comprendre ce zèle excessif d'hommes tout à fait étrangers à une matière qui, de leur propre aveu, n'a attiré leurs regards que depuis la séance du 19 avril dernier.

» Certes, il ne m'appartient pas de me poser en instituteur de ces maîtres, mes procédés lents et méthodiques n'iraient pas à leur bouillante ardeur ; ils ont du premier jet dépassé de bien loin leurs devanciers dans cette carrière. Laissons-leur le temps de douter, le doute est le plus clair bénéfice de la réflexion tardive et prudente, c'est le doute qui remplace à la longue les témérités de l'affirmation, et qui donne à la science, comme aux décisions académiques, l'autorité des choses légitimement acquises.

» J'avais cru, dans ma lettre du 3 mai, fournir à l'Académie des arguments en faveur de ce qui se fait à l'Institut impérial des sourds-muets de Paris. Bien que je n'eusse reçu mission de personne, je parlais au nom des professeurs de cet établissement modèle ; j'exposais leur sentiment unanime sur la meilleure manière de procéder à l'éducation de la masse des sourds-muets, et, en agissant ainsi, il me semblait édifier suffisamment l'illustre Compagnie. La suite m'a prouvé que ma démonstration n'avait pas tout à fait atteint le but : violemment attaqués par nos adversaires, on a prétendu que nos meilleurs professeurs, partisans d'une déplorable routine, perdaient leur temps à propager la *mimique*, et privaient leurs élèves d'une éducation mille fois préférable. On a voulu prouver bien d'autres choses encore, mais ce point suffit à la gloire des novateurs. Permettez-moi d'examiner ce qu'il y a de fondé dans une telle manière de voir.

» Médecin, et ne m'occupant que de médecine, je crois devoir restreindre ce débat à des proportions bien moins vastes que celles qu'on lui a données ; je veux surtout rechercher en quoi la médecine proprement dite peut intervenir utilement dans la solution de ce problème ; je veux, enfin, apprécier la part que l'on attribue à M. le docteur Blanchet dans l'affaire qui est soumise au jugement de l'Académie.

» Établissons d'abord les faits. Vers le milieu de l'an 1847, M. Blanchet s'avise de traiter quelques maladies d'oreilles observées chez des individus affectés de lésions oculaires ; des motifs tout particuliers poussent ce médecin dans cette voie nouvelle pour lui, l'ophthalmologie cède le pas aux affections de l'oreille, et pour donner plus d'éclat et de développement à ses tentatives, il se fait autoriser à traiter quelques sourds-muets de l'institution de la rue Saint-Jacques. Ces enfants, choisis parmi ceux qui entendaient les bruits et pouvaient parler encore, furent aussitôt montrés comme spécimen d'une *méthode curative* particulière à l'auteur ; les bureaux du ministère de l'intérieur acceptent cette dénomination, la patronent dans leur correspondance officielle, et bientôt M. Blanchet est revêtu du titre de chirugien de l'Institut des sourds-muets, spécialement chargé de la guérison de la surdi-mutité.

» Le but était atteint. Depuis 1848 qu'a fait M. Blanchet à l'Institution ? Quel traitement chirurgical a été administré aux élèves sourds-muets ? Quel résultat a-t-il obtenu par l'application de sa méthode curative de la

surdi-mutité ? Cinq années se sont écoulées depuis son entrée en exercice.
Je me suis enquis avec un grand soin des moyens mis en usage pour guérir les enfants dont ce médecin s'occupait plus particulièrement ; j'ai vérifié
les succès annoncés, et, de toutes ces recherches, faites scrupuleusement,
j'ai retiré la conviction que le résultat était nul. Jamais il n'a été question,
de la part de M. Blanchet, d'un traitement chirurgical quelconque ; jamais
il n'a rien fait qui pût avoir de l'influence sur la surdi-mutité : un polype
du méat externe, une otorrhée chronique, traités, mais non guéris, n'étaient
que des épiphénomènes insignifiants chez des sourds-muets, et les soins
dont ils ont été l'objet n'ont rien changé à l'état d'infirmité de ces pauvres
enfants ; en un mot le chirurgien qui devait traiter et guérir des sourds-
muets par sa méthode, n'a ni traité ni guéri les élèves dont il s'était
chargé.

» Et cependant ces élèves étaient justement ceux qui avaient perdu
l'ouïe à une époque plus avancée, ceux qui étaient devenus plus ou moins
sourds à l'âge de cinq, six, sept, huit et même neuf ans, ceux qui, ayant
bien parlé jusqu'à ces différents âges, conservaient la faculté de parler,
possédaient la mimique de la parole, et se trouvaient dans les conditions
les plus heureuses pour continuer leurs relations orales avec tout le monde.
Ces enfants n'ont point été traités ; la chirurgie, pas plus que la médecine, n'ont fourni aucun élément de guérison, ou même d'amélioration ; M. Blanchet s'est contenté de leur faire entendre les sons de l'orgue,
exclusivement, perpétuellement, sans même recourir à son fameux acoumètre, sans se préoccuper du nombre des vibrations perçues par tel ou tel
élève, sans choisir parmi eux ceux qui entendaient le mieux ; M. Blanchet a
institué à leur usage une classe d'orgue expressif, il a transformé son infirmerie en une succursale du Conservatoire : la musique a été le seul moyen
de réveiller la sensibilité des oreilles de nos enfants, le chant leur a été
prodigué, et depuis cinq ans toute la maison assiste à cette cacophonie que
l'on voudrait faire passer pour une méthode curative.

» Tout le monde sait, dans l'Institution de la rue Saint-Jacques, que les
élèves choisis par M. Blanchet sont soumis au son de l'orgue sous la direction d'un jeune musicien qui joue de cet instrument cinq fois par semaine,
pendant une heure ; tout le monde sait que ces enfants s'efforcent de crier
en présence de cet accompagnateur ; mais on sait aussi que là se bornent
les soins dont ils sont l'objet. L'action du chirurgien est nulle, absolument
nulle, et quoi qu'on ait pu dire, il n'est résulté de cet exercice musical aucun
changement dans la condition d'infirmité de ces malheureux enfants.

» Ainsi, médicalement parlant, la méthode curative de la surdi-mutité
inventée par M. Blanchet consiste dans l'excitation de l'appareil acoustique
à l'aide d'un orgue *mélodium*, rien de plus, rien de moins ; cette assertion est
de la plus rigoureuse exactitude. Voilà le fait sur lequel l'Académie est

appelée à donner son avis; c'est sur cette intervention de la musique dans la cure de la surdi-mutité que le ministre de l'intérieur demande l'avis d'un corps savant qui vient de consacrer six séances à la discussion du rapport rédigé par M. Piorry. Ce rapport approuve l'invention, dit qu'elle constitue un progrès réel dans le traitement de la surdi-mutité, et qu'elle doit servir de base à un nouveau mode d'instruction des enfants privés de l'ouïe.

» Je ne prétends pas critiquer ce rapport, établir par une discussion approfondie la valeur réelle des faits qui ont servi de base aux convictions des membres composant la commission nommée par l'Académie; cette tâche ne m'appartient pas; qu'on me permette seulement quelques réflexions sur les parties accessoires d'un travail de ce genre.

» Rien n'est plus difficile que de connaître exactement le degré de surdité d'un sourd-muet. Tous les acoumètres du monde ne pourraient servir à donner une idée exacte de l'état physique des oreilles d'un enfant sourd-muet. Il faut l'étudier longtemps, vivre avec lui, renouveler cent fois les tentatives à l'aide desquelles on cherche à solliciter son ouïe; il faut varier ces expériences, essayer un grand nombre d'instruments; il faut apprendre à distinguer les perceptions vraiment auditives de celles qui ne sont qu'un ébranlement de la tête ou du corps, une secousse imprimée à l'individu tout entier, et que le sourd-muet n'est pas le seul à confondre. Ces vibrations qui se propagent à tout son corps lui semblent un son dont il se vante; le spectateur non prévenu croit qu'il y a audition lorsqu'il ne s'agit que d'un mouvement de totalité, et de là des erreurs considérables dans le classement de ces sourds-muets. Si l'on regarde comme un sourd-muet complet celui qui n'entend pas la voix aujourd'hui, qui n'est ému que par un son éclatant, on pourra se tromper beaucoup, car, après quelques jours d'un semblable travail, un son beaucoup moins fort sera mieux perçu, et ce simple résultat de l'exercice serait faussement attribué à un traitement médical. J'ai vu, tout le monde a vu comme moi, que les enfants sourds-muets acquièrent promptement une certaine habitude de ces impressions, et c'est précisément de ce fait banal, élémentaire, que se servent tous les guérisseurs de sourds-muets pour exalter le mérite de leur prétendu traitement.

» Une commission de médecins des plus éclairés peut-elle tomber dans cette erreur facile? peut-elle se tromper sur le point de départ des expériences faites sous ses yeux? peut-elle attribuer au moyen de traitement, quel qu'il soit, le prétendu succès qu'on lui montre? et dans une œuvre pareille, ne se trouve-t-il pas un grand nombre de difficultés dont elle ne s'avisera pas de tenir compte? Loin de moi la pensée de mettre en doute les lumières et l'indépendance des hommes honorables qui ont accepté la mission de suivre les expériences du docteur Blanchet; mais je puis dire, sans manquer au respect que je professe pour chacun d'eux, que pareille enquête pèche par la base, que le point de départ n'a pas été suffisamment établi, que les enfants choisis pour cette épreuve ne se trouvent pas dans les conditions d'isolement nécessaires pour rendre la preuve évidente, qu'ils ont été reçus dans la classe d'articulation de la maison, qu'ils ont profité des leçons communes, et que, par conséquent, ils ne doivent pas ce qu'ils possèdent aujourd'hui d'instruction à la seule méthode curative du docteur Blanchet.

» Disons encore une fois que l'*acoumètre* tant vanté n'a jamais été mis en usage pour déterminer le degré de surdité de nos élèves, que M. Blanchet admet dans sa classe ceux qui lui paraissent avoir conservé le plus de facilité à parler, et que c'est, en quelque sorte, sur la notoriété de la maison qu'il se dirige pour admettre à ses exercices musicaux ceux qui ont le mieux et le plus longtemps entendu.

» J'ajouterai que, comme nous, M. Blanchet se sert du langage mimique pour se faire comprendre de ses élèves ; que leur instruction se fait uniquement par cette voie ; que les meilleures impressions auditives de ceux qui entendent le mieux ont toujours besoin d'être commentées, expliquées, traduites en signes ; que jamais les sourds entendants et parlants n'arrivent à ce degré d'audition qui est nécessaire pour comprendre une phrase et pour en dire une ; car alors, s'ils possédaient ce double talent, ils cesseraient d'appartenir à la classe spéciale d'infirmes qui ont besoin de notre institution. Et c'est précisément ce qui n'est jamais arrivé jusqu'ici.

» Je crois pouvoir dire que la médecine n'a eu aucune part dans ce qui a été fait depuis cinq ans à l'Institut de la rue Saint-Jacques pour la guérison des sourds-muets : que l'amélioration de l'ouïe signalée chez un certain nombre d'élèves ne tient qu'à l'habitude contractée par eux d'entendre certains sons ; mais que ce progrès du sens affaibli n'a jamais atteint la limite nécessaire pour constituer un *entendant ordinaire*. J'ajoute que ces améliorations si bornées s'obtiennent par tous les moyens capables de produire des sons plus ou moins forts ; que l'orgue, pas plus que l'acoumètre, ne jouissent de propriétés spécifiques, et que les restes d'audition qui existent encore chez les sourds-muets ne gagnent rien à ces ébranlements si vantés.

» Un instrument gradué avec précision, l'acoumètre de M. Blanchet, par exemple, peut-il être de quelque utilité dans une maison comme la nôtre ? Cette question m'a été adressée par des personnes cherchant sincèrement à s'éclairer, voulant le progrès en toutes choses, dans de justes limites, s'occupant, avant tout, de l'utilité d'un fait, du parti qu'on en peut tirer. Je vais essayer d'y répondre.

» Croit-on qu'il arrive souvent, parmi les élèves reçus à l'Institution, des enfants entendant assez bien pour conserver, avec les entendants ordinaires les rapports qui constituent l'état naturel de l'homme ? S'imagine-t-on qu'il se glisse chez nous, à l'insu des parents et des maîtres, des faux sourds-muets qui viendraient usurper la place de ceux qui le sont réellement, ou bien que, par incurie, malveillance ou toute autre cause, notre personnel comporte des individus entendants à qui l'on infligerait, en quelque sorte, une *suppression d'état*, comme celle qui résulterait de leur présence forcée au milieu des vrais sourds-muets ? Une pareille anomalie parmi nos élèves ne durerait pas une heure. L'enfant entendant, s'il n'est pas idiot, dirait aussitôt qu'il entend, il répondrait à une question mimée par une phrase demandant l'explication de ce signe, qu'il ne comprend pas, et dont il n'a pas besoin, il protesterait contre cette sorte de *séquestration morale*, et serait bientôt rendu à sa famille.

» Nos sourds-muets assemblés sont soumis à certaines pratiques, les mêmes pour tous. Par exemple, on les réveille au moyen du tambour ; ils sont affectés de différentes manières par ce son : les uns l'entendent, les autres, et c'est le plus grand nombre, sont ébranlés par ce roulement énergique ; mais aucun d'eux ne s'éveillerait si le surveillant se contentait de l'appeler par son nom. Un sourd-muet qui s'entendrait appeler, qui obéirait à un ordre, qui répondrait à une question, ne serait plus un sourd-muet ; son ouïe, bien que faible, lui permettrait de communiquer avec ses semblables, et sa place serait partout ailleurs que chez nous. La cloche mise en branle par le concierge de l'Institution est véritablement entendue par quelques uns de nos enfants, mais là se bornent ces ébranlements sonores, et il n'en résulte aucun avantage notable pour une oreille affaiblie.

» Il pourrait y avoir, je le confesse, quelque intérêt à connaître d'une façon exacte quel degré d'audition persiste chez ces infirmes ; on aurait en cela un élément de classification méthodique de la surdité qui satisferait peut-être les esprits curieux, mais il n'en résulterait certainement aucun avantage pratique pour les sourds-muets. Cette *mesure*, rigoureuse en apparence, ne l'est pas assez en réalité, car l'aptitude à saisir certains ébranlements sonores n'entraîne pas la facilité plus grande à mieux entendre la voix, à mieux comprendre la parole. Il y a dans l'oreille des aptitudes spéciales, nombreuses, singulières ; tel genre de sons impressionne celle-ci et glisse inaperçu sur cette autre. Ce n'est pas seulement une affaire de quantité, mais bien de qualité ; l'acoustique est encore pleine de mystères que Savart avait entrevus, et que sa sagacité eût peut-être expliqués, si la mort n'avait pas frappé cet expérimentateur habile, dont la perte est si regrettable. Mais enfin, dans les maisons de sourds-muets, il n'y a aucun intérêt à savoir d'une manière précise le plus ou moins d'audition que possède chacun d'eux, dès l'instant que cette faculté est affaiblie au point de ne plus servir de moyen de communication régulier, habituel entre celui-ci et les entendants ; il appartient désormais à cette catégorie d'infirmes pour lesquels il faut nécessairement un système d'éducation à part. En thèse générale, il n'y a rien à perdre, pour ceux qui sont ainsi frappés, à vivre dans un milieu comme le nôtre. La mimique, qui est le vrai et spontané langage de ceux qui n'entendent pas la parole, supplée à ce qui leur manque d'ailleurs, donne à leur esprit toutes les connaissances dont ils ont besoin, les rapproche autant que possible des entendants par la multitude d'idées exactes qu'elle leur fournit ; enfin, la mimique fait disparaître la plus grande partie des inconvénients qui suivent la perte complète de l'ouïe.

» Ainsi,. peu nous importe de savoir au juste dans quelle classe de sourds-muets doivent être placés nos élèves. M. Blanchet ne s'en inquiète pas plus que nous ; l'acoumètre n'est pas invoqué pour établir des catégories utiles ; il nous suffit de constater que l'enfant n'entend pas la voix, et dès lors il est soumis à la méthode d'enseignement qui devra lui donner toute la valeur intellectuelle et morale qu'il est susceptible d'acquérir. Cela veut-il dire que nous confondrons les degrés d'aptitude à parler, que nous négligerons d'entretenir la parole chez ceux qui l'ont conservée , que nous condamnerons à un exercice mimique irrévocable ceux des sourds-muets qui peuvent le mieux lire sur les lèvres et articuler des sons ? Personne ne pourra croire à une pareille folie ; les maîtres auxquels est confié le soin de faire de nos sourds-muets des hommes utiles, comprennent toute l'étendue de leur mission ; ils donnent à chaque élève la masse générale des connaissances qui composent le programme de la maison , ils vont beaucoup plus loin pour ceux qui montrent des dispositions plus grandes ; ils fournissent à ces privilégiés la plus grande somme possible d'instruction. Ceux-ci deviennent maîtres à leur tour , et se montrent zélés à répandre les lumières dont ils ont recueilli le bénéfice.

» On dirait vraiment que ces façons d'agir des professeurs de l'Institut impérial des sourds-muets constituent quelque étrange anomalie dans le système d'enseignement public. Mais oublie-t-on ce qui se passe dans tous les lycées , dans tous les colléges , dans toutes les institutions civiles ou religieuses? Qui ne sait, en effet, que chaque établissement reçoit des enfants doués de facultés variables, d'aptitudes différentes? Et cependant on les soumet tous sans exception au même mode d'enseignement ; chaque classe compte dix élèves sur cent placés en première ligne , les neuf dixièmes marchent comme ils peuvent à la suite des autres , profitent plus ou moins des leçons données , et arrivent ainsi au terme de leurs études avec des résultats on ne peut plus variés. Nos sourds-muets sont tout à fait dans le même cas : le plus grand nombre doit à son infirmité ou à diverses causes une faiblesse d'intelligence qui les condamne à une instruction fort restreinte ; quelque moyen qu'on emploie pour développer leur esprit, ils restent invariablement dans cette catégorie d'élèves qui n'atteignent pas la moyenne, tandis que quelques autres, mieux doués, franchissent les degrés de l'échelle, surmontent les difficultés, et récompensent largement le professeur des soins pénibles qu'il donne à leur éducation.

» Qu'il soit question de mimique ou d'articulation, d'écriture ou de lecture sur les lèvres , que l'on choisisse la méthode allemande à l'exclusion de la française, et *vice versa*, on trouvera toujours, dans la classe des sourds-muets à instruire , ces différences fondamentales qui influeront de la même manière sur les résultats obtenus. Les sourds-muets sont absolument comme les entendants, tous n'ont pas de l'intelligence, de l'esprit, du génie; tous ne sont pas écrivains comme Berthier, Allibert, poëtes comme Pélissier ; tous ne peuvent pas lire sur les lèvres comme mademoiselle Guillou, comme M. Dubois fils ; tous n'ont pas une voix flexible, accentuée. Voyez la masse, sachez comprendre le vrai devoir de l'État, qui est le tuteur-né des pauvres sourds-muets, donnez à cette classe déshéritée les moyens les plus propres à se tirer d'affaire, à vivre honnêtement de son travail, et ne vous inquiétez pas trop de la façon dont chaque sourd-muet communiquera avec les autres hommes. Soyez assurés qu'il ne sera pas embarrassé, et que, dans la proportion de son intelligence, il saura bien se faire comprendre de ceux avec qui il vit.

» Je l'ai dit et je le répète, parce que c'est la vérité, et que cette vérité domine toute cette question , le sourd-muet ne se croit pas aussi à plaindre que notre philanthropie le suppose; il nous sait assez peu de gré de la charité que nous voulons lui faire, de ce *compelle intrare* qu'on lui applique à son corps défendant; enfin il met en pratique ce précepte du sage :

» *Et mihi res, non me rebus submittere conor.*

» Je me résume : La méthode curative de la surdi-mutité que M. le docteur Blanchet prétend avoir inventée, et qui consiste uniquement dans l'emploi de la musique comme stimulant de l'ouïe, n'a aucune valeur scientifique.

» Les résultats obtenus, après cinq années d'exercices, sont absolument nuls.

» Agréez, je vous prie, monsieur le président, l'assurance de mon respect.

» P. Menière,
» Médecin de l'Institut impérial des sourds-muets. »

La lettre suivante sera lue avec intérêt. Elle est écrite par un homme des plus compétents, qui nous initie aux plus secrets mouvements de son âme, par un sourd-muet, en qui se résument les efforts de l'homme qui a le plus fait pour la guérison de la surdi-mutité, pour rapprocher des parlants ceux que le sort en avait séparés. Le témoignage de M. Allibert nous semble d'un grand poids dans cette affaire. Personne, mieux que lui, ne pouvait traiter une question qui est en quelque sorte l'histoire de sa vie entière, ne pouvait émettre un avis plus fortement motivé.

A monsieur le Président et à messieurs les Membres de l'Académie impériale de médecine.

« Messieurs ,

» Je commence par protester contre le contenu d'une lettre de M. Saegert, instituteur de sourds-muets à Berlin, dont M. le docteur Bouvier vous a donné lecture dans la dernière séance de l'Académie impériale de médecine. Il porte condamnation des procédés d'enseignement employés à l'Institution impériale des sourds-muets de Paris.

» Il y a cinq ou six mois, sur la demande de M. le docteur Blanchet qui l'accompagnait, j'ai reçu M. Saegert dans ma classe destinée aux commençants. Là, il lui a présenté le jeune Plard, un de mes anciens élèves, actuellement mon moniteur, comme l'un des sourds-muets qu'il serait parvenu à faire parler et entendre le mieux d'après sa prétendue méthode.

» Après lui avoir adressé de vive voix quelques questions courtes auxquelles le moniteur a répondu tant bien que mal, ces messieurs ont quitté ma classe sans avoir interrogé mes nouveaux élèves dont l'admission ne datait alors que d'un mois.

» C'est à la vérité que je rends hommage, quand je vous assure qu'à son entrée à l'école, Plard, sachant déjà parler distinctement, avait été confié aux soins éclairés d'un de mes collègues parlants, M. Vaïsse, alors chargé du cours d'articulation.

» Si, depuis, il a fait quelques progrès dans cette dernière partie, c'est uniquement, il faut faire violence ici à ma modestie, à nos leçons mimiques qu'il en est redevable. Elles l'ont mis à même, en outre, de comprendre les mots qu'il lit ou plutôt devine d'après le mouvement des lèvres, non, toutefois, sans une certaine difficulté le plus souvent. Certes, il en est de même des autres élèves de M. le docteur Blanchet qui est, soit dit en passant, encore fort peu initié aux us et coutumes de la nation sourde-muette, quoique sa conversation avec eux ait lieu habituellement à l'aide des gestes.

» M. Bouvier m'a fait récemment l'honneur de venir assister aux exercices de mes jeunes élèves. Selon son désir, j'ai exécuté, en leur présence, une action qu'ils ont traduite par écrit avec une rapidité et une correction qui ont paru le frapper.

» Permettez-moi, Messieurs, de vous exprimer mon étonnement de ce que M. Bouvier n'a pas jugé à propos de mentionner cet exercice ni celui des élèves de M. Berthier dans son discours empreint, peut-être à son issu, d'une certaine hostilité, puisqu'il faut l'appeler de ce nom, contre l'organisation actuelle de l'enseignement de l'Institution impériale, alors que nous le croyions, dans notre simplicité naïve, sincèrement désireux de s'entourer d'éclaircissements au sujet de la grave question qui se débat en ce moment au sein de l'Académie, et qui me paraît, d'ailleurs, devoir rester plutôt médicale que pédagogique, conformément à l'intention formelle d'une lettre à elle adressée par le ministre de l'intérieur.

» Comme je l'ai déclaré à M. Bouvier lui-même, la méthode allemande, que prônent certains guérisseurs sans doute dans un autre intérêt que celui des pauvres sourds-muets, ne saurait jamais faire progresser leur éducation intellectuelle et morale aussi bien que la méthode française, sanctionnée par soixante ans d'expérience et de résultats surprenants.

» Mon Dieu ! il y en a qui, sans avoir vécu avec des sourds-muets, se sont mis dans la tête de proscrire la méthode française, création sublime de l'immortel abbé de l'Épée, maintenant employée avec un succès constant en France, en Suisse, en Angleterre, en Belgique, en Italie, en Espagne, en Amérique, même dans plusieurs villes d'Allemagne, notamment celle de Berlin, où M. Saegert ne manque jamais, m'assure-t-on, de la faire concourir avec la parole, et d'où, le plus souvent, il se voit même forcé d'exclure cette dernière.

» Les sourds-muets ont une langue qui leur est particulière, c'est la nature qui leur en fournit les éléments dans le jeu de la physionomie qui peint tous les actes de l'entendement, ainsi que toutes les émotions de l'âme, et dans l'imitation qui retrace les formes et les mouvements des corps. Cette langue d'action, cette langue si claire, si expressive, si fidèle interprète de nos sentiments et de nos pensées, dont vous tous portez le germe en vous, ne fait-elle pas en effet partie de nous-mêmes ? Jamais puissance humaine ne saurait nous enlever ce que Dieu nous a donné dans sa miséricorde. Laissez-nous-la donc, messieurs, notre langue éminemment réparatrice, qui est nécessaire à notre intelligence comme l'air l'est à la respiration.

» Permettez-moi, messieurs, un mot sur mon éducation de l'ouïe et de la parole, faite, comme chacun le sait, par mon regrettable maître le docteur Itard.

» Lors de mon entrée à l'école, je ne savais prononcer que quelques mots tels que *papa*, *maman*, *pain*. Après m'avoir fait subir pendant cinq ans un traitement médical à l'effet de me rendre l'ouïe que j'ai perdue par suite de convulsions nerveuses après ma naissance (ce à quoi il n'a point réussi), il a entrepris mon instruction, Dieu sait à quel prix ! A force de patience et de zèle, il m'a mis à même de réciter non seulement à haute voix tout ce qu'il m'avait prescrit de lire ou d'étudier, mais de reproduire encore, la plume à la main, tout ce qu'il voulait me dicter.

» Mais, chose fâcheuse pour un instituteur tel que lui ! comme il ne possédait point la mimique, et qu'il ne pouvait pas, malgré tous les frais de son savoir, venir à bout de me faire saisir les nuances si légères, si délicates de la langue française que j'étudiais dans La Fontaine, Racine, Boileau, Molière, Voltaire, il me renvoyait tous les jours à M. Ferdinand Berthier pour lui en demander l'explication mimique, et je le quittais toujours satisfait.

» Eh bien ! je n'hésite pas à déclarer que j'ai beaucoup profité des leçons de cet habile et savant professeur, que le docteur Itard se plaisait sans cesse à me citer comme l'un des sourds-muets qui savent le mieux manier la langue française.

» Quoique je vieillisse déjà dans l'habitude de parler, il m'arrive très souvent de ne pouvoir saisir, avec toute l'attention possible, tels ou tels mots qui voltigent sur vos lèvres. A plus forte raison, m'est-il impossible de suivre couramment un discours entier à la seule inspection des mouvements phoniques de mon interlocuteur.

» Mes parents seuls peuvent me comprendre, habitués qu'ils sont à ma prononciation, et rarement les étrangers. D'ailleurs, il faut vous l'avouer, je ne crains pas de recourir à la parole toutes les fois que j'ai affaire aux gens non lettrés, comme les domestiques, et même aux employés des administrations. Car pourquoi m'en faire un scrupule, puisqu'il n'est pas douteux que leurs oreilles soient moins délicates que celles des gens lettrés et des dames? Pour cela, j'ai l'attention de choisir des mots simples, faciles, tout en appuyant lentement sur les mots qui les composent, et je m'évertue même à me faire comprendre ainsi de ces personnes, et cela d'autant plus que nous ne savons que trop que nous avons un accent particulier. Et si je m'aperçois que je ne sois pas bien compris, alors je me vois obligé de recourir à l'écriture.

» Je vous en fais un sincère aveu, je ne sais pas même si je parle bien ou mal, si mes paroles sont bien ou mal accentuées, pour cette raison simple *que je ne puis pas entendre ce que je dis.*

» Certainement, on peut en dire autant de tous les sourds-muets qui ont appris plus ou moins longtemps à épeler des mots qui ne peuvent sortir que bien péniblement de leur gosier rebelle, sans qu'*ils les sentent à leurs oreilles.*

» Or, cette faculté de percevoir et diriger distinctement les inflexions de la voix nous est interdite à tout jamais. C'est un arrêt de la Providence devant lequel nous devons humilier nos fronts en lui rendant des actions de grâces, pour avoir daigné le transformer en un bienfait même, en une consolation de toute notre vie.

» Tout le monde reconnaît, n'est-ce pas, que c'est l'ouïe qui doit servir de régulateur aux mouvements vocaux ?

» Dans ses dernières années, le docteur Itard a reconnu lui-même que l'art est impuissant à guérir complétement la surdité.

» Les sourds-muets dans quelle classe que l'on veuille les ranger d'après leur degré d'audition, resteront toujours sourds-muets, malgré toute l'habileté de gens du métier, toute la volonté qu'ils pourront apporter à l'étude si compliquée de la parole.

» Dans leurs relations avec leurs semblables plus heureusement organisés qu'eux, ils donneront toujours la préférence au langage des signes, à l'alphabet manuel, à l'écriture sur l'articulation artificielle qu'ils ne pourront jamais *réussir à savoir régler* conformément à la bonne prononciation française.

» J'ai l'honneur d'être, Messieurs, avec le plus profond respect,

Votre très-humble serviteur,

Eugène ALLIBERT,
Ancien élève du docteur Itard et de M. Ferdinand Berthier,
Professeur à l'Institution impériale des Sourds-Muets. »

(Suite de la discussion sur le rapport de M. Piorry.)

M. FERRUS : Messieurs, c'est à regret que, dans une discussion si prolongée, où sont intervenus tant d'éloquents discours, de savantes études, je viens prendre de nouveau la parole ; ce que je n'eusse pas fait s'il ne m'eût semblé nécessaire d'en résumer rapidement l'aspect scientifique, sinon quant aux détails, du moins dans ses généralités, et en la considérant uniquement à son point de vue initial ; si je n'avais enfin nourri l'espoir d'éclairer quelque peu, dans la dernière partie de cette note, par des faits et des considérations d'un autre ordre, la solution qui sortira de ce grand débat.

A prendre le rapport de votre commission tel qu'il existe, abstraction faite des causes qui ont pu gêner son action, et sur lesquelles nous aurons plus tard à revenir, évidemment ce document est incomplet et prématuré. Presque tout le monde l'a senti, et l'on pourrait dire, en lisant la lettre de M. Guéneau de Mussy et le discours de M. Bégin, qu'une partie de la commission l'a compris elle-même.

En effet, ce document, qui établit les perfectionnements auditifs et tactiles obtenus par M. Blanchet, n'indique pas explicitement l'action qu'ils peuvent avoir sur l'articulation de la parole, et, par une conséquece importante, sur la facilité des rapports sociaux ; il ne détermine ni la nature ni les degrés des services que peuvent rendre dans la réalité pratique les procédés de M. Blanchet.

Cette méthode, dit-on, développe et perfectionne, par l'usage et la fréquence de l'exercice musical, la sensibilité auditive. Des élèves d'élite entendent quelques paroles à distance ; ils saisissent, à une proportion plus ou moins élevée de l'acoumètre, les vibrations de cet instrument. Mais à quoi ces connaissances vont-elles aboutir ? En quoi sont-elles, comme utilité, préférables aux anciens moyens ? Quelle assistance le degré d'intelligence peut-il prêter à cet enseignement ? Si, par la parole, on développe chez le sourd-muet quelques facultés qui ne sauraient être d'ailleurs obtenues qu'en fixant son attention et en développant la sagacité de ses observations par la lecture sur les lèvres, ne lui en fait-on pas acquérir également, plus encore, par la mimique et l'écriture ? Est-il ou non constant que ce dernier mode d'éducation suffit aux besoins ordinaires de la vie sociale, à l'exercice d'une industrie ; qu'il a permis à des sourds-muets bien doués d'atteindre à une distinction remarquable comme penseurs et comme écrivains ? MM. Massieu, Clerc, Forestier, Chambellan, Richardin, Berthier, Lenoir, Pelissier, Allibert, et beaucoup d'autres éparpillés dans les professorats départementaux, ne pourraient-ils pas servir de preuves à l'appui ? Les proportions de temps scolaire, la situation personnelle des élèves, la condition générale qui leur est faite, ne devaient-elles pas être respectivement envisagées ? C'eût été incidemment aussi une question de savoir encore si, en supposant aux élèves, et une intelligence convenable, et un certain degré d'audition, ils n'avaient point instinctivement une aptitude individuelle à profiter de telle ou telle méthode ; les sourds-muets ne pouvant être réfractaires à cette loi commune aux autres hommes, et qui, abstraction faite des facultés, ou plutôt à niveau égal d'éducation et d'intelligence, les entraîne quelquefois impérieusement vers un ordre de professions, d'études ou d'acquisitions intellectuelles déterminé ; si, enfin, il ne serait pas possible, en certains cas, pour certains élèves, avec certaines dispositions, de réunir les divers enseignements qui, au lieu de se contrarier ou de se combattre, pourraient alors se prêter un mutuel et fécond appui, en élargissant le cercle des impressions et des idées ?

Il n'est donc pas surprenant, messieurs, que, frappés comme nous de l'importance de ces éclaircissements et d'une foule d'autres qu'il serait, au point où nous en sommes, superflu d'énumérer, des membres de l'Académie, à bon droit confiants dans leurs forces, aient essayé d'enrichir la discussion des données absentes et des aperçus désirés.

M. Guérin, qui a ouvert ce champ d'examen, a reproché avec raison à la commission de n'avoir eu égard, dans le classement des élèves, qu'au degré d'audition et de mutisme, sans signaler l'importance du degré d'intelligence et la nature de l'infirmité. Il a, en outre, montré que la commission avait trop légèrement glissé sur les procédés de M. Blanchet, touchant la faculté tactile, chose en effet très majeure, et dont il eût été très précieux de rechercher l'influence sur le perfectionnement oral des sourds-muets. En insistant sur la hauteur et l'utilité du débat, il a fait judicieusement entrevoir qu'adopter les conclusions du rapport serait révolutionner l'école française et y faire prédominer la méthode si improprement dite allemande. M. Guérin a d'ailleurs agrandi la discussion en descendant à l'examen comparatif des établissements ; toutefois il a fait peut-être cet examen sans un contrôle assez sévère, et trop facilement accepté les détails fournis par les intéressés : ce qui explique les justes réclamations de l'honorable président de la commission dont j'ai l'honneur de faire partie, et les nombreuses protestations suscitées par le passage du discours de M. Guérin relatif à l'institution Dubois. La vérité est de dire que l'on ferait à cet instituteur une position certainement fâcheuse, si l'on mettait en regard ses déclarations de la veille et celles du lendemain. Dans ses conclusions, notre habile collègue a enfin préconisé la combinaison des différentes méthodes, alliance qui a déjà reçu, de certains faits, sa consécration ; ce qui, pour le dire en passant, n'est nullement en rapport avec les conclusions de la commission, pour lesquelles M. Guérin montre cependant moins d'éloignement que de sympathie.

Un membre de la commission, M. Bégin, esprit pratique et judicieux, s'il en fut, a expliqué les développements du débat et l'hésitation de l'Académie, par la crainte qu'elle devait avoir d'assumer la responsabilité des dispositions d'application auxquelles ses réponses pourraient donner lieu. Il considère cette préoccupation comme très naturelle, et je la crois également très fondée. M. Bégin, sans se prononcer formellement sur le mérite exclusif d'aucune méthode, accorde à l'articulation certains avantages spéciaux ; il paraît craindre que l'esprit de routine n'immobilise, dans les écoles publiques, les enseignements surannés, et que l'on ne s'expose, en repoussant des innovations peut-être utiles, à nous les voir offertes un jour par l'étranger comme son bien propre. Cet orateur, qui a émis d'intéressantes considérations médicales sur la surdité, et fait ainsi ressortir les lacunes laissées dans le rapport par l'absence presque absolue de cet élément, admet l'urgence, après un examen préalable, dont il trace ingénieusement les règles, d'une classification des sourds-muets, basée sur le degré d'audition, de mutisme et d'intelligence.

En terminant, M. Bégin a cru devoir appuyer les conclusions du rapport, mais avec cette restriction, toutefois, que, sans recommander de préférence au ministre aucun procédé, l'Académie se bornerait à poser le principe de la nécessité du traitement curatif, en demandant qu'une commission fût appelée à coordonner les moyens efficaces pour y réussir et réglementer leur emploi ; ce qui (mon honorable confrère me permettra de le lui dire) est en même temps voter pour et contre.

Si M. Bégin s'est maintenu dans une circonscription que tant de motifs justifient, il n'en a pas été de même de M. Bouvier. Dans un discours brillant par la science et l'érudition, ce dernier s'est, plus encore que M. Guérin, exagéré, selon nous, l'utilité du langage articulé, et la possibilité de sa généralisation.

J'avoue pourtant que cet orateur a trop bien plaidé la cause de ce langage, qu'il en a démontré par lui-même trop péremptoirement les charmes, pour qu'on échappe aisément au prestige de son argumentation ; je reconnais même que si l'on pouvait parvenir à donner à un seul sourd-muet une parole comparable à la sienne, bien que d'une éloquence moins impétueuse, les sacrifices inutilement faits sur tous les autres seraient plus que compensés. Mais il n'en est pas malheureusement ainsi.

M. Bouvier a apporté, dans la dernière partie de son travail, des explications qui atténuent ses premières considérations ; il a remarqué qu'on avait confondu peut-être les assertions des auteurs cités par lui avec les siennes propres : « Il n'a pas, a-t-il dit, voulu trancher une question de prééminence entre les méthodes, mais seulement établir que la méthode articulée ne donnait pas intellectuellement des résultats inférieurs à l'éducation par la mimique. » Ce qui, par parenthèse, ne contrarie aucune opinion et permet d'augurer que si M. Bouvier prenait aujourd'hui pour une troisième fois la parole, nous pourrions espérer le voir arriver avec nous à une entière conciliation.

Le vice originel du rapport a été parfaitement caractérisé par M. Bousquet. Peu édifié personnellement sur l'utilité du langage articulé, notre savant collègue eût avant tout désiré savoir (ce que n'a pas dit la commission) si les moyens de M. Blanchet donnaient de meilleurs fruits que ceux de ses prédécesseurs ou de ses émules.

« Il faut le louer, a-t-il dit, de ses tentatives, mais non le féliciter encore de son triomphe. » Opinion également exprimée par M. Guéneau de Mussy dans la lettre où, rappelant l'éducation physiologique qu'Itard avait appliquée au développement des organes de l'ouïe et de la parole, il fait observer que la route était toute tracée depuis vingt-cinq ans. « Le docteur Blanchet y est entré, a-t-il dit, et y a marché avec une constance digne d'éloges; il n'y a pas apporté une méthode nouvelle, des principes nouveaux, comme il paraît le croire. Ce qui lui appartient, c'est d'avoir mis en usage des instruments au moyen desquels il gradue d'une manière plus exacte qu'on ne l'avait fait avant lui l'excitation portée sur le sens auditif, et mesure avec plus de précision les progrès de l'audition chez les élèves soumis à ses procédés. On ne peut mettre en doute qu'à l'aide de ces moyens perfectionnés et de sa persévérance, il ne parvienne à égaler les résultats qui ont été obtenus par ses devanciers. »

« Il est à remarquer, a ajouté M. Guéneau de Mussy, qu'il n'a pas été conduit à assigner, pour le nombre des élèves susceptibles d'être instruits par l'ouïe, une autre proportion que celle qui a été invoquée par Itard et vérifiée par l'Académie. »

Quant à M. Michel Lévy, dont nous eussions désiré connaître l'opinion personnelle, il s'est contenté de lire un passage de M. Ordinaire, qui fait du langage sur les lèvres, aidé de la communication orale, le dernier mot de la question. M. Lévy ignorait peut-être que M. Ordinaire, dont personne ne dénie à coup sûr la haute autorité dans les questions générales d'enseignement, compromit, en 1832, la méthode de l'articulation, en se passionnant outre mesure pour elle et en voulant l'imposer exclusivement, et pour ainsi dire de vive force, à l'Institution dont il était alors directeur.

A son tour, M. Bonnafont, qui a dit d'excellentes choses sur l'éducation des sourds-muets, et qui a exposé sur plusieurs points de curieuses considérations pratiques, a peu de foi dans l'importance des améliorations réalisées : « Que M. Blanchet ne se fasse pas illusion, a-t-il dit, sur la valeur de ses instruments pour améliorer l'ouïe. Un instrument sonore, si bruyant qu'il soit, n'importe les parties du corps où on l'applique, ne saurait exercer aucune action sur les nerfs auditifs; si donc notre confrère a été assez heureux pour obtenir quelques succès, il les doit au choix, à la *bonne qualité* de ses élèves et aux soins qu'il a pris pour les *exercer à parler*, succès auxquels, suivant nous, l'acoumètre est resté totalement étranger. »

Supposant un sourd-muet, uniquement éduqué par l'articulation de la parole et la lecture sur les lèvres, M. Bonnafont a fait voir quelles communications lentes et laborieuses il en résulterait pour lui, les tortures de la contention d'esprit qu'il subirait, et enfin la nécessité où il serait invinciblement conduit d'inventer les signes, si on ne les lui avait préalablement enseignés.

Si ce n'était prêter de nouveaux aliments à la discussion, nous aurions soumis pourtant à M. Bonnafont quelques objections à l'égard des propositions par lesquelles il a résumé son discours, et dont plusieurs ne nous semblent pas suffisamment justifiées : entre autres, sur celle où il déclare d'une manière absolue que la mutité étant la conséquence forcée de la surdité, il n'est pas possible de faire parler un sourd-muet tant qu'il ne jouira pas d'assez d'audition pour s'entendre syllaber.

Quel que soit, au reste, notre désir d'éviter tout nouveau développement, nous ne pouvons omettre, dans cette récapitulation sommaire, la lettre de M. Menière, éclose au début du débat, et dans laquelle l'enseignement actuel a été apprécié avec une compétence incontestable M. Menière a démontré qu'il n'y a pas, dans l'école de Paris, parti pris d'immobilité, et il envisage les sujets instruits par les méthodes orales, et offerts pour types, comme des exceptions et pour ainsi des miracles de l'amour maternel. C'est dans une même direction d'idées qu'est conçue la note de M. Volquin, chargé, postérieurement à MM. Vaïsse et Valade, du cours d'articulation à l'École impériale ; il ressort de ce document que ce cours doit être, suivant l'exacte appréciation de l'abbé Sicard, considéré comme un moyen auxiliaire, propre à faciliter les communications sociales, sans porter préjudice à l'instruction pédagogique et professionnelle consacrée. Tous les instituteurs qui ont basé sur l'articulation cet enseignement se sont aidés de la dactylologie, et plus ou moins des gestes naturels. Ceux même qui ont assuré pouvoir se passer de toute espèce de secours sont souvent contraints, ainsi que les élèves, d'accompagner l'émission de la voix de la lettre initiale de chaque mot. M. Volquin vient, d'ailleurs, de compléter ces aperçus par une série de considérations importantes, et où il cherche à démontrer que le langage par la mimique et les signes était tellement indispensable à l'éducation de tous les enfants, qu'il serait irrationnel et inhumain de priver de ce moyen de communication, même avec leurs maîtres, les infortunés pour lesquels son concours est d'une nécessité plus urgente encore.

Nous avons essayé de reproduire les opinions qui se sont fait jour avec tant d'éclat dans le sein de l'Académie ; il nous serait facile, grâce à des communications particulières, aux renseignements que nous possédions ou qui nous ont été fournis, de signaler les erreurs

de faits qui s'y sont inévitablement glissées, car le temps manquait
à l'étude, à la constatation, au contrôle, et il était impossible que
les orateurs qui se sont succédé à cette tribune, surpris comme ils
l'ont été par la discussion et sans recherches préalables, pussent y
tout apporter à la fois, le talent, la logique et une exactitude rigoureuse (1).

Nous aurions prouvé, par exemple (et si d'ailleurs M. Bonnafont
n'avait pris le soin de le faire en partie lui-même), qu'on a faussement attribué à la méthode dite allemande un caractère exclusif,
quant à l'emploi du langage articulé. Les faits sérieusement considérés donnent un démenti à cette assertion. Par suite de l'immense
sensation produite aux Etats-Unis par une publication d'un voyageur
américain, M. Man, relative aux effets merveilleux obtenus en Allemagne par la méthode de l'articulation, trois instituteurs, des
États-Unis, MM. Ray, Weld et Peet, furent chargés de se rendre en
Europe pour s'assurer, isolément et à différentes sources, de ces
merveilles, et les importer en Amérique, si elles existaient. L'un
d'eux, M. Ray, dans un rapport remarquable par la précision et les
détails, a établi l'alliance presque constante qui se rencontre dans
les écoles allemandes entre la mimique et l'articulation de la parole; il a constaté, d'autre part, que les instituteurs étaient journellement obligés de répéter ce qu'avaient dit leurs élèves afin de
le rendre compréhensible, non seulement pour les visiteurs étrangers, mais encore pour les *visiteurs allemands*.

Ce témoignage se trouverait, au besoin, confirmé par celui d'un
professeur allemand sourd-muet, M. Otto Frédéric Kruse, qui a
fait hommage récemment d'un de ses ouvrages à l'Académie. Ce
professeur déclare que, dans les institutions de Berlin, Dresde,
Weissenfels, Leipzig, Vienne, Prague, Augsbourg, Munich, Zurich,
Berne et Bâle, visitées par lui, il n'a trouvé que trois écoles, celles
de Weissenfels, Leipzig et Zurich où les gestes ne fussent pas constamment employés en concurrence avec la parole. Par une singu-
larité assez notable, il résulte de cette déclaration que M. Saegert,
qui, pour le dire incidemment, n'est nullement inspecteur général

(1) On ne peut dire plus poliment en quoi pèchent certains discours
contre lesquels nous avons dû présenter de nombreuses objections. Nous
sommes heureux de voir M. Ferrus formuler avec tant de force et de netteté des objections qui ont une si grande valeur venant de lui. Sa position
officielle l'a mis à même de voir de près et d'apprécier à leur vrai prix les
établissements où se font chaque jour les miracles vantés par MM. J. Guérin, Bouvier et Piorry.   P. M.

des écoles de sourds-muets en Prusse, mais tout simplement directeur de l'institution de Berlin, et qui nous offre si bénévolement ses professeurs pour développer chez nous le langage articulé, a précisément restreint cette méthode d'enseignement depuis son installation à l'école, où son prédécesseur, M. Grasshof, lui avait accordé une plus large place.

Nous n'aurions d'ailleurs nul besoin d'emprunter ses professeurs à l'Allemagne. L'école de Paris possède ou a possédé des hommes qui ont fait sur l'émission de la parole de sévères études et des ouvrages pleins d'intérêt. Citons d'abord MM. Valade et Puybonnieux, et plus récemment M. Vaïsse, auquel, après plusieurs mémoires relatifs à l'articulation, on doit un travail d'un rare mérite sur la parole considérée au double point de vue de la physiologie et de la grammaire.

J'arrête ici la citation des faits scientifiques particuliers, ils sont nombreux entre mes mains; mais je m'abstiens de les produire, mon désir, conforme, je crois, à celui de la majorité de mes collègues, étant de fermer au plus tôt la discussion, afin qu'elle puisse se rouvrir à une autre époque, avec des études plus complètes, des documents plus certains et des convictions plus arrêtées.

Ainsi, messieurs, et pour résumer en quelques mots cette première partie, M. Guéneau de Mussy, en réclamant la part légitime d'Itard, et refusant à M. Blanchet d'avoir imaginé une méthode nouvelle et des principes nouveaux; M. Jules Guérin, en déclarant que la question soumise à votre appréciation est appelée à servir de motif et de garantie à d'importantes réformes; M. Bégin, en lui assignant la proportion d'un grand problème d'enseignement à résoudre, et en montrant combien, si l'avis du ministre n'est pas destiné à rester une lettre morte, la responsabilité de l'Académie doit se trouver engagée; M. Bonnafont, en considérant la surdité par son premier discours dans son acception médicale, et en indiquant l'influence qu'exerce le sens de l'ouïe sur l'intelligence; M. Bouvier lui-même, en ne décidant pas la question de prééminence entre les méthodes, ont été, sauf les nuances, reliés par un lien commun, l'importance de la discussion engagée, la grandeur de la sphère qu'elle embrasse, et le sentiment des obscurités que le rapport de la commission a laissées planer sur elle.

Je n'ai pas eu, messieurs, dans les développements qui précèdent, la prétention d'ajouter scientifiquement la moindre lumière au débat; j'ai voulu seulement établir, par un inventaire rapide, que nous étions bien près de nous entendre, si nous n'étions même entièrement d'accord. L'Académie voudra bien maintenant me permettre d'aborder un point de vue plus terre à terre, et de donner, par la fixation et l'historique du point de départ, l'explication, telle que je la comprends, des nombreuses réclamations qui ont surgi, et peut-être le mot des malentendus.

La succession des choses est facile à déterminer.

Le ministre de l'intérieur accorde à M. le docteur Blanchet le titre de chirurgien de l'Institut de Paris, avec mission de s'occuper exclusivement du traitement des sourds-muets. Le titulaire entre en fonctions. Il fait un triage entre les élèves, choisit pour l'emploi de ses procédés ceux chez lesquels toute notion auditive n'est pas éteinte et leur applique, assure-t-on, les moyens chirurgicaux usités par ses prédécesseurs. Appuyé de données physiologiques, il s'efforce d'éveiller en eux la sensibilité de l'ouïe ; il suit pas à pas la marche d'Itard, faisant pour le développement de la parole ce qu'ont fait, de leur côté, MM. Deleau, Baudelocque, Hubert-Valleroux, etc. Progressivement son rôle s'élargit : le chirurgien devient, pour ainsi dire, instructeur dans la maison à laquelle il est attaché. Rien en ceci de blâmable, messieurs, puisque nul ne proteste contre ce développement d'attributions, et que ni le directeur de l'Institut, ni les professeurs ne réclament auprès du ministre. C'est alors que M. Blanchet songe à faire consacrer par l'autorité gouvernementale une position successivement agrandie, et que le ministre appelle, le 11 décembre 1848, l'Académie à désigner trois commissaires pour apprécier la valeur du mode de traitement employé par ce praticien. Cinq élèves de l'Institution sont, en 1849, examinés par la commission (1), qui exprime toutefois la pensée qu'une investigation si réduite, bornée d'ailleurs à des sujets de choix, dont le point de départ n'a pas été rigoureusement constaté, ne pourrait avoir que des résultats incomplets, et demande qu'elle soit reprise sur une plus grande échelle, afin d'établir d'une part la proportion respective des élèves auxquels la méthode de M. Blanchet conviendrait ou non, et d'opérer de l'autre sur des sujets *tout neufs*, ce qui permettrait de remonter au point véritablement initial de la médication proposée.

Il n'appartient pas, messieurs, à votre commission que ce vœu fût rempli, puisque trois années scolaires s'écoulèrent sans que M. Blanchet s'occupât d'y répondre et d'en faciliter l'accomplissement ; la commission ayant alors invité de nouveau ce médecin à préparer les voies à des expériences plus concluantes, le ministre, sur la réclamation de M. Blanchet, indiqua, le 2 août 1852, quelle

____

(1) Bastien, Bisson, Placer, Imbert et Bonnard.

marche modifiée ou devait donner à l'examen académique (1).

Vous connaissez, messieurs, ces questions nouvelles dont le défaut de précision et les délimitations incertaines (2), démontrés par le cours entier du débat, expliquent et légitiment en quelque sorte les empiétements ou les lacunes du rapport.

Examiner les élèves traités par M. Blanchet, rechercher si, parmi ceux qui entrent, quelques uns pourraient guérir ou s'améliorer et saisir la parole par l'oreille ; si certains sujets n'ont pas conservé l'usage de la parole et ne pourraient pas, quoique atteints d'une surdité incurable, parvenir à la lire sur les lèvres, recevoir d'ailleurs *quelque notion du son* par les nerfs de sensibilité générale ; s'il ne faudrait pas isoler ces deux classes et les soumettre à une éducation spéciale par un professorat approprié ; si, enfin, M. Blanchet avait droit d'espérer que les élèves soumis à son traitement chirurgical pourraient, à la fin de leur cours d'études et en quittant l'école, communiquer à l'aide du langage articulé : c'est dans le vague de ces propositions, peu en rapport avec la marche que vos délégués voulaient d'abord poursuivre, que votre commission ne se *renferma* pas, mais fut *renfermée*. Reste à savoir si elle n'eût pas dû mettre à profit, pour élargir son action tout en la restreignant, la facilité qui lui fut donnée, par la lettre ministérielle du 6 août, de *scinder* son travail et de ne répondre immédiatement qu'à celles des questions qui lui paraissent suffisamment élucidées.

C'est ce qui m'a permis de dire avec vérité, dès le début de la discussion, que votre commission a fait trop ou trop peu : trop peu si elle voulait embrasser toute la tâche ; trop, si elle ne voulait qu'en considérer une partie, et traduire des impressions décisives.

(1) L'exposition si claire, si précise de ces faits singuliers ne peut manquer, cependant, de laisser un doute dans l'esprit du lecteur attentif. Il y a, dans toute cette affaire, une certaine obscurité que M. Ferrus seul eût pu détruire. Les premières épreuves déclarées sans valeur, cette longue interruption du travail de la commission, cette intervention si active des bureaux ministériels dans une enquête qui n'avait rien d'administratif, tout cela, et bien d'autres choses encore, prouve que le côté véritablement scientifique de cette question n'était qu'un accessoire. La position toute particulière de M. Ferrus l'eût peut-être mis à même de soulever ce voile transparent. Nous nous faisons un devoir d'imiter sa réserve.   P. M.

(2) Il a été démontré qu'elles appartiennent à M. Blanchet, qu'il en est le rédacteur. Nous reviendrons sur ce fait, dont la signification n'échappera à personne.   P. M.

Tels sont les faits : ils ont motivé mes premières conclusions, ils appuient ces considérations dernières.

Il y a plus, messieurs; ici les institutions et les personnes sont en jeu : ce double intérêt concourt à passionner et à obscurcir le débat. En effet, et pour nous en tenir à un seul point, que l'on suppose la classe d'articulation réorganisée en lui donnant toute la perfection dont elle peut être susceptible, qui la dirigera? Sera-ce M. Blanchet, afin d'associer dans une action commune les avantages du traitement médical et des incitations physiologiques de la sensibilité auditive, d'un enseignement reposant, en un mot, sur cette double base? Mais, en ce cas, le médecin actuel de l'Institution, qui a succédé à Itard, et qui, avec moins de confiance dans le succès, porte néanmoins aux sourds-muets les mêmes sympathies actives et un dévouement incontesté, ne réclamera-t-il pas pour lui-même cette classe ou l'établissement d'une chaire analogue (1)? Les instituteurs chargés de la classe actuelle ne revendiqueront-ils point le plein exercice de leurs droits? Ne se prévaudront-ils pas des intentions du fondateur : de la pensée d'où sortit cette chaire, qui en dicta la création? Cette pensée d'Itard fut de partager l'enseignement dont d'abord il avait réuni entre ses seules mains toutes les branches, afin d'imprimer à son œuvre l'impulsion primitive et d'en assurer le fonctionnement quand aurait lieu plus tard une division nécessaire. Si les instituteurs actuels défendaient à ce point de vue leurs prérogatives, nul n'aurait lieu de s'en montrer surpris. Les éléments intervenus dans cette discussion plaideraient en faveur de leur cause; ils appuieraient l'utilité de séparer l'action médicale de l'action pédagogique. N'a-t-on pas vu d'ailleurs la classe d'articulation donner incontestablement, par leurs soins, d'heureux résultats? Le témoignage des chiffres, si on l'invoquait, pourrait le prouver (2).

---

(1) A coup sûr je ne céderai à personne les droits que me confère le titre de médecin de l'Institution des sourds-muets, et je crois avoir prouvé tout le prix que j'y attache; mais aussi je ne pense pas qu'il soit possible de cumuler ces doubles fonctions de médecin et d'instituteur. A chacun son lot. Dans une maison comme la nôtre, les devoirs sont parfaitement établis, chacun agit dans des limites rigoureusement tracées; il y aurait folie à les franchir, ou plutôt ce genre d'envahissement prouverait moins de zèle que d'ambition, et, en pareil cas, l'avantage réel des sourds-muets ne serait pas le but que l'on se proposerait.   P. M.

(2) MM. les professeurs de l'Institution n'ont pas plus réclamé que moi; ils savaient, d'ailleurs, qu'il n'y avait aucune chance de succès. Ils se sont contentés de travailler à l'éducation de leurs élèves, ils n'ont pas voulu

En présence de telles incertitudes, de tels contre-coups, des craintes, des inquiétudes et des résistances à appréhender, comment, sans fermer les yeux à l'évidence, trouver la question assez simplifiée, assez mûrie pour la résoudre?

Dans l'intérêt même de votre commission, vous ne sauriez, messieurs, renoncer à un droit ultérieur d'examen; on accuse vos commissaires, par des déclarations écrites et signées, de s'être laissé surprendre et d'avoir agréé comme des élèves perfectionnés par le traitement de M. Blanchet des individus dont l'état, en réalité, s'est maintenu stationnaire, et qui, avant l'application de ce traitement, possédaient le même degré d'audition qu'aujourd'hui.

L'obscurité est partout. Je ne mets en doute, pour mon compte, la bonne foi de personne, mais je ne puis m'empêcher de remarquer qu'à l'Institut impérial, y compris le service de M. Blanchet, ainsi que dans les autres institutions que j'ai visitées, le point de départ est si imparfaitement établi, que je n'oserais garantir l'entière exactitude du moindre des résultats signalés. On m'a répondu sans hésiter, à chaque information sur un élève : « sourd de naissance, » ou bien, « il a parlé. » Or, sur quels documents, sur quelles preuves est basée cette sentence? Sur des déclarations sans notoriété, hasardées, incomplètes et très souvent intéressées (1).

Comment enfin se prononcer, dans le doute où la discussion laisse encore l'Académie :

1° Sur l'efficacité du traitement médical, que n'appuient que de rares exemples, obtenus par des moyens fort divers, dans une affection qui, comme la surdi-mutité, ne se rattache pas exclusive-

laisser aux seuls soins de M. Blanchet ceux que ce médecin avait choisis, ils ont contribué de tout leur pouvoir à donner à ces enfants les soins dont ils profitaient, et dont M. Blanchet s'attribuait le mérite.　　　P. M.

(1) Cette remarque de M. Ferrus est d'une haute importance. Nous l'avons déjà dit, les élèves admis par l'administration supérieure ne sont reçus chez nous qu'après dix ans révolus. Les parents ne nous les présentent pas toujours eux-mêmes : un correspondant, un conducteur de diligence, une sœur de charité, sont souvent chargés de remettre l'élève entre les mains du directeur de l'Institut. Il m'est présenté ; je recueille autant que possible les faits qui ont trait à son infirmité, je constate la surdité, je consigne mes notes sur une feuille qui fait partie du dossier de l'élève, quelquefois je déclare que l'enfant n'est pas admissible, et cependant il faut le recevoir provisoirement, car à qui le remettre? Il faut des actes administratifs réguliers pour révoquer le titre d'admission.　　　P. M.

ment à une altération donnée des organes de l'audition, mais à des altérations multiples, nées pour la plupart de causes différentes et bien souvent ignorées ;

2° Sur l'importance des exercices physiologiques pour stimuler la sensibilité auditive, puisque, pour rendre cette application profitable, il faut choisir les élèves, et, suivant l'expression de vos commissaires, tenir compte, dans cet examen, non seulement de la portée d'audition, mais aussi du degré d'intelligence et de mutisme, ce qui exclut nécessairement la masse des individus de ses bienfaits ;

3° Qu'il n'est pas d'ailleurs démontré qu'il faille, pour atteindre à l'articulation de la parole, que l'élève possède une audition assez parfaite pour s'entendre parler, ni même que le progrès de l'audition soit toujours en rapport avec celui du langage ;

4° Que rien non plus ne prouve que la faculté d'articulation conquise se maintienne, alors même que l'élève vit au milieu des parlants, et s'exerce incessamment à l'exercice de la parole ;

5° Il reste encore à savoir si les méthodes rivales ne pourraient pas, fondues dans un enseignement commun, offrir de grands avantages. Je suis convaincu, pour mon compte, que cette alliance est non seulement possible, mais nécessaire.

Si la question de prééminence s'agitait seule, je ne craindrais pas de déclarer, en supposant qu'on eût à choisir entre l'emploi de la mimique et l'application de la parole, que les sourds-muets soumis à ce dernier mode seraient les plus mal partagés. Je dirai plus ; si, contrairement à mes convictions, et aux faits que j'ai pu constater dans l'école même de Paris, l'impossibilité de les réunir était absolument démontrée, la parole devrait être sacrifiée sans hésitation.

Ni l'une ni l'autre de ces méthodes n'auraient d'ailleurs une réelle valeur si elles n'avaient l'écriture pour auxiliaire. Dans la surdi-mutité, l'écriture est, en effet, la clef de voûte de l'éducation ; elle complète et rectifie l'usage des signes ; elle est plus généralement utile que la parole aux sourds-muets, qui, même en articulant, ne peuvent s'en passer, tant leur langage demeure imparfait ; elle leur enseigne aussi correctement que la lecture sur les lèvres les tournures grammaticales dont ils ne sauraient, par la mimique et les signes, acquérir la connaissance ; elle développe leur sens moral et agrandit leur sphère intellectuelle.

Somme toute, en face d'une telle situation, quel parti semble-t-il que l'Académie doive prendre pour conserver à la fois l'autorité traditionnelle de ses jugements, sa haute position scientifique et une parfaite impartialité ?

Il n'est, suivant moi, que deux solutions.

Ou le renvoi du rapport à la commission, qui, poursuivant les études commencées, le complétera d'aperçus puisés tant dans les expériences nouvelles que dans les lumières du débat, — ce qui motiverait la demande au ministre d'un délai pour la réponse définitive.

Ou — ce que je crois préférable — la délimitation du travail actuel à l'examen circonscrit des effets obtenus par M. Blanchet, et l'élimination du rapport de toute pensée tendant à introduire dans l'Institut de Paris, occasionnellement pour ainsi dire, des innovations qui, fécondes si l'on en ménageait la transition, pourraient, dans le cas contraire, y porter des germes d'hésitation, d'antagonisme, et, par conséquent, de désordre.

L'Académie, usant ainsi de la faculté que le ministre lui a laissée de scinder ses réponses, retiendrait la question d'ensemble, qu'après une intervention si directe et le retentissement considérable que lui ont donné ses orateurs, elle n'a plus le droit d'abandonner, afin de chercher dans l'anatomie, la physiologie et la pathologie, les ressources diverses que ces sciences lui peuvent offrir pour le traitement de la surdi-mutité et l'éducabilité des malheureux qui en sont atteints.

Ne l'oublions pas, en effet, l'humanité dans son acception philosophique, la société dans sa solidarité la plus immédiate, ont aussi leur revendication à faire dans la question qui s'agite. La tâche est sainte et grande à la fois, puisque, comme l'a fait ressortir M. Hubert-Valleroux, par les judicieuses considérations de son dernier livre, dans le sourd-muet non instruit l'homme moral est à créer tout entier.

Un dernier mot, messieurs.

M. Bouvier a cru devoir nous rappeler à la déférence que réclament les membres éminents dont votre commission est composée; nul plus que moi n'y est porté, soit par l'affection, soit par l'estime. Je l'ai fait, d'ailleurs, dès le début du débat, en mettant l'impartialité de vos commissaires, comme la vertu de la femme de César, au-dessus du soupçon. Qui songe, d'ailleurs, à frapper d'un blâme des tentatives de perfectionnement toujours dignes d'éloges? à amoindrir des résultats qui, si limités qu'ils soient, ont leur prix? Personne. Quant à moi, je ne veux porter aucune atteinte au mérite des travaux de M. Blanchet. Je désire que justice lui soit rendue, et je crois savoir que le gouvernement n'est point enclin envers lui à l'ingratitude (1). Seulement, de telles questions ne s'emportent pas d'assaut : ni la vivacité des convictions personnelles, ni les grâces du style, ni l'entraînante passion de la parole, ne sauraient se flatter d'un tel succès. Le monde médical, l'administration, la presse, ont les yeux sur vous. Prendre un parti dont on pourrait, par l'insuffisance ou le caractère contradictoire des éléments, contester la maturité, serait une solution désastreuse; car une sage expectative, qui n'est point la négation du progrès, mais sa garantie, conduit plus sûrement, messieurs, qu'une ardeur précipitée aux utiles, bonnes et grandes choses.

— M. MALGAIGNE : Messieurs, je serai sans doute l'interprète de l'impression de beaucoup de mes collègues, en disant combien est obscure et difficile la question qui nous est soumise; j'ajoute que je ne l'aborde qu'avec une grande défiance de moi-même, comme un homme qui n'aurait pas osé y toucher si je n'avais pas à la juger. Et il n'y a pas lieu de s'étonner qu'elle soit obscure pour nous : elle l'est bien pour ceux qui l'ont le plus étudiée, qui en ont fait la méditation de toute leur vie; les éléments d'appréciation manquent, ou du moins ne sont pas suffisamment connus. Aussi je ne saurais trop féliciter l'Académie de la discussion qui s'est poursuivie dans son sein pendant de si nombreuses séances; elle aura mis au jour une foule d'idées, elle aura éveillé l'attention des médecins sur des problèmes qu'ils croyaient à peine de leur domaine; elle apprendra, je l'espère, à tous ceux qui se sont occupés jusqu'ici des sourds-muets, à mettre plus de rigueur dans leurs assertions, plus de réserve dans leurs espérances.

Après les belles et séduisantes théories dont on vous a entretenus, vous comprenez, messieurs, que je ne me hasarderai pas sur le terrain théorique. Après tout, il faut toujours revenir au côté pratique : le ministre a posé à l'Académie une série de questions très positives qui demandent des réponses tout aussi positives; je me propose donc de discuter les réponses proposées par la commission, et d'exposer les modifications qu'il me paraît convenable d'y apporter.

Un mot encore avant d'entrer en matière. On a adressé un éloquent appel à l'humanité de l'Académie, on l'a sollicitée, et personnellement j'ai été sollicité moi-même de ne pas déserter la voie du progrès. Je pense, messieurs, qu'on aurait pu s'épargner cette peine. L'humanité aura toujours un écho ici, mais à la condition

______

(1) Le tact exquis qui brille dans cette petite phrase laisse entrevoir combien M. Ferrus est au courant de la partie secrète de cette affaire.

P. M.

d'être d'accord avec la conviction scientifique ; et l'Académie ira toujours du côté du progrès, à la condition encore qu'il s'agira d'un progrès réel, et non pas d'un progrès à reculons.

Je n'invoquerai donc et ne rechercherai qu'une seule chose, la réalité. Je chercherai, et je crois que c'est là ce que l'Académie désire, si les conclusions qu'on lui propose sont suffisamment fondées sur l'expérience, et s'il n'y avait pas d'autres faits à consulter qui ont été malheureusement négligés.

Avant tout, je déclare que je ne m'occuperai point des documents antérieurs à ce débat. On a voulu en tirer des arguments pour et contre ; je les repousse tous. Chaque écrivain a émis des assertions, chaque méthode a inventé ses miracles ; je ne tiens compte ni des uns ni des autres. C'est là probablement la pensée du ministre, lorsqu'il a invité l'Académie à nommer une commission pour examiner les faits nouveaux ; c'était certainement celle de l'Académie, et la mission essentielle que la commission en a reçue était d'étudier la question, non pas sur des assertions ou des ouï-dire, mais bien à l'aide d'expériences reprises *ab ovo*, sur des sujets non encore traités, afin de porter un contrôle efficace sur l'état antérieur, sur le traitement et sur le résultat.

La commission l'a compris ainsi, et s'est aussitôt mise à l'œuvre. Mais, messieurs, ses recherches ont-elles été aussi étendues que l'exigeait la difficulté du problème, et les faits qu'elle a recueillis sont-ils de nature à confirmer ses conclusions ? Voilà le premier point à éclaircir. Voyons donc les questions du ministre, voyons les réponses que la commission propose de lui faire, et voyons les faits sur lesquels elle les appuie.

Le ministre demande d'abord :

« Si parmi les élèves qui entrent chaque jour dans l'Institution des sourds-muets, il ne s'en trouve pas un certain nombre qui, par suite du traitement imaginé par M. Blanchet, seraient susceptibles de guérison ou d'amélioration, et pourraient arriver à saisir la parole directement par l'oreille, ou par l'intermédiaire d'instruments d'acoustique, ou par tout autre moyen ? »

Que répond la commission ?

« Il s'en est trouvé constamment, dans chaque série, un certain nombre, 1 sur 3, 4 ou 5. »

Messieurs, je ne saurais admettre une pareille réponse. Que la commission concède qu'il y a des sujets susceptibles d'amélioration, je le veux bien, et encore je me réserve de dire en quoi consistent ces améliorations ; mais de guérison, qu'en sait-elle ? En a-t-elle vu une seule ? Non, pas une.

La commission a été nommée en décembre 1848 (la lettre du ministre est du 11), et sans doute elle a commencé immédiatement ses travaux : je dis *sans doute*, car le rapport est très avare de dates comme de noms propres, et cela ne m'a pas rendu la vérification toujours facile. Quoi qu'il en soit, elle a fonctionné jusqu'en août 1852 ; environ quatre ans. Pendant ces quatre années, ses membres se sont rendus une dizaine de fois à l'Institution des sourds-muets, le plus souvent isolément, et il n'y a eu que quatre séances sérieuses, ou du moins que quatre procès.-erbaux : le premier sans date, le second de 1849, à la fin de l'année scolaire, les deux autres en date des 5 et 7 août 1852 ; ces deux dernières séances sont trop rapprochées pour être comptées autrement que comme la même séance continuée : total, trois séances sérieuses.

Dans ces séances, on a présenté à la commission plusieurs séries d'élèves. Quelquefois c'étaient d'anciens élèves qu'elle n'avait pas suivis dès l'origine ; ceux-là ne comptent pas. D'autres ayant eu leur traitement commencé plus tard, il serait injuste de les prendre pour exemple ; on me dirait à juste titre que le traitement n'était pas complet. Loyalement, légitimement, je ne puis et ne veux prendre que les élèves examinés dès la première séance ; ceux-ci ont eu quatre ans de traitement, c'est quelque chose ; et finalement il n'y en a pas de plus anciens.

Ces élèves sont au nombre de quatre :

Le premier entendait des sons de 132 vibrations à 312.
Le second   —   —   de 86   —   à 500.
Le troisième   —   —   de 172   —   à 300.
Le quatrième   —   à peine 86   —.

c'est-à-dire, à fort peu près, qu'il n'entendait rien du tout.

Je saute par-dessus les progrès successifs ; je reprends les élèves après les quatre années révolues : qu'ont-ils gagné ? Je laisserai de côté les vibrations ; je doute fort que la plupart de mes collègues y aient compris quelque chose. Pour moi, du moins, le rapport ne m'ayant pas éclairé, je suis resté dans l'ignorance, n'ayant pas jugé que la chose valût la peine d'être étudiée à fond. J'ai tort de m'exprimer ainsi, et cette étude des vibrations peut avoir une certaine portée en physiologie ; mais je ne m'occupe que de la question pratique, et je répète donc : Qu'ont-ils gagné ?

Le premier *percevait les sons articulés qu'on proférait à haute voix près de son oreille, et même les mots prononcés à voix basse à l'aide d'un cornet acoustique.* Très bien ; il y avait donc amélioration ; mais est-ce là une guérison ? Personne n'oserait le prétendre.

Le second *percevait les mots à deux mètres de distance de son oreille et les répétait.* Ceci est mieux encore ; mais ce n'est pas là une guérison.

Le troisième *répétait les mots à la distance d'un mètre.* Amélioration encore, mais moindre que dans le second cas ; donc, encore point de guérison.

Quant au quatrième, sourd il était, sourd il est resté ; seulement il était parvenu à lire la parole sur les lèvres, et à parler assez bien.

Voilà tout ; voilà ce qui a été obtenu en quatre ans. La commission, qui n'a vu que cela, est-elle donc autorisée à répondre au ministre qu'il y a des sujets susceptibles de guérison ? L'Académie en sera juge.

Mais, messieurs, ces améliorations, que pèsent-elles ? quelle valeur ont-elles ? Je suis allé à l'Institution ; j'ai vu l'un de ces sujets améliorés : il entend, cela est positif. Je lui ai fait tourner le dos, je lui ai parlé, il a entendu ; mais entendu quoi ? Cela est important à connaître. A la distance d'un mètre, je lui adresse à voix haute une question en quatre mots ; il en entend un. Je me rapproche à un demi-mètre, même résultat. Je lui crie une question semblable dans l'oreille ; je la lui crie près du crâne, pour faire pénétrer par les os les ondes sonores ; il entend un, deux, trois mots, jamais une phrase entière. Il n'y a pas là de quoi triompher beaucoup. Est-ce tout néanmoins ? J'ai voulu savoir de lui ce qu'il estimait avoir gagné. J'ai fait ma question par écrit, et par écrit il m'a répondu : *J'entendais tout autant avant le traitement.* Voilà sa réponse, messieurs ; je ne prétends pas en tirer de grandes conséquences ; cependant je crois pouvoir déjà conclure que, du moins, M. Blanchet fait des élèves bien ingrats.

M. Blanchet, à qui j'ai raconté le fait, l'a expliqué d'une manière que je dois dire : c'est que, selon lui, les professeurs pèsent sur les élèves et leur font dire ce qu'ils veulent. Le reproche est grave, comme vous voyez ; c'est une inculpation de fraude. Il s'en retrouvera d'autres exemples ; notez ceci, pourtant, afin de ne pas leur donner plus de portée qu'ils n'en doivent avoir : entre M. Blanchet et les professeurs de l'Institution, il y a une véritable guerre, guerre civile, guerre domestique ; ceci pourra éclaircir bien des faits.

Je reviens donc, et je dis : J'admets les améliorations reconnues par la commission ; je les admets malgré les dires du jeune malade ; j'admets qu'il a gagné quelque chose, bien qu'il prétende le contraire, que puis-je faire de plus ? Mais encore un coup, ce ne sont pas là des guérisons, et la première réponse de la commission doit être profondément modifiée.

Le ministre demande en second lieu :

« *Si d'autres élèves n'ont pas conservé l'usage de la parole et ne seraient pas susceptibles d'acquérir la faculté de la lire sur les lèvres, quoi qu'ils soient atteints d'une surdité incurable?* »

La commission en a vu un exemple : elle était donc autorisée à répondre par l'affirmative; du reste, c'est aujourd'hui un fait généralement connu.

Troisième question : « *Si les élèves de cette dernière catégorie ne pourraient pas recevoir quelques notions du son par les nerfs de sensibilité générale, comme l'indique M. Blanchet?* »

Messieurs, je suis de ceux que cette question a surpris comme une excentricité, comme une hérésie physiologique; et je l'attribuais volontiers à l'ignorance des commis qui l'avaient rédigée, lorsque M. Blanchet m'a appris que la rédaction venait de lui-même (1), et que, d'ailleurs, il maintenait le fait pour constant. La commission répond qu'elle l'a vérifié. C'est ma faute, sans aucun doute; mais je suis forcé de confesser que je n'ai pas pu trouver dans son rapport l'ombre même d'une démonstration à cet égard. Je laisse d'ailleurs ce point à discuter à une autorité plus puissante que la mienne en physiologie : M. Bérard en fera, j'ose le dire, bonne et entière justice.

Quatrième question : « *Si dans sa pensée (de la commission) il y aurait avantage à ce que, suivant le vœu de M. Blanchet, les élèves composant les deux catégories ci-dessus mentionnées, les uns pour retirer plus de bénéfices du traitement, les autres pour développer leur faculté d'articuler et de lire la parole sur les lèvres, fussent appelés à recevoir une éducation spéciale, donnée exclusivement par des professeurs parlants qui les exerceraient plusieurs heures par jour à l'étude de la parole?* »

Ici, la commission est singulièrement explicite. Non seulement elle répond affirmativement, mais elle va plus loin. Le ministre demande *s'il y aurait avantage;* la commission dit que cela *est indispensable;* et plus encore : *il sera nécessaire de placer ces élèves*

____

(1) M. Malgaigne aura par là rendu un vrai service à tout le monde. En poussant directement au but des investigations aussi fermes, aussi franches, il a jeté une vive lumière sur des faits jusque-là obscurs , il est arrivé au cœur de la question, il a mis le public dans la confidence de certains mystères que le rapport n'avait pas éclaircis.   P. M.

dans une division spéciale, de les isoler absolument des autres sourds-muets.

Ceci est grave, messieurs; car ce n'est rien moins, pour une certaine catégorie de sourds-muets, que la substitution de la méthode allemande, ou de la parole parlée et lue sur les lèvres, à la méthode française, ou la mimique. Et d'abord, sous ce prétexte de progrès et d'humanité, laissez-moi vous dire une chose : songez à ce que vous allez faire des malheureux que vous exclurez de votre éducation privilégiée. Il y a parmi nous, messieurs, une pauvre petite population qui souffre de la perte d'un de nos sens; elle ne parle pas notre langue, mais elle a la sienne; et pour faire profiter quelques uns de vos bienfaits (nous dirons ce que valent ces bienfaits), vous commencez par séquestrer, par isoler les plus infirmes, les plus faibles; vous leur faites un désert plus désolé que jamais, une prison dans la prison commune; ceux-là, ils ne communiqueront pas avec la grande société, ils ne communiqueront même plus avec leurs compagnons d'infortune. Ceux-là, du moins, n'auront pas à s'applaudir beaucoup de votre humanité.

Mais, dites-vous, ce sera un progrès pour les autres. Un progrès ! Mais la commission ignorait-elle que ce progrès prétendu sera appelé un pas rétrograde par toute l'école allemande, puisque celle-ci enseigne la parole parlée à tous les sourds-muets, sans exception? M. Blanchet, que j'ai interrogé à cet égard, m'a répondu très nettement que s'il n'a demandé que cela, c'était de peur de ne pas pouvoir tout obtenir : son idéal à lui, c'est la méthode allemande; c'est la parole partout substituée à la mimique; et même, suivant jusqu'au bout son système, il ne voudrait pas de la parole enseignée à des sourds-muets réunis et casernés dans de grands établissements; ce qu'il voudrait, ce seraient des externes venant assister à des leçons communes, mais après la leçon renvoyés à leurs familles, au contact de la grande société. Et en effet, qu'oppose-t-on aux cours d'articulation tels qu'ils sont professés dans notre école? Le professeur reste une heure avec ses élèves; passé ce temps, ils ne voient plus parler, ils restent dans le monde muet, dans le monde de la mimique. Eh bien, quand vous aurez confié votre catégorie d'élèves choisis à des professeurs parlants, ces professeurs ne leur donneront pas la journée entière (1) ; après deux, trois, quatre heures

(1) C'est encore là un des points les plus importants de ce débat. L'éducation de famille est, sans contredit, la meilleure toutes les fois qu'il s'agit d'un enfant devenu sourd-muet à une époque où il savait déjà parler. C'est en pareil cas que l'on observe ces prodiges de lecture sur les lèvres et d'ar-

de cours, ils les laisseront en face d'eux-mêmes, sans modèles, sans excitation à parler et à répondre. Avec l'externat, plus d'objections : en quittant son professeur qui parle, l'élève se retrouve dans la société de gens qui parlent ; il n'y a pas un moment de perdu. Cela peut bien aboutir à la ruine complète de l'Institution impériale de Paris ; qu'importe ? Voilà le progrès réel, complet, sans concession, sans réticences. Pourquoi la commission ne l'a-t-elle pas adopté ? Pourquoi ne pas en avertir l'Académie ? Pourquoi, nous qui ne sommes pas liés par les scrupules de M. Blanchet, ne pas dire nettement au ministre que hors de là il n'y aura que des demi-mesures, sujettes aux mêmes reproches que l'état actuel ?

Ainsi, d'une part, la commission ne propose que des demi-mesures, et elle ne nous dit pas pourquoi elle s'arrête en si beau chemin ; d'autre part, pour ces demi-mesures mêmes, pour cette adoption timide et honteuse d'une partie de la méthode allemande, a-t-elle donné des raisons valables, s'est-elle éclairée par les faits ? Nullement. J'ai lu dans le rapport cette assertion vague, qu'en Allemagne les sourds-muets trouvent facilement des emplois, tandis qu'on les rebute en France ; et j'ose dire que cela aurait besoin d'être prouvé. A part cela, il y a les quatre sourds plus ou moins améliorés par M. Blanchet ; et c'est avec de pareils arguments qu'on vous propose de culbuter une institution séculaire !

Aussi ne suis-je pas surpris de la répugnance qui s'est manifestée dans l'Académie, du besoin qu'on a senti d'un supplément d'instruction et de lumières. Plusieurs de nos honorables collègues ont été visiter, et l'école de M. Dubois, où la méthode allemande est en vigueur, et l'Institution impériale même ; ils vous ont rapporté des renseignements que vous avez entendus avec intérêt. Moi-même j'ai suivi leur exemple. Mais, messieurs, combien ces démarches personnelles sont insuffisantes, et combien elles peuvent exposer à l'erreur ! L'erreur peut venir d'abord de l'incompétence de l'investigateur trop novice (1) (je parle pour moi, messieurs) ; il peut être

ticulation, qui sont le résultat d'un prodige de patience, comme les mères en ont l'heureux secret et le doux privilége.   P. M.

(1) Nos professeurs de l'Institut des sourds-muets ont reçu, à l'occasion de ces débats, de nombreuses visites : quelques-unes ont été faites légèrement, d'autres avec plus de sévérité, avec un désir plus marqué de bien voir, avec une certaine dose d'application naïve indiquant l'absence de toute idée préconçue. J'ai entendu dire à plusieurs de nos professeurs : « Comment la plupart de ces messieurs sauraient-ils ce qui se passe dans notre » maison ! il faudrait d'abord que nous leur apprissions à voir, il fau-

trompé aussi par les fraudes pieuses des maîtres, jaloux de faire prévaloir leur enseignement; il peut s'enthousiasmer pour quelques résultats frappants, obtenus chez des élèves de choix; enfin, dans un sujet si complexe, comment, sans le secours d'une longue expérience, être bien sûr qu'on n'aura pas oublié quelque face importante de la question? Une commission offre bien plus de garanties; elle multiplie ses recherches; ce qui échappe à l'un est relevé par un autre; sans parler de la discussion en commun qui jette un si grand jour sur certaines choses!

J'aurais donc mieux aimé que la commission se chargeât de cette besogne; et si, forcé par la nécessité, je viens exposer ce que j'ai vu, je réclame l'indulgence de l'Académie; je suis bien loin de croire que ce que j'ai vu soit décisif, et je n'en tirerai pas de conclusions absolues; mais déjà ce que j'ai pu voir servira à contrebalancer l'enthousiasme un peu excessif des collègues qui m'avaient précédé dans cette voie périlleuse.

Il me semblait, messieurs, que pour attribuer à une méthode quelconque une supériorité décidée sur une autre, il fallait comparer les résultats. Il existe à Paris, comme je l'ai dit, une école de sourds-muets, dirigée par M. Benjamin Dubois, d'après la méthode allemande, c'est-à-dire sans mimique, sans dactylologie, avec la parole parlée et la parole lue sur les lèvres. J'y suis allé; et je dois déclarer d'abord que j'ai été reçu par MM. Dubois père et fils avec une bienveillance parfaite; qu'ils se sont prêtés, avec l'abandon le plus complet, à mes recherches, à mes interrogations, à mes expériences; il est impossible d'agir avec une plus grande loyauté. Là, j'ai vu bon nombre de jeunes sourds-muets portant à l'extérieur toutes les marques de la santé et de la gaieté; quelques uns doués déjà d'une instruction remarquable, écrivant le français avec une certaine pureté; et, ce qui est le vrai point, instruits uniquement par la parole et par l'écriture. On l'a nié, messieurs; on a prétendu que la mimique y jouait un rôle; cela prouve seulement que les adversaires de la méthode allemande ne sont pas suffisamment au courant des choses. Je suis convaincu pour mon compte, et je dirai tout à l'heure ce qui a complété ma conviction; je suis convaincu que M. Dubois remplit exactement son programme; que lorsqu'on lui amène un sourd-muet parfaitement ignorant, il commence, pour entrer en communication avec lui, par le langage des

» drait leur faire connaître ce qu'est un sourd-muet, en quoi celui-ci
» diffère de celui-là, pourquoi tel mode d'enseignement réussit chez l'un,
» et ne peut être appliqué à l'autre. »   P. M.

gestes ; il est impossible qu'il en soit autrement ; et la méthode française elle-même a besoin, pour apprendre à un sourd-muet la mimique régulière, de se servir d'abord de gestes irréguliers ; tout comme nous ferions pour nous faire comprendre d'un enfant qui ne saurait pas notre langue. Mais ce premier pas franchi, l'enfant dressé à la parole parlée, qui, après tout, n'est pour lui que la mimique des lèvres, celle-ci lui suffit, et, l'écriture aidant, il arrive à une éducation aussi complète que par l'autre mimique. J'ai interrogé quelques uns de ces jeunes gens sur l'arithmétique, sur l'histoire de France ; ils m'ont répondu, le crayon à la main, comme m'ont aussi répondu les élèves de l'Institution impériale ; il serait puéril de le contester. Et faites bien attention à une chose, messieurs, qui rendra ce résultat facile à comprendre : la mimique ou la parole servent peu pour l'éducation des sourds-muets ; c'est l'écriture qui y joue le plus grand rôle, le même rôle dans une méthode que dans l'autre.

Cependant il pouvait y avoir une perte de temps plus considérable peut-être avec la parole ; j'ai demandé à M. Dubois combien de temps exigeait l'éducation de ses élèves : six ans. A l'Institution des Sourds-Muets, M. de Lanneau, le directeur, de l'accueil duquel je ne saurais trop me louer, m'a dit également que le temps requis est de six ans. Les deux méthodes seraient donc à peu près égales sur ce point.

Ce résultat n'est pas admis par les chefs d'école ; et bien entendu chacun vante sa méthode au détriment de l'autre. M. Dubois, à qui je manifestais l'intention de visiter les élèves de l'Institution impériale, a cru devoir me prémunir : Prenez bien garde ! rien de plus facile à un professeur que de souffler un élève avec un simple geste dont vous ne vous apercevrez pas ! J'étais donc bien averti, messieurs, je me suis méfié des gestes ; et je dois dire que l'accusation m'a paru sans le moindre fondement. Mais j'ai retrouvé la même méfiance chez les professeurs de l'Institution impériale : Vous avez vu les élèves de M. Dubois ; avez-vous pris garde aux gestes de l'instituteur ? Chose triste à dire, messieurs, il y a injustice des deux parts, et des deux parts je n'ai vu, pour mon compte, que des hommes parfaitement honorables.

La méthode française invoque un autre témoignage. M. Morel, dit-on, aurait obtenu de ces instituteurs allemands, réunis en congrès à Pforzheim, l'aveu capital que la méthode française donnait des résultats bien supérieurs à la leur. Cela m'était difficile à croire ; car, comment allier la loyauté que suppose un tel aveu, et la déloyauté qui persisterait à user d'une méthode vicieuse ? Mais lorsque j'ai demandé la preuve du fait, on l'a cherchée devant moi, et il n'a pas été possible de la trouver (1).

Enfin, les professeurs de l'Institution impériale ont eu une idée plus généreuse; ils demandent que l'on fasse concourir les élèves des deux méthodes, et ils se croient sûrs de l'emporter. J'applaudis de toutes mes forces à ce noble défi; je pense que ce ne sera pas un moyen à négliger; et cependant, si je m'en rapportais à mes impressions actuelles, je craindrais que le résultat ne fût fort équivoque. Il y a, en effet, parmi les sourds-muets comme parmi nous des intelligences d'élite et des intelligences communes, ou même au-dessous du commun; il est probable que les élèves de choix de chaque institution écraseront la masse vulgaire de l'institution rivale. Mais il se peut que le résultat soit plus significatif, et, je le répète, ce serait une épreuve à tenter.

Mais laissant là l'éducation, voyons si pour l'élève instruit la parole acquise l'emporte sur la mimique ou la mimique sur la parole. C'est l'objet de la dernière question du ministre.

« *Enfin, la commission exprimera un avis sur l'opinion de M. Blanchet, qui assure que les élèves soumis à son traitement chirurgical et à ce mode particulier d'instruction pourraient rentrer dans la société à la fin de leur cours d'études, avec la faculté de communiquer à l'aide du langage articulé.* »

La commission n'a pas même touché un mot du *traitement chirurgical* de M. Blanchet. Je tiens, au reste, de cet honorable confrère qu'il n'a pas de traitement spécial, et qu'il cherche à saisir et à remplir les indications comme tout le monde.

Mais sur la question essentielle, la commission répond, toutefois avec une certaine réserve :

Il y a tout lieu d'espérer qu'ils pourront rentrer dans leurs familles et dans la société avec la faculté de communiquer et de converser plus ou moins complétement avec le langage articulé.

Ce n'est donc qu'une espérance; mais enfin où la commission a-t-elle puisé cette espérance? Elle a usé aussi d'une restriction très prudente; ils pourront converser *plus ou moins*. Mais ce *plus ou moins* est bien trompeur; et le ministre pourrait y voir une réalisation à peu près complète des espérances conçues, tandis qu'il s'ap-

____

(1) Voir, à cette occasion, ce que nous avons dit page 52, et la lettre de M. Édouard Morel, page 55. M. Haug seul a reconnu cette supériorité, et depuis lors, les changements survenus dans le mode d'enseignement pratiqué en Allemagne semblent nous donner gain de cause.   P. M.

pliquerait aussi bien à la ruine complète de ces espérances. Il est urgent de dissiper cette confusion.

Rien de plus séduisant, il faut le confesser, rien qui semble devoir entraîner le plus les convictions que cette idée de remettre les sourds muets en libre communication avec leurs parents, leurs amis, la société tout entière. M. Blanchet y a beaucoup insisté, à bon droit d'ailleurs, et il affectionne particulièrement cet argument : Ne vaut-il pas mieux imposer aux 25,000 sourds-muets de France l'apprentissage de la parole, que d'imposer aux 35 millions de Français parlants l'apprentissage de la mimique?

Disons d'abord que cet argument n'est pas sérieux. Personne de nous n'est forcé d'apprendre la mimique; mais il y aurait pour nous vis-à-vis des sourds-muets, mais surtout pour les sourds-muets vis-à-vis de nous, un immense avantage à pouvoir échanger nos idées par la langue ordinaire. Or, cela se peut-il, et jusqu'à quel point? Voilà la question.

Vous avez ouï, messieurs, plusieurs de nos honorables collègues s'émerveiller de ce qu'ils avaient vu; et il y a quelque chose d'assez saisissant à entendre parler des sourds-muets, pour expliquer, pour justifier leur enthousiasme. Mais l'enthousiasme est un mauvais juge; et il s'agit beaucoup moins au point de vue pratique de la réalité du phénomène que de son utilité.

Je suis donc allé chez M. Benjamin Dubois, l'un des sourds-muets qui parlent le mieux de Paris, homme d'ailleurs auquel ses adversaires eux-mêmes se plaisent à reconnaître une rare intelligence. Il m'a parlé; je l'ai très bien compris. Je lui ai parlé à mon tour; il n'a pas pu m'entendre. Il m'a prié de me placer au grand jour, de parler lentement, en accentuant toutes les syllabes; tout a été vain; et comme deux ou trois mots qu'il saisissait au hasard ne nous permettaient pas une conversation bien suivie, nous avons été trop heureux de prendre pour trucheman M. Dubois père. Au contraire, sur les lèvres de son père, il saisissait la parole avec une grande facilité. Voici déjà des difficultés tout autres que celles que prévoyait M. Menière, savoir quand l'interlocuteur avait de la barbe, quand il avait perdu ses dents, etc. J'ai toutes mes dents, grâce à Dieu, et je ne porte point de barbe; or, jusqu'ici pas un sourd-muet n'a pu me comprendre à première vue, même en parlant très lentement; et un jeune sourd-muet de l'Institution impériale, expliquant pourquoi il ne me comprenait pas, disait ingénument : *Ce monsieur n'a pas la bouche* (la parole) *claire* (1). Maintenant, car il faut tout

______

(1) On verra plus loin, dans un nouveau discours de M. Bouvier, quel parti cet orateur a cru pouvoir tirer de cette circonstance.   P. M.

prévoir, serais-je une exception fâcheuse? Il m'est permis de croire le contraire; M. Dubois père m'a dit lui-même que les sourds-muets ne lisent couramment que sur les lèvres des personnes qui leur sont familières; à chaque nouvelle connaissance, il leur faut une étude spéciale de la bouche. M. Dubois se sert d'une comparaison fort ingénieuse : chaque bouche nouvelle est pour le sourd-muet ce que serait pour nous une écriture un peu difficile à déchiffrer. La première lecture est pénible; un peu d'habitude nous permet de lire couramment : cette habitude est prompte à acquérir, un ou deux jours y suffisent, à ce qu'il paraît; mais, enfin, nous voilà loin des espérances de M. Blanchet, et l'on ne peut attendre que chaque sourd-muet étudie la bouche de 35 millions d'hommes.

Je veux faire part à l'Académie d'un fait qui m'a fortement impressionné. Un petit fait, si vous le voulez, à qui tout le monde n'accordera peut-être pas une égale importance; pour mon compte, je confesse qu'il en a beaucoup, vous en jugerez. M. Dubois fait tenir à chacun de ses élèves un journal quotidien; j'en ai parcouru plusieurs, ils sont assez correctement écrits. Mais dans le journal d'un de ces pauvres enfants, l'un des plus intelligents, j'ai lu ceci : *Je suis sorti aujourd'hui ; j'ai reçu un coup de pied d'un monsieur dont je cherchais à lire la parole sur les lèvres.* Pour bien comprendre le fait, il faut se représenter le sourd-muet lisant sur les lèvres; il faut avoir vu ces yeux intelligents, curieux, furets, qui se rapprochent des vôtres, qui interrogent chaque fibre de votre figure, qui semblent vouloir surprendre votre pensée dans vos regards (1) : le monsieur en question, ignorant à qui il avait affaire, aura très naturellement trouvé cette inquisition fort impertinente, et il aura cru donner à l'enfant une leçon méritée. Pauvre enfant! et que je le plains, s'il est exposé à recevoir une pareille leçon de 35 millions d'hommes (rire général).

Voilà donc un obstacle, obstacle très réel à ce que les sourds-muets entrent en communication par la parole avec la société. Mais, messieurs, il y en a un autre. M. Dubois se fait très clairement comprendre; c'est une exception. J'ai vu chez lui un élève qu'il a depuis huit ans, dont il a fait un de ses professeurs; celui-là même avec

---

(1) C'est bien là le mot, on ne peut indiquer plus clairement cette pénétration du regard qui va chercher la pensée, non pas seulement sur les lèvres de celui qui parle, mais dans les yeux, sur toute la face, et encore ne la rencontre-t-il pas toujours. Il faut l'habitude, cette habitude souveraine qui domine la double science de parler clairement et de lire avec facilité la parole. Tout cela ne se rencontre qu'en famille. P. M.

qui M. Bouvier s'est si bien entendu ; non seulement il n'a pas pu lire sur mes lèvres, mais je n'ai pas pu le comprendre à mon tour. Je vais trop loin : à force de le faire répéter, à force d'étudier comme une énigme chaque son qui sortait de sa bouche, je finissais par saisir la pensée ; mais c'est une étude des plus laborieuses, des plus pénibles, et que je ne me sentirais pas capable de supporter long-temps. Quant aux élèves moins avancés, sauf quelques uns mieux doués que les autres, particulièrement ceux qui ne sont devenus sourds qu'à une époque déjà avancée de la vie, les cris rauques, informes, qu'ils tirent péniblement de leur gosier, ne ressemblent véritablement à aucune langue.

Je ne veux rien exagérer, messieurs, ni dans un sens ni dans l'autre : avec cette parole informe, il est certain qu'ils sont compris par leurs maîtres et qu'ils se comprennent entre eux ; mais encore jusqu'où et dans quelle proportion ? Il faut bien dire que l'écriture vient fréquemment au secours de la parole défectueuse ; mais enfin, entre eux, ils se comprennent, le fait est positif. Voici comment je m'en suis assuré.

On a dit et répété de tous côtés que quand les sourds-muets parlants quittent l'école, ils oublient bien vite l'articulation des sons pour revenir à la mimique ; on a dit qu'ils se servaient de la mimique dans leur école, même à l'insu de leurs maîtres ; on a ajouté que leurs maîtres eux-mêmes, M. B. Dubois, par exemple, pratiquent la mimique dans leurs rapports avec les autres sourds-muets ; assertions exagérées jusqu'à l'inexactitude, et il est vraiment regrettable que ceux qui prétendent ainsi juger une méthode ne prennent pas la peine de l'étudier sérieusement.

Il me fallait, pour me renseigner sur ce point, suivre un sourd-muet hors de l'école ; car en admirant les prodiges de persévérance qu'il a fallu pour leur apprendre à parler, je les comparais volon-tiers à ces élèves de rhétorique, si forts en thèmes et en vers latins tant qu'ils sont au collège, et qui ne s'en occupent guère une fois qu'ils en sont sortis. M. Dubois a eu la complaisance de m'indiquer l'adresse de plusieurs sourds-muets qui avaient fait leur éducation chez lui, et j'en ai été voir un, Paul Letessier, qui reste par bonheur assez près de mon hôpital.

C'est un jeune homme de vingt ans, d'une figure ouverte et gra-cieuse. Il est chez ses parents, qui communiquent avec lui à l'aide de la parole, et sont très satisfaits d'un pareil résultat. Il a été mis en apprentissage, dans la même maison, chez un porcelainier, homme fort intelligent et qui m'a été d'un grand secours. Il va sans dire que Paul Letessier ne m'a pas compris quand je lui ai parlé, et que je ne l'ai pas compris davantage. Son maître n'est pas plus heureux que moi, mais voici pourquoi : Le père, en lui remettant son fils, l'avait instamment prié de ne se servir avec lui que de la parole; mais le maître n'a pu supporter une pareille charge, et comme il avait appris la mimique avec un sourd-muet de sa propre famille, il ne se servit que de la mimique avec son apprenti.

Mais où cet apprenti a-t-il su la mimique? Hélas! la mimique s'est infiltrée, je ne sais comment, dans l'école de M. Dubois; et, soit l'attrait du fruit défendu, soit la facilité de ce langage, il est peu d'élèves qui n'en connaissent les éléments. Paul Letessier déclare lui-même qu'à son avis la mimique est bien préférable à la parole ; et il n'y a nulle comparaison à faire entre les gestes gracieux et rapides qui lui servent à communiquer avec son maître, et les efforts inouïs qu'il est obligé de faire pour s'exprimer de vive voix. Eh bien, chose curieuse, quand ses camarades d'école viennent le voir, ils se servent entre eux du langage articulé. C'est du maître que je le tiens ; souvent de son magasin il les a entendus, dans la cour voisine, se livrer à une conversation assez animée, mais dans un tel baragouin (je répète son expression) qu'il lui était impossible d'y rien comprendre. J'aurais voulu savoir s'ils y mêlaient la mimique; il m'a promis d'y faire attention. J'ai posé ensuite à Paul Letessier cette question : Pourquoi, préférant la mimique, il faisait usage de la parole avec ses camarades? Nous avons, le maître et moi, répété cette question sous toutes les formes ; elle n'a pas été comprise ; on aurait dit qu'il manquait à ce jeune homme l'intelligence du pourquoi (1).

Enfin, cette conversation articulée, l'exerçait-il avec beaucoup de sourds-muets? Non, uniquement avec quelques camarades élevés avec lui, comprenant sa langue; c'est un petit cercle au delà duquel elle ne se comprend plus.

Autre question, et non moins importante : Jusqu'où va ce moyen

____

(1) Il y a là un fait très singulier en apparence, beaucoup plus simple qu'on ne le croirait. Les sourds-muets, quel que soit le genre d'éducation qu'ils aient reçu, ne s'entendent bien qu'avec ceux de leurs confrères d'infortune qui ont été élevés suivant les mêmes principes, et beaucoup mieux avec un sourd-muet qu'avec les parlants ordinaires. M. Malgaigne et le porcelainier sont deux étrangers qui ne comprennent pas la langue de Paul Letessier. Si ce jeune homme eût été interrogé par un de nos professeurs sur les causes qui lui font donner la préférence, tantôt à la mimique, tantôt à la parole, il eût répondu très clairement à des personnes habituées à poser des questions de ce genre.   P. M.

de communication, soit avec la famille, soit avec les étrangers ? Il est limité, pour la plupart des sourds-muets, à la satisfaction des besoins les plus vulgaires (1) ; mais est-ce bien là ce qu'on nous faisait entendre ? Et encore, lorsqu'ils ont affaire à des inconnus, d'une part, la difficulté de comprendre, de l'autre, la difficulté d'être compris, rendent extrêmement pénibles pour tous ces rares et courtes communications. Je veux vous en citer un exemple, que le hasard m'a fourni aujourd'hui même.

J'avais vu à l'Institution impériale un des professeurs sourds-muets les plus distingués, M. Allibert, élève favori d'Itard, que notre regrettable collègue avait instruit à se servir de la parole. Il m'avait promis quelques documents que je désirais avoir ; il a voulu me les apporter lui-même, et il est venu, par malheur, à une heure où mes fonctions me retenaient à la Faculté, Il sonne, la bonne lui ouvre, aperçoit un monsieur d'un air tout à fait respectable, et lui demande ce qu'il désire. Il prononce mon nom, qu'il avait par écrit ; on ne comprend pas. Pensant qu'il s'est mépris, il monte à l'étage supérieur, essaie de s'expliquer, et n'est pas compris davantage. Cependant, aux sons gutturaux qui s'échappent de sa bouche, on pense avoir affaire à un étranger, on lui parle anglais ; et, forcé de quitter la place, je ne sais comment il a su revenir chez moi, où ma femme, se rappelant combien les sourds-muets m'avaient occupé depuis quelque temps, a deviné enfin à qui elle avait affaire. Je dois ajouter que M. Allibert a réussi alors à échanger quelques phrases, mais avec des efforts inouïs de part et d'autre ; et voilà le bénéfice que cet homme si intelligent, d'ailleurs, a retiré de la laborieuse éducation d'Itard.

Les efforts extraordinaires que nécessite chez la plupart des sourds-muets l'émission de la parole m'ont suggéré l'idée de m'enquérir si cet exercice les faisait souffrir. J'ai adressé d'abord cette question à Paul Letessier : il m'a dit qu'il souffrait au creux de l'estomac. J'ai fait la même question à M. Allibert : il ne souffre pas quand il parle peu ; mais pour peu qu'il converse longtemps, il ressent aussi une douleur vers l'épigastre.

---

(1) Cela n'est que trop vrai dans l'immense majorité des cas, et il y a là, il faut bien en convenir, de quoi rendre modestes ceux qui prétendent aller plus loin. Une surdité incomplète, une intelligence très vive, une éducation particulière, de famille, voilà ce qu'il faut pour produire quelques uns de ces prodiges que les admirateurs naïfs ou les gens intéressés voudraient faire passer pour le produit certain de telle ou telle méthode.

P. M.

Attendez ; si la parole acquise s'accompagne de ces malaises , je n'ose dire ces souffrances , il était naturel , n'est-ce pas , de rechercher si, pour l'acquérir, il n'en coûtait pas davantage. Je ne rapporterai que ce que j'ai ouï, sans prétendre le garantir. M. Allibert est âgé de trente-huit ans ; ses cheveux sont blancs ; ils ont blanchi, dit-il , dès l'âge de dix-huit ans , par suite des efforts qu'il faisait pour répondre aux soins dévoués d'Itard, son maître. Il paraît qu'Itard ignorait la mimique, et probablement l'éducation s'en est ressentie ; le professeur pourrait bien avoir fait suivre à son élève le chemin le plus long et le plus rebutant (1). Mais, à côté de M. Allibert, j'ai vu M. Pélissier, son collègue, que les sourds-muets appellent *le poëte*, et qui, en effet, a bien voulu me donner un petit recueil de ses poésies, qui ne seraient pas désavouées par beaucoup de nos littérateurs parlants. M. Pélissier a été élevé à l'Institution de Toulouse ; comme il était un des plus intelligents de l'école, on voulut lui apprendre la parole ; il y mit lui-même son amour-propre , il s'irrita contre son gosier rebelle, et, dans un langage qui ne manque pas d'élévation, il me peignait ses efforts pour le dompter et l'assouplir, jusqu'à se mettre des cailloux dans la bouche, à l'imitation de Démosthène. Qu'arriva-t-il, messieurs ? Il fut pris d'une maladie si grave, qu'on désespéra de ses jours ; voilà ce que lui valut l'apprentissage de la parole.

Mais que nous disait-on alors, que les sourds-muets qui ne parlent pas sont exposés à la phthisie, et que la parole articulée est pour eux un exercice salutaire? Rayons d'abord cette prédisposition à la phthisie, pure rêverie qui ne soutient pas l'examen. Les sourds-muets non parlants se portent, pour le moins, aussi bien que les autres ; et s'il était vrai que l'éducation par la parole engendrât ces souffrances, ces maladies, peut-être, messieurs, penseriez-vous que ce serait un exercice fort peu hygiénique.

Vous comprenez, messieurs, que je suis ici simple narrateur ; je ne garantis rien ; je me borne à reproduire ce qui m'a été dit. Je dois même ajouter que les élèves de M. Dubois ne m'ont paru nullement souffrir dans leur santé ; peut-être la méthode a-t-elle été perfectionnée ; mais enfin tout cela mérite une vérification sérieuse,

(1) Voir dans la séance du 31 mai la lettre de M. Allibert, dans laquelle il raconte la manière dont il a été instruit. Itard ne s'occupait que du perfectionnement de l'ouïe et de l'articulation de la parole. M. Ferdinand Berthier donnait des explications à l'aide de la mimique , et sous la direction de ces deux maîtres, l'élève, si bien pourvu du côté de l'intelligence, est devenu un homme d'une grande valeur.   P. M.

d'autant plus sérieuse que ce mode d'éducation ne serait peut-être pas sans danger, même pour les instituteurs.

Je déclare, pour mon compte, que l'on ne saurait estimer trop haut le dévouement de ceux qui remplissent ces pénibles fonctions. Je ne suis jamais sorti d'une séance un peu prolongée avec des sourds-muets, et surtout quand je les faisais parler, sans me sentir fatigué d'une manière indicible. M. Dubois père m'a appris, j'ignore d'après quelle autorité, que les professeurs en Allemagne ne peuvent pas poursuivre cette carrière énervante plus de quatre ou cinq ans; et lui-même a eu à regretter deux de ses filles, que leur dévouement à l'instruction des sourds-muets aurait conduites à la phthisie pulmonaire.

Ce seraient là des objections bien terribles, si les faits étaient rigoureusement constatés. Mais comme il y a réponse à tout, d'une part, les Allemands disent que l'on n'entend rien en France à la méthode; M. Dubois lui-même regrette de n'avoir pas un nombre suffisant de professeurs; avec une subvention un peu plus forte, les résultats seraient plus satisfaisants et les dangers bien amoindris. Puis viennent les rivalités qui triomphent des résultats incomplets obtenus ailleurs, et qui prônent les leurs, bien entendu. M. Deleau, notre confrère, qui a tant fait pour l'instruction des sourds-muets, qui revendique M. Benjamin Dubois comme son élève (et il se vante un peu, si j'en crois l'élève lui-même); M. Deleau m'a dit qu'il avait eu des succès bien autrement complets. J'ai désiré les voir; rendez-vous a été pris; mais par un regrettable malentendu, à l'heure fixée, j'attendais M. Deleau chez moi, tandis qu'il m'attendait chez lui; je n'ai donc rien vu, et je me réserve. Mais n'avais-je pas enfin M. Blanchet, plus intéressé que personne dans la question actuelle, et à qui la commission n'avait pas demandé, à mon sens, tout ce qu'il pouvait et devait lui donner? M. Blanchet, à qui je manifestais mon étonnement que ses quatre élèves fussent si peu avancés, m'a répondu qu'il n'en était pas responsable; il améliore l'ouïe, c'est son affaire; l'apprentissage de la parole est dévolu aux professeurs spéciaux de l'Institution impériale; c'est à eux que revient le reproche d'avoir si mal cultivé, chez ces quatre élèves, le langage articulé; et il demande précisément une réforme pour être en mesure de produire des résultats plus décisifs.

Je désire m'arrêter un instant sur ce point. Au milieu des hostilités déclarées, des animosités croissantes, je pense, messieurs, c'est ma conviction, que les adversaires de M. Blanchet ne lui rendent pas suffisamment justice; mais M. Blanchet ne rend pas mieux justice à ses adversaires. Que nous disait-on, et que nous a dit la commission elle-même, que les sujets admis aux cours d'articulation n'y pouvaient faire aucun progrès, parce qu'après la leçon finie, ils retombaient au milieu d'une société non parlante, et ne faisaient plus usage que de la mimique? En fait, messieurs, c'est une erreur, puisque j'ai vu des élèves de l'Institution impériale parler aussi bien que les élèves de l'Institution Dubois. Et en théorie, quand nos enfants apprennent le latin, est-ce à dire qu'ils n'y feront aucun progrès, parce que, au sortir de la classe, ils rentrent dans une société où l'on parle français? M. Blanchet a écrit ceci dans un ouvrage qu'il a bien voulu m'adresser. Il avait un jeune élève parlant et conversant facilement à sa clinique, grâce aux exercices et aux traitements variés auxquels il l'avait soumis; cet élève, après un séjour de dix mois à l'Institution, avait perdu la faculté d'articuler, et avait substitué de nouveau la mimique à la parole. Ceci se lit tome II, page 150. Même page, il est question de plusieurs élèves qui, après avoir commencé à acquérir l'usage de l'ouïe et de la parole par les moyens qu'il avait employés pendant les vacances, perdaient la plus grande partie de ces résultats quelques mois après leur rentrée (1).

Je ne me permettrai pas, messieurs, vis-à-vis d'un confrère aussi honorable que M. Blanchet, de dire que ces faits ne sont pas vrais; mais je déclare qu'ils n'ont pas l'ombre de vraisemblance. Quoi! des hommes tels que M. Volquin, M. Vaïsse, prennent des sourds-muets, bien muets, et ils les dressent à articuler la parole, et ils obtiennent de remarquables résultats; et lorsqu'on leur confierait des élèves déjà instruits, ils arriveraient, en quelques mois, à leur faire oublier la parole? M. Blanchet a certainement été trompé. Je demande pardon de cette petite digression; elle touche d'ailleurs au fond de la question même.

Mais enfin, en dehors de l'Institution, M. Blanchet a donc des

______

(1) Ce sont là des assertions gratuites ou des illusions. Il y a toujours dans ces prétendus succès une cause quelconque qui vient les détruire, cet enfant sourd-muet était guéri, mais telle circonstance a provoqué une rechute; c'est la faute de tout le monde, à l'exception, bien entendu, du guérisseur qui avait fait ce miracle; on prend toujours pour une guérison les progrès, dans l'audition, qui tiennent à l'habitude promptement contractée d'entendre certains sons métalliques, piano, acoumètre, orgue ou tambour. Tout paraît merveille d'abord, puis l'oreille s'arrête, le prodige cesse, et les prétextes ne manquent pas pour expliquer une chute qui est bien dans la nature des choses. P. M.

élèves qu'il instruit lui-même? Oui, messieurs; la commission ne l'a pas su, mais je l'ai appris, moi, dans le livre de ce chirurgien. On y lit, tome II, page 133 :

« *Nous avons fondé, en 1848, une petite division de sourds-muets, annexée à un externat de parlants.....; ces enfants, sans exception, sont tous exercés aujourd'hui à l'usage de la parole.* »

Eh bien, depuis 1848, il y a cinq ans d'écoulés; voilà des élèves placés dans les meilleures conditions; ils sont externes, c'est le dernier mot de la méthode allemande; ils auront eu M. Blanchet pour maître, c'est une garantie de plus. J'ai prié M. Blanchet de me faire voir ces élèves, il m'a dit qu'il n'en avait pas à me montrer.

Mais, par exemple, à défaut des siens il en a d'autres; ce sont des sourds-muets allemands, élevés en Allemagne, et qui, après la langue allemande, ont appris le français, qu'ils parlent mieux que les nôtres; en sorte, dit M. Blanchet, qui a fondé une société de secours, en sorte qu'on trouve plutôt à placer dans les ateliers les sourds-muets allemands que les sourds-muets français. Eh bien, lui dis-je, amenez-moi donc vos Allemands. C'était hier, il ne savait pas leurs adresses; il m'avait promis pourtant de les rechercher, de me les faire voir aujourd'hui; sans doute, il ne les a pas trouvés, car je n'ai vu personne (1). Il y en a un, cependant, qui est dans le service de M. Ricord, et qui, dit-on, lit supérieurement la parole sur les lèvres. Ne pouvant l'aller trouver moi-même, j'ai prié un des internes de cet hôpital de l'examiner; il paraît, en effet, qu'il lit assez facilement; mais il ajoute, lui, l'Allemand, qu'il n'est pas sourd-muet de naissance, et qu'il est impossible d'apprendre ce langage aux sourds-muets de naissance.

Voilà le résultat de mes recherches sur la méthode allemande, non que je n'eusse encore bien des choses à dire; mais je n'ai voulu mettre en avant que des faits pratiques, que des résultats pratiques. Ils ne sont pas aussi flatteurs qu'on vous les avait présentés; cela montre la nécessité d'y regarder de très près. Il me paraît évident que les partisans de la parole en ont exagéré les avantages; il n'est

---

(1) Nous ne nous attacherons pas à faire ressortir tout ce qu'il y a de saisissant dans cette partie de l'argumentation de M. Malgaigne. Après une pareille enquête, quelle foi ajouter à ces succès si vantés? De gros livres, compilation indigeste, sont publiés et répandus de toutes mains, on prend l'univers à témoin de ces merveilles, et quand un examinateur sérieux demande à voir, on n'a plus rien à lui montrer, ces fantômes s'évanouissent dès qu'un rayon de lumière pénètre au sein de ces ténèbres. C'est là, en deux mots, l'histoire de la guérison de la surdi-mutité.   P. M.

pas moins évident que ses adversaires l'ont beaucoup trop dépréciée, et que pour en porter un jugement sain, il faut à la fois se méfier des uns et des autres.

J'en dirais volontiers autant de la mimique. On répète sur tous les tons, d'un certain côté, que la mimique est le langage naturel des sourds-muets ; eux-mêmes demandent qu'on leur laisse leur langage naturel. Cela n'a pas de sens (1). C'est un langage tout aussi artificiel qu'un autre ; avant l'abbé de l'Épée, on peut dire qu'il n'existait pas ; les sourds-muets ne l'entendent qu'après l'avoir appris et la question est toujours de savoir s'il est préférable à l'autre.

On dit que la mimique fatigue moins les élèves ; je suis assez disposé à le croire. On dit qu'elle rend leurs progrès plus rapides ; cela ne paraît nullement démontré. Elle est au moins pour eux plus aisée à apprendre, et ses adversaires avouent même que les élèves la préfèrent à la parole. On lui reproche, d'autre part, de contrarier les progrès de l'écriture, attendu que les sourds-muets, pensant dans le langage mimique, sont forcés de traduire ce langage en français ; cela peut être, mais à voir les élèves des deux écoles lire et écrire aussi correctement les uns que les autres, il faut bien ajouter que cela n'est pas démontré non plus.

En résumé, messieurs, vous voyez, ce que vous saviez déjà, combien la question est complexe et arduc ; combien de toutes parts on a émis d'assertions sans preuves, combien de faits laissés dans l'ombre ont besoin d'être éclairés. Si je voulais relever toutes les assertions trop légèrement émises, même par des savants auxquels nous avions accordé une compétence spéciale, je n'en finirais pas. En voici une, cependant, qui s'est présentée ici avec l'autorité de M. Menière ; les sourds-muets, à son dire, ne seraient pas disposés à reconnaître leur infériorité relative, et ils repousseraient notre pitié comme un affront (2). Que cela est loin de ce que j'ai vu ! Dans leurs

____

(1) Cela veut dire que la mimique convient aux sourds-muets, comme la parole convient aux entendants. M. Malgaigne sait que tous les langages sont artificiels, créés pour un besoin, enseignés et appris, pure affaire d'imitation, reproduction traditionnelle des choses que nous voyons ou que nous entendons. Parole ou signes, il faut que quelqu'un commence. Dieu pour Adam, l'abbé de l'Épée pour le sourd-muet.　　　　P. M.

(2) Ceci demande une petite explication. En m'exprimant ainsi, j'ai fait allusion aux écrits de M. Berthier, le chef reconnu des sourds-muets de Paris, le professeur habile, l'écrivain distingué qui a combattu avec tant d'énergie l'opinion d'Itard sur l'infériorité morale et intellectuelle des

écrits, dans leurs réunions publiques, partout, toujours reviennent des allusions douloureuses à leur infirmité ; ils s'appellent *les déshérités de la parole ;* ils se disent entre eux *frères en infortune.* Quant à ceux qu'ils voient s'occuper d'eux avec intérêt, qui ne sait de quelle affection ils les entourent ? Moi-même, qui ne m'en suis occupé qu'un instant, ils ont cru voir que je n'étais pas disposé à adopter un projet qui les alarme ; l'un d'eux disait avec une sorte de reconnaissance que je méritais bien peu : *M. Malgaigne va parler pour nous.* Je parle pour eux, oui, bien que ce ne soit pas peut-être tout à fait dans le sens qu'ils auraient préféré ; mais je cherche et je désire ce qui pourra leur être le plus utile.

Pour bien apprécier la portée des innovations que l'on vous propose, il faut les considérer sous quatre points de vue, savoir : l'intérêt de l'enseignement, l'intérêt des sourds-muets en rapport avec leur famille et avec la société, l'intérêt de la société elle-même, et enfin l'intérêt des sourds-muets pour leurs relations réciproques.

Y a-t-il quelque avantage à retirer pour l'enseignement de l'adoption de la méthode allemande ? Jusqu'à présent du moins, cela n'est nullement démontré.

Y a-t-il avantage pour les sourds-muets en rapport avec leurs familles, et pour les familles en rapport avec leurs enfants sourds-muets ? Oui, il y a quelque avantage, et l'on aurait tort de le nier.

Y a-t-il avantage pour les sourds-muets dans leurs rapports avec la société ? Oui encore, bien que cet avantage soit très faible. Mais enfin un sourd-muet égaré dans Paris ou sur une grande route, et privé des moyens d'écrire, pourra articuler tant bien que mal le nom de la rue où il demeure, de l'endroit où il se propose d'aller ; la mimique est ici évidemment inférieure.

sourds-muets. Lisez ce livre, et vous verrez que les sourds-muets protestent contre ce jugement qui les blesse. Quant à ce sentiment de leur propre infirmité, à ces expressions poétiques qui appartiennent, en quelque sorte, à M. Pélissier, ce n'est qu'une vraie figure de rhétorique, un moyen de colorer leur langage, une forme ambitieuse empruntée aux écrivains qu'ils admirent, et destinée à produire de l'effet. Demandez à ceux qui vivent au milieu des sourds-muets, si ceux-ci se plaignent beaucoup de leur infirmité, s'ils ne se montrent pas satisfaits de leur lot, s'ils n'offrent pas cet admirable spectacle de gens accoutumés à un état exceptionnel, tirant le meilleur parti possible des ressources mises à leur portée, se tirant d'affaire au milieu d'une situation dont on ne sent bien les inconvénients que quand on jouit des avantages dont ils sont privés, et qu'ils ne regrettent pas, justement parce qu'ils les ignorent.   **P. M.**

Y a-t-il avantage pour la société dans ses rapports avec les sourds-muets? Pour moi, cet avantage est si faible que je le regarde comme nul. Il me paraît impossible, sauf des exceptions excessivement rares, puisque les sourds-muets les plus intelligents de Paris ne m'en ont point offert, il me paraît impossible qu'une transmission d'idées un peu suivie ait lieu par la parole entre un étranger et un sourd-muet. De part et d'autre, il y aurait une fatigue insupportable, et certes pour un résultat trop disproportionné. Je le déclare pour mon compte : au moment où je parle, je suis tellement convaincu de l'ingratitude de la parole pour de telles communications, que si j'avais un sourd-muet dans ma famille, je préférerais apprendre la mimique que d'être obligé de converser avec lui par la parole (1).

Et enfin, messieurs, y a-t-il avantage pour les sourds-muets dans leurs rapports mutuels? Prenez-y bien garde : c'est là peut-être la question la plus importante; car on prétend améliorer leur sort; on fait appel à notre humanité: c'est en leur faveur apparemment que l'on parle. Or, ce qui m'a frappé, et ce qui vous frappera sans doute, c'est de voir la grande majorité des sourds-muets se soulever contre vos améliorations; repousser vos bienfaits comme un malheur, comme un fléau. M. Blanchet, avec ses excellentes intentions, est réputé l'ennemi des sourds-muets; il s'est mis au ban de l'Institution impériale tout entière. Je ne dis rien des élèves; ils pourraient être l'écho de leurs maîtres. Je ne dis rien des professeurs sourds-muets; ils y perdraient leurs chaires de mimique. Je ne dis rien des professeurs d'articulation, qui n'auraient rien à perdre; ils parlent, eux; ils sont, jusqu'à un certain point, étrangers à l'intérêt en litige. Mais lorsque je vois des hommes tels que M. Allibert, tels que M. Pélissier, tenant le premier rang parmi leurs confrères, hommes d'une intelligence qui serait remarquée partout ailleurs; quand je vois ces deux professeurs, tous deux dressés à la parole, et conséquemment en mesure de l'apprécier; l'un d'eux, surtout, plein de vénération pour Itard, son maître, et que la reconnaissance seule devrait pousser à défendre des idées qui dérivent de la doctrine d'Itard, s'il n'était retenu par

(1) M. Malgaigne ferait comme tout le monde, il apprendrait la mimique d'abord sans s'en apercevoir, instinctivement, par imitation; puis si l'enfant, son précepteur en cet art, avait un peu d'audition à son service, un peu de facilité à parler, il échangerait quelques mots avec le pauvre infirme, il ne négligerait aucun des moyens propres à établir des relations faciles avec lui, il ferait, en un mot, ce qui se fait toujours dans les éducations de famille, ce que l'on cherche à faire dans l'Institut de Paris.   P. M.

des raisons plus puissantes ; quand je les vois réunis pour les combattre, nous prier de détourner de leurs élèves ce calice amer, cette nouvelle infortune, je ne suis pas convaincu, messieurs, car enfin ils peuvent se tromper, comme d'autres ; mais, je le déclare, je suis profondément ébranlé. Je veux vous rappeler encore ici quelques faits qui, à mon sens, ont une haute importance. Vous savez tous que dans cette famille si bien unie des sourds-muets, lorsque l'un d'eux est traduit devant les tribunaux, une foule d'amis l'accompagnent ; un ami qui entend et qui parle leur traduit par ses gestes les dires des avocats, les dépositions des témoins, les questions des juges ; tous les yeux fixés sur lui, suivent le discours, le comprennent. Avec la parole parlée, cette rapide communication serait-elle possible ? Les sourds-muets de Paris ont leurs fêtes solennelles ; ils se réunissent en banquet, par exemple à l'anniversaire de la naissance de l'abbé de l'Épée ; au dessert se lèvent les orateurs : ils portent des toasts qui sont compris d'un bout de la table à l'autre. Enfin, messieurs, M. Blanchet l'a dit dans son livre, vers 1838 avait été fondée à Paris une Société centrale de sourds-muets où se discutaient, à l'aide de la mimique, des questions de philosophie, de littérature, d'intérêt social. N'est-ce pas une chose admirable que ces tribunes muettes, et cependant aussi éloquentes que les plus sonores, où l'orateur, à l'aide de gestes imagés, non moins rapides que la parole, projette sa pensée dans tous ces yeux fixés sur lui, et jusqu'aux rangs les plus reculés de son auditoire, excitant, comme vous pourriez le faire, les rires, les approbations, les applaudissements ? Y a-t-il eu quelque chose de semblable en Allemagne ? Le fait valait la peine d'être signalé ; personne n'a pu me le dire. Ne voyez-vous pas cependant que si la mimique permettait ces libres et soudaines communications d'un orateur à une grande assemblée, et que le langage des lèvres ne le permît pas, la méthode allemande se trouverait frappée d'une infériorité radicale (1) ? Eh bien, je n'en sais rien, mais j'incline fortement à croire qu'il en est ainsi ; car

(1) Il y a dans ce tableau si animé, si saisissant, une démonstration victorieuse, autant que possible, de la supériorité de la mimique dans certaines circonstances. Mais les sourds-muets ne sont pas toujours placés dans des conditions semblables, ils ont surtout besoin d'être compris pas les entendants au milieu desquels ils vivent, et alors la mimique ne leur suffit pas d'une manière absolue. C'est pourquoi le devoir des instituteurs est de leur donner tous les moyens à l'aide desquels ils peuvent exprimer leur pensée, laissant à leur industrie le soin de tirer parti des ressources qu'on leur a prodiguées.   P. M.

après tout, messieurs, comme je le disais tout à l'heure, la parole, pour le sourd-muet, c'est la mimique limitée aux lèvres, bien plus difficile à saisir de près, encore plus difficile de loin ; c'est l'écriture en fin à côté de l'écriture en gros, et que les myopes ne sauraient parvenir à déchiffrer.

En résumé, de toutes ces considérations, de tous ces faits, qu'est-il permis de conclure? Y a-t-il une supériorité si marquée d'une méthode sur l'autre qu'elle mérite une préférence exclusive, même pour un certain nombre de sourds-muets? C'est, ou plutôt c'était l'opinion de la commission ; mais je me réjouis d'avoir entendu son honorable rapporteur annoncer qu'il accueillerait toutes les modifications convenables. Faut-il alors les combiner, tout en restreignant l'enseignement de la parole à quelques sourds-muets privilégiés? C'est là ce qui se fait à l'Institution impériale, et il ne m'est pas démontré non plus que ce soit le meilleur système. Ai-je donc un autre système à mettre à la place, une conclusion définitive à proposer? Non, messieurs. Les faits dont j'ai été le témoin sembleraient peut-être y conduire ; mais ces faits, révélés par une enquête beaucoup trop rapide, demandent à être étudiés sur une plus large échelle : ils peuvent présenter quelque face nouvelle que je n'aurais point aperçue ; je ne mets pas en doute que des recherches plus approfondies n'en mettent en lumière d'autres aussi considérables : les instituteurs allemands allèguent que leur méthode est mal appliquée en France, M. Dubois lui-même pense qu'il en tirerait un parti bien meilleur si le personnel de ses professeurs était plus nombreux : il y a tout à vérifier. Les résultats déjà obtenus par M. Blanchet lui-même, tout incomplets qu'ils sont, méritent une attention sérieuse et doivent être poursuivis et encouragés. Tout cela, ce ne sont ni des hommes isolés, ni même des commissions académiques qui peuvent le faire ; et je me rallie complétement à l'heureuse idée de la création d'un conseil de perfectionnement, comme l'a proposé M. Bégin.

Voici donc les modifications que je désirerais apporter aux conclusions de la commission, et ce que je proposerais de répondre au ministre :

A la première question :

« Parmi les élèves entrant chaque année à l'établissement, il s'en trouve généralement un certain nombre qui paraissent susceptibles d'amélioration, et qu'il importe de soumettre à un traitement spécial ; mais l'expérience n'a pas encore prouvé qu'ils sont susceptibles d'une *guérison complète.* »

A la deuxième question :

« Nombre de sourds-muets sont capables d'acquérir la faculté de lire sur les lèvres ; c'est là même le but essentiel de la méthode allemande et de l'institution à Paris, de M. Benjamin Dubois ; mais cette faculté est fort limitée chez la plupart. »

A la troisième question :

« Cela n'est nullement démontré. »

A la quatrième question :

« L'expérience est loin d'avoir décidé entre la méthode française ou l'éducation par la mimique, et la méthode qu'on voudrait lui substituer. »

Enfin à la cinquième :

« L'Académie ne saurait répondre à cette question jusqu'à ce que M. Blanchet l'ait mise à même d'en juger par expérience.

» Toutefois les essais de M. Blanchet semblant promettre des résultats utiles, l'Académie pense qu'il doit être encouragé à les poursuivre.

» Mais, surtout, elle est d'avis qu'il serait utile, pour résoudre la question pendante entre les méthodes et imprimer au besoin une direction nouvelle à l'éducation des sourds-muets, d'instituer, près de l'Institution impériale des sourds-muets, un conseil de perfectionnement analogue à celui qui a été attaché à l'école polytechnique. »

Un dernier mot, enfin. Je demande expressément, comme un juste égard dû à la commission, que ces conclusions soient renvoyées à son examen ; si elle les adoptait, le débat se trouverait de beaucoup simplifié, et je m'estimerais heureux si, dans une question aussi difficile, nous pouvions arriver à un complet accord.

<hr>

SÉANCE DU 10 JUIN 1853.

M. GERDY. — Le rapport de la commission sur la question de la surdi-mutité s'est tellement inspiré de son sujet, qu'il est resté presque aussi muet qu'un sourd sur les questions du ministre et sur la méthode qu'il devait apprécier.

Heureusement la lutte passionnée, allumée par le rapport, nous a éclairés et a contribué à nous démontrer que sous sa discrète enveloppe s'agitent d'autres *questions* d'un haut intérêt pratique, dont la solution peut faire beaucoup d'honneur à l'Académie, ou porter une grave atteinte à sa considération.

Il ne s'agit rien moins, en effet, pour certaines personnes, que de défendre ou d'empêcher tout à fait la parole à ceux qui ne peuvent entendre parler, et pour les autres, de les empêcher de gesticuler et surtout de *dactyloguer*, ou parler avec les doigts. Or, comme nous ne pouvons avoir sur les sourds-muets que le droit de leur faire du bien, on conçoit que la discussion devient périlleuse, et par là même très grave.

Le rapport a surtout mis en saillie l'acoumètre dont se sert M. Blanchet pour mesurer la délicatesse de la sensibilité auditive. Cependant, si j'ai bien compris le rapport, cet instrument ne fait connaître que le nombre des vibrations sonores saisies par l'oreille, c'est-à-dire le ton des sons. Il est sans doute très avantageux d'avoir un instrument propre à mesurer le ton des sons; mais il le serait bien plus encore d'en avoir un qui donnât la mesure de l'*intensité du son*, car c'est surtout par la force du son qu'on entend ou qu'on n'entend pas. Heureusement qu'un pareil instrument n'est pas plus difficile à imaginer qu'à faire exécuter : des marteaux de poids régulièrement croissant et tombant de hauteurs égales; des verges élastiques, de résistances régulièrement augmentées, et donnant des percussions graduées; une montre même, écoutée à travers des enveloppes de plus en plus nombreuses, peuvent atteindre le but. Si la commission avait eu un instrument semblable, elle eût pu dire avec précision : à tant de mètres de distance un son de telle force était parfaitement entendu, et le nombre des battements exactement compté, ou il ne l'était pas.

Telle était ma pensée lorsque je rencontrai l'honorable rapporteur de la commission, qui m'affirma que l'acoumètre de M. Blanchet sert aussi à mesurer l'intensité des sons, et m'envoya cet honorable confrère pour me le démontrer.

Malheureusement je n'ai pu me convaincre de l'efficacité des acoumètres en question, pour la mesure de l'intensité des sons, et M. Blanchet m'a avoué que jusqu'à ce jour il n'avait pu réussir, mais qu'il ne désespérait point d'y parvenir. Encore une fois cela me semble très facile.

Le rapport a parlé souvent de la perception des vibrations sonores par les nerfs, par le tact, par l'ouïe (p. 667, etc.); permettez-moi de lui proposer d'abord une petite correction de mots pour éviter toute équivoque et apporter plus de précision dans le langage. *Les nerfs et les sens ne perçoivent pas. Percevoir, c'est comprendre*, apprécier, juger; or, les sens ni les nerfs ne comprennent pas, ils sentent. La perception est le noble et exclusif attribut de l'intelligence.

Le rapport pense que les mains et les pieds sont les parties où la perception tactile, c'est-à-dire la sensation tactile est la plus développée (p. 668). Tout le monde peut s'assurer qu'en général ou ne sent pas un cheveu promené à la surface de la pulpe des doigts ni des orteils, tandis qu'il se fait très bien sentir sur les lèvres, les joues, d'autres parties, et que les aveugles se guident plus aussi par les sensations du visage que par celles des mains pour reconnaître les rues par les courants d'air, et éviter les voitures qui leur barrent le passage.

Le rapport annonce avoir retiré des résultats d'une exactitude mathématique, qui lui ont été fournis par l'acoumètre (p. 667). Il s'est fait illusion, je crois, pour le tact comme pour l'oreille ; aussi il n'a pu nous apprendre jusqu'à quel point les sourds étaient sensibles à la force des vibrations. Il est d'ailleurs regrettable qu'il n'ait pas profité de l'occasion pour éclairer un peu l'histoire de la transmission des vibrations sonores par nos tissus. Comme ce phénomène de propagation est connu depuis longtemps, il a déjà fixé l'attention des physiologistes, d'une foule de cliniciens, et surtout du plus grand de tous, de Laënnec, dans l'auscultation. Il n'y a pas jusqu'à moi qui n'aie publié, il y a près de trente ans, quelques recherches sur les points du crâne les plus propres à propager les sons . . . nerf auditif. Mais par quel oubli de sa propre gloire l'auteu de la plessimétrie n'a-t-il point profité de ce qu'il pouvait si bien nous apprendre sur la propagation des sons dans ces organes ?

Le rapport eût pu agiter aussi la question des nerfs sensibles aux vibrations sonores, mais il ne me paraît pas avoir ajouté à l'utilité pratique qu'en retirent les sourds muets.

Quoiqu'il n'ait pas d'ailleurs comparé les avantages et les inconvénients ou les défauts des diverses méthodes et des divers procédés d'enseignement des sourds-muets, il veut les réduire à deux méthodes entre lesquelles il faut choisir : 1° l'*enseignement oral articulé*, la *prononciation*, en un mot, pour ceux qui entendent un peu ; 2° la *mimique* et la *dactylologie* (p. 666) pour ceux qui n'entendent point du tout. Le rapport demande ensuite la séparation *forcée* des orateurs sourds-muets d'avec les mimes, de peur que les derniers ne séduisent et ne charment les autres par la facilité de leur dactylologie. Il n'est pas nécessaire d'être un Alexandre pour couper au lieu de délier ce nœud gordien, le glaive et la force suffisent ; mais le glaive et la force ne sont pas la raison.

Le rapport enfin ne veut pas que l'enseignement oral soit confié à des professeurs muets. Je ne crois pas qu'il puisse y avoir de dissidence à cet égard ; je demanderai davantage pour son perfectionnement. Mais avant que de rien proposer contre les méthodes rivales et sur les moyens de perfectionnement à apporter à l'enseignement des sourds-muets, je dois entrer dans quelques considérations sur la fonction de l'expression, sur ses différents modes, et sur les diverses méthodes que l'art en a tirées, afin de voir si les conclusions pratiques du rapport sont bien légitimes.

De la fonction de l'expression. — Bien que depuis Haller, chez les modernes, la physiologie soit cultivée dans beaucoup de points de son étendue, je ne sais pas s'il n'en reste pas encore un tiers, même la moitié à défricher, ou au moins à creuser à fond. Quoi qu'il en soit, la fonction de l'expression est un de ces points oubliés. La voix, qui est un de ses modes, a été surtout étudiée ; la parole, qui en est le second, l'a été à peine, et la mimique naturelle, qui en est le troisième, l'a été moins encore. Cependant il n'est pas de fonction physiologique plus intéressante et plus utile à connaître que l'expression, dans l'intérêt des langues, de la littérature, de la médecine, et de l'éducation des sourds-muets en particulier, c'est-à-dire dans les plus grands intérêts de l'humanité entière.

Elle est gouvernée, comme une partie des autres fonctions, par la raison et par l'instinct, maître absolu qui ne raisonne pas, mais qui tient son autorité de l'intelligence providentielle qui gouverne le monde et raisonne pour lui. Cet instinct d'expression oblige les hommes, comme les animaux eux-mêmes, à exprimer leurs sentiments et leurs pensées, quand cela peut être utile, nécessaire à leurs intérêts, par exemple pour satisfaire à des besoins d'association, d'amour, d'appel au secours dans les dangers.

La fonction d'expression emploie à son accomplissement tous les moyens que la nature a donnés à l'homme et aux animaux pour cet usage : des attitudes, des mouvements de séduction, des caresses dans l'amour, c'est-à-dire de la mimique ; des attitudes de défense, de menace en montrant les dents à l'ennemi dans l'attaque, ce qui est encore de la mimique ; des bruits de voix, des grondements de colère dans les mêmes circonstances, ce qui appartient aux expressions vocales. Il y a donc chez les animaux les plus expressifs au moins deux langues ou deux langages. Chez l'homme, mieux partagé encore que la bête, il y en a un troisième, c'est la *voix articulée*, la *parole*, en un mot.

Et pourquoi cette abondance, cette richesse de langage ? Pourquoi ! Le nombre et la variété des sentiments et des pensées de l'homme, la surdité dont il peut être atteint, la surdi-mutité ne le disent-ils pas ? La variété des idiomes ne proclame-t-elle pas, par toute la terre, qu'un seul serait insuffisant pour exprimer nos pensées, nos besoins, et réclamer le secours des autres hommes ; qu'il nous en faut plusieurs, que la prudence l'exige absolument? Et en le disant, la surdi-mutité, la variété des langues humaines font-elles autre chose que répéter ce que la providence du monde avait proclamé par la multiplicité des instincts de l'expression? Évidemment elle nous les a donnés parce qu'ils sont chacun en particulier insuffisants pour tous nos besoins, dans toutes les circonstances où nous pouvons nous trouver, et qu'ils doivent se suppléer et se remplacer les uns les autres. Comment nous expliquer avec notre langue maternelle, par exemple, chez un peuple qui ne la comprend pas?

Après ces observations, vous prévoyez, messieurs, que loin de consentir jamais à réduire ou à mutiler l'enseignement des sourds-muets, nous devons, au contraire, chercher à l'agrandir et à le perfectionner; il faut à ces infortunés, comme aux autres hommes, plusieurs langages pour assurer la satisfaction de leurs besoins moraux, comme de leurs besoins physiques.

Un second motif, plus impérieux encore, rend la pluralité des langages et la multiplicité de cet enseignement nécessaires au sourd-muet : c'est qu'il est probablement *impossible, même à l'homme qui entend, d'apprendre un langage sans le secours d'un autre langage* (1). Prononcez le nom d'un objet devant un enfant, le mot *chapeau*, sans lui montrer l'objet *par un geste*, il ne saisira aucun rapport entre le mot et l'objet. Montrez-le-lui du doigt, au contraire, il ne saura pas d'abord si le mot *chapeau* s'applique à l'objet, à sa forme, à sa couleur; mais s'il ne voit montrer sous ce nom que des chapeaux d'homme ou de femme, de citoyen ou de gendarme, dont on se couvre la tête, avec l'aptitude de métaphysique prodigieuse que lui a donnée la nature pour distinguer le rapport des mots et des choses, le vrai sens des mots, il reconnaîtra bientôt que chapeau est le nom de plusieurs espèces de vêtements propres à la tête.

Supposez maintenant que vous écriviez *chapeau* en même temps que vous le prononcez et que vous montrez l'objet, l'enfant ne saisira-t-il pas bientôt un rapport entre ce nom écrit, le mot prononcé et l'objet? Et si vous lui montrez un chapeau bizarre et emplumé, le nom prononcé, le mot écrit ne lui offriront-ils pas une double preuve, et une preuve suffisante, que cet objet encore inconnu pour lui est toujours le vêtement propre à la tête? *Voilà*

---

(1) Le grand problème de l'origine des langues est indiqué ici, mais non résolu. Les mots *probablement impossible* expriment un doute qui convient mal à la fermeté du jugement de M. Gerdy; c'est *certainement* qu'il eût fallu dire, et les raisons ne manqueraient pas pour justifier cette manière de s'exprimer. P. M.

comment un langage est nécessaire et probablement indispensable pour en apprendre un autre ; comment ils s'éclairent l'un par l'autre, s'expliquent, se traduisent l'un l'autre, et pourquoi, loin de rejeter la dactylologie, ou, par contraction, la dactylogie, il faudrait l'inventer si elle ne l'était pas. Lisez les ouvrages de ceux qui ont fait parler les sourds-muets, et vous aurez la preuve que, pour expliquer ce qu'ils ne peuvent faire comprendre par la parole, ils sont à tout instant forcés de recourir ou à l'écriture, ou à la dactylologie, ou aux signes vagues de la mimique (1).

Mais pour apprécier avec quelque exactitude la valeur des langages qui se disputent ici la préséance, comparons-les entre eux. Ce sont : le langage articulé, d'une part ; la mimique et la dactylologie, de l'autre. Voyons les avantages et les défauts de chacun.

Le *langage articulé*, ou la *parole*, est assurément le plus rapide, le plus facile, le plus clair et le plus précis pour ceux qui le parlent et qui l'entendent bien ; et s'il est employé avec talent, rien ne peut égaler la puissance et l'exactitude avec laquelle il exprime jusqu'aux nuances les plus délicates du sentiment et de la pensée. Cependant il n'y a pas d'homme si ignorant, de sauvage si barbare, qui ne puisse ajouter encore de la puissance ou de la précision par une mimique appropriée à la solennité et à la grandeur des circonstances. On en a plus d'un exemple dans les relations des Européens civilisés avec les sauvages de l'Amérique du Nord et de l'Océanie, et surtout dans la pompe que ces sauvages mettent dans leurs discours pour relever la grandeur et la gloire de leur nation.

Il est d'ailleurs le plus communément employé, parce que l'humanité y est portée par instinct, que les hommes ont presque tous des organes de parole pour l'articuler et des oreilles pour l'entendre. Si cependant les organes prononciateurs sont altérés ; si la langue manque tout entière ou partiellement ; si son volume est excessif ; si le voile du palais, le palais et la lèvre supérieure sont fendus en totalité ou en partie, etc. ; si un enfant distingue à peine les sons de la parole ou est entièrement sourd, la pronon-

(1) Il faut toujours en revenir à ce point capital. Le plus vulgaire bon sens, de même que l'intelligence la plus élevée, arrive à ce résultat identique, la nécessité de savoir une chose pour l'enseigner, voilà pour le professeur, et la possibilité de comprendre ce qui est enseigné, voilà pour l'élève. Or, comment un sourd-muet pourra-t-il apprendre à parler, puisqu'il n'entend pas la voix de son maître ? Il faut donc que celui-ci ait recours à des succédanés du langage, afin de remplacer cette aptitude qui manque à l'enfant infirme.   P. M.

ciation peut être fort altérée ou nulle. Si néanmoins l'enfant est entouré de parents qui le chérissent et prêtent une attention paternelle ou fraternelle à ses efforts pour parler ; si surtout il est couvé par cet amour ardent que la nature a, dans sa prévoyance, semé au cœur des mères ; si sa mère, tourmentée de cette sainte envie de parler qui semble ridicule (1), et que Dieu, dans la profondeur de ses desseins, a donnée à toutes les femmes pour en faire les premiers maîtres de l'humanité, sa mère crie, parle, s'agite incessamment comme une folle, mais en réalité pour remplir sa mission sacrée, fixer la mobile attention de son enfant, l'instruire en l'amusant, et lui apprendre à parler comme elle le fait elle-même, alors il est possible que cet infortuné sourd-muet parvienne à se faire comprendre, *non de tout le monde, mais de ses parents*, à parler tant bien que mal, avec eux, et à renouer des liens qui semblaient rompus pour toujours. La parole alors, en le rattachant plus étroitement à eux, en le renfermant dans le cercle de sa famille, rend sa vie moins distraite, moins agitée, moins tourmentée par la vanité, par l'ambition, par l'envie, les serpents du cœur, mais plus calme, plus douce, plus honnête, et souvent alors bien plus heureuse (2).

Voilà des raisons qui justifient jusqu'à un certain point les partisans exclusifs de l'enseignement du langage articulé aux sourds-muets ; aussi ne plaindrais-je pas ces malheureux d'échapper aux séductions d'une civilisation corrompue, aux lâchetés et aux dépravations de nos sociétés, si le temps, qui dissout les familles par la mort, ne pouvait un jour les priver de la leur, et les laisser isolés dans une société parlante qu'ils ne pourraient bien comprendre et dont ils ne pourraient être bien compris. Il y a d'ailleurs d'autres raisons qui diminuent encore les avantages du langage oral dans ce cas.

Si les langages que nous comparons étaient également faciles

---

(1) Tout le monde remarquera comme nous avec quelle finesse de tact et quel bonheur d'expression M. Gerdy a caractérisé le rôle des mères dans l'éducation de la première enfance.   P. M.

(2) Il y a là une grande vérité qu'apprécieront tous ceux qui connaissent bien les sourds-muets. La nature de leur infirmité les condamne à une vie restreinte, isolée ; la diminution des rapports extérieurs, quelque inconvénient qu'on lui suppose, est largement compensée par l'absence des maux, accompagnement obligé de notre sociabilité moderne. M. Gerdy, dans le paragraphe suivant, indique, avec l'énergie qu'on lui connaît, les misères qui sont notre partage.   P. M.

à apprendre et à parler, également exacts et précis dans l'expression, notre jugement serait bientôt rendu; mais il n'en est pas ainsi.

La *prononciation* est d'une extrême difficulté à enseigner aux sourds-muets, plus pénible encore à pratiquer, et il est très difficile de conserver la faculté de parler lorsqu'on l'a acquise sans distinguer les sons de la parole et qu'on ne s'y exerce pas fréquemment. La parole exige, de la part des maîtres et des élèves, beaucoup de temps, de courage et de patience, et les élèves n'en retirent que peu d'avantage lorsqu'ils ne l'entendent point. Ils peuvent cependant par l'observation attentive des mouvements de l'ouverture extérieure de la bouche, par la sensation avec les doigts des vibrations de la gorge, du nez pendant la parole, par la sensation à la main de l'air qui s'échappe de la bouche, par la sensation avec les doigts des mouvements intérieurs de la bouche, ou par leur vue, enfin par des essais répétés de prononciation, parvenir à prononcer de manière à se faire entendre par les parents ou les personnes avec lesquelles ils ont des relations habituelles. Mais leur prononciation est généralement alors si imparfaite, qu'elle est souvent incompréhensible pour les personnes inaccoutumées à l'entendre, comme ils sont souvent incapables de comprendre, à la vue, les mouvements de la parole chez les personnes où ils n'ont pas l'habitude de les observer.

La prononciation est en général d'autant moins imparfaite cependant que le sourd l'est moins profondément, qu'il a joui plus longtemps de l'organe de l'ouïe, et a plus et mieux parlé. Sa perfection est encore en raison composée de l'aptitude du sourd-muet, surtout de son intelligence, de *sa laboriosité*, si vous me permettez ce barbarisme, et enfin de l'intelligence et des soins de ses maîtres.

Ce langage ne peut donc guère être utile au sourd, profondément sourd, que dans le sein de sa famille et de ses amis. Ce ne peut être qu'une *langue de famille*, mais elle pourra devenir une langue *nationale* chez les sourds qui n'ont que l'ouïe dure et qui distinguent la parole à l'aide d'instruments acoustiques, ou chez les sourds qui le sont devenus après avoir entendu et bien parlé le langage articulé. C'est ce que nous ont démontré toutes nos observations à l'Institution impériale et à l'institution Dubois.

Le *langage mimique* est celui qui se pratique par toutes les parties du corps en montrant les objets ou les actes dont on parle, s'ils sont présents; en les représentant et les rappelant par des gestes et des actes, s'ils ne le sont pas : par exemple, un cheval par un bâton que l'on enfourche avec les jambes comme un cheval; en les indiquant avec un signe de *passé*, s'ils sont passés ; avec celui du *présent*, s'ils existent actuellement ou s'accomplissent maintenant ; avec celui du *futur*, s'ils doivent être un jour ; avec un signe de *condition*, s'il s'agit d'actes conditionnels, etc. ; en un mot, avec différents signes propres à indiquer les temps, les modes et le nombre des personnes qui parlent : 1° d'elles-mêmes ; 2° à d'autres ; 3° ou d'autres personnes. Quoique cette langue soit si naturelle à l'homme qu'il ait une tendance irrésistible à s'en servir quand, par son impuissance à parler ou par l'impuissance des autres à le comprendre, il ne peut parler par la bouche, ce langage lui est plus ou moins facile et commode, suivant la précision, la clarté de son esprit, la justesse de son jugement, suivant la vivacité du sentiment de l'orateur, suivant son talent particulier pour le langage, son éloquence, en un mot. Cette langue est aussi plus ou moins claire et facile à comprendre, suivant l'intelligence de celui qui écoute. Elle suffit aux principaux besoins d'un peuple sauvage et aux plus importants de la vie, quoiqu'on y ajoute toujours un langage conventionnel ; aussi, avec ce secours évidemment providentiel, l'homme n'est jamais exposé à mourir de faim ou de froid, faute d'être compris dans ses besoins. Il se fait toujours entendre de tous les peuples, et des peuples les plus barbares, quoiqu'il ne comprenne pas plus leur langue parlée qu'ils ne comprennent la sienne ; il exprime même des nuances de pensées et de sentiment que l'on aurait cru impossible à rendre. Un langage, qui est celui non d'une nation, mais de l'humanité entière ; qui peut en tout temps et en tous lieux réveiller de compatissantes sympathies dans l'âme humaine ; qui a cent fois sauvé la vie à des naufragés jetés sur des côtes sauvages, et qui peut nous servir à tous, doit être cultivé, loin d'être abandonné, parce qu'il remplace heureusement la parole lorsqu'elle ne peut être ou entendue ou comprise (1).

Cependant, il faut aussi l'avouer, la *mimique* a l'inconvénient d'être plus lente et surtout moins exacte, moins précise que la parole bien articulée, mais non que la parole très imparfaite des sourds-nés. Je la crois encore peu propre à exprimer les nuances métaphysiques de la pensée et du sentiment, par exemple les

____

(1) Ces arguments paraissent sans réplique ; ils jaillissent si directement des entrailles mêmes du sujet, ils portent avec eux la démonstration si claire de la supériorité de ce moyen de communication, que l'on se demande par quelle singulière aberration de jugement le paradoxe contraire a séduit, au point que nous avons vu et signalé, des hommes d'un mérite incontestable.   P. M.

nuances des temps et des modes qui reviennent si fréquemment dans le discours, quoiqu'elle soit très capable d'en exprimer clairement un grand nombre.

J'ai vu cependant des sourds-muets qui m'ont étonné par leur éloquence. J'ai vu entre autres un pauvre jardinier à l'hôpital Saint-Louis, qui était entré dans mon service pour une névralgie de la face ; jamais malade parlant ne m'a donné description plus claire et plus vive, image plus expressive et plus pittoresque de ses souffrances.

A la première question qu'on lui adressait, et qu'il voyait apparaître aux lèvres et sans la comprendre, il répondait en se montrant tristement, se bouchant les oreilles pour faire voir qu'elles étaient fermées ; puis, regardant et montrant le ciel, il les débouchait et faisait un signe de tête négatif pour dire qu'il ne les lui avait jamais ouvertes. Il continuait, en montrant sa gorge et sa bouche béantes, faisait un signe d'écoulement d'air du dedans au dehors de la bouche, et achevait tristement sa phrase par un signe négatif, pour exprimer qu'il n'en sortait rien. Alors il faisait une pause, levait la main pour annoncer qu'il voulait continuer et fixer l'attention sur ce qu'il allait dire. Montrant alors d'une main sa figure heureuse et souriante. il appliquait l'autre sur la région de l'oreille, les doigts écartés sur la tempe et le visage, puis il la poussait brusquement et à plusieurs reprises en avant, en se contractant douloureusement la face pour exprimer qu'elle était traversée coup sur coup par des traits, des élancements de douleur. Continuant sa narration, il fermait la main, s'enfonçait le bout du pouce dans l'oreille, et lui imprimait de rapides mouvements de rotation comme à une vrille, tandis que son visage se contractait de nouveau de la manière la plus vive, pour exprimer qu'il éprouvait d'affreuses douleurs térébrantes. Après, il se donnait des coups de poing répétés sur la région de l'oreille et de la tempe, pour montrer qu'il ressentait aussi des douleurs répétées de percussion. Une autre fois, il disait qu'elles étaient explosives en se plaçant les deux poings réunis sur l'oreille et la tempe, puis en les ouvrant et éloignant brusquement les doigts écartés. D'autres fois encore, il fléchissait les doigts en crochet, simulait qu'on lui déchirait les téguments, et, à chaque mouvement, le visage, toujours en harmonie avec les gestes, exprimait par la contraction de la face les plus horribles souffrances. Il faut en convenir, le langage articulé n'est pas capable d'exprimer aussi vivement et aussi éloquemment les nuances de la douleur. La mimique est une langue puissante sous certains rapports, trop négligée chez les peuples modernes, et qui mérite d'être cultivée avec le plus grand intérêt au point de vue de son utilité et de sa beauté (1).

La *dactylologie*, ou le langage parlé par les doigts, semble d'abord incapable de disputer d'utilité et de prééminence avec ses rivales, la parole telle que peut la produire un sourd-muet et la mimique. Il s'en faut pourtant qu'il en soit ainsi. Tels sont ses avantages qu'elle est toujours facile pour les maîtres et pour les élèves, quelque profonde que soit leur surdité ; que les élèves l'apprennent en quelques heures et la parlent couramment en quelques jours ou quelques semaines au plus; qu'ils la parlent assez facilement pour la préférer de beaucoup à la parole ; qu'ils ne recourent jamais à celle-ci que lorsque leur interlocuteur ne sait pas écrire et ne connaît ni la dactylologie, ni la mimique, ni la langue mixte composée de dactylologie et de mimique dont les sourds-muets font souvent usage pour contracter le discours, l'abréger, ou lui donner de la force, du mouvement et de l'éclat. Aussi je ne crois pas qu'on ait jamais vu de vrais sourds, des sourds-muets complets converser par la bouche quand ils pouvaient le faire par les doigts ou par la mimique. Alors qu'ils se rencontrent, au contraire, leurs mains, leurs bras, leur corps, leur visage, tout entre aussitôt et instinctivement en action. Ils le font sans hésiter, sous l'influence du besoin d'expression, comme l'oiseau, effrayé à notre aspect, s'élance dans l'air, comme des oisons endormis sur le rivage se jettent à l'eau sans hésiter à notre approche, parce qu'ils sentent tous en eux les moyens de le faire sans péril, sans peine, et qu'ils y sont tous poussés par l'instinct, cette puissance aveuglément intelligente que la Providence leur a donnée pour les gouverner en despote, mais en père.

Comment se fait-il que les sourds-muets préfèrent la dactylologie et la mimique au langage articulé pour l'expression de leur pensée? C'est qu'elle leur est plus commode ; que chaque signe des doigts répondant à une des lettres de l'alphabet et à la plupart des sons de la parole humaine, ils s'expriment avec autant de précision que par l'écriture et la parole. Comment n'en serait-il pas ainsi? N'écrivent-ils pas en l'air avec leurs doigts, et la lumière ne trans-

---

(1) On trouvera plus loin une longue lettre de M. Ferdinand Berthier sur la mimique. Le talent bien reconnu de ce professeur sourd-muet est une sûre garantie de la valeur de ce travail original; mais il faut convenir que ni M. Berthier, ni M. Pellissier, le *poète*, n'eussent pu rendre avec plus de vérité, de charme et de bonheur, une scène plus pathétique, et dans laquelle le mérite de l'invention appartient à un pauvre jardinier sourd-muet de naissance.   P. M.

met-elle pas aux yeux les paroles de leurs mains, comme l'air porte aux oreilles les sons de la bouche (1)? Ces qualités de la dactylologie, les contractions dont la mimique est susceptible, et qu'elle présente incessamment à l'intelligence pour augmenter la clarté, la force, ou la vivacité du discours, expliquent très bien pourquoi les sourds-muets les préfèrent au langage articulé tel que les sourds-muets peuvent le parler. Elles expliquent aussi pourquoi ils peuvent égaler les autres hommes en tout, si ce n'est dans les arts de la musique, du chant, de la déclamation, etc., où il est absolument nécessaire d'entendre pour les pratiquer. Mais il ne faut juger ni de leurs talents, ni de leur capacité, ni de leur portée intellectuelle, par des élèves, par des enfants : c'est par les maîtres ; je dis mieux, c'est *par leurs hommes supérieurs* qu'il faut le faire, et encore, pour ne pas s'égarer, faut-il tenir compte du petit nombre de leur population comparativement au chiffre de celle des hommes qui entendent, qui parlent, etc.

La *dactylologie*, que nous avons vue si commode au sourd-muet, a l'inconvénient de l'isoler de la société parlante où il est plongé, et il ne peut s'y créer quelques relations que par la mimique naturelle. Si d'ailleurs il est isolé de tout sourd-muet, la dactylologie ne lui sert à rien. Elle ne lui est réellement utile que s'il a une mère, un père, une femme surtout, ou d'infortunés sourds-muets comme lui, qui puissent la parler et converser avec lui. Il peut en rencontrer dans de grandes villes, comme Paris, Lyon, Bordeaux ; mais dans la campagne cela est difficile. La puissance et la valeur de la dactylologie sont donc bornées aussi par la répugnance que les hommes qui entendent et qui parlent facilement le langage articulé éprouvent à étudier et à pratiquer un langage pour eux beaucoup moins commode et moins avantageux. Il n'en faut pas moins remarquer que, pour les sourds-muets entre eux, c'est le plus avantageux, surtout quand ils le combinent avec la mimique.

Conséquences des observations précédentes. — Vous le voyez, messieurs, il résulte de toutes ces observations que chacun des trois langages dont nous venons de parler est insuffisant dans certaines

---

(1) Cette comparaison, tout à l'avantage de la vue, est d'une justesse irréprochable. La lumière arrive plus promptement à l'œil que le son à l'oreille. M. Malgaigne l'avait déjà dit, la dactylologie, les signes, sont une *écriture en gros*, facile à saisir de loin ; la lecture sur les lèvres, c'est une *écriture en fin* qu'on ne peut lire que de près et avec de bons yeux. Comment hésiter dans le choix à faire entre ces deux objets d'un mérite si différent ?　　　　　　　　　　　　　　　　　　　　　　　　P. M.

circonstances pour établir entre les hommes les relations nécessaires à la vie ; que si le langage articulé est très avantageux aux demi-sourds qui peuvent distinguer les sons de la prononciation à haute voix ou au moyen d'instruments auriculaires, et prononcer d'une manière assez pure pour être compris de tout le monde, ce langage est peu avantageux aux sourds qui, ne distinguant pas les divers sons de la parole, ne peuvent les reproduire que très imparfaitement ; qu'il peut cependant leur fournir un *langage de famille ou d'amis* qui n'est pas sans avantages pour eux et pour leur famille ou leurs amis ; que la mimique est très utile aux infortunés profondément sourds, parce que c'est plus qu'une *langue nationale*, c'est la *langue de l'humanité*, et qu'elle peut remplacer les autres ; que la dactylologie est très avantageuse au sourd lorsqu'il rencontre des personnes qui la comprennent ; que dès lors ces trois langues doivent être non seulement conservées, mais même perfectionnées et enseignées toutes aux sourds-muets par des moyens nouveaux et plus puissants que ceux qu'on a mis en usage jusqu'à ce jour (1).

Conclusions et propositions. — Ne croyez pas cependant que je rejette aucun de ces moyens ; je veux les rendre seulement plus parfaits et en ajouter d'autres. Je ne dis rien du langage écrit, sa valeur est hors de toute atteinte ; il doit être conservé. Mais je dois parler du langage articulé. Il ne me paraît pas enseigné comme il devrait l'être. On se borne ordinairement à parler lentement, syllabe par syllabe, en ouvrant la bouche le plus possible devant les élèves que l'on instruit. Les efforts que l'on fait pour leur montrer les mouvements intérieurs de la prononciation ne montrent que les moins profonds. Il en résulte que les sourds ne peuvent les reproduire tous. D'une autre part, les personnes qui leur apprennent à parler le faisant plus ou moins vite, avec plus ou moins d'efforts et de grimaces, les sourds reconnaissent avec plus de facilité les mêmes sons prononcés par des personnes qui leur sont très familières que par des personnes qui leur sont inconnues. Cependant, bien qu'ils ne distinguent alors par la vue et parfaitement que les mouvements extérieurs de la bouche, très imparfaitement quelques mouvements intérieurs et nullement les plus profonds, ils arrivent par ces moyens, par la sensation des vibrations de la gorge et du nez, par la sensation de l'écoulement de l'air par la bouche et le nez, au moyen de

---

(1) Nous avons dit la même chose à diverses reprises, nous sommes très convaincu que ce résumé si clair, si précis, contient tout ce qu'il y a de vrai et d'utile dans cette affaire. Il nous semble impossible de se refuser à l'évidence de cette démonstration basée sur des faits irrécusables.   P. M.

la main, à distinguer des sons articulés les uns des autres, et à les imiter en partie.

Si par des moyens aussi imparfaits, on parvient à obtenir des résultats aussi considérables, que n'obtiendrait-on pas, si, au lieu de montrer quelques organes, quelques parties d'organes, quelques mouvements et quelques portions de mouvement, on montrait tous les organes de la prononciation avec des pièces artificielles de carton, comme celles de M. Auzoux (1), et que l'on fît voir exactement aux yeux les mouvements des parties les plus intérieures comme les plus extérieures? Sans cet enseignement, comment veut-on que d'infortunés sourds-muets se fassent une idée des organes de la parole, et surtout qu'ils puissent leur faire exécuter des mouvements de prononciation que la vue ne peut pas plus diriger que leur oreille? Que n'obtiendrait-on pas encore, si, au lieu de suivre une doctrine de prononciation contestable, on suivait une doctrine soumise à la discussion, et par conséquent à une critique sévère? Voilà le premier travail à faire pour perfectionner l'enseignement du langage articulé. Et il ne faut pas craindre d'être comparé au Bourgeois gentilhomme par un sot qui ne comprendrait pas Molière; je l'ai dit ailleurs, il y a déjà longtemps : « N'eût-on jamais dû retirer de l'étude de la prononciation que la connaissance du mécanisme d'un phénomène aussi curieux, c'en eût été assez pour justifier les recherches des physiologistes et leur mériter l'estime des hommes; mais quand de pareils travaux peuvent permettre de donner la parole à ceux qui en sont privés, de la corriger lorsqu'elle est vicieuse, d'inventer l'écriture, de perfectionner l'orthographe et le langage articulé (peut-être les deux plus grands arts qu'ait inventés l'humanité), l'étude de la prononciation n'est pas seulement une frivolité curieuse, c'est une des plus utiles, des plus importantes études auxquelles l'esprit humain puisse s'appliquer. »

Cependant, et quoique le penchant des hommes à parler soit

(1) C'est une très bonne idée qui n'a guère qu'un inconvénient, la difficulté de l'exécution. M. Vaïsse a déjà, dans une suite de figures, indiqué la direction que doit prendre la colonne d'air expiré pour produire tels ou tels sons en parcourant les cavités bucco-nasales. C'est un premier pas fait dans une voie féconde en résultats utiles. Espérons qu'un jour l'Institut impérial des sourds-muets de Paris possédera une collection complète en relief de toutes ces pièces destinées à démontrer, avec la précision la plus rigoureuse, les mouvements méthodiques de toutes les parties qui concourent à produire la voix articulée.   P. M.

tellement entraînant que l'on n'ait jamais trouvé de peuplade, ni même de famille sauvage, sans langage articulé; quoiqu'on n'ait jamais vu de langue écrite sans que les sons voyelles et consonnes y fussent représentés et indiqués d'une manière quelconque; quoique la comparaison que nous avons faite d'alphabets égyptiens, cophtes, jacobites, éthiopiens, phéniciens, grecs, arméniens, géorgiens, étrusques, et d'alphabets hébreux, samaritains, chaldéens, syriaques, etc. (Colletet, *Traité des langues étrangères*, Paris, 1660), nous ait offert les plus grandes analogies entre ces différents alphabets et nous ait prouvé aussi que nos distinctions grammaticales sur la plupart des sons simples de la parole sont fort anciennes; que les peuples se sont copiés beaucoup à cet égard les uns les autres, et ont consacré par une docile imitation les erreurs des peuples qui les avaient précédés en civilisation; quoique les grammairiens généraux qui s'occupent de la philosophie du langage et s'élèvent au-dessus des grammairiens spéciaux et des langues spéciales aient bien vu que la parole pouvait produire des sons simples, comme celui de l'*a* français, et composés, comme de celui l'*x*, des sons voyelles au nombre de beaucoup plus de cinq, et des consonnes plus nombreuses encore, ils ne s'accordent point sur ce nombre (et cela se conçoit! des différences très légères qui ne méritent pas une distinction aux yeux de celui-ci, l'exigent au contraire aux yeux de celui-là, et le nombre des sons de la parole humaine en est augmenté) ni sur beaucoup d'autres points plus ou moins importants. Néanmoins ces divergences n'auraient pas dû s'étendre jusqu'au mécanisme de la prononciation, sans la connaissance profonde duquel un bon enseignement de la parole aux sourds-muets est impossible. A quoi cela tient-il donc? A ce que les observations anatomiques et physiologiques des grammairiens et des philosophes sur ce sujet ont toujours été imparfaites, parce qu'elles s'éloignent de leurs études habituelles; à ce que celles des médecins et des physiologistes sont trop bornées, parce que la prononciation leur paraît étrangère aux leurs.

Cependant plusieurs médecins, des philosophes, des prêtres, des grammairiens, s'en sont occupés avec plus ou moins de succès. Tels sont : Jessénius (1), Fabrice d'Aquapendente (2), Marius Victorin (3),

---

(1) *Anat. prag. ling.* Viteb., 1601, p. 39, in-12.
(2) *De locut. et ejus instit.*, Patav. 1603.
(3) *Ars gram. de orthog.*, dans Beauvais de Preau, 1768, *Dissert. sur la parole.*

Fr. M. Van-Helmont (1), J. Wallis (2), de Cordemoy (3), Holder (4),
le père Lamy (5), Collins, Amman (6), l'abbé Deschamps (7),
Court de Gibelin (8), Dumarsais, qu'il faut distinguer entre tous (9),
de Kempelen (10), Magendie (11), moi-même, et je me cite d'après
l'ordre chronologique (12), Deleau jeune (13), Colombat (14), Müller (15), Longet (16), Léon Vaïsse, professeur de l'Institut des
sourds-muets (17). Mais, chose singulière! des erreurs, parfaitement
réfutées par des observations faites au miroir sur les organes de la
prononciation les plus profonds, se reproduisent incessamment: les
unes, parce que les observateurs continuent à analyser les lettres
des alphabets qui sont des représentants infidèles des sons de la
parole humaine, au lieu d'analyser ces sons eux-mêmes; d'autres,
parce qu'ils confondent avec les sons de la voix haute des bruits de
voix basse qui ne sont point produits par le larynx, mais par l'air
qui bruit dans la bouche pendant la production des consonnes
sifflantes, *chuintantes*, *roulantes*, *mouillées*, etc., qu'ils appellent
soutenues, quoiqu'elles soient aussi instantanées que toutes les
autres consonnes; d'autres par d'autres raisons. Je le répète, il n'y
a qu'une discussion solennelle sur la prononciation qui puisse dissiper toutes ces erreurs. Je la provoquerais moi-même dès à présent,
si la discussion actuelle ne durait pas depuis longtemps, et si ma
santé me permettait aujourd'hui d'y prendre une part active.

Telles sont les conclusions générales que je crois devoir tirer des

(1) *Alphab. vere natur.*, etc., 1667.
(2) *Gram. ling. angl.* Hamb., 1672.
(3) Dans Beauvais, p. 184.
(4) *Elem. of speech.* Lond., 1669.
(5) Dans Beauvais, p. 192.
(6) *Ibid.*
(7) *Ibid.*
(8) *Hist. natur. de la parole.* Paris, 1776.
(9) *Observ. sur les lettres*, dans *Princip. de gram.*, etc.
(10) *Le mécan. de la parole.* Vienne, 1791.
(11) *Précis de physiologie.*
(12) *Thèse inaugurale*, 1823, *Dictionn. de méd. de l'Encyclopédie*, *Prononciation*, 1827, puis *Phys. méd.*, 1830, Paris, 1833.
(13) *Nouvelles recherches physiologiques sur la parole*, 1830.
(14) *Traité du mécan. de l'artic. de toutes les lettres*, etc.
(15) *Manuel de physiol.*, traduit par Jourdan.
(16) *Physiologie.* Paris, 1852.
(17) *De la parole*, 1853.

considérations auxquelles je me suis livré ; mais je suis obligé d'en prendre quelques autres à l'égard de celles de la commission, ne voulant conclure ici que d'après mes observations. Je n'ai rien à objecter sur le nombre des sourds curables indiqués dans le premier alinéa des conclusions du rapport (voyez page 24). Depuis trois semaines je n'ai pu les visiter comme je l'espérais. Mais je ne puis accepter l'alinéa suivant, qui assure que l'acoumètre et les vibrations offrent un moyen d'une grande exactitude de diagnostic.

Je désirerais que le suivant (3ᵉ réponse, page 25) dît seulement que *les sourds peuvent acquérir la faculté de lire en partie sur les lèvres ; qu'il est impossible d'y lire tous les sons de la parole.*

Je n'adopterais jamais la suppression absolue de la dactylologie, la séparation en deux des sourds-muets, les uns parlant, les autres *dactyloguant.* Je ne recommanderais la suppression de la dactylologie et la séparation que *chez les enfants capables de converser facilement entre eux et par la parole ;* car je suis persuadé que lorsqu'ils ne parleront que difficilement, ils adopteront un autre langage, la mimique ou un langage gesticulé quelconque, plus commode pour répondre aux instincts d'expression qui font le génie de l'humanité et rendent l'homme le maître de la terre.

Enfin, je me joindrais volontiers à un renvoi des propositions à la commission pour qu'elle voulût bien en présenter d'autres où elle tiendrait compte des objections qui lui ont été adressées.

— M. BÉRARD : En 1831, un honorable académicien, à qui Dieu fasse paix ! venait, au nom d'une commission dont il était rapporteur, vous proposer de reconnaître qu'on peut voir sans le secours de l'organe de la vue, ou du moins au travers d'un corps opaque. Ce jour-là la position de l'Académie était difficile ; elle ne l'est pas moins en ce moment. En 1831, l'Académie n'était pas plus menacée qu'elle ne l'est aujourd'hui d'encourir cette sorte de ridicule dont les corps savants ne peuvent plus effacer la trace, lorsqu'ils ont eu l'imprudence ou le malheur de s'y exposer.

Que vous demande M. le ministre de l'intérieur ? Parmi les questions qu'il vous pose, il en est deux qui ne sont pas le moins du monde communes, mais dont on ne manquera pas d'invoquer la connexité, si vous ne vous expliquez d'une manière catégorique sur chacune d'elles.

Voici ces questions ; je vais les lire :

1° On vous demande : « Si, parmi les élèves qui entrent chaque » année dans l'établissement des Sourds-Muets, il ne s'en trouve pas » un certain nombre qui, par suite du traitement que M. Blanchet » a imaginé, seraient susceptibles de guérison ou d'amélioration et

» pourraient arriver à saisir la parole directement par l'oreille,
» par l'intermédiaire d'instruments d'acoustique ou par tout autre
» moyen, et si d'autres n'ont pas conservé l'usage de la parole et
» ne seraient pas susceptibles d'acquérir la faculté de la lire sur les
» lèvres, quoiqu'ils soient atteints d'une surdité incurable. »

On vous demande encore : « Si les élèves de cette dernière caté-
» gorie (ceux qui sont complétement sourds) ne pourraient pas re-
» cevoir quelques notions du son par les nerfs de sensibilité géné-
» rale, comme l'indique M. Blanchet. »

Point d'équivoque ! Il faut appeler les choses par leur nom. On
vous demande si l'on peut entendre sans le secours de l'organe de
l'ouïe ? Si l'on peut entendre par la peau ? Si des *impressions auditives* peuvent voyager par les nerfs du plexus brachial, par le nerf
sciatique, les nerfs fessiers, ou d'autres encore que je ne mention-
nerai pas, bien qu'il n'y ait aucune raison d'exclure les uns plutôt
que les autres.

En vain la nature aura déployé toutes les ressources de sa puissance formatrice dans l'installation de cet organe de l'ouïe, si merveilleux et si compliqué..... pure affaire de luxe ! ! Il suffira d'un
nerf communiquant, par l'un de ses bouts, avec la plante du pied, et
par l'autre avec la queue de cheval pour nous donner la *notion des
sons !* Qu'une semblable question ait pu être rédigée par des personnes étrangères à la science que vous cultivez, cela n'a rien qui
puisse nous étonner ; mais qu'elle ait été suggérée par un docteur
en médecine (1), c'est ce que j'ai peine à comprendre. S'il y avait dans
cette enceinte un académicien disposé à soutenir que la sensation que
fait éprouver à la peau un mouvement vibratoire est de même nature
qu'une sensation auditive (2), je serais très heureux de l'entendre à
la tribune. Mais je ne ferai pas à l'Académie cette injure, de croire
qu'aucun de ses membres veuille défendre cette singulière doctrine. M. Guérin, dans son discours, n'a pas commis la faute de

(1) C'est ce docteur en médecine, lui-même, qui l'a rédigée ; M. Malgaigne en a reçu la confidence, ou plutôt l'aveu. *Cuique suum !*   P. M.

(2) Plusieurs académiciens ont soutenu, non pas tout à fait l'identité de
ces impressions, mais quelque chose d'analogue, c'est-à-dire une notion
du son résultant de l'ébranlement produit par les vibrations de l'air. Tout
le monde sait que l'on peut prendre une détermination à l'occasion de cette
secousse communiquée à notre corps par ce genre d'impression tactile, il y
a jugement par suite de cette impression perçue, mais ce n'est pas de l'audition, il n'est pas possible de confondre ces choses, et c'est là ce que
M. Bérard a mille fois raison de combattre.   P. M.

confondre des impressions *tactiles* avec des impressions *auditives.* Dès la première séance où le rapport a été mis en discussion, l'un des membres les plus éclairés de la commission, M. le professeur Bouillaud, a décliné toute solidarité d'opinion avec ceux qui voudraient laisser passer la théorie de M. Blanchet........ Si théorie il y a?

M. Bouillaud nous a fait part des objections qu'il avait faites à M. Blanchet. Dans la séance suivante, M. le rapporteur a parlé ou a voulu parler dans le même sens. M. Piorry a déclaré qu'il ne confondait pas les vibrations que la peau nous fait percevoir avec les vibrations auditives. Qu'il me permette de lui faire observer (ceci est une parenthèse) qu'il a dit autre chose que ce qu'il voulait dire. Il n'y a pas, pour le cas actuel, deux sortes de vibrations, les unes affectant les nerfs de la peau, les autres les nerfs de l'ouïe. Ce sont les mêmes vibrations qui excitent, dans chacun de ces nerfs, les seules impressions qu'ils soient capables de faire éprouver : dans les nerfs de la peau, une impression tactile, un chatouillement, une secousse particulière; dans les nerfs de l'ouïe, l'impression du son, de même que le mouvement électrique passant par l'œil, fait naître la *sensation de lumière ;* passant par l'oreille interne, la *sensation auditive;* passant par les membres, la sensation d'un coup, d'une sorte de contusion ; et la sensation gustative quand il traverse la langue.

Je reviens maintenant au danger qui menace l'Académie. Elle va avoir à se prononcer sur les résultats pratiques obtenus par M. Blanchet. Si la commission affirme que ces résultats sont bons, il n'y a pas de motifs pour que l'Académie ne déclare pas qu'ils sont bons, à moins pourtant qu'elle ne pense autrement que la commission ou que la question ne lui paraisse pas élucidée. Mais je suppose que l'avis soit favorable, si l'Académie, en donnant son approbation à la partie pratique, ne se prononce pas d'une manière explicite sur la partie théorique, son silence sera pris pour un consentement; et demain, les journaux politiques annonceront qu'on peut entendre par la peau, que l'Académie vient de vérifier cette grande découverte de M. Blanchet. Quelle sensation dans le public! Ce serait à faire diversion aux tables tournantes! Quelle bonne fortune pour l'inventeur de la méthode! Quel étonnement de ces bons Parisiens, lorsqu'ils apprendront qu'un sourd, un être radicalement sourd, peut entendre par le bout des doigts ou par les talons! Mais aussi que de railleries, que de sarcasmes décochés par les hommes sévères, les vrais savants, contre cette pauvre Académie impériale de médecine! Elle ne s'en relèverait jamais !

Permettez-moi, messieurs, de dire un mot de cette partie théorique.

Pour un physiologiste, le mouvement vibratoire des corps, ce n'est pas le *son*. Le *son, c'est le mouvement vibratoire passant par le nerf acoustique sensible*. Le mouvement vibratoire ne devient son qu'à cette condition. Mais, dira-t-on, le mouvement vibratoire peut impressionner les nerfs de la peau? Oui, sans doute; et il serait bien étonnant qu'il n'en fût pas ainsi. Lorsqu'une détonation du canon brise toutes les vitres d'une rue sans le secours des projectiles; lorsque la voix d'un chantre fait trembler les vitraux d'une cathédrale, est-il impossible que ces puissantes vibrations impressionnent mécaniquement le sens tactile? Mais quel rapport existe-t-il entre cette impression et l'impression auditive? Aucun. On nous demande si un sourd, un individu radicalement sourd, peut avoir la notion du son par les nerfs de la sensibilité générale. Pour que la chose soit possible, il faudrait qu'il y eût quelque ressemblance entre l'impression d'un son et l'impression que fait sur la peau le mouvement vibratoire exagéré. Mais de grâce observez-vous. L'impression du son n'est pas pour vous l'impression du mouvement vibratoire. Ce mouvement vibratoire, vous le sentez *comme son* et non comme trémoussement mécanique. C'est votre peau qui peut, à l'occasion, vous faire ressentir le trémoussement mécanique; mais elle ne peut pas vous faire sentir le son. Cette peau, chez un enfant qui est radicalement sourd, qui n'a pas l'idée du son, ne peut faire naître que l'idée du chatouillement et du trémoussement mécanique, et non celle du son.

Je vais rendre tout ceci plus sensible par un exemple.

A ce moment où je parle et où vous m'entendez, quel est l'intermédiaire entre vous et moi? C'est l'air vibrant. Quelle impression ressentez-vous? Uniquement celle du son et non du mouvement vibratoire qui est devenu son dans votre oreille. Admettez que mon voisin, M. Gibert, pose sa main sur mon larynx pendant que je parle (c'est ce que faisait faire il y a *cent soixante ans* aux sourds-muets le célèbre Conrad Amman, l'auteur du *Surdus loquens*, non pas pour leur apprendre à entendre, mais pour leur apprendre à parler); M. Gibert, dans cette position, éprouvera deux sensations : par l'oreille, celle du son; par les nerfs de la main, celle d'un trémoussement vibratoire. Et, certes, il ne dira pas que ces deux impressions se ressemblent. Admettez maintenant que, dans cette position encore, M. Gibert devienne radicalement sourd, ce qu'à Dieu ne plaise, *dii omen avertant!* il rend trop bon compte de ce qui se dit ici; eh bien! M. Gibert aura perdu l'une des deux impressions, l'impression auditive, qui ne pourrait en aucune manière être remplacée par l'impression tactile que la main continuera de recevoir.

Ce n'est point là une doctrine qui me soit particulière. C'est devenu (passez-moi la trivialité de l'expression) le pont aux ânes de la physiologie. En parcourant Müller, il y a quelques jours, j'ai rencontré un passage qui semble avoir été écrit pour la circonstance. Le voici. Après avoir parlé des excitants des autres sens, il dit : « On en peut dire autant du son. Le fait pur est que quand un cer- » tain nombre de chocs ou de vibrations sont communiqués au nerf » acoustique, le son naît comme sensation, mais le son comme » sensation diffère infiniment d'un nombre quelconque de vibra- » tions. Le même nombre de vibrations d'un diapason que transmet » la sensation du son au nerf auditif est perçu comme chatouillement » par le nerf tactile. Il faut donc que quelque chose s'ajoute aux » vibrations pour que nous puissions sentir un son, et cette condi- » tion indispensable n'est attachée qu'au nerf acoustique. »

Que l'on dise que le *sens tactile* peut rendre quelques services aux sourds-muets, à la bonne heure! et cependant il ne leur en rendra jamais autant qu'aux aveugles. Mais qu'y a-t-il donc de nouveau là-dedans? Y a-t-il autre chose que cette vieille notion de la faculté qu'ont les sens de se suppléer (je dirai tout à l'heure comment ils se suppléent)? Ce qu'il y aurait de nouveau, ce serait que les *impressions tactiles* devinssent des *impressions auditives*, et cela précisément chez les gens qui n'entendent pas! Ce serait que ces impressions tactiles donnassent la *notion du son.*

Voilà ce que l'on voudrait vous faire dire. Voici l'énormité que l'on voudrait faire endosser à l'Académie.

Mais elle ne s'y laissera pas prendre. Que doit-on donc entendre par suppléance des sens? L'école de Gall, dont je fais grand cas, quand elle ne s'arrête pas à ce divertissement stérile des localisations, va nous le dire. Écoutez cette proposition : « *Jamais un sens ne peut être suppléé dans sa fonction immédiate.* » J'ajoute : mais comme nous appliquons plusieurs sens à la fois à la connaissance des corps de la nature ou de leurs divers états, si un des sens fait défaut, les autres travailleront davantage, mais chacun dans sa spécialité. Mon premier maître en herborisation à Angers, était un aveugle (1). Il reconnaissait les plantes mieux que nous. Et pourquoi pas! Qu'est-ce que c'est, je suppose, qu'un *lamium album?* C'est une

____

(1) Il s'appelait Sylvain. Que de fois je l'ai vu résoudre des problèmes que lui proposait notre espièglerie, débrouiller le chaos improvisé de quelque

plante d'une certaine consistance, d'une certaine odeur, d'une certaine saveur et d'une certaine couleur. Notre aveugle ne voyait pas la couleur, mais les autres sens lui faisaient reconnaître le *lamium album*. Ils avaient suppléé la vue, mais non la *fonction immédiate*, qui est de nous faire connaître la couleur. Vous ne direz pas que cet aveugle ait vu la couleur par le bout des doigts ; ne laissez donc pas dire qu'un sourd a la *notion du son* par la plante du pied.

Un dernier mot sur la réponse à faire à M. le ministre.

Le ministre prie MM. les commissaires de *vouloir bien scinder leur travail*, et de répondre sans retard aux questions qui leur paraîtront suffisamment élucidées.

Si j'avais eu l'honneur de faire partie de la commission, j'aurais dit : M. le ministre nous prie de lui donner d'abord notre avis sur les points qui nous paraîtront clairs : commençons par répondre à M. le ministre qu'il est très clair, pour nous, qu'on ne peut avoir la notion du son que par le sens de l'ouïe.

Pour le reste, nous verrons plus tard... Le temps a marché. Je pense qu'aujourd'hui il faut répondre à plusieurs questions, probablement à toutes et non pas à une seule. Mais je déclare qu'après avoir lu tout ce qui a été écrit autour de nous et à cette occasion, par des personnes qui, avouons-le, sont plus compétentes que nous sur la question pédagogique ; après avoir pris connaissance de la brochure de M. Volquin ; après avoir entendu la lettre de M. Menière ; après avoir lu la lettre de M. Pélissier, cette œuvre si émouvante d'un sourd-muet élevé par la méthode française, et qui professe suivant la méthode française, et la lettre de M. Valade-Gabel, ancien professeur de l'école de Paris ; après avoir été témoin de ce succès de gaîté, d'esprit et de bon sens, obtenu dans la dernière séance, par l'argumentation de M. Malgaigne, je voterai la conclusion qu'il a proposée, moins la troisième, qu'il m'a en quelque sorte renvoyée, et pour laquelle je proposerai une rédaction spéciale.

Une chose m'a frappé dans le discours de M. Malgaigne : Prenez garde ! lui ont dit tour à tour les chefs de deux institutions rivales, prenez garde, on va vous tromper ! Et comment serai-je trompé ? dit M. Malgaigne, si je me tiens sur mes gardes. Vous serez trompé, parce qu'on se dira, par le secours de la mimique, une foule de choses sans que vous vous en aperceviez. Eh quoi ! me suis-je dit à mon tour, il existe un langage si sûr, si expressif, si rapide, que

plante factice, faire, en un mot, à l'aide des sens qui lui restaient, l'analyse exacte des espèces que lui soumettait notre inexpérience.　P. M.

des *sourds-muets* peuvent, en l'employant, tromper infailliblement les personnes qui *entendent* et qui *parlent*, alors même qu'elles sont sur leurs gardes, et ce langage, qui peint une pensée tout entière en moins de temps qu'il ne nous en faudrait pour articuler un des mots qui entrent dans l'énoncé de cette pensée, on voudrait l'interdire à une grande portion de cette classe infortunée des sourds-muets, pour y substituer exclusivement, dans une expérience aventureuse, ces accents sauvages dont notre collègue nous a fait une si pittoresque description! A coup sûr, je n'aiderai pas l'Académie à accomplir, sans études préliminaires, une réforme si radicale et si téméraire, et je m'abstiendrai religieusement de porter la main sur l'édifice élevé par l'illustre abbé de l'Épée.

Voici, messieurs, ce que je propose de répondre à la troisième question posée par M. le ministre de l'intérieur. Cette question est rédigée dans les termes suivants :

Demande. — « La commission sera priée d'examiner si les élèves » de cette dernière catégorie (les sourds-muets incurables) ne pour- » raient pas recevoir quelques notions du son par les nerfs de sen- » sibilité générale, comme l'indique le docteur Blanchet. »

Réponse. — « On sait depuis longtemps que les mouvements vibratoires peuvent impressionner le sens tactile et les nerfs de sensibilité générale, mais ces mouvements ne peuvent faire naître la *sensation du son* que dans l'organe de l'ouïe. »

Messieurs, j'ai été pendant longtemps dans le nombre de ceux qui, sans savoir pourquoi, se montrent irrévérencieux et moqueurs envers les académies, mais aujourd'hui il n'en est pas de même. J'aime l'Académie (et je serais bien ingrat si je ne l'aimais pas), je tiens à ce qu'elle soit considérée. Eh bien! je la supplie de se montrer en cette occasion, comme toujours, gardienne des idées saines et sévères en physiologie, et de ne point prendre à la légère telle décision que la spéculation pourrait exploiter. (Applaudissements unanimes.)

— MM. Piorry et Bouvier demandent la parole.

— M. Malgaigne demande la parole pour une motion d'ordre.

C'est pour faire connaître à l'Académie qu'il s'est entendu avec M. le rapporteur pour arrêter ensemble une nouvelle rédaction des réponses à faire au ministre. Moyennant quelques concessions réciproques, ils sont parvenus à s'entendre sur tous les points, à l'exception d'un seul, celui que vient de traiter M. Bérard, et pour lequel M. Malgaigne déclare se rallier à la proposition qui vient d'être faite.

M. Malgaigne propose, en conséquence, que la discussion ne

porte plus à l'avenir que sur les questions ministérielles. M. Bouvier, qui désire parler, pourra le faire à l'occasion de la discussion des articles.

— M. LE PRÉSIDENT se dispose à mettre aux voix la clôture de la discussion générale qui est demandée par un grand nombre de membres de l'Académie.

— M. PIORRY réclame vivement la parole, en vertu de son droit de rapporteur.

Des explications assez vives sont échangées à ce sujet entre M. Piorry et M. le président.

Sur l'observation faite par plusieurs membres que M. Piorry, en sa qualité de rapporteur, a droit à parler avant la clôture de la discussion générale, M. le président lui donne la parole.

— M. PIORRY tient avant tout à mettre en dehors toute question de personnes. Le rapport est l'œuvre de la commission et non celle du rapporteur (1). Le rapporteur n'a fait que tenir la plume et exprimer sur tous les points le sentiment de la commission (2) ; la personne est donc hors de cause.

Je ne reviendrai pas, dit M. Piorry, sur la discussion générale, mon intention n'est à l'avenir que de défendre une à une les conclusions et d'examiner jusqu'à quel point chacune d'elles était attaquable. Mais avant de clore ce débat, je ne puis laisser peser plus longtemps sur le travail de la commission le reproche d'hérésie physiologique qu'on vient de lui adresser. Il n'a nullement été

(1) C'est là évidemment une fiction. De ce qu'un rapport est signé par les membres de la commission nommée par l'Académie, il s'ensuit rigoureusement, tout le monde le sait, que le travail du rapporteur est accepté par ses collègues, mais tout le monde sait aussi ce qu'il faut admettre de solidarité entre les commissaires et les rédacteurs des rapports. Les nombreux incidents de la discussion et les graves modifications introduites dans les réponses primitives, indiquent assez que l'œuvre de M. Piorry lui appartient en entier.   P. M.

(2) Nous tenons de bonne source, et nous devons le dire parce que c'est la vérité, que les conclusions du rapport appartiennent beaucoup plus à M. Piorry qu'à la commission ; que ces conclusions, laissées, en quelque sorte, au libre arbitre du rapporteur, ont été trouvées plus tard trop explicites ; que M. Guéneau de Mussy a exprimé ce sentiment dans sa lettre lue à l'Académie dans la séance du 26 avril ; que MM. Baillarger, Bégin et Bouillaud ont tous réclamé des changements dans ce travail, et que, par conséquent, il n'est pas exact de dire que le travail de M. Piorry est celui de la commission.   P. M.

question, dans le rapport, de confondre la sensation tactile générale des vibrations sonores avec la sensation spéciale du son. C'est là un reproche tout à fait gratuit, et ce que vient de dire M. Bérard n'attaque par conséquent en rien le travail de la commission.

Quant aux faits consignés dans le rapport, ils sont positifs. La commission n'a rien avancé qu'elle ne l'ait vu et bien vu. En vain est-on venu dire qu'elle avait vérifié légèrement les faits, cela n'est pas; elle a procédé avec la plus grande sévérité à l'examen des faits. C'est donc encore là un reproche dont je dois la défendre. M. Malgaigne a cru pouvoir contester la réalité des faits attestés par le rapport, parce que, dans l'enquête à laquelle il s'est livré, il n'aurait pas constaté des résultats aussi satisfaisants. Mais pendant que M. Malgaigne vous disait ici, à cette tribune, que les sourds-muets élevés par la méthode de l'articulation ne comprennent pas du tout le langage sur les lèvres et qu'ils ne parlent que d'une manière inintelligible, j'étais dans le vestibule m'entretenant avec un sourd-muet qui m'étonnait par la facilité avec laquelle il répondait à toutes mes questions; et ce sourd-muet était celui-là même avec lequel M. Malgaigne disait n'avoir pas pu échanger un mot, c'était M. Dubois fils.

Nier les résultats heureux que l'on obtient par cette méthode, c'est donc nier la vérité.

De ce que la commission s'est attachée à faire ressortir ces avantages, est-ce donc à dire qu'elle a voulu détruire ce qui est? Non. Elle est amie du progrès, mais elle ne veut rien détruire, elle ne poursuit que le faux progrès, que le progrès à reculons. Qu'avons-nous voulu dire? C'est qu'il y a dans l'Institution de Paris un classement des sourds-muets que je ne crains pas de qualifier de détestable. C'est contre ce mauvais classement, qui consiste à confondre tous les sourds-muets dans une seule et même catégorie, et à les élever tous de la même manière, sans distinction d'aptitudes différentes, que nous avons dû nous élever. Nous ne faisons ici aucune acception de personnes, nous ne voyons ni M. Menière, ni M. Blanchet, nous ne voyons que des sourds-muets dont les uns peuvent être élevés avec avantage par l'articulation, les autres par la mimique seulement, et que l'on a tort, nous le répétons, de vouloir élever tous d'après la même méthode. M. Malgaigne lui-même est convenu que quelques sourds-muets élevés par l'articulation en sont venus à pouvoir converser avec les membres de leur famille. N'est-ce donc rien que cela (1)?

(1) Là n'est pas la question. Avant comme après M. Blanchet il y avait,

Encore un mot. Cette longue discussion ne nous justifie-t-elle pas assez de n'avoir pas fait l'historique de la question ? Voilà dix séances qu'on y a consacrées, et l'on n'a pas dit encore le quart de ce qu'il y avait à dire.

La discussion générale est close.

On passe à la discussion des articles.

Première demande. — « Les commissaires délégués sont priés » d'examiner si, parmi les élèves qui entrent chaque année dans » l'établissement, il ne s'en trouve pas un certain nombre, ainsi que » le signale M. Blanchet, qui, par suite du traitement qu'il a ima- » giné, seraient susceptibles de guérison ou d'amélioration, et » pourraient arriver à saisir la parole directement par l'oreille, par » l'intermédiaire d'instruments d'acoustique ou par tout autre » moyen. »

— M. Malgaigne donne lecture en ces termes de la réponse à la première question :

« Parmi les élèves entrant chaque année à l'établissement, il s'en trouve généralement un certain nombre qui paraissent suscep- tibles d'amélioration et qu'il importe de soumettre à un traitement spécial ; mais l'expérience n'a pas encore appris s'ils sont suscep- tibles de guérison complète. »

— M. Roux voudrait que l'on scindât la question. Il y a dans la surdi-mutité deux états distincts ; il pourrait se faire qu'on parvînt à modifier isolément l'une ou l'autre des deux infirmités qui consti- tuent la surdi-mutité. On ne peut par conséquent les comprendre dans une seule catégorie.

— M. Cazeaux s'élève contre les mots de *traitement*, de *méthode*, imaginés par M. Blanchet, dont on se sert dans le rapport. Il ne lui a pas paru ressortir de l'exposé des faits et de la discussion qu'il y eût là une véritable méthode dont M. Blanchet soit l'auteur (1).

— M. H. Gaultier de Claubry fait remarquer que l'instrument

et il y aura un certain nombre de sourds-muets capables d'articuler quel- ques mots ; reste à savoir si la musique de ce chirurgien a grossi ce nombre. C'est ce qu'il fallait démontrer, et alors M. Piorry aurait eu raison, mais l'Académie a dit non, et certes elle n'a pas eu tort.   P. M.

(1) M. Cazeaux eût pu ajouter que dès la seconde séance de la discussion, M. Guéneau de Mussy avait prouvé qu'il n'y avait, de la part de M. Blan- chet, ni traitement, ni méthode, et que M. Malgaigne avait obtenu de M. Blanchet lui-même l'aveu qu'il se contentait de suivre les indications générales.   P. M.

de M. Blanchet n'est pas nouveau ; que M. Biot avait déjà parlé de diapasons montés sur des tables sonores. Il lit un passage du deuxième volume du traité de physique de ce savant, dans lequel se trouve la description de plusieurs instruments de ce genre.

— M. PIORRY : La commission a voulu mettre autant que possible M. Blanchet de côté, tout en lui rendant justice. L'idée de se servir du diapason n'appartient pas à M. Blanchet, elle appartient à M. Bonnafont ; mais M. Blanchet, en perfectionnant le procédé imaginé par M. Bonnafont, a fait une chose utile, et la commission a dû le proclamer.

— M. J. GUÉRIN : L'Académie s'est engagée dans une voie où elle ne rencontrera que des obscurités. La question posée par le ministre est complexe, elle comprend deux ordres de faits qui s'y trouvent confondus. La surdi-mutité peut être une maladie ou bien une infirmité ; il y a donc deux points de vue : le point de vue de la maladie qui peut être traitée par tels ou tels moyens médicaux ou chirurgicaux et donner lieu à des guérisons (1), et le point de vue de l'infirmité, qui n'est accessible qu'aux moyens gymnastiques et pédagogiques, et d'où il résulte des améliorations. Il importe, avant tout, qu'il soit fait un examen diagnostique comparatif des sujets appartenant à ces deux catégories. La question devrait donc être dédoublée en vue de ces deux catégories bien distinctes. Je voudrais, en conséquence, que la commission fît une nouvelle rédaction de cette première réponse au ministre.

— M. MALGAIGNE : Les deux faits capitaux, la guérison de la surdité et celle de la surdi-mutité, sont parfaitement distincts dans la question du ministre et dans la réponse qu'on propose de lui faire.

— M. J. GUÉRIN : La question du ministre est très claire, mais la réponse ne l'est pas ; j'insiste sur la nécessité de la scinder.

— M. LE PRÉSIDENT pense que la proposition de M. Guérin doit être mise aux voix. Il consulte l'Académie.

(1) M. J. Guérin tient beaucoup à cette idée, à cette division, et cela se conçoit, car il y a là quelque chose de séduisant pour un esprit aussi méthodique que le sien. Mais, encore une fois, cela n'est bon qu'en théorie, car en pratique, dans nos maisons, où n'entrent que des enfants de dix ans au moins, nous n'avons à nous occuper que d'individus dont l'infirmité est complète et confirmée. Ce qu'on appelle guérison d'un cas de surdi-mutité ne se rencontre jamais chez nous. Cela n'est possible que là où l'on n'a pas examiné les enfants, là où l'on a diagnostiqué une surdi-mutité lorsqu'il n'y avait qu'une surdité passagère, curable par les ressources de l'art ou par les efforts spontanés de la nature.   P. M.

— M. Bégin : La distinction dont vient de parler M. Guérin existe bien en réalité, mais il n'importe pas autant qu'il le pense d'en tenir compte dans la pratique. Dans l'un et l'autre cas, il est bien évident que les moyens à employer diffèrent, mais le but est le même. J'appuie le projet de réponse proposé par M. Malgaigne, qui me paraît répondre très bien à la question du ministre.

La conclusion proposée par M. Malgaigne est mise aux voix et adoptée. A la contre-épreuve, M. Guérin seul lève la main.

Deuxième demande. — « Si d'autres élèves n'ont pas conservé l'usage de la parole et ne seraient pas, par conséquent, susceptibles d'acquérir la faculté de la lire sur les lèvres, quoiqu'ils soient atteintsd'une surdité incurable? »

— M. Malgaigne donne lecture de la deuxième réponse, ainsi conçue :

« Nombre de sourds-muets sont capables d'acquérir la faculté de » lire sur les lèvres. C'est là même le but essentiel de la méthode » allemande, et, à Paris, de l'institution de M. Dubois; mais cette » faculté est en général très bornée. »

— Une nouvelle discussion s'engage au sujet de cette deuxième réponse.

— M. Bouvier : Je demande la suppression des mots : « *mais cette faculté est en général fort limitée.* » M. Malgaigne nous a dit qu'il n'avait pu se faire comprendre d'*aucun* sourd-muet, pas même de M. Dubois. Il faut que cela dépende de quelque cause particulière que j'ignore. Notre honorable collègue s'est examiné, scruté dans tous les sens pour découvrir cette cause, et il n'a rien trouvé dans sa personne qui puisse lui faire considérer ce fait comme une anomalie; d'où il a conclu que c'était un fait général. S'est-il suffisamment examiné? Il est une particularité qui lui aurait échappé, si j'en crois ce que m'ont dit des sourds parlants qu'il a interrogés. Ils prétendent que son arcade dentaire supérieure est trop en avant par rapport à l'inférieure, que les incisives d'en haut recouvrent trop celles d'en bas, qu'il en résulte une difficulté, pour eux, à bien lire sur sa bouche à la première vue; difficulté qu'ils n'éprouveraient plus après avoir pris quelque habitude de converser avec lui. Quoi qu'il en soit de cette explication, dont je ne garantis nullement la justesse, notre honorable collègue était-il bien autorisé, par un fait presque unique, à conclure du particulier au général, alors que plus de cinquante de nos confrères, que des professeurs de l'Institution des sourds-muets, que les membres de la commission de surveillance, que tous ceux enfin qui l'ont voulu, se sont entretenus soit avec M. Dubois, soit avec d'autres sourds parlants non moins habiles, présents aux séances de l'Académie, et que tous ont constaté qu'ils en étaient parfaitement compris? « Si les sourds et » muets, dit l'abbé de l'Épée, n'entendent pas autant qu'ils le pour-» raient (il veut dire : *ne comprennent pas*), ce n'est pas leur faute, » mais celle des personnes qui parlent devant eux, et qui ne » prennent pas les précautions nécessaires pour se faire entendre..... » Nous avons cette complaisance pour les étrangers qui apprennent » notre langue, et qui commencent à l'entendre et à la parler.....Pour-» quoi n'en userions-nous pas de même avec les sourds-muets nos » frères, nos parents, nos amis, nos commensaux....? » J'extrais ce passage d'un chapitre intéressant dont la lecture ne saurait être trop recommandée à ceux qui désirent connaître tous les éléments de cette question. Il a pour titre : *Comment on apprend aux sourds-muets à entendre par les yeux d'après le seul mouvement des lèvres, et sans qu'on leur fasse aucun signe manuel* (1). Quelques personnes se figurent qu'il faut, pour se faire comprendre, ouvrir largement la bouche et contracter avec effort tous les muscles qui entrent en ac-tion ; ces contorsions nuisent, au contraire, à la lecture sur les lèvres : il vaux mieux parler naturellement et seulement un peu lentement, en tenant la bouche légèrement entr'ouverte (2).

Je suis allé voir le sourd-muet allemand de l'hôpital du Midi, qui nous avait été indiqué par M. Malgaigne. J'ai été d'abord quelque peu désappointé. Ce jeune homme, du nom de Heilmann, ne répondait rien aux questions que je lui adressais en allemand. Je songeais à me retirer, quand je lui demandai en français s'il ne savait pas l'allemand. « Je n'en sais pas un mot, » me dit-il. Alors la conversation s'engagea, il me comprit parfaitement, et je le compris de même ; il a un son de voix très naturel, prononce net-tement et avec très peu d'accent alsacien, n'ayant jamais entendu de ses oreilles le langage de son pays. Il est de Strasbourg ; devenu sourd à cinq ans, il a dit quelques mots jusqu'à onze ans, qu'il fut admis à l'école des sourds-muets de Strasbourg, et enseigné par les signes et l'écriture. Il en sortit à quinze ans ; ses parents lui firent alors apprendre à parler par un professeur du collége de

(1) *La véritable manière*, etc., 1784, p. 207.

(2) *La bouche entr'ouverte*, oui, quand elle doit l'être, car cette ma-nière de parler, que M. Bouvier appelle *naturelle*, n'est pas une affaire de goût, de choix ; dans la pratique on reconnaît bientôt qu'il faut, non pas faire des *contorsions*, mais exagérer un peu les mouvements de la bouche, les accentuer, leur donner un relief qui les rend plus clairs et plus saisis-sables.   P. M.

Mulhouse, qui n'avait jamais instruit de sourd-muet. Je lui ai demandé s'il était content de savoir parler; un « je le crois bien » très expressif fut sa réponse. Il cause facilement avec les autres malades de sa salle. Il y a bien d'autres sourds-muets dans le même cas qui ne sont plus que de simples sourds. Si j'ai cité celui-ci en particulier, c'est parce que les élèves, les médecins qui suivent la visite de notre collègue, M. Ricord, sont chaque jour à même de vérifier le fait. J'apprends que M. Heilmann est présent à la séance; on pourra l'examiner et s'assurer de l'exactitude de mes assertions. Je sais bien qu'on dit, à chaque nouveau cas devenu notoire, que c'est une *exception;* mais c'est là un argument par trop commode, et des exceptions qui se multiplient à ce point pourraient bien être la *règle* au moins pour les sourds-muets de choix, pris dans des conditions favorables (1), c'est-à-dire précisément pour ceux auxquels s'appliquent les propositions de la commission. J'insiste pour la suppression du membre de phrase en question.

— M. Ricord a souvent eu occasion de converser avec le malade dont vient de parler M. Bouvier, et il a été surpris de la facilité avec laquelle il s'en faisait comprendre : au point qu'il a cru long-temps n'avoir affaire qu'à un sourd ordinaire.

— M. Guérin désire savoir si M. le rapporteur entend abandonner la première rédaction de la commission pour se ranger à celle que l'on vient de proposer. (Signe affirmatif de M. le rapporteur.) S'il en est ainsi, ajoute M. Guérin, je regrette que la commission abandonne une réponse catégorique à une question catégorique pour une réponse qui ne répond à rien. Le ministre demande si cette catégorie de sourds-muets qui ont déjà parlé jadis et qui ont ensuite perdu l'usage de la parole, pourront la récupérer en leur apprenant l'articulation et la lecture sur les lèvres. La réponse qu'on vous propose de substituer à celle de la commission ne répond pas à cela. Eh bien! il faut que la réponse soit catégorique

(1) Il est évident que les sourds-muets devenus tels à un âge avancé, et par conséquent ayant parlé, sont capables de parler encore, mais il s'agit de savoir si cette faculté est due au traitement *imaginé* par M. Blanchet; la question ministérielle est positive, on ne peut la passer sous silence; M. Bouvier doit y répondre, et il n'y répond pas. Il veut voir la règle là où nous ne voyons qu'une exception : libre à lui de choisir des exemples et de considérer comme non avenu tout ce qui va contre sa manière de penser. Il n'y a, au fond de tout cela, qu'une affaire de chiffres. Nous serions curieux de connaître ceux de M. Bouvier.　　　　　P. M.

comme la demande. Le premier projet de réponse de la commission remplissait évidemment beaucoup mieux ce but.

— M. Londe appuie la proposition de M. Bouvier de retrancher le dernier membre de phrase de la conclusion proposée. Il a vu pour son compte des enfants sourds-muets qui n'avaient que quelques années d'éducation et qui lisaient parfaitement sur les lèvres; il a pu converser facilement avec eux.

— M. Bégin est de l'avis de M. Guérin : il voudrait qu'on revînt aux principes. Il y a deux catégories de sourds-muets : ceux qui n'ont jamais entendu ni parlé; ceux qui, ayant entendu et parlé autrefois, ont perdu accidentellement l'une et l'autre faculté. Ces derniers sont évidemment bien plus susceptibles que les autres de récupérer l'usage de la parole. Il importe donc de faire de ceux-ci une catégorie spéciale à part. Or, la réponse qu'on vous propose de faire les confond. Ainsi, si le membre de phrase dont il s'agit subsistait, on en pourrait conclure que cette catégorie dont je parle échappe comme l'autre à l'éducation par la parole. Je proposerai donc de dire : « Les sourds-muets qui ont parlé sont aptes à recouvrer l'usage de la parole; » mais je bornerais ce mode d'enseignement à cette catégorie. Je ne voudrais pas qu'on l'appliquât à l'autre.

— M. le Secrétaire perpétuel : Du moment où l'un des membres de la commission, M. Bégin, n'est pas d'accord avec M. le rapporteur sur la nouvelle rédaction, je crois qu'il y aurait lieu à renvoyer les conclusions à la commission. Je ferai remarquer, à cette occasion, ce qu'il y a eu d'irrégulier dans cette sorte de conférence qui a eu lieu entre M. Malgaigne et M. le rapporteur, en l'absence des autres membres de la commission.

Après quelques paroles très vives échangées entre M. Malgaigne et M. Dubois, d'Amiens, paroles causées évidemment par un malentendu, M. Gibert fait remarquer qu'en présence de l'irrégularité signalée par le secrétaire perpétuel, il y a lieu de renvoyer les réponses à la commission. Ce renvoi est appuyé et la séance est levée à cinq heures un quart.

———

En vertu de la décision prise par l'Académie, la commission de la surdi-mutité s'est réunie de nouveau dans le but de procéder à la rédaction définitive des réponses aux demandes adressées par le ministre. M. Malgaigne, qui s'est adjoint à la commission, a proposé des modifications déjà indiquées dans la séance précédente. Les commissaires ont longuement discuté les termes de ces réponses nouvelles, et quand tout le monde a été d'accord, il a été convenu que M. Piorry, rapporteur, rédigerait le texte définitivement adopté (1).

SÉANCE DU 14 JUIN 1853.

La lettre suivante, adressée à l'Académie par M. Ferdinand Berthier, a été renvoyée à la commission de la surdi-mutité. Nous l'insérons dans son ordre de présentation et d'autant plus volontiers, que ce travail, venant d'un professeur dont la compétence en pareille matière a la plus éclatante notoriété, forme un des documents originaux les plus dignes d'attirer l'attention des personnes qui voudront étudier la question de l'éducation des sourds-muets.

A monsieur le Président et à messieurs les Membres de l'Académie impériale de médecine.

« Paris, le 13 juin 1853.

» Messieurs,

» J'ai l'honneur de mettre sous vos yeux un mémoire dans lequel j'ai cru, fidèle à l'intérêt que j'ai toujours porté aux écoles de sourds-muets, devoir me livrer à quelques développements sur le grave sujet qui attire aujourd'hui toute votre attention. J'ai tâché, non seulement d'y faire ressortir les avantages réels de la mimique et l'utilité tout à fait secondaire de l'articulation, mais de vous faire apprécier surtout les conséquences funestes qui découleraient immanquablement de la proscription de cette belle langue naturelle, seule base solide de l'enseignement de *mes frères*, et avant tout, et par-dessus tout, l'élément le plus décisif de la prospérité croissante et de l'éternelle gloire de notre Institution impériale.

» Je crains seulement d'arriver trop tard, mais des circonstances indépendantes de ma volonté en sont seules cause.

» L'Académie impériale de médecine s'étonnera-t-elle de voir un professeur sourd-muet intervenir un instant dans la discussion beaucoup

_____

(1) La suite a prouvé qu'en l'absence d'une rédaction faite en commun, et dont les termes précis fussent arrêtés, il y a encore eu ici des irrégularités fâcheuses qui ont soulevé de vifs débats entre le rapporteur et les membres de la commission. Nous signalerons ces différences à mesure qu'elles se présenteront.   P. M.

trop prolongée entre la mimique et la parole artificielle, à laquelle a donné naissance une lettre qui lui a été adressée par M. le ministre de l'intérieur dans le but de connaître son opinion sur les résultats possibles du traitement de la surdi-mutité par M. le docteur Blanchet, chirurgien de l'Institution impériale des sourds-muets de Paris ; discussion qui semblait, dès le premier jour, devoir se terminer à la satisfaction générale ?

» L'Académie impériale devra s'en étonner d'autant moins, à notre avis, que, jusqu'à présent, la langue des gestes n'a pas encore trouvé d'avocat sérieux dans cette discussion.

» J'aborde donc hardiment, consciencieusement, la question de l'importance de ce dernier instrument de communication, en l'envisageant (abstraction faite de ma position exceptionnelle de sourd-muet, qui pourrait me rendre suspect de partialité) dans ses rapports avec l'éducation de mes jeunes frères d'infortune, et je proteste d'avance contre toute tendance qu'on me supposerait de repousser les efforts tentés dans des vues louables, si ce n'est pour guérir une si cruelle infirmité, du moins pour en prévenir ou en atténuer les résultats funestes.

» Il y a, dans le sujet qui vous occupe, messieurs, plus qu'une question médicale ordinaire. Il y a surtout une haute question d'humanité et de civilisation, qui réclame toute l'attention, non seulement des médecins, mais des instituteurs, des philosophes, des savants, comme elle préoccupe dans cette démarche celui qu'on veut bien regarder comme le père et le conseil de *ses frères*.

» En d'autres termes, il s'agit de conquérir à la société des hommes, et non des perroquets.

» Fort de l'opinion dont je suis redevable à la carrière d'un long et consciencieux professorat, je tâcherai de vous convaincre que, hors de la méthode que je suis, et qui n'est autre que celle de l'abbé de l'Épée, de l'abbé Sicard, de Bébian, méthode rationnelle, et philosophique avant tout, il n'y a point de perfectionnement intellectuel possible pour nos pauvres sourds-muets, tandis que le maintien de la méthode française est la plus sûre garantie du succès des élèves, et la condition *sine qua non* de la prééminence et de la gloire de notre Institution impériale.

» Presque tous ceux à qui de jeunes sourds-muets ont été confiés, à diverses époques et dans différents pays, ont essayé de leur rendre l'usage mécanique de la parole, s'imaginant, par je ne sais quelle étrange aberration d'esprit, que seule elle avait le privilége de les mettre infailliblement en pleine possession du domaine des connaissances humaines, et en communauté de devoirs et de droits avec le reste de la société. Je ne suis que l'écho modeste de juges plus compétents que moi dans la matière, en me permettant de vous faire remarquer que les tentatives de ces instituteurs, quel que fût d'ailleurs leur mérite, n'ont pas été généralement heureuses. Mais le succès eût-il, au contraire, pleinement justifié leurs espérances, qu'en faudrait-il conclure ? Rien certainement en faveur de la supériorité de la prononciation artificielle sur la mimique, si ce n'est que le *sourd parleur* serait arrivé, je le veux bien, à reproduire fidèlement, admirablement même les mouvements physiologiques de la langue, mais sans pouvoir saisir nettement la valeur des mots qu'on lui adresse, faute d'un fil qui le dirige sûrement dans cet obscur dédale, faute de *signes naturels explicatifs.*

» Jusqu'à l'abbé de l'Épée, la base fondamentale de l'éducation du sourd-muet avait effectivement échappé aux recherches de ceux qui l'avaient précédé dans la carrière, à l'exception toutefois d'un petit nombre de privilégiés, en tête desquels je citerai le savant Wallis, professeur à l'université d'Oxford, auteur du *Traité de la parole ou de la formation des sons.* Eh bien ! malgré la pleine réussite de ces tentatives, que déclare Wallis au docteur Beverly ? Il lui déclare (1) d'une manière absolue qu'il donne la préférence à la mimique, et qu'il persiste à la considérer comme le véritable point de départ du développement moral et intellectuel des sourds-muets.

» Toutefois, c'est surtout à l'abbé de l'Épée, à cet humble apôtre qui fut en même temps un sublime philosophe, qu'il était réservé, non seulement de découvrir dans la langue naturelle de ses fils d'adoption, jusqu'alors dédaignée comme une pauvre recluse, l'heureuse compensation de la perte des deux plus précieuses facultés de l'homme, l'ouïe et l'articulation, mais de tracer encore d'une main puissante une ligne de démarcation entre la mimique naturelle et la parole artificielle.

» En dépit des attaques intéressées de ses antagonistes, cette découverte fut accueillie comme un rayon de lumière céleste par la très grande majorité des instituteurs, qui n'ont cessé, depuis sa mort, de perfectionner à l'envi sa *véritable manière d'instruire les sourds-muets, confirmée par une longue expérience,* œuvre d'un si grand maître. Elle est divisée en deux parties tout à fait distinctes. Dans la première, s'aidant de la mimique, il s'attache spécialement à former l'esprit et le cœur du jeune sourd-muet. Dans la seconde, il aborde, de concert avec l'enseignement de la lecture sur les lèvres, celui de l'articulation qui, d'après cet homme de génie, ne peut être qu'un instrument secondaire d'éducation. Cette dernière partie est, au jugement d'un de ses disciples les plus distingués, ancien censeur des études de notre Institution, Bébian, que nous ne saurions trop citer, un petit chef-d'œuvre de précision et de clarté que doit consulter avec soin quiconque se sent le courage d'entreprendre la même tâche.

» Qu'il me soit permis, messieurs, de vous soumettre, en passant, une

____

(1) *Transactions philosophiques de Londres*, octobre 1698.

doulbe observation de l'abbé de l'Épée et de son successeur immédiat, l'abbé Sicard, au sujet de l'éducation de l'ouïe et de la parole :

» *Apprendre à des sourds-muets à parler*, dit le premier, *ce n'est pas une œuvre qui demande de grands talents : elle exige seulement beaucoup de patience de la part de l'instituteur, et beaucoup de patience aussi et de persévérance de la part de l'élève.*

» Un jour de séance publique, le second s'étant aperçu qu'un assistant s'extasiait à la vue des résultats obtenus par la parole, s'écria en s'adressant à son auditoire : *Messieurs, si la maison pouvait payer des manœuvres pour cette besogne, il n'en sortirait pas un seul élève qui ne sût parler.*

» Ainsi, de ces deux grands hommes, l'un considère l'articulation artificielle comme un jeu de patience ; l'autre comme un labeur de manœuvre. Que dire de plus, sinon qu'il y aurait, non seulement maladresse, mais barbarie, mais crime, à vouloir dépouiller le sourd-muet du seul dédommagement que lui a laissé la nature compatissante, de la source la plus féconde, pour lui, d'épanchements et de consolations, de sa langue mimique, dont il a apporté l'instinct en naissant, quand l'expérience, cette souveraine maîtresse des sciences et des arts, vous prouve que, par cette horrible mutilation, vous coupez sans pitié les ailes à son intelligence souvent si précoce, si ardente et si active ?

» Oh ! quel beau, quel immense, quel intarissable sujet d'études (1) dans cette mimique qui, en dépit de la différence des langues parlées, unit par une seule langue commune, idéologique, tous les sourds-muets du globe, et n'est pas néanmoins appréciée, tant s'en faut, à sa juste valeur, par un trop grand nombre d'esprits superficiels ou prévenus ?

» Le temps et l'espace me manqueraient, messieurs, pour dérouler ici à vos regards le tableau séduisant des merveilles que racontent Quintilien et plusieurs autres auteurs de l'antiquité, de cette langue muette admirée dans tous les temps, par tous les peuples, mais qui constituait surtout une des branches importantes de l'éducation romaine ; de cette langue muette enfin,

(1) J'ai eu occasion de traiter les questions suivantes, proposées en 1839 par le *Congrès historique de France* : *Déterminer le rôle important qu'a joué la mimique chez les peuples anciens, et celui auquel elle pourrait être appelée chez les modernes. — Envisager la pantomime dans ses rapports, soit avec l'enseignement des sourds-muets, soit avec les connaissances humaines.*

J'ai tâché, en outre, de dévoiler les avantages de la mimique, en ce qui concerne l'éducation de nos frères d'infortune, dans mon *Mémoire sur les sourds-muets avant et depuis l'abbé de l'Épée*, couronné en 1840 par la Société des sciences morales, lettres et arts de Seine-et-Oise ; et dans mon dernier ouvrage intitulé : *L'abbé de l'Épée*, etc., etc., *Histoire des monuments élevés à sa mémoire à Paris et à Versailles* (1852).

comprise du nord au midi, du levant au couchant, parce qu'elle porte avec elle l'empreinte de l'organisation humaine qui ne varie pas.

» Faudra-t-il vous rappeler que les savants de tous les pays ont vainement poursuivi durant des siècles le problème d'une langue universelle, et que Descartes et Leibnitz, eux-mêmes, ont échoué dans leurs recherches, après avoir longtemps bercé le monde de l'espoir de cette découverte? Eh bien ! cette langue universelle si laborieusement, si infructueusement cherchée, si solennellement promise, elle existe, messieurs, sous vos yeux, tout autour de vous, c'est l'humble mimique des sourds-muets. Pourquoi, sans la connaître, la rejeter dans un coin, d'une main dédaigneuse, comme un instrument inutile? Pourquoi ne pas l'étudier plutôt ? Pourquoi ne pas la cultiver, si ce n'est avec amour, du moins sans prévention? Ah ! croyez-le bien, seule elle vous donnera la clef de toutes les langues, car elle n'est pas, tant s'en faut, ainsi que se l'imaginent certains esprits qui l'ignorent, circonscrite dans l'étroite sphère des objets sensibles ; elle se prête encore merveilleusement aux peintures les plus exactes, les plus minutieuses du monde intellectuel et moral.

» Aussi, grâce à ce précieux instrument, aidé de l'étude philosophique de la langue, il n'est pas de science si abstraite que l'intelligence du jeune sourd-muet n'aborde, et dont il ne se joue; il n'est même pas d'écrivain, poëte ou prosateur, qu'il ne puisse traduire avec autant de facilité que de bonheur. Qu'on le remarque bien, la langue des gestes, cette fille aînée de la pensée, loin de s'assujettir aux lois capricieuses de nos langues artificielles, ne fait que suivre la marche régulière et même les contours logiques de l'esprit humain. Et que de secrets admirables ne révèle-t-elle pas au regard attentif de celui qui veut l'étudier sérieusement !

» A ce propos, je ne puis résister à la tentation de reproduire ici les propres expressions d'un estimable auteur du dernier siècle, de Marmontel : « La pantomime, dit-il, parle aux yeux un langage plus passionné que » la parole; elle est plus véhémente que l'éloquence même ; et aucune langue » n'est en état d'en égaler la force et la chaleur. »

» Marmontel a raison, messieurs, le langage naturel seul, cet idiome national du sourd-muet, peut permettre à ceux qui entreprennent son éducation de porter la lumière dans son esprit avide de savoir. Faute de l'avoir étudié à fond, on aura beau étaler dans sa chaire une érudition pédantesque, on y perdra son latin (qu'on me passe l'expression). Possédez-le donc avant tout, vous qui voulez consacrer votre vie entière et toutes les puissances de votre âme à poursuivre la belle œuvre de l'abbé de l'Épée. C'est l'unique moyen d'épargner bien des méprises graves à votre élève, et de vous épargner à vous-même bien des tâtonnements inutiles. La forme ordinaire de la pensée du sourd-muet, si vous avez le courage de l'étudier, vous convaincra surabondamment de cette nécessité. Là surtout se trouve engagée, il faut le dire publiquement, la plus grande responsabilité morale du maître.

» Mais, m'objecteront les partisans exclusifs de la prononciation, la méthode allemande, c'est le progrès, c'est l'avenir, tandis que la méthode française stationnaire ou même rétrograde, c'est la routine, c'est le passé, c'est la barbarie.

» Voilà ce que j'appelle, moi, des phrases creuses qui ne prouvent rien et ne peuvent servir qu'à embrouiller une question fort simple et naturellement fort claire, car elle se réduit uniquement à rechercher de bonne foi sur quelle base doit reposer l'édifice intellectuel du sourd-muet.

» Or, comme l'ont prouvé les instituteurs du premier ordre, l'association des idées et des sons ne s'opère pas d'une manière plus intime que celle des idées et des mots. La mimique (1), à leur avis encore, exerce, avec des caractères même bien plus saisissants, sur l'esprit du jeune sourd-muet, autant d'influence que la parole sur celui de l'enfant qui en est doué, c'est-à-dire que l'une et l'autre servent également d'intermédiaire pour y faire jaillir la clarté.

» Donc, il est incontestablement avantageux d'instruire les sourds-muets par des caractères écrits, toujours accompagnés de signes sensibles, comme on instruit les autres hommes par la parole et par les gestes qui l'interprètent.

» J'accorde que vous réussissiez à faire parler les sourds-muets, mais jamais cette parole artificielle ne sera aussi claire, aussi intelligible que celle dont la nature a doué les autres hommes. Elle aura, en outre, l'inconvénient grave de ne pouvoir être obtenue, tout imparfaite qu'elle sera, qu'aux dépens de l'instrument intellectuel qu'elle faussera. Agir de la sorte est aussi absurde que de vouloir, à tout prix, faire d'un sourd-muet un Barroilhet ou un Liszt, un ténor ou un pianiste.

» Quels fruits l'articulation (2) a-t-elle portés dans notre Institution impériale depuis qu'elle y a été introduite et en dépit des réclamations incessantes dont elle a été l'objet? A-t-elle mieux répondu aux espérances qu'on en avait d'abord conçues? J'invoque avec confiance les expériences réitérées auxquelles se sont livrés les membres du Conseil supérieur et de la Commission consultative de l'établissement.

» Aujourd'hui que tout le monde a éprouvé depuis longtemps la valeur et la portée réelle de cette articulation si vantée comme une manne intellectuelle, comme une langue de feu descendue sur la tête du sourd-muet, il faudrait être fou, sinon charlatan, pour s'opiniâtrer à lui assigner le premier rôle dans l'éducation de cet infortuné! Chaque jour vient nous appor-

(1) Voyez la note A.
(2) Voyez la note B.

ter de nouveaux faits qui corroborent cette opinion, à l'heure qu'il est, généralement admise, que désormais la parole ne peut plus être sérieusement enseignée chez nous avec quelques chances de succès qu'au moyen de la mimique, cet admirable instrument de communication dont la nature bienfaisante a doté nos frères, et qui seul a le pouvoir de leur faire supporter avec courage et résignation la privation douloureuse des deux plus puissants organes de la pensée humaine.

» Tout considéré, à quoi bon s'obstiner sans cesse à vouloir mettre aux prises la parole artificielle et la mimique quand le peuple sourd-muet, cette portion si intéressante de la grande famille humaine, secoue à peine les langes du berceau et ouvre à peine les yeux aux premières lueurs de son émancipation morale? Pourquoi, au lieu de compromettre ainsi, par de brutales innovations, les destinées d'un établissement qui jouit depuis longues années d'une réputation si justement acquise, ne pas se borner à y conserver pieusement ces saines traditions des abbés de l'Épée et Sicard, auxquelles une main téméraire ne saurait toucher sans amener la ruine totale de l'avenir *intellectuel* des sourds-muets?

» Est-ce qu'on pense, par hasard, pouvoir impunément démolir à son gré un bel édifice sous le prétexte ambitieux qu'on se croit plus habile que le grand architecte qui l'a élevé?

» Il est aujourd'hui généralement reconnu par tout le monde, sauf par quelques gens superficiels ou malintentionnés, que l'articulation ne saurait être, dans l'enseignement du sourd-muet, que d'une utilité tout à fait SECONDAIRE, et seulement dans les cas qui deviennent de plus en plus rares avec le progrès croissant des lumières, où il y a nécessité de se faire entendre d'un parlant qui ne sait ni lire ni écrire.

» Mais qu'on s'attache opiniâtrément à en faire l'application exclusive à tout un enseignement régulier et complet, c'est là, je le répéterai sans cesse, de la folie; plus que de la folie, c'est de la cruauté, c'est de la tyrannie. Contemplez, en effet, un instant avec moi, cet instituteur à l'esprit étroit, réunissant, de gaieté de cœur, tous ses efforts de vandale pour dépouiller son élève des avantages qu'offre, à son intelligence active, la nature seule, si ce n'est une autre méthode, et pour le réduire sans merci à torturer des journées entières sa langue, à fatiguer sans relâche ses poumons et son gosier, afin d'arriver à pousser des accents rauques, sauvages, inintelligibles presque toujours; voyez le professeur enseigner gravement à l'enfant l'art admirable de lire la parole sur les lèvres d'un interlocuteur, comme s'il était toujours facile de démêler des mouvements si rapides, si fugitifs, comme si, enfin, trop souvent deux mots prononcés d'une manière identique n'avaient pas deux sens diamétralement opposés. Arrière! arrière une bonne fois pour toutes, ces impitoyables expérimentateurs! Car tel est l'ennui, je dirai même la répugnance, le dégoût que nos jeunes sourds-muets éprouvent également pour cet exercice, qui leur paraît bizarre et dont ils ne comprennent pas le but, qu'on les voit toujours revenir à leur langage favori, au langage des gestes, malgré la persistance des maîtres spéciaux qui se sont faits les champions de la méthode allemande, méthode qui, disons-le en passant, a été condamnée dans le dernier siècle, aux applaudissements unanimes d'un public éclairé, par l'Académie de Zurich au jugement de laquelle la méthode de l'abbé de l'Épée avait été soumise à l'occasion de son procès littéraire avec Heinicke, directeur de l'école des sourds-muets de Leipsick.

» D'ailleurs, à considérer la lecture de la parole (1) au point de vue pédagogique, cet exercice suppose nécessairement chez l'élève la connaissance préalable de la langue dans laquelle les mots sont articulés. Qui, dès lors, osera nous affirmer, la main sur la conscience, qu'il est possible de procéder à ce genre d'enseignement sans jamais appeler la mimique à son secours ? Personne, assurément, à moins que le charlatanisme ou l'intérêt n'y entre pour quelque chose.

» Cela posé, qu'en conclure, sinon qu'il est bien et dûment avéré que, dans l'instruction du jeune sourd-muet, la langue des gestes doit être la compagne inséparable de la parole, comme elle l'est presque toujours, à leur insu, dans le langage des parlants ?

» Sans avoir besoin de citer, à l'appui de mon raisonnement, le témoignage de Fénelon, qui pensait que, *dans les éclaircissements qu'on donnait aux enfants ordinaires, il fallait que les paroles fussent aidées des tons et des GESTES*, je ne puis que m'associer avec bonheur aux raisons irrésistibles par lesquelles un de vos premiers orateurs, M. Jules Guérin, a prouvé le fait nécessaire de l'intervention de la mimique naturelle dans une foule de circonstances.

» L'exclusion de la mimique est donc une absurdité, une barbarie, un crime de lèse-humanité.

» Veut-on apprécier comparativement la portée de la langue des gestes et celle de l'articulation dans l'enseignement du jeune sourd-muet ?

» C'est ici surtout qu'il importe que la religion du juge ne puisse pas être mise en défaut ; car, à entendre tel ou tel maître de prononciation allemande, l'accès de son école est sévèrement interdite à la langue des gestes. Et cependant, on le surprend sans cesse recourant, malgré lui, à cet instrument indispensable pour se faire mieux comprendre de ses élèves.

» Il est superflu, sans doute, d'insister sur ce point important, que ce n'est qu'à contre-cœur que presque tous nos enfants acceptent de pareilles leçons, et qu'à peine se voient-ils hors de la classe, qu'ils recommencent à s'entretenir de préférence en langage mimique.

» On veut, ne cessent-ils de répéter dans leur énergique pantomime,

(1) Voyez la note C.

nous montrer au public comme des bêtes curieuses ; c'est une humiliation à laquelle nous sommes fort sensibles, et pourtant il nous faut donner à nos condisciples l'exemple de l'obéissance, sauf à fouler aux pieds cette maudite articulation à la première lueur de liberté que nous pourrons reconquérir.

» Préoccupé que je suis d'une foule de considérations que soulève le problème qui se débat parmi vous, je me contenterai de faire un appel aux lumières et à la conscience de quiconque s'est livré à l'étude approfondie des diverses méthodes qui se partagent l'éducation des sourds-muets. Qu'il me suffise d'appeler votre examen attentif sur les citations qui terminent ce mémoire.

» Est-ce que par hasard on aurait la prétention d'imputer exclusivement à l'emploi journalier de la mimique les défauts que l'on peut remarquer dans le style des élèves actuels de nos institutions spéciales ?

» Mais ai-je donc besoin de m'évertuer à vous faire toucher du doigt le peu de solidité d'une pareille objection ?

» Comme je crois l'avoir démontré plus que suffisamment dans ma *Réfutation de l'opinion de feu le docteur Itard, relative aux facultés intellectuelles et aux qualités morales des sourds-muets*, les défauts signalés tiennent, selon moi, à deux principales causes : 1° à ce que nos enfants ne sont admissibles que beaucoup trop tard dans notre école, c'est-à-dire à 10, 12 et même 16 ans ; 2° à ce que la durée de leur séjour dans l'établissement est infiniment trop limitée (tous ceux qui se sont occupés de la matière le confessent), comparativement aux exigences particulières de leur triste position, toute l'habileté des professeurs échouant contre cet obstacle. Ajoutons enfin, pour rendre un dernier hommage à la vérité, que les progrès des élèves dépendent autant du parti que le maître sait tirer de leurs dispositions que de la sagesse des vues qui dirigent en général la marche de l'enseignement.

» Il nous reste à purger notre école d'une accusation lancée sur elle un peu trop à la légère, pour ne rien dire de plus, du haut de la tribune de votre Académie.

» On lui a reproché de sacrifier en grande partie les facultés rudimentaires de l'ouïe et de la parole, au lieu de leur imprimer, comme ce serait pour elle un devoir, tout le développement dont elles sont susceptibles.

» L'historique de notre enseignement oral depuis l'abbé de l'Épée jusqu'à nos jours répond péremptoirement à une imputation aussi peu fondée. A Dieu ne plaise cependant que nous prétendions que l'on ait également réussi avec tous les sujets qui fréquentent notre cours d'articulation. Mais ce qui se passe journellement sous nos yeux, doit suffire pour nous donner la juste mesure des brillants résultats que l'on attribue à la méthode allemande.

» La meilleure présomption que je puis invoquer en faveur de la mimique, indépendamment des raisons générales qu'il ne m'a été donné de déduire qu'à la hâte, résulte de ce fait évident que l'instruction *à priori* du sourd-muet par l'articulation ressemblera toujours à celle du perroquet, tant que l'on n'y aura pas fait intervenir sa langue naturelle ; et que tout ce qu'on livrera aux procédés vocaux sera autant d'enlevé à son intelligence.

» Pourquoi donc remettre tout aujourd'hui en question quand une expérience de plus d'un demi-siècle a donné gain de cause à la langue que Dieu a donnée à nos frères ? A quoi, dès lors, nous ont servi les efforts héroïques que le génie, secondé par le plus admirable dévouement, s'était imposés pour faire triompher la cause sainte de la vérité ? Oui, je le déclare avec une amère douleur, l'avenir *intellectuel* de nos pauvres enfants me semblerait sinon perdu, du moins fort compromis si les partisans du langage artificiel l'emportaient dans cette question décisive.

» *Conclusion.* — Dans le double intérêt de la tendance spontanée des facultés des jeunes sourds-muets à l'analogie et de leur instruction proprement dite, il importe que la mimique reste éternellement debout dans nos écoles, non pas, à Dieu ne plaise, comme but spécial de l'éducation de nos enfants, mais comme son instrument indispensable, *unique*, bien entendu toutefois que l'instituteur devra s'appliquer avec un soin constant à entretenir chez eux l'habitude de la langue écrite.

» L'articulation et la lecture sur les lèvres ne sont que des moyens SECONDAIRES dont il ne convient d'user, disent les instituteurs du premier ordre, qu'avec beaucoup de ménagement, n'y exerçant que les élèves qui y sont jugés aptes, se gardant bien de l'imposer à tous et de contraindre particulièrement à l'essayer ceux qui montrent pour cette spécialité une aversion invincible.

» Veuillez bien, messieurs, le remarquer, la vie ou la mort de notre institution et de ses sœurs dépend de votre décision. Vous ne voudrez point exposer à des chances certaines de dépérissement et de dissolution une école modèle (car c'est de ce titre que toutes les écoles françaises et même étrangères saluent encore celle de Paris), qui, grâce au génie puissant de son vénérable fondateur, était, jusqu'à ce jour, sortie victorieuse de tous les obstacles que lui avaient suscités l'incrédulité et l'envie, compagnes ordinaires des préjugés et de l'ignorance, et d'où est parti le signal de l'émancipation morale et intellectuelle de nos frères d'infortune.

» C'est intimement convaincu de la supériorité de la méthode française sur la méthode allemande que je m'honore de me dire avec la plus haute considération, messieurs, votre bien dévoué serviteur,

» Ferdinand BERTHIER,
» Doyen des professeurs de l'Institution impériale
des sourds-muets de Paris. »

NOTES.

(A) *Mimique.*

« .... Quand il s'agit de faire sentir aux sourds-muets les nuances légères qu'une expression heureuse ou un tour ingénieux donne à la pensée, l'analyse grammaticale est impuissante, et toutes les délicatesses du style se noient et disparaissent dans les périphrases explicatives. Mais la richesse, la flexibilité du langage mimique peuvent rendre sensibles aux yeux toute l'énergie comme toute la finesse de la pensée, toutes les grâces, toute l'élégance des tours et des expressions.

. . . .

» Par le simple langage des gestes, on peut donner au sourd-muet toutes les connaissances dont il a besoin, avant même qu'il ait appris la langue écrite.

» Par la parole, vous ne pouvez lui rien enseigner, qu'il ne sache préalablement la langue, qui est votre instrument d'instruction. Or, de toutes les connaissances, c'est, pour le sourd-muet, la plus longue et la plus difficile à acquérir ; et comme pour interpréter la parole, vous n'avez guère que la parole, il arrivera que nombre de vos élèves, après cinq ans d'étude, n'ayant pu apprendre suffisamment la langue, n'auront pu, par conséquent, rien apprendre. »

(*Examen critique de la nouvelle organisation de l'enseignement dans l'Institution royale des sourds-muets de Paris*, par Bébian, ancien censeur des études de cet établissement.)

« Les gestes sont le langage naturel du sourd-muet, celui à l'aide duquel il manifeste ses premières pensées, ses premiers sentiments, celui auquel il recourt le plus volontiers. C'est par là que l'instituteur est le plus intimement en communication avec son élève. Ce sera donc le pivot autour duquel tournera tout l'enseignement, et ce serait gratuitement se priver du plus puissant moyen d'éducation, que de chercher à le comprimer. Aucun autre moyen ne saurait remplacer ce langage, ni donner à l'instituteur une action aussi puissante sur l'âme du sourd-muet. Mais pour laisser à ce langage toute sa puissance, il faut en respecter le génie, et le manier avec facilité ; il faut surtout s'être mêlé aux jeux, aux récréations des sourds-muets, avoir vécu de leur vie, avoir surpris leurs gestes dans leur intimité. »

(*Annales de l'éducation des sourds-muets et des aveugles*, par M. Ed. Morel, directeur de l'Institution impériale des sourds-muets de Bordeaux, 7e vol., n° 2, page 92).

« .... Il faut, pour apprendre plus vite une langue quelconque, s'aider de celle que l'on possède déjà. Le sourd-muet, lorsqu'il arrive à l'école, en parle une ; à la vérité elle est peu développée, mais telle qu'elle est, elle doit donc l'aider à acquérir l'intelligence de celle qui est en usage autour de lui.

« La conversation et la lecture sont les seuls moyens d'acquérir une langue par l'usage. Puisque le premier moyen n'est guère facile au sourd-muet, il faut le mettre en possession du second le plus promptement possible. »

(*Extrait d'un cours d'instruction*, par M. l'abbé Chazottes, directeur de l'Institution des sourds-muets de Toulouse.)

(B) *Articulation.*

« .... Personne ne s'est attaché plus que moi, dit Bébian dans son *Examen critique de la nouvelle organisation de l'enseignement dans l'Institution des sourds-muets de Paris*, à démontrer par des preuves plus décisives combien il est absurde , ridicule, tyrannique de vouloir baser l'enseignement des sourds-muets sur la parole, de choisir directement la faculté qui leur manque pour principal instrument de leur instruction, faculté que l'art ne peut rendre qu'à la moitié d'entre eux, et toujours d'une manière incomplète.

. . . .

« .... Dans toutes les séances publiques, on fait paraître un certain nombre d'élèves qui viennent hurler en présence de l'assemblée quelques cris sauvages , rauques ou glapissants qu'on décore du nom de parole , et que le maître est obligé de traduire en langage humain pour les rendre intelligibles.

. . . .

« Mais à quoi lui servira la parole que vous lui aurez apprise si péniblement, s'il est destiné à aller vivre dans les montagnes de l'Auvergne, dans les campagnes du Languedoc, de l'Alsace ou de la Bretagne ? Il finira peut-être par prononcer quelques mots du patois de sa province. C'est bien quelque chose, j'en conviens ; mais ce serait acheter trop cher un si faible avantage que de le payer de cinq ou dix ans d'étude , et d'un temps qui aurait pu être bien plus fructueusement employé.

. . . .

« Faire parler les muets, dit-on souvent encore, n'est-ce pas une sorte de prodige ? Ce prétendu prodige n'a rien cependant qui soit si digne d'admiration. Les organes de la parole ne sont pas autrement conformés dans le sourd-muet que dans les autres hommes : il ne parle point parce qu'il n'a pas entendu, et que sa langue ne peut imiter des sons qui ne sont point parvenus jusqu'à l'oreille. Mais vous pouvez lui faire voir la position et le mouvement qu'il faut donner à la langue, aux lèvres et à la gorge : ces organes, une fois convenablement disposés, la voix qui les traverse en sortant du poumon produit le son désiré, que celui qui le profère s'entende ou ne s'entende pas : c'est un instrument de musique qui répond fidèlement aux doigts de l'artiste. »

(Eloge de Charles-Michel de l'Epée, par Bébian.)

« ...... J'ai assez démontré, dit cet instituteur éminent dans l'*Essai sur les sourds-muets et sur le langage naturel* (1817) et dans le *Journal des sourds-muets*, combien pareille tentative est insensée et tyrannique ; mais aussi, par compensation, combien elle est impuissante. Entrez dans une école de sourds-muets : quelle expression dans leur physionomie, quels gestes rapides, quelle vivacité, quelle énergie dans leur pantomime! Ces enfants si vifs, si gais, si pétulants, figurez-vous-les tout à coup droits, roides, immobiles comme des statues, rangés en rond, tablettes en main, l'œil fixe, cherchant péniblement les traces d'une pensée sur les lèvres grimaçantes d'un de leurs camarades, qui se consume en stériles efforts pour exprimer par la parole ou sur sa tablette quelques idées qu'un geste eût fait jaillir comme un éclair à tous les yeux.

» Est-il autorité humaine qui puisse obtenir pareille victoire sur la nature et exercer si horrible violence sur la pensée? Autant vaudrait essayer de pétrifier l'intelligence et de solidifier la pensée. »

(C)

» On apprend bien à parler à des perroquets ; on paraît même réussir à faire comprendre la parole à des chiens : que dis-je? il n'y a pas jusqu'à des machines parlantes qui n'aient été inventées. Les écoles de tous les temps et de tous les pays ont d'ailleurs mis au monde des sourds-muets parlants ; mais toujours et pour cause, on a omis de constater régulièrement l'état antérieur.

» La vraie, la grande méthode pour faire parler des sourds-muets de naissance consiste à pénétrer jusque dans leur âme à l'aide des signes parfaits qu'on leur fait toucher et voir, et à inoculer en eux une parole toujours en rapport avec le talent de l'instituteur, la situation antérieure des sujets, leurs dispositions. C'est un fait, que les plus beaux succès ont toujours été dus au meilleur emploi des signes s'effaçant à mesure que la parole arrive. »

(*Opinion de M. Piroux, directeur de l'Institution des sourds-muets de Nancy, sur l'établissement de M. Dubois à Paris.*)

Lecture sur les lèvres.

« Quel est l'instituteur de sourds-muets, quel est l'homme de sens qui ne sache par expérience, qui ne reconnaisse par le plus simple raisonnement, que le sourd-muet, même le plus habile à lire la parole sur les lèvres, ne peut la comprendre qu'autant qu'elle lui est adressée directement, en face, de près, en courtes phrases familières, lentement, distinctement articulées ? Il n'est point de sourd-muet, quelque habile qu'on le suppose, qui puisse suivre sur les lèvres un discours d'une page.

» ..... Accordons que le sourd-muet puisse démêler et saisir sans hésitation dans les mouvements fugitifs des lèvres tous les sons et toutes les articulations. Il faudra encore qu'il affecte à chacun de ces sons l'orthographe qui lui convient par rapport au mot dont il fait partie. Chaque son, dans notre langue, s'écrit de plusieurs manières, et le sourd-muet ne comprend que les mots correctement écrits. »

(Examen critique de Bébian.)

On lit ce qui suit dans une brochure intéressante que vient de publier M. Rambasson, ancien directeur de l'Institution des sourds-muets de Chambéry, sous le titre de : *Langue universelle, langage mimique, mimé et écrit*, etc. :

« .... Ce qui a fini, dit-il, par nous dégoûter de l'enseignement de la parole, c'est la visite que nous avons faite à un établissement si fort vanté par les feuilles publiques, que nous pensions presque que l'habile professeur avait le don de dire, *Ephpheta*, et d'être obéi. Mais, hélas ! quel désappointement ! sur une dizaine d'enfants, à peine un ou deux étaient intelligibles ; les autres, avec des contorsions affreuses et qui faisaient mal à voir, ne produisaient que des sons rauques et indé- chiffrables. Nous ne nommons pas cet établissement, de crainte de nuire au dévoué directeur qui nous l'a ouvert avec bienveillance et dont les efforts ne peuvent que perfectionner l'art pour le petit nombre d'élèves capables de la parole. »

— M. Piorry donne lecture de la seconde conclusion du rapport :
Deuxième demande ministérielle. « Le ministre demande si d'autres sourds-muets n'ont pas conservé l'usage de la parole, et ne seraient pas susceptibles d'acquérir la faculté de la lire sur les lèvres, quoiqu'ils soient atteints d'une surdité incurable.

M. Piorry lit la réponse de la commission, dans laquelle il a modifié quelques mots (1) ; la voici :

(1) Ces modifications faites, personne n'en doute, dans un but de con-

« La possibilité de lire sur les lèvres est une faculté commune à un très grand nombre de sourds-muets (la commission a dit *tous*), et sert de fondement à l'instruction de ces infortunés dans les écoles allemandes et à Paris dans l'institution de M. Dubois.

» Quant à l'articulation de la parole, elle peut, toutes choses égales d'ailleurs relativement à l'intelligence de ces élèves, être obtenue à un degré d'autant moins imparfait que l'action de parler était primitivement moins complétement abolie. »

— M. MALGAIGNE réclame la rédaction exacte de la commission ; il n'y avait point « faculté commune *à un très grand nombre*, mais *à tous les sourds-muets.* »

— M. J. GUÉRIN combat encore ces conclusions comme entachées d'inexactitude et d'injustice envers M. Blanchet.

— M. LONDE demande qu'on retranche la mention qui est faite d'une *institution* particulière.

— M. CAZEAUX, au contraire, tient à cette mention nominale, pour montrer que la méthode de M. Blanchet n'existe pas, et que l'enseignement oral ne lui appartient pas.

Après un débat assez animé, auquel prennent part plusieurs orateurs, notamment M. Baillarger, membre de la commission, les amendements sont mis aux voix et rejetés, et la rédaction adoptée ainsi en remplaçant le mot *très grand nombre* par le mot *tous* (1), et par le mot *diverses institutions* la mention spéciale de l'institution Dubois.

Troisième question ministérielle. « La commission sera priée d'examiner si les élèves de cette dernière catégorie ne pourraient pas recevoir quelque notion du son par les nerfs de sensibilité générale, comme l'indique le docteur Blanchet. »

Réponse. « Les mouvements vibratoires des corps qui constituent la condition physique de la notion du son, chez les sujets possédant le sens de l'ouïe, ne peuvent jamais donner une telle notion aux sujets privés de ce sens.

» Mais, ainsi qu'il est généralement connu en physiologie et en

ciliation, ont rendu cette partie de la séance très agitée ; il a été fort difficile de s'entendre sur la portion du texte appartenant au rapporteur ou à la commission mixte dont M. Malgaigne était devenu membre, mais enfin ce débat s'est terminé comme nous l'indiquons plus bas.   P. M.

(1) M. Ferrus, qu'une indisposition retenait chez lui pendant cette séance, s'était proposé de réclamer par écrit contre ce mot *tous*. Nous regrettons de n'avoir pas reçu à temps ce travail qui, venant d'un savant aussi compétent en pareille matière, eût offert un grand intérêt.   P. M.

pathologie, ces mouvements vibratoires produisent sur les organes de la sensibilité tactile une impression et une notion spéciales que les sourds-muets peuvent mettre à profit dans un certain nombre de circonstances. Ce moyen d'instruction a été proposé et se pratiquait antérieurement aux recherches de M. Blanchet à ce sujet. »

— M. Bouvier : La parole entraînante de M. Bérard m'a tenu sous le charme, comme chacun de nous, tout le temps qu'a duré sa brillante allocution. Revenu de cette sorte de fascination, j'ai dû me demander si ses déductions étaient rigoureuses, si leur point de départ était irréprochable, si les conséquences s'accordaient pleinement avec les prémisses.

Notre honorable président vous a exprimé chaleureusement ses inquiétudes, ses convictions, sur le résultat du vote de l'Académie, si elle adoptait la réponse de la commission à la troisième question de M. le ministre. Toute l'argumentation de M. Bérard est fondée sur la rédaction de cette question, ainsi conçue :

» Examiner si les élèves atteints de surdité incurable ne pourraient pas recevoir *quelque notion du son* par les nerfs de sensibilité générale, comme l'indique M. Blanchet. »

Cela équivaut, selon notre honorable collègue, à demander si l'on peut entendre par la peau sans le secours de l'organe de l'ouïe. Il ne lui a pas été difficile de prouver que ce serait là une *énormité*, une hérésie, un contre-sens physiologique.

L'interprétation de notre président me paraît simplement montrer jusqu'où peut aller la distraction des esprits les plus éminents.

Qu'est-ce que le son? dit en effet M. Bérard. Ce n'est pas le mouvement vibratoire des corps ; *c'est ce mouvement vibratoire passant par le nerf acoustique sensible;* c'est la sensation qui en résulte. Comment admettre dès lors que les impressions tactiles, transmises par les nerfs de sensibilité générale, que les sensations qu'elles produisent, puissent donner la moindre notion du *son*, qui est le propre de la sensibilité spéciale du nerf acoustique et de l'appareil merveilleux qui l'enveloppe?

Qu'est-ce que le son? dirai-je à mon tour. Les anciens physiciens, Nollet, Brisson, Beudant, Haüy, les physiologistes même, dans le siècle dernier, désignaient par là, non la sensation du son, mais le mouvement vibratoire qui la détermine. C'est l'acception admise par Lecat; c'est celle que reconnaît un auteur justement apprécié de notre honorable président, le grand Haller, lorsqu'il dit : *Sonus est tremor ; sonum hic non dicimus mentis sensationem,* etc.

Il est vrai que la définition contraire, qui n'était, en 1800, que celle de Cuvier, de Richerand, a prévalu depuis, et qu'elle est maintenant généralement adoptée par les physiologistes et par les physiciens eux-mêmes. Mais l'autre acception du mot n'a pas pour cela péri. J'en appelle, sur ce point, de notre honorable président, de l'éloquent auteur du discours auquel je réponds, au brillant professeur de physiologie de la Faculté. M. Bérard ne dit-il pas à ce nombreux auditoire, avide de ses moindres paroles, que le son se *produit* de telle ou telle manière, se *transmet* à travers divers milieux, se *propage* suivant certaines lois, se *réfléchit* dans certaines circonstances, qu'il jouit d'une *vitesse* déterminée, etc.? Müller, ni aucun autre physiologiste, ne tiennent un langage différent. N'est-il pas évident que le son est, dans ce cas, la vibration des corps, cause de la sensation et non la sensation elle-même?

Cette expression a donc deux significations, comme je le disais en 1830, alors qu'émule de M. Bérard, j'aspirais à cette chaire de physiologie aujourd'hui si bien remplie. Je le disais d'après mon maître, M. Magendie, qui n'a pas négligé d'indiquer les deux acceptions dans son *Traité de physiologie.*

Est-ce là un vice de langage? Non ; c'est tout simplement une métonymie, un de ces tropes, d'un usage continuel, dont toutes les langues fourmillent.

Cet Amman, qu'a cité notre collègue, est encore plus hardi dans son langage, qu'il pousse jusqu'à la métaphore, lorsqu'il dit, à l'occasion du mouvement de tremblement que les sourds-muets perçoivent dans le larynx pendant la production de la voix, qu'il est en quelque « sorte *leur organe de l'ouïe* ou du moins leur en tient lieu » N'était-ce pas dire aussi qu'ils recevaient par là la *notion* du son, c'est-à-dire du mouvement vibratoire de l'organe? Et personne sera-t-il tenté d'accuser sérieusement Amman de confondre ici la sensation auditive du son avec l'impression tactile des vibrations sonores?

« Le sourd, dit M. Esquiros (1), que son oreille n'avertit pas du » danger *entend* par la plante des pieds....... On peut dire que chez » lui le sens de l'ouïe se trouve répandu à la surface des organes. » Fera-t-on un crime à cet auteur, qui s'est inspiré, comme on sait, des lumières de savants professeurs des sourds-muets, lui fera-t-on un crime d'avoir coloré son langage de ce style métaphorique? Prétendrait-on qu'il attribue réellement au sourd-muet une *sensation du son* par la peau, toute semblable à celle que nous éprouvons par l'oreille? Si l'on avait cette idée, tout le reste de l'article le démentirait; on y verrait que M. Esquiros veut dire simplement qu'outre la faculté d'entendre par les oreilles, nous possédons

(1) *Revue de Paris,* 1844.

d'autres « moyens de percevoir les *vibrations* sonores, » auxquels nous ne faisons pas attention, tant que le sens de l'ouïe est intact, et que, là où ce sens manque, l'âme peut, jusqu'à un certain point, le suppléer par un autre, comme l'a si bien expliqué M. Bérard.

M. le ministre n'a pas été si loin : son langage, ou celui du médecin dont il a reproduit les termes, ne prêterait à l'équivoque, ne tomberait dans le ridicule, que pour qui s'obstinerait à vouloir traduire, *dans tous les cas*, le mot de *son* par *sensation du son*. Mettez, au contraire, au lieu de cette expression de *son*, celle de *vibrations des corps sonores* (et je soutiens qu'il n'est pas permis d'entendre cette rédaction autrement), et à l'instant même la question de M. le ministre ne laisse plus la moindre prise à une critique qui n'est qu'une véritable logomachie. Cette question, ainsi comprise, se réduit, en effet, à demander à l'Académie si les sourds incurables ne pourraient pas *recevoir quelque notion* des vibrations sonores des corps, non *de la sensation auditive du son*, par les nerfs de sensibilité générale (1).

L'ouvrage de M. le docteur Blanchet, cité par notre honorable président, ne donne pas un autre sens à ce phénomène si curieux de l'impression tactile des vibrations sonores. Si l'on y trouve (t. II, p. 404) qu'il y a « *deux espèces d'audition*, la perception du son par » le nerf auditif et la perception *des ondes sonores* par les nerfs sen- » sitifs, » le mot d'*audition* n'implique nullement, dans cette phrase, identité entre les deux genres de perception signalés par l'auteur. Ce n'est qu'une métaphore semblable à celles que je rappelais tout à l'heure, et s'il est vrai qu'il eût peut-être mieux valu, pour éviter toute équivoque, remplacer cette expression d'*audition* par celle de *perception des vibrations des corps sonores*, qui lui était équivalente dans la pensée de l'auteur, le reste du chapitre montre clairement la différence qu'il fait, comme tout le monde, de la *perception auditive* et de la *perception tactile* des mouvements vibratoires des corps.

Ces explications suffiront, je pense, pour faire voir que ni M. le ministre, ni la commission, ni M. Blanchet, n'ont exposé l'Acadé-

---

(1) Cette interprétation est évidemment beaucoup plus bienveillante que juste. Il suffit de voir ce que fait M. Blanchet, quel parti il prétend tirer des vibrations de son acoumètre, combien il compte sur cet instrument afin de réveiller la sensibilité de l'oreille de nos sourds-muets pour mettre à néant ce laborieux plaidoyer de M. Bouvier. Le docteur Blanchet se sert de la musique et non pas peu de tropes, de métaphores, de métonymies et autres figures de rhétorique qui jouent un si grand rôle dans le discours de son défenseur officieux.   P. M.

mie à encourir le ridicule, à rendre une décision *que la spéculation pourrait exploiter*. De toutes ces accusations, il ne restera qu'un charmant discours de plus du professeur éloquent, du savant physiologiste, du brillant académicien, que nous possédons parmi nous.

Le premier paragraphe de la nouvelle réponse de la commission et de M. Malgaigne à la troisième question reproduit la rédaction proposée par notre honorable président, pour protester contre le sens qu'il attribuait à la question de M. le ministre. D'après ce que je viens de dire, cette protestation est superflue, et la phrase qui la contient n'exprime plus dès lors qu'un de ces axiomes incontestables et incontestés, qu'il n'est ni nécessaire, ni dangereux de rappeler. C'est dire que je serais disposé à en voter la suppression, mais que je ne m'oppose pas formellement à son maintien.

Le second paragraphe de cette même réponse, concertée entre la commission et M. Malgaigne, semble empreint d'un sentiment qui s'est manifesté plusieurs fois dans la discussion, et qui tendrait à amoindrir le plus possible, sinon à effacer complétement, tout ce qui pourrait faire allusion aux recherches de M. Blanchet. Quel peut-être le motif de cette disposition qui a percé en mainte occasion, à l'égard d'un confrère dont les travaux sont soumis à notre jugement?

Serait-ce quelque exagération de leur auteur dans la part qu'il s'attribue en parlant de ses méthodes, des découvertes, des perfectionnements qu'il croit lui appartenir? Dans ce cas, on pourrait, il me semble, se contenter de les réduire à leur juste valeur, et je ne saurais voir là un motif de dissimuler ce qu'il y aurait de réel dans ces inventions, dans ces perfectionnements.

Mais non, il y a autre chose; il y a ici une question de personnes. Ce que chacun pense tout bas, pourquoi ne le dirais-je pas tout haut? On a mis en suspicion le caractère, les antécédents de M. Blanchet. Je n'ai point à prendre ici sa défense (1). Si nous étions un conseil de discipline, je ferais une enquête, je dirais ce qui en serait résulté. Mais j'ai réservé mes investigations pour un autre objet, pour les

(1) Eh ! que faites-vous donc, alors? Pourquoi répondre tout haut à ce que chacun pense tout bas? Qui vous a chargé de ce soin, et quelle nécessité d'argumenter ainsi contre le sentiment public? Vous ignorez, vous voulez ignorer, vous n'avez pas fait d'enquête, et cependant vous condamnez vos adversaires, c'est-à-dire tout le monde, avec une légèreté qui décèle bien plus de prévention que de justice. Mais M. Bouvier nous avait déjà affirmé qu'il était sans passion. Nous l'aurions oublié facilement en lisant ce passage.   P. M.

questions scientifiques, pour les faits relatifs aux sourds-muets. J'ignore, je veux ignorer tout le reste. Tout ce que je sais, le voici : c'est qu'il y a une rivalité déplorable, qui nuit aux intérêts de la science et de l'humanité. L'Académie a déjà eu à s'occuper d'une semblable rivalité, non moins funeste, dans un autre établissement, et je ferai remarquer que ces faits se sont produits dans les deux seules maisons où le personnel médical ne soit pas désigné par le concours ; tandis que l'on ne voit plus depuis longtemps de pareilles luttes dans nos hôpitaux, où nous sommes tous nommés au concours. Il y a tout un enseignement dans le simple énoncé de ce fait (1).

Ce que je sais encore, c'est qu'il s'est trouvé un homme, un confrère, qui, malgré les clameurs, les menaces, les outrages, les dangers même (2), a poursuivi avec énergie et persévérance l'accomplissement d'une idée utile. Ce confrère, je ne le connaissais pas au commencement de ces débats ; mais son nom m'importait peu. Je ne me suis attaché qu'à l'idée : c'est à elle que j'ai consacré mes veilles ; c'est pour elle que je suis entré dans la lice.

Mais quelque motif que l'on suppose aux actes de notre confrère, quelque opinion que chacun de nous puisse s'être formée sur des questions personnelles, il y a une chose qui doit dominer tout cela : c'est la justice que les corps savants doivent aux hommes qui leur soumettent leurs travaux.

Il y a aujourd'hui plus d'un siècle, c'était en 1749, un homme présentait à l'Académie des sciences une *nouvelle* méthode pour faire

(1) S'il suffisait de rappeler à M. Bouvier un certain nombre de faits assez notoires pour combattre sa théorie du concours, nous n'aurions qu'à choisir, mais qu'est-ce que cela prouverait ? La concorde est-elle une conséquence nécessaire de ce mode de nomination à la place de médecin ou de chirurgien des hôpitaux ? Non, sans doute, elle est bien plutôt le résultat du caractère des rivaux, des émules ; mais en quoi cette question incidente peut-elle contribuer à éclaircir le débat actuel ? Nous sera-t-il permis de dire qu'en fait de concours nous avons payé notre dette, et peut-être eussions-nous en quelque chose à gagner en subissant cette épreuve dont M. Bouvier semble nous faire un épouvantail.   P. M.

(2) Nous ne savons à quels renseignements s'est fié M. Bouvier pour construire ce roman ; lui qui dit tout haut le secret de tout le monde, que ne nous a-t-il fait part du sien ? Il nous répugne de suivre l'orateur sur ce terrain ; la science n'a rien à y gagner : on voudra bien se contenter de la simple protestation d'un honnête homme contre des insinuations qu'il nous serait pénible de qualifier.   P. M.

parler les sourds-muets. Ce n'était pas un médecin, c'était un juif portugais, un industriel venu à Paris pour exploiter la nation française, pour tirer de grosses sommes d'un prétendu *secret* qu'il n'avait pas inventé, et que, quelques années plus tard, l'abbé de l'Épée dispensait généreusement à des servantes : c'était Pereira, plus connu sous le nom de *J.-R. Pereire;* homme d'ailleurs d'intelligence, d'action, comme tous ceux qui veulent féconder une idée, restée, avant eux, stérile.

L'Académie des sciences ne chercha point à savoir quel était cet homme; elle se contenta d'examiner sa méthode, les faits qu'il produisait, et elle approuva, en 1749 et 1751, deux rapports successifs dans lesquels Buffon, Ferrein, Mairan, non moins jaloux sans doute de l'honneur de leur compagnie que nous pouvons l'être de la dignité de la nôtre, déclaraient que « l'art d'apprendre à lire » et à parler aux muets, tel que M. Pereire le pratique, est *extrême-* » *ment ingénieux*, que son usage intéresse beaucoup le bien public, » que l'on ne saurait trop encourager M. Pereire à le cultiver et à » le perfectionner. »

On doit peut-être au retentissement qu'eut ce jugement de l'Académie des sciences, tout ce qu'on a fait depuis d'utile pour l'enseignement de la parole aux sourds-muets.

Trouve-t-on, dans la nouvelle rédaction de votre commission, la marque d'un pareil esprit de justice, à l'égard du confrère qui y est nommé?

Voyons en peu de mots, afin de résoudre cette question, quel était l'état de la science avant les recherches de M. Blanchet sur l'impression tactile des vibrations des corps, et nous rechercherons ensuite ce qu'il a pu ajouter à ce qu'on en savait déjà avant lui.

Pour fixer l'état où se trouvait, il y a quelques années, la science sur ce point, j'ai pris connaissance de ce qu'ont dit Haller, Lebouvier-Desmortiers, Itard, Müller (1), Kramer, M. Puybonnieux, M. Hubert-Valleroux, des sensations tactiles des sourds-muets; j'ai lu ce qu'on trouve dans les écrits de l'abbé Deschamps (2), de l'abbé Carton (3), de M. Dufau (4), sur la perception des mouvements vibratoires des corps, à l'aide du tact, chez les sourds-muets

(1) *Physiologie.* t. II, p 447 et 488.

(2) *Cours d'éducation des sourds-muets.* 1779.

(3) *Anna, ou l'Aveugle sourde-muette.* Gand. 1843.

(4) *Mémoire sur l'éducation d'une jeune fille sourde-muette aveugle et sans odorat,* 1845.

aveugles ou chez les sourds-muets plongés dans l'obscurité. J'ai consulté mon estimable confrère et ami, M. Bonnafont, sur les ouvrages spéciaux qui auraient pu m'échapper. Le résultat de ces recherches se trouvera tout résumé par la citation suivante, qui montre ce que l'on savait généralement à ce sujet en 1844. Je l'extrais des articles de M. Esquiros, dans la *Revue de Paris* (1). C'est le passage dont j'ai rapporté plus haut une phrase.

« On sera peut-être étonné, dit M. Esquiros, d'apprendre que les
» élèves de l'Institution s'éveillent, comme les élèves de nos col-
» léges, au son du tambour. Diverses expériences du même genre
» ont fait connaître que les sourds-muets étaient en quelque sorte
» perméables au bruit. L'habitude que nous contractons en nais-
» sant d'entendre par les oreilles, nous rend insensibles à beaucoup
» d'autres facultés que nous aurions de percevoir les vibrations
» sonores. Il nous arrive pourtant à tous, pendant la nuit, de voir
» avec les oreilles les personnes qui marchent, et de les distinguer
» à leur pas. Cette transposition de l'ouïe n'est pas le seul moyen
» qu'ait le sourd-muet d'arriver à la connaissance des sons. Il n'est
» personne de nous qui, en y réfléchissant, ne tremble pour la sû-
» reté de ces êtres infirmes. Comment font-ils pour circuler chaque
» jour au sein d'une ville comme la nôtre, à travers les rues les
» plus sillonnées par les voitures ? Leur vie n'est-elle pas mille fois
» en péril ? Rassurons-nous, la Providence veille sur tous ses en-
» fants, même sur ceux que, dans ses impénétrables desseins, elle a
» privés d'un sens conducteur. Le sourd, que son oreille n'avertit
» pas de l'approche du danger, entend par la plante des pieds. Cette
» sensibilité est si forte qu'elle équivaut, dans plusieurs circon-
» stances, à celle de l'ouïe. Nous fûmes étonnés, à plusieurs reprises,
» de voir les élèves que nous rencontrions par derrière, dans les
» corridors, retourner brusquement la tête au bruit de nos pas for-
» tement imprimés sur le carreau. Les ondes sonores exercent
» encore leur pression sur l'épigastre du sourd-muet, et en général
» sur tout l'ensemble de son système nerveux. On peut dire que,

(1) Nous l'avons déjà dit, et il faut le répéter encore, M. Esquiros n'est pas une autorité en pareille matière. La longue citation empruntée par M. Bouvier à cet écrivain démontre clairement l'absence de toute idée d'une physiologie raisonnable ; on y trouve le plus singulier mélange d'observations assez précises appartenant à des gens du métier, et des spéculations romanesques visant à l'effet, sans réalité, sans portée, vain amusement des gens du monde, qui ne demandent que du nouveau, et que M. Esquiros a voulu intéresser et non instruire.   P. M.

» chez lui, le sens de l'ouïe se trouve répandu à la surface des or-
» ganes. Un naturaliste allemand, M. Straus-Durckheim, d'accord
» avec l'un des professeurs les plus distingués de l'Institution,
» M. Puybonnieux, fit, sur des élèves complétement sourds, l'essai
» d'un instrument de musique qu'on appelle vulgairement boîte de
» Genève. Le résultat de ces expériences fut que l'ébranlement ner-
» veux causé par les notes sonores procurait à ces enfants une
» véritable satisfaction. La sensibilité organique était presque de-
» venue chez eux un sens « produisant, ajoute M. Puybonnieux,
» jusqu'à un certain point, des effets analogues à ceux que l'ouïe
» opère chez ceux qui entendent. » Cette manière de percevoir la
» musique leur faisait éprouver des jouissances dont nous ne nous
» doutons pas. L'existence de l'ouïe est en effet chez nous un ob-
» stacle, par sa perfection même, à toutes les autres impressions du
» bruit, elle les annihile, en quelque sorte, sous la sensation domi-
» nante. Lorsque les fonctions de l'ouïe cessent, en même temps
» reparaissent les autres moyens que nous possédons, sans le savoir,
» de communiquer avec les sons extérieurs. Peut-être serait-il
» même possible de faire arriver ces moyens organiques, chez le
» sourd-muet, à des développements que nous ne connaissons pas
» encore. On a longtemps cru que le sentiment de l'harmonie n'exis-
» tait pas sans le secours de l'oreille; c'est une erreur. Les sourds-
» muets ont des écrivains et des poëtes qui ne laissent rien à dési-
» rer pour la musique de la phrase ou du vers. C'est qu'outre
» l'harmonie de l'oreille, il y a chez l'homme une harmonie des
» yeux ; il y a surtout une harmonie innée. Ces résultats repoussent
» deux philosophies extrêmes. L'éducation des sourds-muets nous
» démontre, par une analyse expérimentale, que l'intervention des
» sens est nécessaire au développement des forces intellectuelles,
» mais que là où un sens manque, l'âme peut le suppléer par
» un autre, et souvent se créer en quelque sorte elle-même son or-
» gane (1). »

Quoique ce document contienne ce qui était *généralement connu*
à l'époque des premières recherches de M. Blanchet, je dois avouer
que j'en ai découvert un autre, de la même date, qui en dit davantage, et dont il n'avait sans doute pas connaissance. Les faits qui s'y
trouvent rapportés confirment d'ailleurs pleinement certaines assertions de notre confrère, qu'on aurait pu croire sans cela exagérées.
Ces faits sont exposés dans un ouvrage allemand à peu près in-

______

(1) Esquiros, *Les sourds-muets à Paris (Revue de Paris)*, 1844.

connu chez nous, même de nos spécialistes (1), quoique Müller l'ait
cité : c'est le *Traité de médecine auriculaire* de Lincke, publié en
1837 et 1840. J'en dois la connaissance à M. J.-B. Baillière, dont
nous apprécions tous les lumières en bibliographie.

« Les sourds-muets, dit Lincke (2), ont la faculté de sentir par
» le tact les plus légers ébranlements des corps, ainsi que les vi-
» brations de l'air qui ne sont pas remarquées de ceux qui enten-
» dent. Ils perçoivent le grincement d'une porte, d'une fenêtre,
» le roulement d'une voiture, le pas d'un cheval, l'aboiement d'un
» chien, le chant d'un coq, le son d'une horloge et d'autres bruits
» moins forts ; ils sentent même l'ébranlement produit par la pa-
» role dans le sol ou dans tout autre objet avec lequel ils sont en
» contact, et ils se retournent aussitôt vers celui qui parle. »

Pfingsten (3) raconte quelques expériences curieuses :

» Une sourde-muette sentait de sa chambre, par le pied de la
» chaise sur laquelle elle était assise, chaque fois qu'on ouvrait ou
» fermait la porte cochère.

» Un sourd-muet percevait sur l'escalier le son d'un violoncelle,
» mais uniquement sur une seule marche avec laquelle, par la con-
» struction de la maison, communiquaient les vibrations produites
» par cet instrument.

» Un autre, âgé de neuf ans, était un soir dans une chambre
» dont les volets étaient fermés, adossé contre un mur de trois à
» quatre pieds d'épaisseur, lorsque, par hasard, un homme qui
» jouait de l'orgue passa devant la maison. Il exprima aussitôt par
» des gestes très significatifs qu'il s'apercevait, par son dos, que

(1) A l'occasion de ce débat tout spécial, plusieurs membres de l'Académie m'ont fait l'honneur de recourir à ma bibliothèque, afin de puiser
aux sources mêmes. Si M. Bouvier s'était adressé à moi pour cet objet,
j'aurais pu lui prêter les trois gros volumes de Lincke, vaste compilation
renfermant peu de travaux de l'auteur, et dont le troisième tome, publié
en 1845, est du docteur Wolff. Pourquoi M. Bouvier suppose-t-il que les
spécialistes négligent de se procurer des ouvrages que M. J.-B. Baillière,
le savant bibliographe, ne manque pas de faire venir d'Allemagne ou d'ailleurs, quand on les lui demande, ou bien que, nous aimons à le reconnaître,
il se plaît à leur offrir ?   P. M.

(2) T. II, p. 204, et t. I, p. 422.

(3) *Observations et expériences sur les défauts de l'ouïe des sourds-muets*,
p. 18 et 21, et *Remarques et observations sur l'ouïe, le tact, la surdité*, etc.,
p. 38.

» quelqu'un jouait de l'orgue dans la rue. S'il s'éloignait du mur
» seulement d'un pied, il ne sentait plus rien. Outre cela, ses pa-
» rents assuraient qu'il pouvait sentir le roulement d'un tambour, à
» la distance de deux ou trois cents pieds, en appuyant ses mains
» sur le châssis de la fenêtre.

» Hinze (1) raconte deux cas semblables :

» Le vétérinaire Kersting, de Hanovre, quoique entièrement
» sourd, causait très facilement avec sa femme ou un ami, si la per-
» sonne avec laquelle il s'entretenait mettait la bouche au-dessus
» de sa clavicule droite, et lui parlait, pour ainsi dire, dans le creux
» sus-claviculaire ; de cette manière il comprenait chaque mot.

» Un juif de Calvorde, ayant l'ouïe dure, pouvait comprendre
» tout le monde, quand on parlait lentement et distinctement dans
» la paume de sa main droite.

» Enfin, Pfingsten nous cite encore un exemple d'une jeune fille
» sourde-muette, d'ailleurs très habile à lire sur les lèvres. Elle
» couchait dans la même chambre que sa bonne, et causait presque
» tous les soirs avec elle très longtemps, après avoir éteint la lu-
» mière. Elle le faisait en posant la main sur la poitrine nue de
» l'autre jeune fille, qui était couchée sur le dos, tandis qu'elle-
» même était sur le côté. Pour se convaincre de cette singulière
» manière de communiquer, Pfingsten assista à une des conversa-
» tions, et lorsque la sourde-muette eut mis la main dans le sein de
» la servante, *elle répéta exactement presque tous les mots articulés*
» *par celle-ci* (2). »

Ce sont là des faits très remarquables sans doute, mais qui se
sont produits en quelque sorte d'eux-mêmes sur des individus isolés,
sans qu'on ait guère songé aux moyens de les étendre à un plus
grand nombre, et de tirer parti, d'une manière plus générale, de
facultés aussi précieuses pour les sujets atteints de surdi-mutité
complète et incurable. Or c'est précisément ce qui distingue les recherches de M. Blanchet, qui a reconnu de son côté, par des expériences directes, des faits fort analogues à ceux qui sont relatés par
Hinze et Pfingsten, et dont, je le répète, il est d'ailleurs à peu près
certain qu'il n'avait pas eu connaissance. Notre honorable président

(1) Rust, *Magasin*, etc., t. XXIII, p. 175.

(2) Tout ce passage aurait besoin d'être discuté. La plupart de ces
histoires, racontées d'après des ouï-dire, n'offrent pas le degré d'authenticité désirable ; il y a là des faits singuliers, d'autres vulgaires, des observations puériles, enfin une absence de critique que remarqueront ceux
qui n'ont pas de motifs pour se montrer contents de tout.   P. M.

nous a dit qu'il ne comprenait pas la question de M. le ministre, si elle n'avait réellement rapport qu'aux impressions tactiles, au sujet desquelles M. le docteur Blanchet ne pouvait avoir rien trouvé de nouveau. L'Académie me permettra de remettre sous ses yeux les faits principaux, qui m'ont paru *nouveaux*, dans les résultats des observations et des recherches de notre confrère.

Notre commission nous a fait connaître l'influence du ton sur la perception auditive des sons chez les sourds-muets. Elle nous a appris qu'ils entendaient mieux les sons graves, toutefois jusqu'à certaines limites, que les sons aigus ; que l'on pouvait, en conséquence, dresser avec l'échelle diatonique une sorte d'échelle d'audition comprenant tous les degrés du surdité, de manière que la limite des tons, ou ce qui revient au même, du nombre de vibrations perçues, à intensité égale, dans le haut et dans le bas, mais surtout dans le haut, devient la mesure du degré de perfection ou d'imperfection de l'ouïe. Ce fait appartient, je crois, à M. Blanchet ; on l'a même contesté, quoique les observations répétées de la commission lui aient donné un caractère de généralité incontestable.

Or la même remarque a été appliquée par notre confrère aux impressions tactiles des vibrations sonores. Il a pu, à l'aide du même procédé, déterminer l'étendue de la faculté de percevoir ces vibrations par la peau, la mesurer chez chaque individu, en observer les variations, en suivre les progrès par l'exercice et se créer ainsi un guide sûr dans l'étude et dans le développement de ce mode de perception supplémentaire du son. Le rapport de votre commission contient plusieurs résultats de ce genre. On y trouve l'énoncé de ce fait, découvert par cette méthode, que la perception des vibrations sonores par les nerfs de sensibilité générale est d'autant plus marquée que la perception auditive est plus faible, et *vice versâ* (1). Ce même rapport constate, par des faits, la possibilité de cultiver cette faculté, de la développer par un exercice répété.

Les recherches faites dans ce sens ont été une source féconde de remarques neuves, pour la plupart, et d'une utilité évidente par les applications qu'on en peut faire à la vie de relation des sourds-

(1) Tout le monde sait que plus on est sourd, plus on cherche à remplacer l'ouïe absente par des succédanés ; moins on y voit, plus on s'ingénie à se passer de ses yeux, plus le tact devient subtil, plus les impressions extérieures sont recherchées et perçues avec sagacité. Il n'est pas possible que M. Bouvier croie que ce fait général ait été enfin découvert par .t docteur Blanchet, et qu'il ait fallu attendre la création de son acoumètre pour arriver là.　　　　　　　　　　　　　　　　　　P. M.

muets, ainsi que des sourds-muets aveugles, soit directement, comme dans les faits rapportés par Lincke, soit, et surtout, comme moyen de faciliter et de perfectionner l'enseignement de la parole à ces êtres infortunés.

Il résulte, en effet, de ces recherches :

Que la sensation tactile des vibrations sonores ne se borne pas, comme la plupart des auteurs ont paru le croire, à un ébranlement à peu près uniforme, ne variant que par son intensité, son étendue et le degré d'émotion qu'il produit ;

Que cette sensation fait en outre connaître, à un certain nombre de sourds-muets, dans des limites qui peuvent être reculées par l'éducation du sens du tact :

1° Le ton des sons ;

2° Quelques unes de leurs différences se rapportant au timbre ;

3° Le rhythme d'une succession de sons ;

4° Plusieurs des modifications qui constituent les articulations de la voix et de la parole.

Voilà les notions relatives aux qualités du son dont vous a parlé M. le ministre, lorsqu'il vous a demandé si certains sourds-muets « ne pourraient pas recevoir quelque *notion du son* (c'est-à-dire du » *mouvement vibratoire* des corps sonores) par les nerfs de sensibilité » générale, comme l'indique M. Blanchet. » Il n'y a rien de *naïf* dans cette question, pas plus que dans la première réponse qu'y avait faite votre commission. Pour peu que l'on sache où en était la science sur ce point, on ne peut assurément se refuser à voir là autre chose que des faits *généralement connus.*

J'ai constaté moi-même que deux sourds-muets adultes, qui n'avaient jamais été exercés à ce genre de perception, distinguaient facilement des tons graves et aigus, éloignés à la vérité de plusieurs octaves, en posant une main sur la table d'harmonie de l'orgue expressif. Ces expériences ont été faites chez moi, hors de la présence de M. Blanchet, à qui l'un de ces sourds-muets, allemand, élève de M. Hill, est même inconnu. On arrive, par l'exercice, à faire reconnaître ainsi l'octave et même la quinte. Qui pourrait dire si l'on n'irait pas plus loin par une pratique assidue, chez des sujets jeunes et favorablement organisés (1)?

(1) Nous voici en plein Conservatoire : la musique va devenir un des chapitres du programme de notre Institut, et pourquoi pas? Une dame m'a assuré avoir entendu à l'une des séances publiques du temps de l'abbé Sicard, une jeune sourde-muette exécuter une sonate sur le piano. Les aveugles sculptent, nos sourds-muets pourront bien jouer un concerto,

Il n'est même pas indispensable que la peau soit en contact avec le corps vibrant. Quand les ondes sonores ont une certaine force, comme celles qui s'échappent de l'ouverture de l'acoumètre, la main placée au-devant en est également affectée et les différences de ton sont encore perçues.

Les notes du chant peuvent être appréciées de la même façon, par l'application de la main sur le larynx.

La perception du rhythme, par suite de l'ébranlement des nerfs sensitifs, fait reconnaître à certains sourds-muets quand le tambour bat le rappel ou la charge, leur fait suivre dans un bal le mouvement de l'orchestre, leur fait partager les impressions gaies ou tristes de la mélodie, et leur cause, quand on exécute devant eux un morceau de musique, cette satisfaction dont parle M. Esquiros, et qui est quelquefois en rapport avec le mérite de la composition. En un mot, elle leur donne un véritable sens musical, plus ou moins parfait d'ailleurs, de même que chez les entendants, qui, comme on le sait, en sont eux-mêmes plus ou moins pourvus.

Il y a encore ceci de remarquable dans les effets de cette faculté du tact, c'est que, de même que l'audition, elle peut exciter dans l'appareil vocal la reproduction des sons dont les vibrations sont perçues, non assurément avec la même exactitude, mais avec une approximation suffisante pour pouvoir mettre à profit cette propriété, quand on s'occupe de corriger, chez le jeune sourd-muet, ce que sa voix peut avoir de rauque, de discordant, de sourd ou de criard.

On comprend quel intérêt s'attache, sous ce dernier rapport, à la culture de la perception tactile du *son* (je me permets d'employer ce mot, qui ne peut plus faire équivoque). En effet, il est des sourds-muets qui ne sentent au tact qu'un nombre de vibrations de beaucoup inférieur à celui que leur larynx peut produire. N'ayant aucune idée du son qui leur est propre, ils contractent leurs organes au hasard, font entendre une voix rude, inégale, désagréable, sauvage, ou même n'émettent aucun son. Que l'on vienne à étendre, par l'exercice, leurs sensations tactiles des vibrations sonores, je dirais presque, pour abréger, leur audition tactile, si je n'avais derrière moi notre honorable président, dont je crains d'éveiller la susceptibilité, ne voyez-vous pas qu'une fois qu'ils auront atteint, pour la perception, le nombre de vibrations qu'ils peuvent pro-

peut-être même iront-ils jusqu'à une symphonie, la symphonie héroïque de Beethoven, par exemple, et d'autant plus volontiers que ce grand artiste l'a composée alors qu'il avait complétement perdu l'ouïe.   P. M.

duire, ils auront le guide qui leur manquait, qu'ils s'efforceront de reproduire le son dont ils auront acquis la *notion*, et qu'ils pourront plus aisément y réussir (1)?

Rien de plus intéressant, suivant moi, et tout à la fois de moins prévu, que la perception des sons articulés de la parole à l'aide du tact. Ici je suis loin de prétendre que M le docteur Blanchet ait découvert tout ce que l'on sait à cet égard ; mais il y a certainement ajouté des particularités importantes. Ses observations sur la sensation spéciale attachée à la prononciation de certaines lettres, de certaines syllabes, de certains mots, sensation perçue par le sourd-muet qui met sa main ou la plante de son pied en contact avec diverses région du corps de celui qui parle, avec le larynx, le dessous du menton ou la région de l'os hyoïde, la partie supérieure du crâne, les régions claviculaire, sternale, thoracique postérieure, etc. ; ses remarques sur la résonnance particulière de plusieurs sons articulés dans une région plutôt que dans l'autre ; sur l'extension que l'on peut donner au petit nombre d'applications de ces notions, déjà introduites dans l'enseignement de la parole ; tous ces faits, dis-je, ne me paraissent mériter, soit au point de vue physiologique, soit au point de vue pédagogique, ni le dédain, ni l'indifférence des savants.

Je conclus en demandant la suppression des mots : « antérieurement aux recherches de M. Blanchet » dans la rédaction du paragraphe actuellement en discussion, dont la dernière phrase serait conçue en ces termes :

« Ce moyen a été proposé et mis en pratique depuis longtemps. »

De plus, je propose d'ajouter dans le sixième paragraphe de la nouvelle réponse de la commission aux questions de M. le ministre, après les mots « à part cependant l'application de divers instru- » ments, tels que les acoumètres et l'orgue, qui sont plus précis que » les autres pour mesurer le degré d'audition et les progrès qu'elle » peut faire sous l'influence du traitement, » ceux-ci : « ainsi que » l'étendue des notions acquises, au moyen du tact, sur les mou- » vements vibratoires des corps. »

— M. J. GUÉRIN : La conclusion de la commission me paraît entachée d'une fâcheuse préoccupation. Elle est insuffisante et ne satisfait ni la science ni le savant. Il est évident qu'on n'avait pas

___

(1) Nous céderions volontiers à l'envie de critiquer cette dernière partie du discours de M. Bouvier, mais nous préférons laisser ce soin à M. le professeur Bérard, qui s'en est acquitté à merveille dans la page suivante.

P. M.

tiré jusqu'ici tout le parti possible, pour l'éducation des sourds-muets, des informations acquises au moyen du toucher. C'est là une des questions qu'a le mieux étudiées M. Blanchet. Il serait utile de chercher à définir clairement dans la réponse à la question du ministre, ce qui procède de la perception directe du son, de ce qui peut être acquis accessoirement et supplémentairement par l'impression tactile et générale des vibrations. Ce serait à la fois le moyen de faire profiter la science d'un fait nouveau et rendre justice au savant qui l'a produit. Je propose en conséquence de substituer à la rédaction de la commission la rédaction suivante :

« Les sourds-muets sentent les mouvements vibratoires des corps par les nerfs de la sensibilité générale. Ils peuvent par cette voie suppléer jusqu'à un certain point à la notion directe du son, qui est le privilége exclusif de l'ouïe.

» Cette source de notions supplémentaires, étudiées particulièrement par M. Blanchet, est susceptible de rendre de véritables services aux sourds-muets.»

M. le président, désirant prendre la parole, invite M. Naquart, vice-président, à venir le remplacer au fauteuil.

— M. BÉNARD : L'honorable M. Bouvier, dans l'un des discours qu'il a prononcés (je ne saurais dire dans lequel), signalait à l'attention de l'Académie, j'aurais dit à l'étonnement de l'Académie, si je n'avais respecté notre langue, signalait, dis-je, à l'attention de l'Académie, cette circonstance remarquable, qu'il se trouvait une fois d'accord avec l'honorable M. Guérin. Cette entente si imprévue devait se révéler une seconde fois dans cette mémorable discussion. Vous l'avez vu, messieurs, ces puissants adversaires viennent de se rapprocher de nouveau pour m'accabler, pour m'accabler moi académicien par trop novice et que n'ont point aguerri des luttes brillantes comme celles auxquelles M. Bouvier faisait allusion sans doute lorsqu'il rappelait ses anciens démêlés avec M. J. Guérin ; moi qui, livré presque exclusivement depuis longues années aux soins de l'enseignement, n'ai pu acquérir (comme l'a fait imprimer cette semaine M. Guérin) ces qualités de l'esprit qui préparent les succès dans les débats académiques ; de sorte que nous n'aurions rien de mieux à faire, mes collègues et moi, que de nous retirer dans nos chaires et d'abandonner à d'autres, et surtout à M. Guérin, le soin de préparer les réponses aux questions posées par l'autorité !

Il faut pourtant que j'essaie de répondre et de me défendre. J'espère que l'Académie, prenant en considération mon état de détresse, voudra bien accorder une attention bienveillante à des paroles qui, à défaut d'autre mérite, auront celui d'exprimer des convictions profondes... et que je ne désespère pas de vous faire partager.

Messieurs, on l'a dit depuis longtemps, la plupart des disputes de ce monde viennent de ce qu'on n'a pas fixé le sens des mots : nous en avons un assez triste exemple en ce moment.

Efforçons-nous de préciser le sujet de la discussion. M. le ministre nous a fait une question. Pour répondre à cette question, il faut, avant tout, la comprendre. Tout est là. Pour la comprendre, il faut définir les termes qui la composent. Nous en voici donc réduits à des discussions quasi grammaticales, à des définitions de mots. Je n'en suis pas très fier pour l'Académie ; mais on m'a jeté sur ce terrain que j'abandonnerai bientôt.

Voici la question :

« Les individus atteints d'une surdité incurable ne pourraient-ils » pas recevoir quelques *notions du son* par les nerfs de la sensibilité » générale, ainsi que l'indique le docteur Blanchet ? »

Deux des termes de cette question doivent être définis : ce sont les mots *son* et *notion*. Commençons par le mot *son*. Ce mot a deux acceptions distinctes : l'une, plus particulièrement reconnue par les physiciens, et l'autre par les physiologistes. Dans le langage de la physique, le mot *son* est synonyme de *mouvement vibratoire* des corps (en tant que ce mouvement se répète à des intervalles assez rapprochés pour faire naître dans l'oreille d'un homme bien organisé ce que nous connaissons tous, nous qui ne sommes pas sourds, sous le nom de *sensation du son*). Ainsi, dans ce sens, on emploie le mot *son* comme synonyme de *mouvement vibratoire* (bien entendu qu'il n'est pas question des vibrations de l'éther). C'est un langage commode et qui évite des longueurs ; c'est ainsi que l'on dit *transmission du son*, *direction du son*, *réflexion du son*, *vitesse du son*, etc. Voilà donc une des acceptions.

Mais ce mot a une autre acception. Il désigne la sensation particulière causée par le mouvement vibratoire dans le nerf acoustique et transmise par lui au *sensorium*. C'est, à la lettre, un état particulier du nerf acoustique, car il est aujourd'hui reconnu que les sensations sont des états particuliers de nos nerfs. Si bien que s'il arrive que cet état se réalise sans le secours de l'excitant ordinaire, la sensation n'en a pas moins lieu. On peut donc avoir la sensation du son sans qu'un mouvement vibratoire ait traversé l'oreille, et la sensation de lumière sans qu'il fasse jour. L'Académie connaît aussi bien que moi ces *sensations subjectives*, dont l'histoire, déjà très avancée par Darwin, a pris de nos jours de si intéressants développements.

Ainsi deux acceptions du mot *son* : le *son-vibration*, et le *son-sensation*.

Quelle est celle des deux acceptions qu'a eue en vue M. le ministre? S'agit-il de la notion du *son-mouvement vibratoire?* ou s'agit-il de la notion du *son-sensation?*

Eh bien, messieurs, je soutiens qu'il s'agit non de la notion de *mouvement vibratoire*, mais de la notion de la *sensation spéciale du son*. Je soutiens, parce que *demander si un sourd peut avoir par le sens tactile la notion du mouvement vibratoire*, ce serait faire la plus niaise question du monde. Ce serait presque aussi niais que de demander à une Académie si à Paris il fait jour au moment où le soleil passe au méridien de cette ville. Ces sortes de sensations sont aussi évidentes que la lumière. Elles ont été connues dès le jour où un sourd a pu s'apercevoir, au tremblement de ses jambes, qu'une voiture ou une charrette arrivait sur lui.

Non seulement le fait était connu, mais certaines applications l'étaient aussi. Vous avez vu Amman faire sentir aux sourds-muets, il y a 160 ans, la vibration de la gorge de celui qui parle. Vous avez lu, dans la lettre de M. Valade-Gabel, que ces impressions tactiles sont depuis longtemps utilisées pour donner les signaux qui règlent, dans les institutions, l'emploi de la journée.

Mais on vient vous dire : Ces sensations tactiles sont susceptibles d'acquérir une finesse qui ne vous était pas révélée. Elles peuvent aller au point qu'un sourd distingue l'un de l'autre deux mouvements vibratoires qui n'ont pas le même nombre de vibrations ou qui proviennent de deux corps différents. Là-dessus, certains esprits nébuleux de s'extasier ! de voir là je ne sais quoi qui ne serait plus l'impression tactile, et qui ne serait pas tout à fait l'impression auditive : apparemment *une sorte de notion du son!!!*

Ajoutez à cela l'effet retentissant d'un diapason monté sur une caisse sonore, et que l'on décorera du nom pompeux d'acoumètre!!! Est-ce de bonne foi que l'on se serait flatté de surprendre un vote de l'Académie à l'aide d'un pareil bagage? Est-ce que la nature d'une sensation est changée parce qu'on y observe quelque nuance, quelques finesses de détail? Un son composé d'un nombre de vibrations déterminé excite à la peau une impression que (désormais la chose est concédée) vous regardez comme une impression tactile. Un autre mouvement vibratoire est excité, dans lequel le nombre de vibrations est différent de ce qu'il était dans le premier mouvement. De là une seconde impression qui ne ressemblera pas tout à fait à la première ; et cela vous causerait de l'étonnement? Mais il serait bien plus extraordinaire que deux excitations différentes produisissent une impression identique. L'impression reste dans les deux cas *impression tactile*. Voilà tout ce qu'il en faut dire. Et quant à la délicatesse que cette expérience dénote dans le sens tactile, elle est bien loin de celle que tant d'expériences ont rendue célèbre chez les aveugles.

Cependant on insiste, et l'on assure que la question du ministre porte précisément sur cette petite catégorie de faits que l'on suppose inconnus aux membres de l'Académie. Mais, en vérité, sur quoi se fonde-t-on pour interpréter ainsi le langage du ministre? Où voit-on qu'il soit fait allusion à cette petite catégorie de faits? La question n'est-elle pas posée dans la plus vaste généralité?

D'autres insinuent que l'autorité a voulu savoir à quoi s'en tenir sur la valeur pratique des faits dont il s'agit, sur les ressources qu'ils offrent pour l'éducation des sourds-muets. C'est là, pour le coup, une interprétation par trop large du texte de la lettre ministérielle, une traduction par trop libre de ce texte. Il n'y a pas un seul mot qui autorise cette traduction.

Du reste, je ne sais trop si l'auteur réel et avoué des questions aurait beaucoup à se féliciter d'une enquête sérieuse sur cette matière. Depuis 1840, époque où il a été présenté à ce sujet à l'Académie des sciences un mémoire suivi d'un autre en 1842, et d'un troisième enfin en 1849, il paraît que la lumière n'en est pas moins restée sous le boisseau, puisque l'Académie des sciences n'a pas jugé qu'il y eût matière à rapport, et puisque les amis de M. Blanchet écrivent que les membres de l'Académie eux-mêmes ne se font pas la moindre idée des expériences de ce médecin. On va même jusqu'à affirmer que le professeur de physiologie de la Faculté les ignore, bien qu'il lui soit arrivé plus d'une fois d'égayer son auditoire, non par l'énoncé des faits, mais par la critique de l'interprétation qu'on avait voulu leur donner.

La petite digression dans laquelle je suis tombé, et à laquelle je vais donner encore quelques mots, ne me fera pas perdre de vue mon point de départ. Il n'est peut-être pas nécessaire de vous le rappeler, messieurs : les hommes spéciaux, les professeurs des sourds-muets, après s'être étonnés de l'annonce pompeuse qu'on avait faite d'une nouvelle méthode de traitement fondée en partie sur les impressions que le mouvement vibratoire excite dans la peau, ont pris le parti d'en rire. M. Valade-Gabel, qu'on n'accusera pas d'avoir été mû par un sentiment de rivalité, puisqu'il jouit aujourd'hui des douceurs de l'honorariat, M. Valade-Gabel, après avoir rappelé que ces impressions tactiles sont depuis longtemps utilisées dans l'enseignement des sourds-muets, ajoute, dans la lettre qu'il a fait imprimer, ces paroles fort remarquables :

« Si donc M. Blanchet annonce qu'il a l'intention de tirer parti » de ces sortes d'impressions, c'est qu'il se propose d'en faire la base » d'une langue nouvelle, ou tout au moins d'un moyen régulier de » communication. Pour le coup, M. le docteur Blanchet peut être » sûr que personne ne lui disputera l'honneur de la découverte. »

En somme, les expériences de M. Blanchet semblent être restées, depuis treize ans, à l'état d'*expériences de physique amusante*, et c'est l'avenir que je leur promets, n'en déplaise à ceux qui voudraient vous y faire voir le germe de grands perfectionnements dans le traitement de la surdi-mutité. Depuis treize ans, cela n'a donné... *que des espérances*. Ceci me remet en mémoire ces petits prodiges dont M. de Talleyrand disait qu'ils seraient toute leur vie des enfants de grande espérance.

Je reviens à mon point de départ. J'ai voulu prouver que, dans la question qui nous est posée, le mot *son* signifie *sensation auditive*, et non *mouvement vibratoire*. J'aurais pu me dispenser de me mettre en frais d'induction pour prouver la chose, puisque l'auteur de la question lui-même va nous le dire. Je dis *l'auteur de la question*, non seulement parce qu'il est écrit dans le texte « *comme l'indique M. Blanchet*, » mais encore parce M. Malgaigne nous a appris que M. Blanchet avouait avoir dicté les questions. Or écoutez ceci, voici ce qu'on lit dans le livre de M. Blanchet :

« Avant nous, on avait confondu généralement chez le sourd-» muet, comme chez le sourd, DEUX ESPÈCES D'AUDITION essentielle-» ment distinctes.... »

Vous l'entendez : DEUX ESPÈCES D'AUDITION ESSENTIELLEMENT DISTINCTES.

« La perception du son par le nerf auditif et la perception des » ondes sonores par les nerfs sensitifs..... »

Vous pourriez croire qu'il y a une intention dans ce choix des mots « *ondes sonores*, » pour le second membre de la phrase ; mais non. Les mots *ondes sonores* sont là pour rendre la phrase sonore ; vous allez en avoir la preuve tout de suite. Je continue ma citation :

« Pour éviter de semblables erreurs, il nous a paru utile de diviser » les sourds-muets et les sourds, sous le rapport de l'audition, en » deux grandes classes :

» 1° Ceux qui ne perçoivent le son que par les nerfs de sensibilité » générale ;

» 2° Ceux qui perçoivent le son et la parole par les nerfs au-» ditifs. »

Est-ce clair cela? Ainsi, messieurs, deux espèces d'*audition* :
l'une qui se fait par l'oreille ; l'autre qui se fait ailleurs et au besoin
par la plante des pieds ! ! ! Et l'on ose dire que j'ai combattu des
doctrines qui n'étaient dans la pensée de personne ! ! et l'on me
compare, pardonnez-moi ces expressions de bas étage, on me compare à ces gens qui *enfoncent des portes ouvertes*, ou encore à un
homme qui proclame des vérités de la nature de celles qui ont
fait la célébrité d'un nom qu'on ne prononce point dans une
Académie !

Cependant c'est une erreur très accréditée que celle que j'ai
combattue ! accréditée en Allemagne aussi bien qu'en France,
comme le prouve ce passage de Müller : « Il n'est *pas rare* aujour-
» d'hui, dit-il, de voir confondre ensemble les manières diverses
» dont les vibrations des corps agissent sur l'ouïe et le toucher (1). »
M. Blanchet, dit-on, a abjuré son hérésie physiologique ; c'est que
tout mauvais cas est niable ; mais ses écrits sont là, et je demande
la permission d'en citer encore six lignes. M. Blanchet dit, en parlant de ceux qui entendent un peu par l'oreille : « Ceux de cette
» classe qui ne sont pas sensibles à des sons composés de 500 vibra-
» tions avec une intensité de cinq à notre acoumètre n° 3, ne le
» sont pas davantage aux ondes sonores au-dessous de 80 ou de 100,
» ou s'ils ENTENDENT ces sons, c'est avec le degré d'intensité dix de
» notre acoumètre n° 3, et, dans ce cas, ce sont les nerfs sensitifs
» qui ont reçu l'impression et qui l'ont transmise au cerveau. »

Tenez, messieurs, renvoyons ce gâchis à certaines feuilles pério-
diques qui se sont donné la mission de le prôner, et passons à des
choses plus sérieuses. Vous me pardonnerez ce petit instant de vivacité. Certaines personnes, pour me lier la langue apparemment,
parlent à tout propos de ce qu'elles appellent mes dispositions
bienveillantes. Je ne mérite pas ce compliment, et je serais plutôt
disposé à dire, comme certain personnage de Molière à son maître
de philosophie : « Je suis bilieux comme tous les diables ; je veux
» me mettre en colère tout mon soûl quand il m'en prend envie. »
Cette envie me prend, messieurs, toutes les fois qu'à côté de l'*élément scientifique* je crois apercevoir quelque chose qui le sophis-
tique et l'altère, et il n'y a pas une seule personne ici qui puisse
contester que cette colère ne prenne sa source dans un sentiment
honnête ; car on sait que les succès de mes confrères dans la pratique n'ont jamais eu le pouvoir de troubler mon sommeil.

(1) *Manuel de physiologie*, traduction de Jourdan, t. II, p. 261.

Nous voici donc fixés sur ce premier point, il s'agit du son *sensation* et non du son *mouvement vibratoire*.

Reste l'acception du mot *notion*. — Comment peut-on avoir la notion d'une sensation? Il n'y a pas deux manières, il faut l'avoir éprouvée, l'avoir sentie. Je mets au défi qu'on puisse se faire la moindre idée d'une sensation sans le concours du sens où elle prend naissance. Ça été l'objet de la préoccupation des philosophes, des physiologistes et même des anatomistes, que la question de savoir si certains animaux ont des sens qui nous manquent. Question insoluble pour nous, puisque ces sens leur feraient connaître des propriétés de la matière auxquelles nous n'avons aucun moyen d'arriver, faute de fibres nerveuses spéciales destinées à en être impressionnées. *Les philosophes*, ai-je dit : Montaigne se demande si des animaux qui vivent *une vie entière*, ce sont, je crois, ses expressions, sans organes apparents de la vue et de l'ouïe, n'auraient pas d'autres sens à nous inconnus. Vous avez lu le joli conte de *Micromégas*. — Combien avez-vous de sens? dit le géant à l'habitant de Syrius. — Nous en avons soixante-douze, dit l'autre, et nous nous plaignons tous les jours du trop peu. — Je le crois bien, dit Micromégas, car nous avons près de mille sens, et il nous reste encore je ne sais quel désir vague de connaître. Les *physiologistes*, ai-je dit : Spallanzani, voyant des chauves-souris auxquelles il avait crevé les yeux retourner à leur nid au travers des plaines de l'air et y rentrer sans tâtonner à la porte, avait supposé qu'elles avaient un sens de plus que nous. Toutes les spéculations et les recherches de ce genre ne pouvaient aboutir à rien par la raison que j'ai donnée plus haut. Et, veut-on savoir comment dans l'espèce humaine un être privé d'un sens juge des impressions que ce sens procure? L'aveugle-né du Puyseaux disait que « *l'œil est un organe sur lequel l'air produit l'effet de son bâton sur sa main.* »

Un autre aveugle-né auquel on avait appris que la couleur rouge était éclatante, disait que « *la couleur rouge ressemblait, sans aucun doute, au son de la trompette.* » Croyez-le bien, messieurs, malgré vos diapasons et vos acoumètres, les sourds auront *la notion des sons*, comme les aveugles l'ont des *couleurs*. Il ne faut pas que vous vous laissiez tromper par le langage des sourds. Il y a des sourds (de ceux qui sont complétement privés du sens de l'ouïe) qui vous disent à l'aide d'un crayon ou par un de leurs moyens d'expression, qu'ils entendent les voitures ou le tambour, lesquels voitures et tambours n'impressionnent cependant que leur sens tactile. C'est qu'ils prennent notre langage. Ils sont flattés de dire comme nous qu'ils en-

tendent le tambour et les voitures. Que s'ils avaient le sens de l'ouïe, ils n'en confondraient plus les impressions avec celles du sens tactile. Lorsque les violoncellistes promènent l'archet sur les cordes filées, lorsqu'ils attaquent les sons graves, ils sentent les vibrations le long des cuisses et au ventre, parties qui sont en contact avec l'instrument. Ils ne disent pas qu'ils *entendent* par les cuisses et le ventre, ils disent tout bonnement que cela leur chatouille le ventre et les cuisses.

Ce qui arrive aux sourds arrive encore et plus souvent aux aveugles; ils se servent d'une langue qui a été faite par les gens clairvoyants, et dans laquelle il y a beaucoup de figures empruntées aux sensations de la vue. J'ai lu dans Montaigne qu'un aveugle-né, de sa connaissance et déjà avancé en âge, disait en parlant d'un jeune homme : « C'est un bien gentil garçon, il y a longtemps que » je n'ai eu le plaisir DE LE VOIR... »

Je terminerai en rappelant à l'Académie cette belle phrase d'un des plus grands physiologistes de l'Allemagne :

Sans oreille vivante il n'y a pas de son au monde, mais seulement des vibrations; sans l'œil vivant, il n'y a au monde ni clarté, ni couleur, ni obscurité, mais seulement les oscillations d'une matière impondérable, ou l'absence de celles-ci.

Vous avez compris, messieurs, d'après cette argumentation, que l'improvisation a peut-être rendue un peu confuse, que je voterai le projet de réponse apporté en cette séance par la commission mixte.

— M. J. GUÉRIN demande à résumer en deux mots sa proposition. (Cris aux voix; bruit au milieu duquel M. J. Guérin parvient difficilement à se faire entendre.) M. Bérard se préoccupe excessivement et à grand tort de l'usage qu'on pourra faire des déclarations de l'Académie. L'Académie doit se préoccuper de la science et non de tout ce qui peut se dire ou se faire au dehors. Il est à regretter qu'on se soit laissé influencer par des insinuations empruntées à des citations plus ou moins afférentes au sujet. Ce qu'il y a à désirer surtout, c'est que l'Académie ne se laisse pas distraire de la question scientifique qui fait l'objet de ce débat.

M. J. GUÉRIN donne ici quelques éclaircissements sur la distinction qu'il importe d'établir entre la notion directe du son, la notion musicale, et la notion indirecte, c'est-à-dire celle qui, ne pouvant donner l'ensemble des caractères du son propres à le connaître intégralement, donne certains de ses caractères qui permettent de le reconnaître. Il termine en insistant sur le mérite qu'a la rédaction qu'il propose, de consacrer cette distinction capitale dans la question.

—M. BÉGIN : La rédaction de M. Guérin ne diffère pas au fond de celle de la commission, si ce n'est qu'elle met à la tête ce qui est à la queue, et à la queue ce qui est à la tête. Il ne voit pas la nécessité de cette substitution.

— M. PIORRY voit presque tout le monde d'accord. (On rit.) On propose à peu près la même chose. Le différend ne porte que sur des mots.

— M. BOUILLAUD fait remarquer que la proposition qu'on attaque comme venant de M. Bérard a été formulée dès le début de la discussion par lui-même ; il est étonné que l'on considère cette proposition comme défavorable à M. Blanchet. M. Blanchet lui-même, avec qui il a eu occasion d'en conférer, ne voit rien là qui l'atteigne (1). (Aux voix ! aux voix !)

L'Académie est appelée à voter.

La proposition de M. Guérin, n'étant pas appuyée à une seconde lecture, n'est pas mise aux voix.

La proposition de M. Bouvier est mise aux voix et rejetée.

La rédaction de la commission est adoptée.

On passe à la délibération sur la troisième conclusion. Nous reproduisons les termes de cette conclusion :

« La possibilité de lire la parole sur les lèvres est une faculté commune à tous les sourds-muets, et sert de fondement à l'instruction de ces infortunés dans les écoles allemandes, et à Paris dans l'institution de M. Dubois. »

—M. LONDE demande qu'on retranche tout nom propre et qu'on se borne à dire : « Dans les écoles allemandes et dans diverses institutions. »

—M. GUÉRIN attaque cette proposition, comme exprimant un fait qui n'est pas exact. Il est inexact de dire que l'articulation sur les lèvres constitue la méthode allemande.

(1) Nous ne serions pas étonné que l'excès de zèle de ses défenseurs n'eût fait plus de mal à M. Blanchet que les attaques de ses opposants. Les exagérations font naître la défiance ; le bon sens répugne à marcher dans une voie où on le pousse avec tant d'ardeur ; on veut voir où l'on nous mène, on résiste à des violences faites à la raison, et les admirateurs quand même se plaignent d'une opposition systématique qu'ils ont fait naître et qui n'est que la réaction naturelle, conséquence obligée de ces mêmes exagérations.   P. M.

— M. Bégin pense qu'on devrait dire *presque tous* et non pas *tous* les sourds-muets.

— M. Londe appuie cet amendement, se fondant sur ce qu'il a vu des sourds-muets qui n'ont jamais pu parvenir à lire sur les lèvres.

La substitution des mots *presque tous* au mot *tous* est mise aux voix et rejetée.

La proposition de la commission est mise aux voix et adoptée, avec la modification proposée par M. Londe, c'est-à-dire la substitution, aux derniers mots de la conclusion, de ceux-ci : « et à Paris dans divers établissements. »

La séance est levée à cinq heures et demie.

La lettre suivante, bien qu'elle n'ait pas été adressée à l'Académie par son auteur, et que, sous ce rapport, du moins, elle diffère de toutes les pièces insérées dans ce recueil, a cependant un tel caractère d'à-propos, que nous n'avons pas voulu perdre le bénéfice d'une telle publication. M. le docteur Amédée Latour, qui tient une place considérable dans la presse périodique médicale, est en mesure d'apprécier, aussi bien que personne, les sentiments de l'Académie dont il suit attentivement les débats. L'opinion qu'il a exprimée dans cette lettre a d'autant plus de prix qu'elle émane d'un homme parfaitement désintéressé dans cette affaire ; elle formule avec netteté la pensée d'un grand nombre de bons esprits, et résume avec franchise et finesse une discussion qui n'aura pas trop duré si elle a contribué à faire prévaloir la vérité.

Lettre à M. le docteur X..., à Castres, sur la méthode à suivre pour l'éducation d'un sourd-muet.

« Mon cher confrère,

» Actuellement consulté par une famille inquiète sur le mode d'éducation qu'il conviendrait de donner à un enfant sourd-muet de naissance, complétement privé de la faculté d'entendre, vous me demandez de vous formuler mon opinion, et de vous dire ce que je pense des deux méthodes, méthode allemande et méthode française, dont la valeur comparative fait le sujet de la discussion qui s'agite en ce moment à l'Académie de médecine.

» Vous me faites remarquer, et peut-être est-ce à titre de reproche, que dans mes appréciations de cette discussion, il a été difficile de connaître mon sentiment sur la question, et que, contrairement à ce qu'ont fait d'autres organes de la presse, je n'ai pris parti pour aucune opinion et n'ai exprimé que des idées d'incertitude et de doute.

» Cette situation est bien, en effet, celle que j'ai prise. C'est celle dans laquelle je suis forcé de persister encore, et par là vous pouvez pressentir que vous ne trouverez peut-être pas dans ma réponse les éléments d'une détermination que vous voudriez y trouver, sans doute.

» Je dois néanmoins, ne serait-ce que pour répondre à votre confiance, vous dire les motifs de mes incertitudes et de mes doutes.

» C'est au nom du progrès , mon cher confrère , que l'on sollicite des modifications, si ce n'est une révolution, dans le système d'éducation suivi dans les établissements publics consacrés aux sourds-muets. Je vous avoue que cette invocation au progrès me surprend infiniment, et c'est là que commencent mes doutes. — Jugez vous-même s'ils sont légitimes.

» Aussi nettement posée que je la conçoive, la question est celle-ci :

» Faut-il instruire des sourds-muets par la mimique ou par la parole ?

» Une chose a dû vous frapper, mon cher confrère, c'est qu'il y a soixante-dix ans, toute l'Europe savante appela progrès ce que les partisans de la méthode allemande appellent aujourd'hui routine, et que l'abbé de l'Épée fut loué et encouragé, précisément pour avoir substitué ce que l'on veut abandonner aujourd'hui à ce quelque chose que l'on veut reprendre, et que ses efforts contribuèrent à faire généralement rejeter alors.

» Revenir aux idées, aux méthodes, aux pratiques qui furent abandonnées il y a soixante-dix ans, voilà ce que l'on appelle le progrès.

» Certainement, pour tout esprit sage et sérieux, il n'y a pas là de motif suffisant pour rejeter l'idée prétendue nouvelle , mais vous conviendrez aussi que c'est bien là l'occasion de s'enquérir de quel côté est réellement le progrès, ou du côté de l'abbé de l'Épée qui, comme méthode générale, fit abandonner l'éducation par la parole pour les signes, ou du côté de ceux qui veulent aujourd'hui faire rejeter les signes pour la parole.

» Or, mon cher confrère, nous n'avons qu'un seul moyen de juger la question, c'est de consulter les faits.

» Ces faits, il faut les interroger avant et après l'abbé de l'Épée.

» Avant : quelle était la condition du sourd-muet avant l'introduction de la méthode du bienfaisant et charitable prêtre ? J'éprouve un regret profond, mon cher confrère, qu'en France, que dans une Académie de médecine française, on se soit montré si oublieux de faits dont nous sommes séparés par un demi-siècle à peine. Quand on voit dans l'histoire du temps l'immense et profonde sensation que produisit dans le monde la découverte du saint prêtre, n'est-on pas irrésistiblement entraîné à se dire : Mais les méthodes employées avant lui étaient donc bien défectueuses et bien insuffisantes pour que son système ait produit une révolution semblable ?

» Et, de fait, ces méthodes n'étaient autre chose que celle que l'on cherche à faire revivre aujourd'hui, que celle qui est employée dans une grande partie du nord de l'Europe, qui n'a pas encore eu ni son abbé de l'Épée, ni son abbé Sicard, ces hommes qui furent plus que des hommes de génie, qui furent des hommes charitables, et non des entrepreneurs.

» Eh bien ! mon cher confrère, si vous êtes au courant de ce que fit, au xviiᵉ siècle, le médecin suisse Amman, de ce que tenta Willis, de ce que proposa Van Helmont, de ce qu'entreprit le Portugais Pereira, qui eut l'honneur d'être présenté à l'Académie des sciences par la Condamine, d'obtenir les honneurs d'un rapport par Buffon, de faire converser son élève avec le roi Louis XV, lequel donna à son instituteur une pension de 800 livres, vous savez aussi bien que moi, et mieux que ne paraissent le savoir quelques orateurs de l'Académie, que ces rares instituteurs de sourds-muets n'employaient que l'éducation par la parole, c'est-à-dire la méthode que l'on cherche à substituer aujourd'hui à la méthode de l'abbé de l'Épée.

» Quels furent les résultats de cette méthode d'éducation par la parole? L'histoire est là pour nous le dire. Vous pouvez hardiment défier les partisans de la méthode dite allemande, — qui n'est pas plus allemande qu'anglaise, hollandaise ou belge, — de citer plus de trois ou quatre faits dans lesquels les succès de cette méthode soient scientifiquement démontrés. Aussi, parmi les excellentes choses qui ont été dites à l'Académie de médecine, notez comme une des plus excellentes, mon cher confrère, ce qu'a dit M. Malgaigne, du rejet qu'il fallait faire de tous les faits anciens. Du rejet comme démonstration, bien entendu, car comme élément d'appréciation, il importe de les retenir et de s'en souvenir au besoin.

» Ainsi donc de rares, de très rares succès par l'emploi de cette méthode, qui veut faire aujourd'hui sa résurrection, succès obtenus sur quelques sourds-muets de grande famille, et qui, par cela même, eurent un grand retentissement, voilà l'ancien bilan de cette méthode. Mais la masse, la généralité de ces infortunés, quel était leur sort? Vous en trouverez une admirable et lamentable histoire dans les récits de l'abbé de l'Épée. Abandonné sans culture intellectuelle et morale, presque toujours sujet de honte pour les familles, objet de crainte pour le public, l'infortuné sourd-muet trouvait à peine dans la pitié publique ou de ses parents les soins que l'on ne refuse pas aux animaux domestiques.

» Le saint prêtre paraît, et ce triste et affligeant tableau change à l'instant. Vous savez par quel heureux hasard l'abbé de l'Épée fut mis sur la voie de sa découverte. Un des plus célèbres élèves de l'Institution de Paris, un des plus éclatants témoignages de la supériorité de la méthode suivie dans cet établissement, M. Berthier, le raconte d'une manière touchante dans le livre qu'il vient de publier (1). L'abbé de l'Épée, jeune alors, mais déjà dans les ordres, est conduit dans une maison de la rue des Fossés-Saint-Victor par une affaire de peu d'importance ; la maîtresse du logis est absente. En l'invitant à l'attendre un moment, on le prie d'entrer dans une pièce où travaillaient deux jeunes sœurs jumelles qui, même à son arrivée, restent les yeux attentivement fixés sur leur ouvrage. Par politesse il leur adresse quelques mots : point de réponse. Il parle un peu plus haut, même silence. Enfin, la mère des jeunes filles arrive, et tout s'éclaircit. Elles sont sourdes-muettes, et la mort vient de leur enlever le père Vanin qui, sans trop de fruit, à l'aide de quelques estampes, leur servait d'instituteur. « C'est moi qui lui succéderai (2) ! » dit le jeune et bon prêtre, sans aucune expérience d'ailleurs, sans aucune idée de l'art difficile dont il va sonder les profondeurs.

» Quelques années plus tard, et la méthode était découverte, exposée sans aucune réserve, enseignée à des milliers de sourds-muets, dont plusieurs générations ont déjà protesté par leur vive et profonde reconnaissance pour leur bienfaiteur, contre ces imprudentes et injustes attaques dont elle a été l'objet.

» Aujourd'hui, le sourd-muet que la nature n'a pas complétement déshérité des facultés intellectuelles, trouve dans l'emploi de la méthode de l'abbé de l'Épée une instruction religieuse, morale et professionnelle qui lui rend sa place, son utilité et sa dignité dans la famille humaine. Cette méthode est éprouvée par soixante-dix ans de succès. Tous ceux, les plus intelligents de ceux qui en ont reçu les bienfaisants préceptes, sont unanimes pour en reconnaître les heureux résultats, comme pour résister aux innovations qu'on propose ; et, je vous avoue, mon cher confrère, que cette unanimité me frappe beaucoup. N'est-elle pas de nature, en effet, à faire réfléchir ?

» L'abbé de l'Épée ne s'obstina point à faire parler les sourds-muets, quoiqu'il eût obtenu d'assez heureux résultats en ce genre. « Quoi, s'écrie M. Barrière, prétendre instruire par la parole, à la parole, ceux qui ne peuvent jamais avoir l'idée d'un son, quelle erreur ? c'était chercher l'Afrique dans le nord et la Sibérie au midi. Pour aborder la mystérieuse intelligence des sourds-muets dans son île escarpée, il fallait s'aider des seules, mers, disons mieux, des seuls sens qui pouvaient y donner accès, le toucher quelquefois, et surtout la vue. » « Il ne s'agit, en effet, dit l'abbé de l'Épée, dans *la véritable* » *manière d'instruire les sourds-muets*, que de faire entrer par les yeux, dans

(1) *L'abbé de l'Épée, sa vie, son apostolat, ses travaux, sa lutte et ses succès*, etc. — Un vol. in-8°.

(2) Voyez aussi un charmant article de M. F. Barrière auquel cette citation est empruntée, dans le *Journal des Débats* du 10 juin dernier.

» leur esprit, ce qui est entré dans le nôtre par les oreilles. » N'est-il pas évident, en effet, mon cher confrère, que le langage, qu'il soit parlé, écrit ou mimé, est toujours le même artifice au moyen duquel on fait naître ou l'on réveille l'idée dans l'encéphale, artifice plus ou moins parfait, plus ou moins rapide, plus ou moins utile, selon le degré d'intégrité des sens? Jusqu'à ce que l'homme ait inventé une langue où chaque expression soit une onomatopée, ou une écriture dont chaque ligne soit un dessin, l'emploi de l'artifice restera indifférent, c'est-à-dire que le résultat sera obtenu par telle ou telle langue, telle ou telle écriture. La seule chose à considérer sera d'employer à l'éducation telle ou telle forme d'artifice que l'élève puisse comprendre et reproduire.

» Votre jeune et intéressant sourd-muet n'ayant jamais entendu, n'ayant jamais parlé, si vous êtes médicalement convaincu que son infirmité est incurable, retirera, à mon avis, plus de profit de l'éducation par signes que par la parole. Si vous aviez à faire l'éducation d'un aveugle, quel sens, si ce n'est celui du tact, chercheriez-vous à substituer à celui qui lui manque? L'analogie, la logique, l'observation et l'expérience conduisent nécessairement à la même pratique pour le sourd-muet. Pour arriver jusqu'à son intellect, il n'y a qu'une porte d'ouverte, la vue; pour traduire les impressions de la vue, il n'y a qu'un langage, la mimique : et vous consentiriez à fermer cette porte, et à priver cet infortuné du seul langage qu'il puisse parler?

» J'ai été beaucoup frappé, mon cher confrère, d'une expérience qui, depuis le commencement de la discussion académique, a lieu tous les mardis à l'issue de la séance, dans la salle des pas perdus.

» Un sourd-muet qui a été l'élève de prédilection d'Itard, et que ce médecin philosophe a voulu doter de la parole, donne tous les mardis, à qui veut le voir et l'entendre, le spectacle du résultat auquel il est arrivé. Eh bien! je le dis avec regret, mais avec vérité, ce spectacle est affligeant. Rien de plus pénible à voir et à entendre que M. Allibert, quand il parle ou qu'il croit parler. Mais voici que la scène change. Un de ses confrères d'infortune qui ne parle pas, s'approche de lui et s'exprime par signes ; M. Allibert lui répond par le même langage, et il est curieux de voir alors ce changement à vue qui se produit dans la physionomie, dans tout l'*habitus* de M. Allibert, homme d'ailleurs si distingué. Oh! cela devient frappant alors, la mimique est le langage naturel du sourd-muet ; cette expérience, que j'ai vue dix fois, me paraît décisive, et vous comprendrez pourquoi je n'insiste pas davantage sur une comparaison qui pourrait être pénible à celui qu'elle concerne.

» Je ne reproduis pas, mon cher confrère, les excellents arguments produits dans la discussion par MM. Bousquet, Bonnafont, Ferrus, Malgaigne, etc., contre les prétentions des partisans de la parole, comme méthode générale d'éducation des sourds-muets. Je n'ai voulu vous faire ni un discours, ni une dissertation. Ce sont de simples impressions que je vous communique sur le prétendu progrès de la méthode dite allemande, progrès que l'on me reproche de ne vouloir ici reconnaître ni encourager. Je sais bien que ses partisans les plus passionnés se défendent aujourd'hui d'une extension aussi considérable. Mais je crains bien que ce ne soit là une ruse de guerre et une tactique de parti. Ils parlent de réforme, mais on sait ce que ce mot veut dire dans la bouche des révolutionnaires. Quant à moi, jusqu'à plus ample informé, le sourd-muet, dans les conditions de celui que vous m'indiquez, je ne lui donnerais d'autre conseil que celui de recourir encore à la méthode éprouvée qui a produit tant d'élèves célèbres, un si grand nombre d'excellentes éducations, et qui a couvert les deux mondes de professeurs aussi distingués.

» Agréez, etc.

» Amédée Latour. »

SÉANCE DU 21 JUIN 1853.

(Suite de la discussion sur le rapport de M. Piorry.)

M. le rapporteur étant absent, M. le secrétaire annuel donne lecture de la quatrième conclusion, conçue en ces termes :

« Les élèves de la première catégorie, c'est-à-dire ceux qui peuvent encore entendre, doivent être séparés des autres sourds-muets, et il y aurait un inconvénient réel à les réunir dans des classes communes et dans un même établissement. Il en est surtout ainsi de ceux qui, ayant entendu et parlé dans leur enfance, auraient ensuite été frappés de surdi-mutité.

» Quant à ceux qui n'entendent en aucune façon et ne peuvent que lire la parole sur les lèvres, l'expérience n'a pas encore décidé suffisamment entre la méthode française, ou l'éducation par la mimique, et la méthode allemande, ou l'éducation par la parole. »

M. Bouvier cherche en vain, dans cette conclusion, une réponse à la question du ministre. La seule réponse formelle que l'on fasse, c'est que l'on ne sait, c'est que l'expérience ne s'est pas encore prononcée en ce qui concerne l'une des catégories. Sur tous les autres points, la réponse laisse des lacunes. M. Bouvier proposerait de modifier ainsi le membre de phrase qui concerne les élèves de la première catégorie : « Il en est surtout ainsi des élèves qui, quoique sourds incurables, ont conservé la faculté de parler. » Si la commission, ajoute M. Bouvier, se rallie à cet amendement, je n'aurai rien à ajouter; dans le cas contraire, j demande qu'il me soit réservé le droit de développer mon amendement. (Pendant cette courte allocution de M. Bouvier, M. le rapporteur a pris place à la tribune.)

M. Bégin invite M. le rapporteur à donner de nouveau lecture de la conclusion, et après cette lecture, il s'exprime en ces termes :

La commission a été mue par cette pensée qu'elle ne devait pas devancer l'expérience. La commission n'est actuellement, pas plus que qui que ce soit, en mesure de résoudre cette question. Que les sujets reconnus aptes à parler soient mis dans une classe spéciale, à part, et que l'on cesse de les confondre avec les sourds-muets incurables, rien de mieux, tout le monde est d'accord là-dessus; mais il faut borner à ceux-là seulement cette mesure. En restant dans ces limites, la commission est restée parfaitement dans le vrai.

M. LE PRÉSIDENT : Il résulte de ce que vient de dire M. Bégin, que la commission n'accepte pas la proposition faite par M. Bouvier.

M. MALGAIGNE : Je ne reconnais pas là la véritable pensée de la commission. La conclusion que vient de lire M. Piorry n'est pas celle dont la rédaction a été arrêtée en commission. Je demande, une fois pour toutes, que M. le rapporteur veuille bien lire les conclusions telles qu'elles ont été formulées par la commission et ne point y substituer sa propre rédaction.

M. PIORRY : Si je n'ai pas lu la conclusion arrêtée par la commission, c'est qu'elle est écrite de la main de M. Malgaigne et qu'elle est illisible. (On rit.) On jugera, du reste, que les changements que j'y ai introduits n'en altèrent pas le sens. Voici le texte de la conclusion de la commission :

« Les élèves de la première catégorie, c'est-à-dire ceux qui peuvent encore entendre, doivent être séparés des autres sourds-muets, et il y aurait un inconvénient réel à les réunir dans des classes communes et dans un même établissement.

» Quant à ceux qui n'entendent en aucune façon et ne peuvent que lire la parole sur les lèvres, l'expérience n'a pas encore décidé entre l'éducation par la mimique et l'éducation par la parole. »

M. BÉGIN (pour une motion d'ordre) : L'Académie ne doit pas s'arrêter à discuter des points secondaires. Que l'on mette les sourds de la première catégorie dans un établissement ou dans un autre, ce n'est pas là notre affaire, c'est celle de l'administration. Ce qu'il est important d'examiner pour nous, c'est de savoir quels sont les sourds-muets qui devront être mis à part. Là est le point en discussion. La commission dit que l'expérience n'a pas prononcé à l'égard de ceux de la deuxième catégorie; M. Bouvier prétend le contraire. Là doit se borner la discussion.

— M. Bouvier monte à la tribune pour développer son amendement. A l'aspect d'une masse énorme de documents nouveaux, beaucoup de membres de l'Académie se récrient, quelques uns demandent la clôture; mais la parole est donnée à l'orateur, qui s'exprime en ces termes :

Je ne suppose pas, dit-il, que personne ici veuille étrangler la discussion. (Hilarité générale.) Je n'admets pas que, par fatigue ou par tout autre motif, l'Académie veuille se refuser à discuter et se priver des quelques lumières qui pourraient être répandues encore sur le sujet en litige. Je me suis demandé, en voyant la fatigue de l'Académie et l'opposition que j'ai rencontrée, si je m'étais trompé dans l'opinion que j'ai embrassée, et après l'étude nouvelle que j'ai faite de la question, je suis resté convaincu que je devais persister dans le parti que j'ai soutenu jusqu'ici.

« Faire connaître également s'il y aurait avantage à ce que les » élèves composant les deux catégories ci-dessus désignées, les uns » *pour retirer plus de bénéfice du traitement*, les autres *pour dévelop-* » *per leur faculté d'articuler et de lire sur les lèvres*, fussent appelés » à recevoir une éducation spéciale donnée exclusivement par des » professeurs parlants, qui les exerceraient plusieurs heures par » jour à l'usage de la parole. »

Votre commission, dans sa première rédaction, répondait qu'il était « indispensable que les élèves des deux catégories qui viennent » d'être signalées, les uns *pour retirer plus de bénéfice du traite-* » *ment*, les autres *pour conserver et développer leur faculté de parler* » *et d'entendre*, d'autres enfin pour *acquérir celle de lire la parole* » *sur les lèvres et ne pas perdre l'usage du langage articulé*, reçus- » sent une éducation spéciale, donnée exclusivement par des pro- » fesseurs parlants, chargés de les exercer suffisamment à l'articu- » lation. »

La nouvelle réponse à la quatrième question concertée entre la commission et M. Malgaigne établit, dans un premier paragraphe, que « les élèves de la première catégorie, c'est-à-dire ceux qui » *peuvent encore entendre*, doivent être séparés des autres sourds- » muets, et qu'il y aurait un inconvénient réel à les réunir dans des » classes communes. »

La catégorie d'élèves ici indiquée peut bien comprendre ceux qui sont susceptibles d'entendre par suite du traitement, ainsi que ceux qui entendent à leur entrée dans l'établissement; mais il reste encore les élèves atteints de surdité complète et incurable, ayant conservé *l'usage du langage articulé*. La commission mixte n'a désigné ceux-ci nulle part; seulement elle s'exprime ainsi dans le paragraphe suivant :

« Quant à ceux *qui n'entendent en aucune façon et ne peuvent que* » *lire la parole sur les lèvres*, l'expérience n'a pas encore décidé » entre l'éducation par la mimique et l'éducation par la parole. »

Or, on sait que la faculté de parler et la faculté de lire sur la bouche sont très distinctes; que les sourds-muets peuvent posséder l'une et être privés de l'autre; ce fait est même consacré, en quelque sorte, par la rédaction de la troisième réponse déjà adoptée par l'Académie.

Les nouvelles conclusions ne contiendraient donc pas de réponse à la quatrième question de M. le ministre, en ce qui concerne les élèves sourds jouissant de la faculté d'articuler, s'il n'était dit plus loin, dans la cinquième conclusion : « Quant au succès à espérer... » *pour les élèves de la première catégorie*, l'Académie s'en réfère à » ce qui a été dit plus haut. Pour ce qui a trait *aux autres catégories*, » elle redit encore que l'expérience n'a pas décidé suffisamment à » cet égard. » D'où l'on doit inférer que les sourds *parlants* sont compris, avec ceux *qui ne peuvent que lire sur les lèvres*, dans le second paragraphe de la quatrième réponse en discussion en ce moment.

Je réclame en faveur de ces sourds *parlants* le même avantage que pour les sourds-muets *qui peuvent entendre*, le bénéfice de l'éducation par la parole que leur accordait la précédente rédaction de la commission. Je propose, en conséquence, d'ajouter au premier paragraphe rapporté plus haut ces mots :

« Il en est ainsi des sourds-muets atteints de surdité incurable, » qui, ayant perdu l'ouïe à un âge déjà avancé, ont conservé » l'usage de la parole. »

Le second paragraphe, ne s'appliquant plus alors, selon sa teneur, qu'aux sourds-muets *qui ne peuvent que lire la parole sur les lèvres*, serait maintenu.

Si la commission, si notre honorable collègue M. Malgaigne veulent bien consentir à cette petite addition, je n'ai plus rien à dire. Dans le cas contraire, je demande à motiver sur-le-champ mon amendement.

Ma proposition, je le vois, n'est acceptée ni par la commission, moins son honorable rapporteur, ni par M. Malgaigne; vous me permettez de continuer.

En présence des contradictions que j'ai éprouvées de la part d'honorables collègues, de l'abandon fait par la commission d'une partie de ses convictions premières, j'ai dû rechercher si je ne m'étais pas trompé, si je n'avais pas exagéré la valeur des preuves sur lesquelles ma manière de voir était basée. Ce nouvel examen n'a fait que fortifier mon opinion. Que si l'on m'accusait de prévention, d'enthousiasme, d'entêtement ou de présomption, je gémirais d'être ainsi jugé par des hommes à qui j'ai voué une profonde estime; mais je ne pourrais changer mes convictions.

On a vu en quoi nous différons, la commission mixte, modifiée, et moi; je m'appuie sur la première opinion de la commission, comme M. Malgaigne sur la seconde, pour faire aux sourds *qui parlent* la même position dans l'enseignement qu'à ceux qui *peuvent entendre*.

Il faut d'abord, afin d'éviter de nouvelles équivoques, bien définir les deux modes d'enseignement qui se trouvent en présence.

On connaît l'enseignement au moyen de la mimique : dire qu'il peut être entièrement confié à des professeurs muets, c'est montrer que la parole en est exclue; je reviendrai sur le cours d'articulation qu'on y a joint.

L'enseignement par la parole emploie l'écriture, comme le précédent. et de plus, des gestes, ou ce que les Allemands appellent la *mimique naturelle*, quelquefois même la dactylologie. Je n'ai jamais proscrit ces gestes, comme on me l'a fait dire ; mais ce n'est pas là la mimique de l'école de Paris, et c'est à tort qu'on a allégué l'usage qu'on en fait dans les écoles allemandes, pour prétendre qu'on y suivait notre méthode des signes. Ces gestes ne sont d'ailleurs employés qu'au début de l'enseignement, et qu'autant qu'ils paraissent nécessaires pour faciliter les communications du professeur avec les élèves. Il y a, sous ce rapport, des différences secondaires entre les écoles, qui ont recours aux gestes dans des proportions diverses. La méthode Dubois, qu'on peut appeler la *méthode française* d'enseignement par la parole, n'en fait presque pas usage.

Je dois rectifier, à ce propos, l'erreur échappée à MM. Ferrus et Bonnafont sur le prétendu discrédit dans lequel la méthode allemande tomberait aujourd'hui dans le Nord, et même en Allemagne. Le témoignage de M. Kruse, professeur sourd-muet à Schleswig, est évidemment inexact ou a été mal compris, comme le prouvent les pièces que je place sous les yeux de l'Académie. Elles comprennent : 1° un document émané du directeur même de l'institution de Schleswig; 2° une lettre de M. Hill, lue à l'Académie dans la dernière séance ; 3° une lettre d'un professeur de l'institut de Cologne, répondant au nom du directeur absent; 4° une seconde lettre de M. Saegert. A cette dernière est joint un numéro de janvier du

Moniteur prussien, contenant la nomination de M. Saegert aux fonctions d'inspecteur général des vingt et une institutions de sourds-muets de la Prusse, titre que M. Malgaigne s'était cru fondé à lui dénier.

Au point de vue général, je suis parfaitement d'accord avec la commission et M. Malgaigne sur ce que « l'expérience n'a pas encore décidé entre les deux méthodes, » appliquées indistinctement à *tous* les sourds-muets. Je n'ai jamais dit autre chose, bien que M. Volquin, dans sa brochure, sans doute par suite de son inexpérience des débats académiques, m'ait attribué une opinion beaucoup plus exclusive.

La commission mixte et moi, nous nous accordons encore sur ce point, qu'il y a un choix à faire parmi les sourds-muets pour employer chez les uns l'enseignement au moyen de la parole, et pour livrer les autres à l'enseignement par les signes. Nous nous accordons à penser que ce n'est point là une *expérience aventureuse*, une *réforme téméraire*, comme l'a dit M. Bérard.

Notre honorable collègue, M. Malgaigne, s'est rallié à ce grand principe, à cette sorte d'éclectisme ; je l'en félicite, je l'en remercie au nom de la cause que je défends, qui est, je crois, celle de la vérité.

La légère dissidence qui subsiste entre nous ne porte plus que sur les limites à assigner à cette catégorie d'élèves qu'on doit enseigner autrement qu'on ne l'a fait jusqu'ici dans l'institution impériale de Paris, et dans les trente ou quarante autres institutions du gouvernement, en France. Encore, remarquera-t-on que le dernier paragraphe de la réponse à la troisième question, en reconnaissant que le degré de perfection de la parole obtenu chez les sourds-muets est d'autant plus grand que « l'action de parler était » primitivement moins complétement abolie, » conduit, par une conséquence presque forcée, à employer largement la parole à l'égard des sourds-muets qui l'ont le mieux conservée, comme à l'égard des sourds-muets entendants, c'est-à-dire à admettre l'addition que je propose en faveur des sourds parlants.

Cette addition ne pourrait être rejetée que par trois motifs :

1° Si l'on admettait que la parole, telle que les sourds-muets non entendants peuvent l'acquérir, n'est pour eux que d'une médiocre utilité, comparativement à la mimique, qu'il faudrait lui sacrifier ;

2° Si l'on prétendait que l'emploi de la parole dans l'enseignement nuirait à l'instruction des élèves ;

3° Si l'on soutenait que le cours d'articulation est suffisant pour conserver et développer la parole chez les sourds parlants, instruits par la méthode des signes.

Voyons quelle serait la valeur de ces objections.

PREMIÈRE OBJECTION. — *La parole du sourd-muet non entendant lui est de peu d'utilité, et la mimique peut lui rendre plus de services.*

La *parole informe* des sourds-muets, leurs *accents sauvages*, a-t-on dit, sont tout à fait insuffisants pour servir à leurs relations avec la société. C'est l'argument de M. Bousquet, auquel j'ai déjà répondu; mais, s'il peut paraître plausible lorsqu'il s'agit de l'emploi général de la parole chez les sourds-muets, il a bien peu de valeur à l'égard de ceux dont il est question, c'est-à-dire des sourds qui parlaient déjà, quand ils ont perdu l'ouïe, et qui ont continué de jouir de l'usage de la parole. Ceux-là n'ont, dans leur phonation, rien de *sauvage*, de *rauque*, d'*informe*, et la culture de cette faculté peut encore améliorer leur langage. M. Malgaigne lui-même a été bien près de le reconnaître, quand il a dit des élèves de M. Dubois que « sauf quelques uns mieux dotés que les autres, » *particulièrement ceux qui ne sont devenus sourds qu'à une époque* » *déjà avancée de la vie,* » leurs cris rauques ne ressemblent à aucune langue, bien qu'il soit certain, a-t-il ajouté, « qu'avec cette » parole informe, ils sont compris par leurs maîtres et se compren-» nent entre eux. »

Mais, suivant notre honorable collègue, c'est une conversation *insupportable* pour les étrangers, que celle qu'on peut avoir avec ces sourds parlants, même avec les plus habiles. Ici, il faut s'entendre sur la manière d'expérimenter. Celle de M. Malgaigne n'est pas la mienne, et voilà sans doute pourquoi nous avons parfois jugé différemment des mêmes faits. Notre collègue, pour se faire comprendre, répète imperturbablement la même phrase quand elle n'est pas d'abord saisie, et semble se faire un malin plaisir de mettre en défaut la pénétration du sourd-muet. Pour moi, je n'insiste pas en pareil cas; je modifie une phrase en changeant les mots qui peuvent n'être pas bien compris, soit parce que le sens n'en est pas familier à mon interlocuteur, soit parce qu'ils se composent d'articulations peu *visibles*, à cause de leur profondeur dans la cavité buccale : l'obstacle est ainsi promptement vaincu. C'est de cette manière que j'ai pu causer avec ce jeune Adrien, ancien élève de M. Dubois, devenu l'un de ses professeurs. Je conviens qu'il prononce peu distinctement; mais c'est un sourd-muet de naissance, qu'on n'a fait parler qu'à onze ans, d'ailleurs complétement sourd, et il n'appartient à aucune des deux catégories que la commission et moi avons proposé d'instruire au moyen de la parole.

M. Malgaigne s'est récrié contre cette assertion d'un autre orateur, que M. Dubois avait pu deviner, d'après les mouvements des joues, des mots prononcés par une personne qui se couvrait la bouche. Il est bien clair qu'il ne s'agit ici que d'un petit tour de force, pouvant parfois réussir, et ce que j'ai vu me porte à regarder le fait comme très croyable. Il est d'ailleurs confirmé par des observations plus anciennes. Eschke (1), cité par Lincke (2), parle d'un sourd-muet qui *voyait* la parole, même quand son interlocuteur se couvrait la bouche avec la main : il distinguait, dit l'auteur, au seul mouvement des muscles de la face, quels mots étaient prononcés.

M. Malgaigne a raconté, avec une verve intarissable, les disgrâces de M. Allibert ne pouvant se faire comprendre, à l'aide la parole, dans la maison de notre collègue, et il n'a pas vu que tout le sel qu'il mettait à ce récit tournait contre sa propre argumentation. Qu'est-ce, en effet, que M. Allibert? Est-il un produit de l'enseignement par la parole? Pas le moins du monde. C'est un mime instruit, au moyen des signes, par M. Berthier, comme nous l'apprend sa lettre à l'Académie, en même temps qu'Itard lui inculquait, à grand'peine, les principes de l'articulation orale. Il a mimé toute sa vie, il mime encore du matin au soir, il mimera toujours. Que prouve donc l'imperfection de son langage? Précisément le contraire de ce que M. Malgaigne a voulu prouver. Elle montre l'insuffisance, le vice de cette méthode mixte, bâtarde, de cette association de l'enseignement par la mimique avec quelque usage du langage articulé, contre laquelle je me suis déjà élevé avec l'honorable M. Bégin.

L'Académie connaît aujourd'hui d'autres exemples plus décisifs de sourds-muets qui parlent, parce qu'on a su tirer parti de la faculté d'articuler qu'ils n'avaient pas perdue. Leur parole est très distincte; elle a été comprise de M. Malgaigne lui-même, et jointe à leur facilité à lire sur la bouche, elle assure leurs relations avec la grande société des entendants et des parlants. En un mot, ce ne sont plus des muets, ce sont de simples sourds jouissant des mêmes avantages que les adultes qui deviennent sourds par accident. J'ajouterai quelques faits nouveaux à ces faits déjà connus de l'Académie.

(1) *De l'enseignement des sourds-muets.* Berlin, 1801, p. 62.
(2) *Traité de médecine auriculaire*, t. I, p. 415.

Il y a dix ans, mourait à Paris une demoiselle Morillon, cette ancienne servante à qui l'abbé de l'Épée avait appris à réciter les évangiles à sa maîtresse (1). La veille de sa mort, elle dit à M. Dubois fils, en lui tendant la main : « Adieu, monsieur Dubois ; pensez » un peu à moi ; lorsque vous verrez des parents qui vous diront » que leurs enfants sont *sourds-muets de naissance*, prenez garde à » vous, rappelez-vous toujours ce que je vous ai dit tant de fois. » Ces paroles faisaient allusion à sa propre histoire ; elle avait perdu l'ouïe à la suite d'un coup de manche à balai à la nuque, qu'elle avait reçu de sa mère, à l'âge de sept ans, et celle-ci avait fait faire un certificat où on la disait *sourde-muette de naissance*, ce qui, plus tard, l'irrita tellement qu'elle revenait souvent sur ce sujet. Ce fait est un remarquable exemple de cet usage persistant de la parole enseignée aux sourds-muets, que l'on a voulu faire passer pour problématique.

J'ai cité, à l'occasion des impressions tactiles du son, un sourd-muet allemand, élève de M. Hill. Son nom est Hellmann ; il ne faut pas le confondre avec Heilman, dont j'ai parlé dans une précédente séance. C'est un ouvrier sellier fort intelligent, âgé de vingt-neuf ans, sourd depuis l'âge de trois ans. Il n'entend rien de l'oreille droite ; à gauche, il perçoit le bruit du marteau frappant sur l'enclume, certaines notes des instruments de musique, surtout des instruments à vent, les lettres R, P, et quelques voyelles ; quand on lui crie fortement à l'oreille, il entend un bruit, sans pouvoir distinguer un seul mot. Il est entré à l'institution de Weissenfels à onze ans, *ne parlant pas*, et y a passé quatre ans pour son instruction et trois ans pour apprendre son état. Il a résidé deux ans en Turquie ; il n'est à Paris que depuis quatorze mois. Non seulement il parle l'allemand, mais il a aussi appris, *sans maître*, le turc et le français, que toutefois il ne sait encore qu'imparfaitement. Il est très habile à lire sur les lèvres, au moins sa langue maternelle, et nous avons pu facilement nous entendre en allemand, sauf les petites difficultés passagères que j'ai signalées dès les premiers jours de cette discussion, et dont on a tant exagéré l'importance depuis. Néanmoins sa voix n'a rien d'agréable ; elle a un ton aigu d'enfant, et tout ce qu'il dit est coupé par des efforts saccadés d'expiration, ou de ce que les grammairiens nomment *aspiration*. Cet échantillon des *produits* allemands sera-t-il de nature à satisfaire M. Malgaigne, qui regrettait de n'avoir pas vu d'élève de l'école allemande?

M. Beauvallet, acteur des Français, reçut un jour la visite d'un

<hr>

(1) *Bulletin de l'Académie de médecine*, t. XVIII, p. 783.

jeune collégien, qui lui était adressé par un de ses amis comme auteur d'une pièce de théâtre. M. Beauvallet examine sa pièce, s'entretient avec lui quelque temps, puis le congédie. A quelques jours de là, il rencontre son ami : « Vous m'avez envoyé, lui dit-il, un singulier petit bonhomme ; il y a de jolies choses dans sa pièce ; lui-même cause fort bien ; seulement je ne sais pourquoi il n'a fait que me *dévisager*, et puis il a un peu l'air de s'écouter parler. » « Oh ! fit l'ami, ceci n'est pas possible, c'est un sourd-muet, il n'entend pas le canon ; je lui avais dit de vous le cacher, pour vous surprendre. »

Ce sourd-muet, dont l'habileté à converser pouvait ainsi faire illusion, était le jeune Delaunay (1), que la mort a ravi depuis à une mère inconsolable. Entré à quatorze ans à l'Institution impériale, déjà fort instruit et parlant bien, parce qu'il avait perdu l'ouïe tard, il avait un son de voix doux et suave ; il ne tarda pas à remplir les fonctions de répétiteur et, lisant beaucoup, il dut principalement à cette circonstance de ne pas perdre en partie l'usage de la parole, malgré les rares occasions qu'il avait de s'en servir.

Après de pareils faits, après ceux que vous ont fournis M. Dubois fils, M. Heilman et tant d'autres, observés par votre commission, par plusieurs membres de l'Académie, par moi-même, trouvera-t-on encore de l'*obscurité* dans cette question? Ne suis-je pas autorisé à conclure que les sourds-muets incurables, qui ont conservé l'usage de la parole, peuvent aisément parvenir, par la culture de cette précieuse faculté, à communiquer avec la société tout entière? Niera-t-on encore qu'il y ait, pour eux, pour la société elle-même, un immense avantage à ce qu'on leur donne un mode d'enseignement capable de leur garantir l'acquisition complète d'un bien qu'ils possèdent déjà en partie?

Mais ils y perdront, dit-on, du côté du langage mimique, de ce langage, a dit notre président, « si sûr, si expressif, si rapide, qui » peint une pensée tout entière en moins de temps qu'il ne nous en

(1) Delaunay a perdu l'ouïe à l'âge de onze ans, par suite d'une affection typhoïde. Il était fort intelligent : il composait des pièces de théâtre, jouait la comédie, faisait des vers ; il parlait bien, mais il avait senti le besoin d'ajouter à tous ces avantages celui de posséder la mimique, la lecture sur les lèvres, deux moyens de communication qui lui manquaient, et dont son infirmité lui avait fait sentir le prix. Il n'entendait plus, et dès lors il avait besoin d'avoir à sa disposition tous les moyens possibles de comprendre ce qu'on lui disait, et de se faire comprendre par ceux auxquels il s'adressait.

P. M.

» faudrait pour articuler un des mots qui entrent dans l'énoncé de
» cette pensée. » Et l'on me parle d'exagération, d'enthousiasme,
en faveur du langage articulé ! Quel nom donnera-t-on à cette apo-
logie, si vivement colorée, du langage des signes (1)?

M. Malgaigne a été frappé de l'amour des sourds-muets pour la
mimique, touché de leurs démonstrations à son endroit, comme
défenseur de leur cause. Il aurait pu voir la contre-partie à l'institution Dubois, où je n'ai pas été moins fêté, entouré des élèves. Le
même esprit exclusif règne donc dans les deux camps.

S'il est naturel aux sourds-muets de faire des signes, il ne leur
est pas moins naturel d'avoir le désir de parler. L'abbé Vrindts a
publié, à ce sujet, un document intéressant. C'est l'exposé fait par
quatre sourdes-muettes, de leurs idées, de leurs sentiments, avant
qu'elles eussent commencé leur éducation dans un établissement
de Bretagne. Toutes les quatre rapportent qu'elles avaient un grand
désir de parler, qu'elles remuaient les lèvres *pour faire comme les
autres*, qu'elles étaient jalouses de leurs frères et sœurs qui appre-
naient à lire. L'une d'elles s'exprime ainsi :

« Je désirais apprendre à parler et à lire ; je regardais avec beau-
» coup d'attention les personnes qui parlaient ; je me retirais quel-
» quefois seule, et je tâchais de parler. Je revenais à maman et lui
» faisais entendre mes sons, qu'elle me disait être vilains ; je pre-
» nais un livre, et je demandais à maman de me faire lire. Mais
» elle me disait que je ne pouvais pas l'apprendre, parce que j'étais
» sourde-muette ; alors je m'affligeais beaucoup. D'autres fois, j'es-
» sayais encore de parler, et les personnes qui m'entendaient riaient
» beaucoup et se moquaient de moi, etc. (2). »

On a souvent répété que nous devions nous en rapporter à des
hommes plus compétents que nous sur les questions qui nous ont
été posées. Je suis loin de récuser leur témoignage ; mais ce ne sont
pas sans doute MM. les professeurs sourds-muets que l'on qualifie
d'hommes compétents pour prononcer sur l'usage qu'il convient
de faire de la parole. Autant vaudrait consulter des aveugles-nés
sur les avantages de la vision. « Je serai heureux, dit justement

____

(1) M. Bérard n'a fait en cela que reproduire les expressions de l'abbé
de l'Épée, de Sicard, de Bébian, de M. Berthier, et d'une foule d'autres
auteurs qui ont étudié cette forme d'expression que M. Bouvier s'efforce de
décrier.   P. M.

(2) Vrindts, *Nouvel essai sur la certitude*, Paris, 1828, p. 58, et l'abbé
Montaigne, *Recherches sur les connaissances intellectuelles des sourds-muets*,
Louvain, 1847, p. 80.

» M. Puybonnieux, toutes les fois que je verrai le mérite d'un sourd-
» muet utilisé de manière à lui assurer une heureuse existence;
» mais il ne faudrait pas que, dans le but de lui être utile, on lui
» sacrifiât infructueusement le temps de ses frères en infirmité, et
» qu'on foulât aux pieds les éternels principes posés par le Créateur
» de toutes choses (1). »

Les savants sourds-muets sentent fort bien ce qu'ils perdent à
être privés de la parole; mais c'est pour eux une consolation que
d'en rabaisser le mérite, d'en restreindre le plus possible l'usage
chez les autres. De là l'opinion que vous a exprimée M. Allibert,
parleur très incomplet et, en réalité, *mime*, comme je l'ai montré
plus haut; de là, cette lettre *si émouvante*, suivant l'expression de
M. Bérard, mais, à mon avis, fort peu convaincante, de M. Pélissier,
dont M. Malgaigne ne ferait plus un *parlant*, je pense, s'il jetait un
coup d'œil sur la *Gazette des Tribunaux* du 10 avril 1840, où l'on
rend compte d'un procès dans lequel le *plaignant*, M. Pélissier,
ne put s'expliquer que par signes et par l'intermédiaire d'un interprète.

Les professeurs parlants sont loin de partager les vues de leurs
collègues; leurs écrits, et, plus encore, leurs actes, en sont la
preuve. J'ai cité ailleurs les paroles de M. Puybonnieux, allant au-
devant du vœu formulé par votre commission, et accepté aujour-
d'hui par l'Académie tout entière, relativement aux *sourds-muets
qui ont conservé un peu d'audition* (2). Parcourez, je vous prie, le petit
Traité sur la parole qu'il a adressé à l'Académie; vous y verrez,
pour ainsi dire à chaque page (3), des opinions très explicites sur
la nécessité d'étendre davantage l'emploi de la parole dans l'enseignement des sourds-muets.

On vous a rappelé un écrit de M. Valade-Gabel, frère d'un professeur parlant de l'Institution de Paris, et lui-même ancien professeur de l'école de Paris, ancien directeur de l'Institution des
sourds-muets de Bordeaux. Je ne comprends pas bien comment
M. Bérard a trouvé dans la lettre de M. Valade-Gabel des motifs de
s'abstenir « *religieusement* de porter la main sur l'édifice élevé par
l'illustre l'abbé de l'Épée. » Pour moi, j'y ai vu tout autre chose;
j'y ai vu que l'ancien directeur de l'école de Bordeaux, où la mimique était en honneur comme à Paris, devenu depuis quelque

(1) *La parole enseignée aux sourds-muets*, 1843, p. 65.
(2) *Bulletin de l'Académie de médecine*, t. XVIII, p. 832.
(3) Voyez notamment p. 27 et suivantes.

temps membre de la commission de surveillance près de l'institution Dubois, marche largement dans la voie du progrès; que ses
efforts intelligents et éclairés tendent aujourd'hui, comme ceux de
M. le docteur Blanchet, comme ceux de votre commission, comme
les miens, à faire passer autant de sourds-muets qu'il se pourra de
la classe des *muets* dans celle des *parlants*.

Les actes de M. Valade-Gabel sont, en effet, encore plus significatifs que ses écrits. Il est associé à M. le docteur Hubert Valleroux
pour la guérison de la surdi-mutité, et, dit ce confrère, « sa part
de ses écrits nous semble de beaucoup supérieure à la mienne (1). »
M. Valade reçoit chez lui les jeunes clients dont M. Hubert Valleroux améliore l'audition, les exerce incessamment à la parole,
s'efforce, comme il vous dit dans sa lettre, de les « faire divorcer
d'avec les habitudes mimiques antérieurement contractées ; » en un
mot, met en pratique, avec un zèle digne d'éloges, ces principes de
traitement médical et physiologique dont M. Blanchet poursuit
vainement l'application, depuis tant d'années, à l'Institution impériale des sourds-muets de Paris.

J'ai vu un des enfants confiés aux soins de MM. Hubert Valleroux
et Valade, le jeune René..., d'une famille habitant les environs de
Bordeaux. Agé de neuf ans et demi, sourd-muet de naissance, frère
d'une demi-sourde-muette, cet enfant fut traité, une première fois,
sans succès, par M. le docteur Deleau, qui, au dire des parents, lui
donna, dans l'espace d'un an, une dizaine de séances. On renonça
ensuite à tout traitement pendant un an, en se bornant à lui faire
dire quelques mots et à lui apprendre à lire sur les lèvres. C'est en
novembre dernier (1852), que l'on a commencé le nouveau traitement. L'enfant n'entendait alors la voix en aucune façon. L'amélioration fut prompte, et M. Valade put bientôt substituer l'audition
directe à la lecture sur les lèvres, dans ses communications avec
son élève; il va sans dire que la parole a beaucoup gagné. Tous
ces renseignements m'ont été fournis par les parents, en l'absence
du médecin, avec qui je n'ai pu me trouver, et du professeur,
absent de Paris. M. Hubert Valleroux a publié le fait dans son dernier ouvrage (p. 84). J'ai constaté moi-même que l'enfant articulait
passablement, qu'il pouvait lire sur les lèvres, qu'il entendait la
voix articulée un peu haut près de l'oreille; le battement de ma
montre, qui est assez fort, était perçu, lorsqu'elle était appliquée

(1) Hubert Valleroux, *Des sourds-muets*, Introduction, etc. Paris, 1853,
p. 107. — Nous avouons ne pas comprendre cette phrase ambiguë. P. M.

sur le pavillon de l'oreille, et mieux encore sur la tempe; il ne l'était plus, quand je cessais tout contact avec l'oreille (1).

J'appris de la mère de René... qu'un autre enfant appartenant à la famille d'un riche industriel du département du Nord, et que j'avais eu occasion de voir complétement sourd il y a quelques années, était également chez M. Valade et plus avancé encore que son fils, tant pour l'audition que pour la parole. Il venait de quitter Paris, sans quoi je serais allé le voir.

Peut-on supposer que M. Valade Gabel hésitât un instant à cultiver également la parole chez l'enfant dont la surdité serait incurable, mais qui jouirait encore du langage articulé, et qui pourrait suppléer à l'audition par la lecture sur les lèvres?

J'ai fait une large part à la mimique dans mon premier discours (2). J'ai été émerveillé des ressources que les professeurs de l'Institution impériale savent trouver, pour leur enseignement, dans le langage des signes. Je sais que M. Berthier, en particulier, a étendu le pouvoir de ce langage jusqu'à lui faire représenter les idées philosophiques les plus élevées, les plus abstraites.

Mais il ne faut pas oublier que, quel qu'en soit le développement, cette faculté du geste n'est que supplémentaire, qu'elle ne tient que le second rang après la parole, véritable moyen de communication donné à l'homme, dont elle n'est que le *vicaire* (3), dont elle ne peut pas plus usurper la place que le tact ne pourrait usurper celle de la vision, malgré les secours qu'il rend aux aveugles.

Aussi que de mécomptes, que de déceptions, dans les espérances fondées sur cette langue des signes, que quelques uns de nos collègues s'obstinent à croire la meilleure pour les communications et l'enseignement des sourds-muets !

(1) Assurément voici un singulier sourd-muet de naissance qui entend le bruit d'une montre appliquée sur l'oreille ou sur la tempe, qui entend la voix articulée, qui parle, et tout cela après quelques mois de traitement. Il est vrai que M. Deleau avait échoué, il est probable que M. Blanchet n'eût pas été plus heureux. Voici venir une troisième méthode qui l'emporte sur les deux autres. Comment reste-t-il encore un seul sourd-muet en France, en Europe? P. M.

(2) *Bulletin de l'Académie de médecine*, t. XVIII, p. 784.

(3) Un sourd-muet ne compte pas ainsi, la mimique prend le premier rang pour exprimer ses sensations, de même que l'ouïe et le tact ont la première place chez les aveugles. L'absence du sens principal entraîne une modification essentielle dans la classification des facultés restantes. P. M.

Notre honorable président, qui la dit si *sûre*, sait pourtant que dépourvue d'articles, de certains pronoms, de verbes auxiliaires, de beaucoup de temps des verbes; ne traduisant qu'imparfaitement la plupart des prépositions, des conjonctions, ou les supprimant sans cesse par ellipse; exposée, par ses transpositions de mots, à placer les idées dans un ordre contraire à la clarté du discours, cette prétendue langue n'est souvent qu'un amas informe de mots sans suite et sans liaison apparente, un vrai dédale, où le plus habile n'est pas toujours certain de se reconnaître (1).

La précision, la rapidité de la mimique n'ont pas été moins exagérées par M. Bérard. Sans doute elle possède ces qualités dans beaucoup de circonstances, quelquefois, il est vrai, aux dépens de la clarté; mais il en est d'assez nombreuses où des signes multiples, complexes, sont indispensables pour rendre ce que la parole exprime en un seul mot, souvent très court, et où l'avantage, sous le rapport de la vitesse, reste évidemment à cette dernière (2).

Les sourds-muets parlants ne pourront plus communiquer avec leurs frères d'infortune, s'ils ignorent la mimique, a dit M. Malgaigne. Je réponds à cela qu'ils pourront, si cela leur convient, apprendre les signes après leur éducation terminée; que d'ailleurs ils communiqueront entre eux, et, qui plus est, avec la grande famille des entendants; ce qui vaudra bien pour eux la famille déshéritée des *sourds et muets*, dont ils auront été retirés par le progrès de la science. M. Hellmann, dont je parlais tout à l'heure, ne peut, en effet, converser facilement, faute de savoir la mimique, avec les quinze cents sourds-muets de Paris; mais, en revanche, il peut se faire comprendre des trente-quatre millions d'habitants de l'Allemagne; il s'est fait comprendre des Turcs; il commence à être en état de parler aux Français de toutes les classes, et avec son apti-

(1) Évidemment M. Bouvier raisonne ici comme un entendant : pourquoi refuser au sourd-muet le droit d'en faire autant? pourquoi dénigrer cette langue qu'il n'entend pas et qui convient si bien à ceux qui la parlent?

P. M.

(2) Toujours la même pétition de principe, toujours cette affirmation de la chose en litige, ce parti pris de se poser en juge absolu d'une question dans laquelle ses adversaires ont le droit de demander le partage. M. Berthier, suivant l'orateur, est un peu suspect de partialité quand il vante la mimique, pourquoi M. Bouvier mériterait-il plus de confiance quand il blâme ce qu'il ignore?

P. M.

tude pour les langues, on peut dire que le monde entier lui est ouvert. Je crois que cela fait bien compensation (1).

Mon collègue a demandé s'il y avait, en Allemagne, quelque chose de semblable à nos sociétés de sourds-muets. La nouvelle lettre de M. Saegert répond à cette question. « Les sourds-muets, » dit-il, sont si bien au courant de la parole, qu'au sortir de nos » écoles, ils font pour la plupart partie des mêmes sociétés que les » parlants ; il n'y pas de sociétés pour eux. » « Mes élèves, dit M. Hill, » pouvant communiquer avec les parlants, font partie des mêmes » associations qu'eux, et n'ont pas besoin de sociétés extraordi- » naires. »

Quoique je ne considère pas les discours de tribune comme très essentiels aux sourds-muets, je crois que ceux qui parlent ne seraient pas moins en état que les mimes d'en prononcer et d'en *entendre*. On vous a déjà parlé de M. Dubois donnant, de la croisée de son premier étage, des ordres à ses élèves réunis dans son jardin. J'ai vu mademoiselle Dubois se faire entendre de la même manière, en adressant la parole à une sourde-muette d'un bout de la cour à l'autre. J'ai moi-même fait une dictée à des élèves placés autour d'une table, à plusieurs mètres de moi. Je les ai rangés à quelque distance, sur deux lignes, de manière qu'ils ne me vissent que de profil, et ils ont pu répondre à plusieurs de mes questions sur la matière de leurs études. Or, ce n'étaient que des enfants ; il est à présumer que des hommes faits, plus exercés encore à la parole, saisiraient, même à distance, une allocution articulée par un de leurs frères.

J'accorde volontiers à M. Malgaigne qu'il n'est nullement démon- tré que le silence soit une cause de phthisie chez les sourds-muets ; mais il voudra bien m'accorder à son tour qu'il n'est pas certain que la parole leur soit plus nuisible, que les professeurs d'articula- tion succombent à la peine, que mesdemoiselles Dubois aient péri victimes de leur dévouement à l'instruction des sourds-muets. Tous les directeurs d'institutions allemandes, interrogés à ce sujet par M. le docteur Blanchet, ont répondu par écrit que les instituteurs de sourds-muets parlants jouissaient d'une aussi bonne santé que les autres maîtres d'école.

Serait-il vrai que l'on fût plus disposé à apprendre la mimique, pour communiquer avec les sourds-muets parlants, qu'à supporter

(1) *Ab uno disce omnes.* C'est la forme favorite d'argumentation de M. Bouvier : M. Hellmann, *sourd-muet polyglotte*, est un type, tous les sourds-muets doivent l'imiter.   P. M.

la fatigue de leur conversation orale? C'est ce que M. Màlgaigne affirme pour son propre compte, et il nous a rapporté, à ce sujet, l'histoire de Paul Letessier et de son maître le porcelainier, qui préférait la *mimique* à la parole dans ses relations avec cet élève de M. Dubois. Mais d'abord le porcelainier ne se sert que de la *dactylologie*, que notre collègue a le tort de confondre avec la mimique. Ensuite le maître comprend très bien la parole de Letessier ; seulement il craint, m'a-t-il dit, de ne pas en être toujours compris, à cause de sa moustache, et de perdre du temps à répéter les mots. J'ai pu m'entretenir avec ce jeune homme, quoiqu'il ne saisisse pas, à la première vue, tout ce qu'on lui dit (1), et que sa prononciation laisse beaucoup à désirer. Ses parents, plusieurs de ses camarades *entendants*, font usage, avec lui, de la langue parlée. Enfin, Paul Letessier ne conserve que de faibles rudiments d'audition ; devenu sourd de très bonne heure, il ne disait pas un mot à douze ans, quand son éducation a été commencée. Il n'appartient donc à aucune des deux catégories que votre commission vous a proposé de faire instruire au moyen de la parole.

Quant à ce que l'on peut attendre, à l'égard de la mimique, de ceux qui ne sont ni sourds ni muets, j'engage notre honorable collègue à ne pas se faire illusion, et à méditer, avant de se prononcer, ces paroles de l'abbé de l'Épée : « Le monde, dit-il, n'apprendra » jamais à faire courir la poste à ses doigts et à ses yeux pour avoir » le plaisir de converser avec les sourds et muets (2). » Il n'est ici question que des étrangers ; mais il convient d'ajouter, avec M. Puybonnieux, que même « les parents des sourds-muets, souvent sans » éducation, disséminés sur toute la surface d'un État et éloignés » des institutions, ne pourront jamais acquérir la connaissance de » la mimique (3). » M. Malgaigne lui-même est-il bien sûr de mettre, le cas échéant, son projet à exécution, plutôt que de s'habituer à faire usage de la parole? Je l'invite, avant de répondre, à réfléchir sur les faits suivants.

Itard, attaché pendant quarante ans à l'Institution des sourds-muets, y résidant, ne put se décider à apprendre la mimique ; il ne savait que la dactylologie. M. Allibert vous l'a rappelé dans sa lettre,

---

(1) Ils sont tous comme cela quand on les examine sans prévention. Celui-ci *ne saisit pas, à première vue, ce qu'on lui dit, sa prononciation laisse beaucoup à désirer*, comme Honoré Trézel, comme Lecomte, comme les modèles les plus vantés de ces guérisons retentissantes.   P. M.

(2) *Institution des sourds et muets*, 1776, p. 155.

(3) *La parole enseignée aux sourds-muets*, 1843, p. 30.

et dès 1840 M. Berthier, dans un mémoire adressé à l'Académie, avait signalé ce fait en termes assez vifs : « Cette erreur (sur l'in-
» fériorité intellectuelle des sourds-muets), disait le célèbre doyen
» des professeurs de l'Institution de Paris, provient seulement de
» la profonde ignorance où Itard a vécu du langage des gestes,
» ignorance qui ne saurait lui être trop sévèrement reprochée, et
» qu'on ne comprendrait pas dans un homme de sa portée, ayant
» fréquenté si longtemps les sourds-muets, si l'on ne savait pas
» qu'elle a eu sa source dans un dédain superbe (1) pour la mimi-
» que..... (2). »

L'abbé Sicard, qui sans doute n'avait pas le même dédain, ne put se faire au langage des signes. « L'abbé Sicard, dit Bébian (3),
» j'en appelle ici au témoignage de tous les instituteurs qui l'ont vu
» de près, et particulièrement à celui des sourds-muets sortis de
» l'école qu'il dirigeait, l'abbé Sicard n'a jamais connu le langage
» de ses élèves. L'abbé de l'Épée lui reprochait souvent, m'a-t-on
» dit, de ne pas assez s'occuper de cette partie essentielle de l'art ;
» il paraît qu'il ne tint pas compte de ce sage conseil, et dans ses
» exercices publics, il lui fallait toute l'adresse de son esprit pour
» voiler l'embarras et la gaucherie de sa pantomime. Il ne pouvait
» se faire entendre de ses élèves qu'avec la plume ou l'alphabet ma-
» nuel, et jusqu'à ce qu'ils fussent assez instruits pour faire usage de
» ce moyen de communication, leur intelligence était pour lui
» lettre close (4). »

Il y a quelques années, c'était sous le ministère de M. Duchâtel, un arrêté prescrivit aux principaux fonctionnaires de l'Institution de Paris d'apprendre la mimique. Un membre de la commission consultative, chargé d'assurer l'exécution de cet arrêté, se rendit, à cet effet, auprès du directeur, de l'aumônier et du médecin de l'é-tablissement. Le vénérable directeur le supplia de le faire dispenser,

(1) Je croirais bien plus volontiers qu'Itard a paru faire peu de cas de la mimique parce qu'il n'avait pu l'apprendre. En pareille affaire tout est facile pour un enfant, tout est difficile pour l'adulte ; l'étude d'une langue quelconque est impossible à certains esprits.   P. M.

(2) F. Berthier, *Sur l'opinion de feu le docteur Itard*, etc. Paris, 1852, p. 76.

(3) *Journal des sourds-muets*, t. II, p. 24.

(4) C'est là un fait qui prouve ce que nous disions à propos d'Itard, l'impossibilité, pour certains individus, d'apprendre une langue étrangère. Tout le monde n'est pas né polyglotte comme Mezzofanti et M. Hellmann.
                                                                        P. M.

à son âge, d'un pareil supplice. M. l'aumônier se résigna : que ne peuvent la ferveur et la charité chrétienne ! On lui accorda six mois pour préparer un petit discours en langue mimique ; il le fit dans le délai convenu. Notre confrère refusa net, alléguant que la mimique n'était *rien*, que ce n'était pas une langue, qu'il fallait une *pénétration* singulière pour en deviner le sens (1). Peu de jours après, un nouvel arrêté suspendit l'application du premier à l'égard du directeur et du médecin.

On voit qu'il n'est pas aussi facile de se résoudre à apprendre la mimique que paraît le croire M. Malgaigne.

L'écriture est un moyen de communication avec la société, que les sourds-muets peuvent acquérir par les deux modes d'enseignement. Mais la mimique exclusive a ici un inconvénient ; elle n'apprend pas à lire l'écriture mal orthographiée, et l'on en trouvera aisément la raison, pour peu qu'on y réfléchisse. On raconte qu'un savant sourd-muet, non parlant, étant à deux lieues de Paris, se trouva fort embarrassé par suite de cette particularité. Il se rendait à une maison de campagne qu'il ne connaissait pas, et demanda son chemin à des paysans ; mais il lui fut impossible de déchiffrer leur réponse. Les lettres étaient bien formées, seulement il n'y avait pas l'orthographe. M..... allait peut-être en être réduit à retourner à Paris, lorsqu'il fit heureusement la rencontre de M. E. Burnouf, qui put enfin lui donner, avec l'orthographe, l'explication qu'il demandait.

Ne résulte-t-il pas de tout ceci, que la mimique conventionnelle n'est point à regretter, comme moyen d'expression de la pensée, chez les sourds-muets qui, ayant conservé l'articulation, sont, par cela même, susceptibles d'acquérir l'usage de la parole à un degré suffisant pour toutes leurs relations avec la société ?

(1) Je ne sais où M. Bouvier a pris ces renseignements, je n'ai jamais tenu le langage qu'il me prête ; il y a là une petite invention dont je ne sais à qui rapporter l'honneur. J'ai dit à MM. les membres de la commission consultative que je savais la mimique de mon infirmerie, que je n'avais besoin de personne pour interroger un malade, mais que je ne me croyais pas obligé à en savoir davantage. Je suis de ceux qui apprennent difficilement un langage nouveau, il est un âge où ces acquisitions deviennent par trop pénibles. Je m'en suis tenu à ce que comporte l'accomplissement consciencieux de mes devoirs de médecin, et je ne crois pas que personne puisse me demander davantage.   P. M.

2ᵉ **Objection**. — *La parole, employée dans l'enseignement des sourds parlants, nuirait à leur instruction, qui serait moins complète que par la mimique.*

Si je dois juger de l'opinion de M. Malgaigne sur cette proposition par ses propres expressions et par les faits qu'elles font connaître, notre collègue a reconnu, comme moi, que l'enseignement à l'aide de la parole ne fournit pas des résultats intellectuels *inférieurs* à ceux que l'on obtient par l'emploi des signes. Il nous a dit, en effet, que l'on voit « les élèves des deux écoles lire et écrire *aussi correctement les uns que les autres;* » que, chez M. Dubois, l'enfant une fois dressé à la parole parlée (mimique des lèvres), « il arrive à une éducation *aussi complète* que par l'autre mimique; » que, lorsqu'il a « interrogé quelques uns de ces jeunes gens sur l'arith-» métique, sur l'histoire de France, ils lui ont répondu comme les » élèves de l'Institution impériale; » « qu'il serait puéril de le con-» tester; » enfin que, quant à la durée des études, on lui avait dit, des deux côtés, qu'elle était de six ans, et que « les deux méthodes » seraient donc à peu près égales sur ce point (1). »

Grâces soient rendues à mon savant collègue! Sa voix puissante, l'autorité de sa parole sont venues en aide à mon faible témoignage; elles ont fait justice de dénégations *aveugles ou intéressées.* Je n'aurais donc plus à m'arrêter sur l'objection dont il s'agit, si quelques honorables collègues, encore éblouis par le prestige des souvenirs de l'abbé Sicard et de son école, ne me paraissaient disposés à persister dans une appréciation peu exacte de la force réelle des élèves dans les institutions du Gouvernement.

On connaît tout le savoir-faire déployé par l'abbé Sicard dans ses exercices publics; il allait, dit-on, jusqu'à feindre de traduire en signes les questions des spectateurs et à dicter, au lieu de cela, la réponse en écrivant *en l'air*, genre de communication familier aux sourds-muets instruits. J'ai dit ce que Bébian pensait du célèbre Massieu (2); son témoignage m'est confirmé par M. Doumic, l'un des plus anciens élèves vivants de l'abbé Sicard : il assure que Massieu ne comprenait pas, à la lecture, une petite phrase d'enfant. Clerc était plus instruit; mais il n'était devenu sourd qu'à quatre ans et parlait encore à onze, lors de son entrée à l'Institution, un an après M. Doumic, de qui je tiens ces détails. Or l'expérience

<hr>

(1) *Bulletin de l'Académie de médecine*, t. **XVIII**, p. **883** et **895.**
(2) *Bulletin de l'Académie de médecine*, t. **XVIII**, p. **797.**

montre que les sourds-muets qui ont parlé le plus longtemps sont, toutes choses égales d'ailleurs, ceux qui connaissent le mieux leur langue.

Mais je viens de citer des hommes distingués, des exceptions; voyons la foule. Je laisserai encore parler Bébian :

« Mettons à l'écart, dit-il, quelques sourds-muets, anciens élèves
» de l'école, maintenant professeurs, sujets distingués..... que
» trouverons-nous dans l'Institution royale? Elle coûte environ
» 200,000 francs par an; et pour ce prix, elle rend chaque année
» à leurs familles quinze ou vingt sourds-muets, tailleurs, menui-
» siers, tanneurs ou cordonniers, avec un *simulacre d'instruction,*
» qui ne satisfait pas même aux besoins du plus humble artisan...
» C'est 10,000 francs par élève sortant... 10,000 francs pour faire
» d'un sourd-muet un mauvais ouvrier ! c'est un peu cher. Mais
» l'éducation intellectuelle et morale, la compte-t-on pour rien?
» C'est justement parce que nous savons *à quoi elle se réduit* dans
» l'Institut royal, que nous répéterons : 10,000 francs par élève,
» c'est trop cher (1). »

M. Puybonnieux nous apprendra si les choses doivent avoir beaucoup changé depuis 1834. « Tel il était (l'enseignement) il y a vingt
» ans, dit ce professeur, *tel il est encore aujourd'hui,* et il est pénible
» de dire que, depuis cinquante ans que cet enseignement existe, on
» ne pourrait montrer nulle part une œuvre à laquelle on pût
» donner sérieusement le nom de méthode (2). » J'en conclus que,
si Bébian a dit vrai il y a vingt ans, il doit en être encore de même
aujourd'hui (3).

Le hasard a amené ces jours-ci dans mes salles de l'hôpital des

(1) Bébian, *Examen critique de la nouvelle organisation de l'enseignement,* etc., 1834, p. 2.

(2) *Droits des sourds-muets,* etc., 1849, p. 48.

(3) Une fois pour toutes disons à M. Bouvier que son zèle l'égare. En
recherchant avec tant d'ardeur des arguments à l'appui de sa thèse, il les
a plutôt comptés que pesés, il n'a pas su choisir, il ne s'est pas enquis de
la valeur morale des témoignages qu'il invoquait. Il est pénible de dire que
Bébian si instruit, si intelligent, ne méritait pas toute confiance quand il a
produit le *libelle* dont ces phrases sont extraites. Bébian, dans le cabinet de
l'abbé Sicard, se porta à des voies de fait sur Paulmier, son collègue et son
doyen; il fut chassé de l'Institution pour cette violence et pour d'autres
motifs encore, et *indè iræ!* il se vengea en calomniant la maison, le directeur, les professeurs et les élèves. Tout cela était facile à savoir : pourquoi
M. Bouvier n'a-t-il pas voulu l'apprendre?   P. M.

Enfants un enfant né de parents sourds-muets ; j'ai eu occasion de voir la mère avec les élèves de mon service. C'est une femme de vingt-deux ans, d'une figure assez agréable, d'une physionomie intelligente, mais d'une profonde ignorance, quoiqu'elle ait passé six ans à l'Institution impériale , où elle était entrée à l'âge de douze ans. J'ai vu une de ses lettres : c'est un jargon presque inintelligible ; pour converser avec elle par écrit, il nous a fallu de bien autres efforts que ceux que M. Malgaigne a pu faire pour causer avec les sourds parlants. Pour ce qui est de la parole, elle dit *papa*, *maman*, comme presque tous les sourds-muets ; elle a pourtant suivi le cours d'articulation. Bien que paraissant complétement sourde, elle a un son de voix naturel qu'un peu de culture eût pu rendre agréable ; ce qui pourrait dépendre, si je l'ai bien comprise, de ce qu'elle ne serait pas sourde de naissance , et aurait parlé jusqu'à huit ans. Elle faisait tous ses efforts pour excuser ses professeurs, nous donnant à entendre, par un geste très expressif(1), qu'elle avait toujours mérité des oreilles d'âne ; mais je ne puis me persuader que la méthode ne soit pour rien dans la stérilité des efforts de ses maîtres ou maîtresses. Elle nous dit que son mari était plus savant ; ses lettres ne le placent qu'un peu au-dessus de sa femme, sous ce rapport.

On conçoit que, dépourvus de la parole, les élèves faibles de l'Institution, et c'est le plus grand nombre, ne lisant plus, écrivant peu après leur sortie, doivent perdre assez promptement le peu de connaissance qu'ils avaient de la langue, et devenir de plus en plus étrangers à la société dans laquelle ils vivent. De là une ignorance toujours croissante, des idées de plus en plus rétrécies, et pour quelques uns une sorte d'abrutissement, la misère, l'erreur, le vice, enfin une véritable dégradation, que l'usage, même restreint, du langage oral, semble plus propre à prévenir que la mimique, parce qu'il met le sourd-muet en rapport avec un plus grand nombre de membres de la grande société humaine.

Les sourdes-muettes de l'Institution impériale, que ni M. Malgaigne ni moi n'avons visitées, sont, au rapport de M. Esquiros (2), et de l'aveu de M. Berthier lui-même (3), encore inférieures, en instruction, aux sourds-muets ; ce qui explique l'exemple que le

(1) Voilà M. Bouvier atteint et convaincu d'avoir compris la mimique de cette pauvre femme, ce qui prouve l'utilité de ce moyen de communication même à l'égard de ceux qui le rejettent.   P. M.

(2) *Revue de Paris*, 1844, p. 605.

(3) *Sur l'opinion de feu le docteur Itard*, 1852, p. 73.

hasard m'a fait connaître, et qui, loin d'être une exception, représente peut-être le type le plus commun.

En joignant aux nouveaux documents que je viens de rapporter ceux que j'ai rassemblés dans mon premier discours, il est difficile de ne pas être frappé de l'imposante unanimité qui témoigne de la faiblesse des résultats obtenus par l'éducation mimique de l'école de Paris, pour la masse des élèves qui y sont admis.

Mais on croira peut-être que, du moins, ces sujets distingués, ces savants sourds-muets, dont le nom seul est un argument pour les défenseurs de la mimique, échappent complétement à l'influence fâcheuse de ce mode d'enseignement, du mutisme forcé qu'il impose ; on serait dans l'erreur. S'il en était ainsi, on ne verrait pas, dans tous les centres de population des sourds-muets, dans toutes les villes où ils sont réunis en plus grand nombre, un ou plusieurs hommes de lettres accepter la charge de *blanchir* les productions des plus forts élèves sortant des écoles, devenus professeurs, directeurs, auteurs ; de châtier, à de rares exceptions près, leur prose, leurs vers, leurs discours, leurs circulaires, leurs actes officiels, leurs simples lettres. On ne verrait pas des manuscrits de la main de leurs auteurs, comme celui que j'ai sous les yeux, et dont je reconnais d'ailleurs tout le mérite, présenter de telles incorrections de langage, que des passages entiers en ont dû être effacés à l'impression, et remplacés par une plume amie. Si nous étions un corps purement littéraire, je pourrais mettre ici en regard l'œuvre primitive et son édition officieuse, et vous seriez en mesure d'apprécier une fois de plus cette phraséologie sonore qui, effleurant les questions à la surface, prétend les trancher comme si elle les avait creusées assez avant pour découvrir la vérité. Qui ne voit que ces hommes éminents, ces intelligences d'élite, dont la mimique se prévaut sans cesse, seraient des sujets plus remarquables encore, s'ils avaient été doués de la parole ?

Un modeste externat de la rue Popincourt va nous offrir un étrange contraste avec ces institutions entretenues à grands frais par l'État. Une pauvre maîtresse d'école y a admis comme externes, avec ses élèves parlantes, neuf enfants sourds-muets pour la modique rétribution de cinq francs par mois, que lui paie, pour chaque élève, la Société de patronage des sourds-muets de Paris. Elle a bien voulu m'amener deux de ces enfants, les nommés Jeannin et François Jean, âgés, l'un de douze ans et demi, l'autre de huit ans.

Jeannin, le plus grand des deux, a été confié, en septembre 1850, à cette institutrice, qui se nomme mademoiselle Cléret. Né d'une mère épileptique, il est sourd de naissance, ou il le serait devenu à six mois, après une chute que fit sa mère, l'ayant dans ses bras. D'après les certificats de deux instituteurs qui l'ont reçu dans leurs écoles, il ne parlait ni n'entendait au moment où il passa chez mademoiselle Cléret. L'état antérieur n'est pas établi autrement que par cette sorte de notoriété publique. Les parents ont bien dit avoir présenté leur enfant à M. le docteur Menière, qui aurait reconnu une surdi-mutité complète; mais aucune pièce ne garantit le fait; il serait à souhaiter que les souvenirs de notre confrère pussent y suppléer.

Jeannin est élevé, depuis près de trois ans, par la parole aidée, dans l'origine, de quelques signes. Il a répondu de vive voix à la plupart de mes questions, et si sa prononciation n'est pas toujours correcte, c'est plutôt par inattention que par impossibilité de bien articuler; car, si on le reprend, il parvient à prononcer plus exactement. Son instruction m'a paru approcher de celle d'un élève ordinaire des écoles primaires. Il se confesse verbalement et vient de faire sa première communion, à douze ans, après moins de trois ans d'études! Et les élèves de l'Institution impériale ne la font pas avant leur cinquième année, c'est-à-dire entre quatorze et dix-sept ans, parce que le programme le prescrit ainsi, et qu'ils ne sont pas, en général, capables de la faire plus tôt!

Mais ce qu'il y a de remarquable dans ce fait, c'est que l'ouïe a été améliorée par les soins de l'institutrice, par la fréquentation continuelle des parlants; car, à supposer même qu'il entendît un peu autrefois, il est difficile de penser que ce fût au même degré qu'aujourd'hui. J'ai constaté que cet enfant entend la parole à 2 ou 3 mètres; il a compté les coups d'un petit timbre que j'ai fait sonner, d'abord près d'une de ses oreilles, et ensuite à une distance de 40 centimètres de l'autre oreille. Mademoiselle Cléret assure qu'il n'a commencé a entendre la voix qu'au bout de deux ans. Elle fait un secret de son procédé pour améliorer l'audition; mais il est clair que ce ne peut être un traitement médical ou chirurgical, elle-même en convient. Ce secret, c'est cette éducation physiologique du sens de l'ouïe, dont Itard vous apprit naguère les heureux résultats par l'organe de la commission dont M. Husson fut le rapporteur (1).

Jeannin vient d'entrer en apprentissage chez un ébéniste, en état de se faire entendre de son patron, comme il se faisait entendre de ses petits compagnons de l'école primaire.

____

(1) *Mémoires de l'Académie de médecine*, t. II, p. 178.

Le second enfant, François, n'avait que cinq ans et demi lors de son admission à l'externat. Il était sourd-muet de naissance; les pièces qui le constatent sont des certificats d'instituteurs primaires, une attestation du père de l'enfant et un certificat de M. Blanchet, sans date, mais jauni par le temps et portant en tête les mots : *Institut national des sourds-muets;* la surdi-mutité y est simplement constatée, sans indication de degré. D'après une note de ce chirurgien, du 6 mai 1850, le cathétérisme des trompes d'Eustache et les fumigations stimulantes avaient déjà amélioré l'ouïe, quand François fut présenté à mademoiselle Cléret; il saisissait les mots à 30 ou 40 centimètres. Il entend actuellement la voix à 3 ou 4 mètres; il a entendu mon timbre, des deux oreilles, à plus de 60 centimètres. Il possède la même aptitude pour la parole que Jeannin; sa prononciation présente les mêmes défauts, qu'augmente encore la chute récente de plusieurs dents. Son éducation est nécessairement moins avancée ; il connaît ses lettres, épelle assez bien, et écrit déjà très lisiblement.

Les sept autres élèves sourds-muets de cet externat, dont quatre garçons et trois filles, entendent aussi plus ou moins, m'a dit mademoiselle Cléret ; deux seulement, prétend-elle, entendaient à leur arrivée dans son établissement.

Ainsi, voilà une pauvre femme qui, seule, livrée à elle-même, sans autre appui que l'espoir du succès, sans instruction *spéciale,* est parvenue, à force de patience et de dévouement, à faire ce que bien des médecins ne font pas, ce qu'ils ne croient même pas possible de faire, à rendre en partie l'ouïe à de pauvres enfants *sourds-nés* ou devenus sourds dès le bas âge, à les doter de la parole, à les instruire, aussi bien que nos spécialistes, que nos instituteurs les plus habiles! Ce fait peut se passer d'un plus ample commentaire (1).

Cet externat est, que je sache, le seul, à Paris, où l'on s'occupe de l'éducation des enfants sourds-muets. C'est celui dont M. Malgaigne nous a parlé, dont il se plaint de ne pas avoir vu les produits. M. Blanchet y est complétement étranger, si ce n'est pour y placer

---

(1) Ajoutons cependant un petit commentaire. Il nous semble qu'un fait de ce genre prouve que la médecine, la chirurgie, et même la musique, ne sont pas nécessaires pour produire ce résultat qu'admire M. Bouvier; il n'y a pas là de méthode nouvelle; M. Deleau et M. Blanchet ont trouvé en mademoiselle Cléret une rivale qui démontre combien on peut se passer d'eux et de leurs procédés curatifs. Reste à savoir , et c'est ce qu'ignore M. Bouvier, quel sera le résultat définitif de ce nouvel institut qui fait concurrence à tous les autres.　　　　　　　　　　　　　　　P. M.

les enfants que la Société d'assistance, dont il est secrétaire général, a pris sous son patronage. L'établissement est trop nouveau pour pouvoir présenter des anciens élèves arrivés au terme de leur éducation orale. Sa première élève, admise en 1848, et longtemps la seule, est entrée à l'Institution impériale en 1850.

Peut-on généraliser ce qui se fait dans cet externat, étendre ainsi le bénéfice de l'instruction élémentaire à presque tous les sourds-muets indigents au moyen d'une sorte d'annexe des écoles primaires? L'Académie n'a pas à s'occuper de cette grave question, que M. Puybonnieux, à l'exemple de M. Blanchet, résout à peu près affirmativement (1). N'anticipons pas sur l'avenir ; l'expérience nous apprendra ce qu'il nous réserve.

Je pense que personne ne croit plus maintenant que les sourds parlants, que je propose, comme l'avait fait la commission, de réunir aux sourds incomplets, ou demi-sourds-muets, dans la nouvelle classe de parole, aient rien à perdre, sous le rapport de l'instruction, à ne pas être instruits par la mimique. Je passe à la dernière allégation qui peut m'être opposée.

TROISIÈME OBJECTION. — *Le cours d'articulation suffit pour conserver et développer la faculté d'articuler chez les sourds-muets incurables qui parlent encore et qu'on instruit par la méthode des signes.*

Votre commission avait établi, dans son rapport, que la classe d'articulation était *insuffisante* ; que, malgré l'enseignement auquel elle est consacrée, la méthode consistant dans l'emploi exclusif de la mimique pour l'instruction des élèves ne pouvait faire acquérir, ni même conserver la faculté de parler aux demi-sourds-muets et aux *sourds parlants* (2). M. Malgaigne a trouvé cette proposition malsonnante. « En fait, dit-il, c'est une erreur, puisque j'ai vu des élèves » de l'Institution impériale *parler aussi bien* que les élèves de l'institution Dubois. » Il ajoute plus loin que M. Vaïsse, M. Volquin, « prennent des sourds-muets, *bien muets* », les dressent à la parole et obtiennent de *remarquables résultats* ; sa raison se refuse dès lors à admettre que des élèves déjà capables d'articuler, quand on les a confiés à ces professeurs, aient pu oublier avec eux la parole (3).

Mais, si ces prétendus résultats ne sont qu'apparents, si ces élèves que M. Malgaigne a vus parler ne le doivent pas au cours

(1) Puybonnieux, *Droits*, etc. Paris, 1849, p. 37.
(2) *Bulletin de l'Académie de médecine*, t. XVIII, p. 657 et 666.
(3) *Bulletin de l'Académie de médecine*, t. XVIII, p. 893.

d'articulation; si jamais ce cours n'a dressé un sourd-muet, *bien muet*, au point d'en faire un parlant, alors notre collègue comprendra que le cours d'articulation puisse être tout aussi insuffisant pour développer la parole chez ceux qui en jouissent plus ou moins à leur entrée, et même, dans certains cas, pour la leur conserver.

D'abord, il y a deux manières de *parler*, et je ne sais si mon honorable collègue les a toujours suffisamment distinguées : l'une consiste à exécuter mécaniquement, en quelque sorte, les mouvements nécessaires à l'émission et à l'articulation des sons ; l'autre, à mettre ces mouvements aux ordres des actes psychiques, c'est-à-dire à s'en servir spontanément pour exprimer ses pensées. Mais il est clair que, de ces deux manières, la seconde seule constitue la *parole* proprement dite. Or, notre collègue nous a déclaré n'avoir pu *converser* avec aucun sourd-muet : c'est *le crayon à la main* qu'il a interrogé les élèves de l'institution Dubois, aussi bien que ceux de l'institution impériale. Il n'a donc pu juger du plus ou moins de facilité des uns et des autres à *dire* leurs pensées : il a pu apprécier leur manière d'*articuler*, de *prononcer*, mais non leur faculté de *parler*.

Qu'est-ce que le cours d'articulation de l'institution impériale? Une leçon d'une heure, cinq fois par semaine, répartie entre trente-cinq élèves de force très diverse; cela ne ferait pas deux minutes pour chacun, soit dix minutes par semaine, si ce temps était également partagé entre tous. On en enseigne, dira-t-on, plusieurs à la fois; encore ne parleront-ils que l'un après l'autre, et la démonstration du professeur pourra seul être commune. J'ai assisté à une leçon entière de M. Volquin, et je me plais à rendre justice à sa capacité et à son zèle; mais il ne peut pas l'impossible ; il faut bien qu'il exerce les élèves successivement, et je répète que le temps accordé à chacun pour la pratique de la parole se réduit forcément à une durée tout à fait insignifiante. Hors de là, pourtant, les élèves s'occupent-ils au moins quelque peu de ce qui a fait la matière de la leçon? En aucune façon; ils ne parlent plus *un seul instant*; toutes leurs pensées sont exprimées par signes ; toutes les pensées des autres leur sont transmises par signes.

On vous parle du latin de nos classes; mais on a donc oublié tout le temps consacré aux *devoirs*, aux textes expliqués par le professeur, aux leçons à apprendre et à réciter par cœur; et combien d'années cela dure-t-il, et en fin de compte, avec quel profit pour le plus grand nombre?

Procède-t-on chez M. Dubois, dans les écoles allemandes, comme à l'institution impériale? Vous savez bien que non. Hors le temps où l'on écrit, on y parle du matin au soir, dans les classes, hors des classes, aux récréations, aux promenades, à toute heure du jour, en un mot. Et pour l'enseignement de la parole, comment s'y prend-on? La réponse a cette question se trouve dans les documents fournis a M. Blanchet par les directeurs des écoles allemandes. J'en prends un au hasard ; c'est précisément un document émané de l'institut de Schleswig, où se trouve ce professeur sourd-muet dont le témoignage vous a été *si bien* rendu. On y lit ceci :

« Un seul professeur ne doit, dans le principe, exercer qu'un
» seul élève ; cependant, comme le même élève ne peut participer
» pendant une heure entière a cet exercice du langage articulé et à
» la lecture de la parole sur les lèvres, le professeur prend chaque
» élève a tour de rôle ; les autres, pendant ce temps, s'exercent
» à l'écriture. Par la suite, lorsqu'ils ont acquis quelques notions,
» on peut très bien en enseigner plusieurs a la fois ; il ne faut pas
» néanmoins qu'il y ait plus de *six à huit élèves* dans la même
» classe. »

Et l'on veut que deux modes d'enseignement aussi contraires produisent, quant à la parole, des résultats identiques? Mais cela tiendrait du prodige. La différence des résultats, la voici : Les élèves enseignés par cette seconde méthode apprennent à *parler*, dans le véritable sens du mot ; les élèves de la première ne l'apprennent pas du tout. Comment en serait-il autrement? A-t-on déjà perdu de vue les difficultés de tout genre que les sourds-muets ont à surmonter pour conquérir la faculté du langage articulé? Ou bien voudrait-on renouveler ici ce qu'on a fait à l'égard de la faculté de lire sur les lèvres, *fort limitée*, disait-on d'abord, chez la plupart des sourds-muets, et que *tous* aujourd'hui peuvent acquérir, d'après la rédaction nouvelle présentée dans la dernière séance?

« On ne peut obtenir de résultats satisfaisants (dans l'enseigne-
» ment de la parole aux sourds-muets), dit Bébian que par un
« exercice continuel de tous les jours, et, pour ainsi dire, *de tous*
» *les instants*, sous une surveillance active et bienveillante, toujours
» la, attentive à redresser tous les écarts, à corriger chaque faute,
» à lever tout embarras, toute difficulté, à prévenir toute mauvaise
» habitude Aussi ne réussira-t-on vraiment bien qu'avec un petit
» nombre d'élèves réunis sous un instituteur dévoué, laborieux, et
» mieux encore au sein de la famille, ou avec un maître particu-
» lier qui ne quitte jamais son élève (1). »

(1) Bébian, *Examen critique*, etc., 1831, p. 16.

Le même auteur dépeint, dans les termes suivants, les *résultats* du cours d'articulation de l'Institution de Paris :

« Depuis quatre ans (Bébian écrivait ceci en 1834), le ministre a
» alloué une somme de 3,000 francs pour l'enseignement spécial
» de l'articulation ; et admirez, je vous prie, les beaux résultats
» qu'on a obtenus ! Dans toutes les séances publiques, on fait pa-
» raître un certain nombre d'élèves qui viennent hurler en présence
» de l'assemblée quelques cris sauvages, rauques ou glapissants,
» qu'on décore du nom de parole, et que le maître est obligé de tra-
» duire en langage humain pour les rendre intelligibles à l'audi-
» toire. Ensuite paraissent, pour bouquet, trois ou quatre élèves qui
» s'expriment passablement..... Quant aux quatre *sourds parleurs*,
» il faut dire, à la honte de l'Institution qui en fait parade, *qu'elle*
« *n'a rien à revendiquer dans cette partie de leur instruction.* L'un,
» Kandraon, a entendu jusqu'à sept ans, et n'a jamais discontinué
» de parler. Un autre, Dubois, de l'île de Ré, a perdu l'ouïe à cinq
» ans ; mais il avait conservé l'usage de la parole, et son père n'a
» pas cessé de l'y exercer. Benjamin, de Cambrai..., parlait très
» bien quand il arriva dans l'Institution, et *même beaucoup mieux*
» *qu'il ne le fait aujourd'hui.* Enfin, le jeune Parot n'a perdu l'ouïe
» que depuis dix-huit mois ; il parle presque aussi bien que s'il en-
» tendait. Et l'on ne rougit pas (1) de présenter au public ces élèves
» comme témoignage des beaux résultats que l'enseignement de la
» parole produit dans l'Institution royale (2) ! »

Ailleurs Bébian raconte un trait assez comique qui se présenta à l'une de ces séances publiques (3). Un élève dictait à trois autres de courtes phrases, qu'ils écrivaient sur le tableau ; mais l'un d'eux se trompe et écrit, au lieu de la seconde phrase convenue d'avance, la suivante, « qu'on eut la maladresse de laisser dicter, » dit Bébian, ce qui découvrit la mèche.

Plus tard, il a été constaté par plusieurs rapports de M. Monglave, membre de la commission consultative, que les résultats du cours d'articulation n'étaient pas moins nuls, sous la direction de M. Vaïsse (4), dont le zèle était d'ailleurs constamment signalé par le rapporteur, très compétent en pareille matière.

(1) Nous l'avons dit, il s'agit d'un libelle où l'auteur exhale sa haine contre l'Institution qui l'avait expulsé.　　　　　　　　　　　　P. M.

(2) *Examen critique*, etc., p. 17.

(3) *Examen critique*, etc., p. 20.

(4) On est en droit de s'étonner de voir M. de Monglave cité à l'appui

M. Vaïsse lui-même est loin de s'attribuer le rôle que lui fait jouer M. Malgaigne, de faire *parler* des sourds-muets, *bien muets.* « Avec l'heure unique, dit-il, qu'il nous est permis de consacrer » par jour à cet objet, nous ne pouvons prétendre donner à nos » élèves une prononciation parfaitement courante, ni une grande » habitude de la lecture sur les lèvres. Nous devons, dans d'aussi » courtes leçons, nous attacher surtout à former le sourd à l'analyse » exacte de la parole et à la reproduction nette de ses éléments, » laissant *à la pratique* de lui donner ultérieurement une facilité » préparée par nos leçons (1). » Cela signifie, en propres termes, que le professeur d'articulation n'a d'autre prétention que d'apprendre à ses élèves le mécanisme de la parole, comptant sur la *pratique* pour leur en donner l'usage. Mais, comme cette pratique est impossible dans l'Institution, ce résultat ne saurait être atteint, et il ne reste rien ou presque rien, en définitive, des efforts du zélé professeur.

Cependant je ne veux rien celer : M. Vaïsse n'avait qu'une heure de leçon pour tous les élèves du cours. Depuis quelques mois, on a dédoublé la classe, et c'est de cette manière que M. Volquin n'a plus que trente-cinq élèves à la fois, au lieu de soixante-dix, comme je l'ai exposé plus haut ; cela lui permet de donner un peu plus de temps aux élèves les plus avancés, de leur faire faire des exercices de véritable expression de la pensée au moyen de la parole; exercices, hélas! trop courts, trop fugaces, pour balancer la funeste influence du mutisme et des signes sur ces sourds parlants.

La brochure récente de M. Volquin ne contient aucun fait propre à démontrer qu'il ait obtenu jusqu'ici de meilleurs résultats que ses prédécesseurs. Ce jeune professeur se contente d'avancer dans sa lettre à l'Académie, à l'égard des enfants qui ont parlé et entendu

d'une opinion portant condamnation du cours d'articulation, lorsqu'on se rappelle les termes dans lesquels s'exprimait cet ancien membre de la commission consultative de l'établissement après les examens auxquels il avait pris part. On pourrait, dans tous les cas, mettre en regard du témoignage qu'on allègue ici celui d'une commission spéciale qui, en 1849, par l'organe de M. Alfred Blanche, son rapporteur, reconnaissait et déclarait au ministre que les élèves confiés aux soins de M. Vaïsse avaient, malgré le peu de temps consacré à ce genre d'exercice, un degré de netteté que la commission regrettait de n'avoir pas rencontré chez les élèves d'une autre institution où l'enseignement de la parole fait cependant l'objet à peu près unique des leçons.   V.

(1) *Annales des sourds-muets*, t. V, p. 74.

jusqu'à un certain âge, que le cours d'articulation leur « rend l'ha-
» bitude qu'ils ont perdue en devenant sourds, de se servir de la
» parole comme moyen de communication ; » et à l'égard des sourds
de naissance, qu'ils apprennent, dans ce cours, « à *prononcer* tous les
» mots de notre langue. » M. Volquin revendique, en outre, pour les
professeurs d'articulation, une partie des progrès que les élèves
traités par M. Blanchet auraient faits dans l'exercice de la parole.

Des assertions aussi vagues, sans preuves à l'appui, de la part
d'un professeur tout nouveau dans l'Institut, ne pouvaient me suffire. J'ai dû remonter aux faits sur lesquels elles pouvaient s'appuyer, à ces faits que M. Malgaigne et moi avions *vus*, chacun à
notre manière. Grâce à l'extrême obligeance de M. de Lanneau,
directeur de l'établissement, j'ai pu recueillir toutes les circonstances de ces faits, les analyser, en dresser la statistique, et parvenir ainsi à les apprécier plus rigoureusement. J'ai classé de même
les faits appartenant à l'institution Dubois, ceux qui ont été recueillis par M. Blanchet ; et la comparaison, le rapprochement de
tous ces documents m'ont fourni des déductions qui, si elles ne sont
l'expression fidèle et complète de la vérité, doivent toutefois être
moins entachées d'erreurs que les *à peu près* d'une observation
superficielle et rapide.

On sait déjà que, des 115 élèves sourds-muets de l'Institution
impériale, 70 ou 72 seulement vont au cours d'articulation, les
autres ayant été jugés incapables de le suivre avec profit. Mais,
sur ce nombre de 70, il faut encore en soustraire environ 25 formant une division d'*essai*, à laquelle on n'enseigne les éléments de
la parole que pour s'assurer, dans la première année qu'ils suivent
le cours, du plus ou moins de disposition de chaque élève.

Sur les 45 élèves restants, plus de la moitié, 25, connaissent, dit
le professeur d'articulation (*Rapport* à M. le directeur sur le *cours
d'articulation*), tous les sons de notre langue parlée, mais ne pourraient se faire comprendre des étrangers, et l'on peut mettre en question, ajoute-t-il, si l'on doit continuer à *perdre* avec ces sujets un
temps qui serait beaucoup mieux employé avec leurs condisciples
plus favorisés de la nature.

Ces derniers, au nombre de 20, constituent un noyau d'élèves
pour qui, suivant le professeur, le cours sera d'une utilité incontestable.

En ajoutant à ce nombre 2 élèves parlants de la classe Itard, qui
paraissent dispensés du cours, on a un total de 22 sourds-muets,
sur cent quinze, ou environ un cinquième, plus ou moins en état de
lire la parole sur les lèvres ou de la percevoir par l'oreille et de se

servir, jusqu'à un certain point, de la parole comme moyen de communication.

Jusqu'où s'étend cette dernière faculté chez ces 22 sourds-muets? A quel point peuvent-ils devoir ce qu'ils possèdent de langage oral aux quelques minutes d'articulation dévolues, cinq fois par semaine, à chacun d'eux (1)?

Relativement au premier point, je ne crains pas d'affirmer que la faculté du *parler* est très bornée chez presque tous; que la plupart n'ont à leur service qu'un petit nombre de mots articulés, pour rendre leurs pensées. La raison en est simple : ces enfants ne parlent pas hors du cours, *même entre eux*; ils ne font que des signes; ce qu'ils écrivent même doit leur représenter habituellement des signes plutôt que le langage articulé.

Quant au second point, les faits suivants résultent des antécédents de chacun de ces élèves, fournis par leur dossier, par des notes prises à leur entrée, par des renseignements contenus dans le rapport de votre commission ou communiqués par M. Volquin avec une bonne foi qui l'honore, par les réponses mêmes des enfants, genre de documents dont il faut toutefois user avec une grande réserve :

10 élèves entendaient plus ou moins et parlaient à leur entrée dans l'Institution.

2 sourds à leur entrée, mais parlant, traités à l'Institution, ont recouvré l'ouïe partiellement.

7 n'entendaient pas à leur entrée, mais avaient conservé la parole.

3 n'entendaient ni ne parlaient à leur entrée; mais, traités dans l'Institution, ils ont recouvré en partie l'audition.

___
22

Ces 3 derniers élèves, pendant le traitement qu'ils ont subi pour leur surdité (2), ont été exercés à l'articulation hors des heures du

___

(1) On voit par cette argumentation à laquelle l'orateur revient avec tant de complaisance, qu'il ignore complétement les avantages de la méthode dite *simultanée*, qui a rendu et rend encore de si grands services dans l'enseignement élémentaire. M. Bouvier ne veut pas voir que le rôle des professeurs dans notre maison est celui qu'a tracé le vrai philanthrope Pestalozzi, qu'il s'agit moins de donner à l'élève sourd-muet des mots que des idées, et que celles-ci s'apprennent mieux en commun qu'à l'état d'isolement.
                                                                        P. M.

(2) En vain aura-t-on démontré jusqu'à l'évidence que M. Blanchet n'a

cours. Il en a été ainsi de plusieurs des autres enfants, dont l'ouïe et la parole ont été l'objet de soins particuliers, surajoutés à ceux du professeur d'articulation.

En résumé, le cours d'articulation a fait parler 19 sourds-muets qui parlaient à leur entrée dans l'établissement, et il faut ajouter que, d'après les notes, plusieurs parlent actuellement moins facilement qu'autrefois (1). Les exercices de ce cours n'ont pas été les seuls *exercices d'articulation* pour une partie de ces élèves. Quant aux véritables sourds-muets, *bien muets*, au nombre de 3, qui ont acquis une articulation, d'ailleurs très incomplète, depuis leur entrée dans l'Institution, ce sont les nommés Imbert (n° 1, 1re série du rapport de la commission), Bastien (n° 2, même série), Bisson (n° 3), et l'on peut voir, dans le rapport de votre commission, de quelle nature sont les soins qu'ils ont reçus en même temps qu'ils suivaient le cours, et quelle influence ces soins ont pu exercer sur le résultat, imparfait, je le répète, qu'ils ont obtenu.

Le cours d'articulation de M. Volquin n'a donc, pas plus que celui de M. Vaïsse, doté de la *parole* de vrais sourds-muets ; car je ne tiens pas compte des 25 élèves auxquels on a enseigné à grand'-peine, *tous* les sons de la langue, dont ils ne se serviront jamais pour communiquer avec la société, à moins de quelque circonstance exceptionnelle, et que le professeur lui-même juge devoir leur être si peu utiles, qu'il regarde comme un *temps perdu* celui qu'il continuerait à leur consacrer.

A l'égard des élèves entendants ou non entendants, qui parlaient avant leur admission, le cours d'articulation n'a fait, en réalité, que compenser quelque peu le silence absolu et la pratique conti-

jamais traité de malades dans notre maison, qu'il s'est borné à développer l'ouïe par la musique, que ce double fait est avoué par le client de M. Bouvier, que l'Académie l'a tenu pour constant, avéré, l'orateur n'en persiste pas moins à parler de traitement et de guérison de la surdité ; il affirme toujours ce qui ne peut être, appuie ses raisonnements sur des choses imaginaires, poursuit imperturbablement une démonstration à laquelle il ne manque que la réalité.   P. M.

(1) Ainsi la classe d'articulation a pour résultat de détruire la parole des sourds-muets, au moins chez un certain nombre de ces malheureux enfants. Voilà où peut conduire l'ardeur du zèle de M. Bouvier, lui qui veut que l'on fasse parler tous les sourds-muets, lui qui admire si complaisamment tout ce qui se fait dans l'institution Dubois, qui y voit le dernier terme de la science nouvelle aidée sans doute de la musique de M. Blanchet.   P. M.

nuelle des signes, auxquels l'Institution les a condamnés. S'ils fussent restés dans leurs familles, ils eussent eu plus d'occasions de s'exercer à la parole et à la lecture sur les lèvres, et la plupart parleraient mieux aujourd'hui qu'ils ne le font. Le cours ne pouvait presque rien leur apprendre, puisqu'ils articulaient déjà, et le *ba, be, bi, bo, bu*, enseigné en leur présence aux autres sourds-muets, était pour eux du *temps perdu*. C'est la *pratique* qu'il leur fallait ; on n'a pu la leur donner que quelques minutes sur les vingt-quatre heures. Un grand nombre d'entre eux sont confiés, pour toute leur instruction, à des professeurs *sourds* et *muets*, qui, tout en développant leur intelligence par leurs admirables procédés d'éducation mimique, ne peuvent, au point de vue du langage, que les façonner au *mutisme*. Au reste, votre commission vous a déjà fait remarquer que ceux qui sont échus en partage à des professeurs parlants ne sont pas plus avancés sous ce rapport, puisque ceux-ci ne se servent pas davantage de la parole à leur égard.

C'est par suite de ce système déplorable, que les *sourds parleurs*, qui font l'objet de ma proposition, « instruits uniquement dans le » langage des signes, dit M. Esquiros (1), mêlés durant tous les » exercices à d'autres élèves complétement sourds-muets, subissent » *la loi du silence*. Non seulement ces malheureux désapprennent » l'usage de la parole, mais encore leurs touches vocales s'engour- » dissent, les dispositions au langage que leur avait laissées la na- » ture se flétrissent à jamais par l'art : l'Institution royale les rend » *instruits* à leur famille, c'est-à-dire plus sourds et plus muets qu'ils » n'étaient à leur entrée dans l'établissement (2). »

C'est cette même influence qui a, en partie, paralysé les efforts du chirurgien dont votre commission a eu à apprécier les travaux. M. Malgaigne comprendra mieux maintenant pourquoi des sujets que M. Blanchet, lui aussi, de même que le professeur d'articulation, ne pouvait avoir à sa disposition que quelques minutes chaque jour, ne sont pas plus avancés que notre collègue les a trouvés, sous le rapport de la parole et même de l'audition.

(1) *Revue de Paris*, 1844, p. 584.

(2) Nous recommandons cette phrase à la méditation, non pas des grammairiens, des puristes, qui ne manqueraient pas de la trouver ridiculement écrite, mais des gens sensés, de bonne foi, capables d'apprécier les choses à leur valeur réelle. Un sourd-muet instruit vaut moins, suivant M. Esquiros, que celui qui ne l'est pas ; MM. Berthier, Pélissier, Lenoir, qui ne parlent pas, sont placés au-dessous d'un élève qui pourrait articuler un : *Bonjour, monsieur. Comment vous portez-vous ?*   P. M.

A cette occasion, qu'il me soit permis de rectifier quelques inexactitudes échappées à la bonne foi de mon estimable confrère, M. le
docteur Bonnafont (1), dans un tableau relatif à l'état de l'ouïe et de
la parole chez un certain nombre de sourds-muets de l'Institution
impériale (2), dont plusieurs ont été traités par M. Blanchet, en
présence de divers médecins ou de votre commission elle-même.
Le tableau qui suit, et qui présente ces sujets dans le même ordre
que le tableau de M. Bonnafont, place sous les yeux de l'Académie
les faits tels que M. Blanchet les a observés : il suffira de le con-
fronter avec celui de notre collègue, dressé en grande partie sur
les renseignements fournis par M. Volquin, pour reconnaître des
erreurs faciles à comprendre de la part de ce jeune homme, à peine
sorti du collége quand plusieurs de ces faits se sont accomplis (3).

(1) M. Bouvier croit devoir rectifier les renseignements donnés par
M. Bonnafont sur un certain nombre d'élèves de l'Institution impériale
qu'il a examinés lui-même, et sur le compte desquels il a pris des informations auprès des personnes les plus à même de lui en donner. Or, ces notes,
devenues une pièce importante dans la cause, ont paru devoir être soumises
à une sorte de révision. MM. Bouvier et Blanchet se sont chargés de ce
soin : leur version nouvelle doit être considérée comme la seule vraie, la
seule exacte ; M Bonnafont a pu être induit en erreur par M. Volquin, il
est évident que M. Blanchet ne peut pas tromper M. Bouvier, il n'a aucun
intérêt à cela ; on peut adresser un reproche au jeune professeur d'articulation, mais qui oserait songer à en faire un à la personne qui a voulu
guérir ces mêmes sourds-muets ? On voit que cette argumentation de
M. Bouvier n'est pas précisément appuyée sur la justice, et cependant il
faudrait commencer par là Mais les besoins de la cause !   P. M.

(2) *Bulletin de l'Académie de médecine*, t. XVIII, p. 839.

(3) M Volquin voulait réclamer contre ce jugement dédaigneux ; il l'eût
fait avec vivacité, car tout jeune qu'il est, il a le sentiment de sa dignité
blessée. Nous avons cru le calmer en lui faisant observer que ces insinuations ne sont qu'un mouvement, ou plutôt une précaution oratoire échappée à M. Bouvier dans la rapidité de l'arrangement de ce dernier discours,
qui a cependant été revu par lui, corrigé et considérablement augmenté
lors de la correction des épreuves du *Bulletin de l'Académie*.

                                                          P. M.

NOM DE L'ÉLÈVE.	ÉTAT ACTUEL.	OBSERVATIONS.
Dormeacors.	Audition de 128 à 256 vibrations.	Cet élève a parlé jusqu'à quatre ans. Il articule un peu ; les dispositions qu'il présente, si elles étaient cultivées, laissent espérer qu'on pourrait arriver à le doter de la parole.
Robert.	Audition de 120 à 700 vibrations environ.	Cet élève parlait lors de son entrée ; il est susceptible d'une amélioration auditive. il ne peut saisir que les mots qui lui sont familiers et dits près de son oreille.
Picard (Alfred)	Son audition est de 126 à 2.000 vibrations. Avant le traitement, elle s'élevait à 800 à gauche et à 480 à droite.	Cet élève présentait à son entrée une obstruction des trompes d'Eustache. L'audition de cet enfant est encore susceptible d'une amélioration plus grande que celle qu'on lui a donnée. Il parlait assez bien au moment de son admission à l'école : depuis son entrée le défaut d'usage et de rapport avec des parlants est cause qu'il préfère les signes et se sert plus difficilement de la parole. Sensibilité tactile très développée.
Plard.	Audition presque nulle. Sensibilité tactile bien développée de 400 à 1.500 vibrat. N'entend pas la parole, la voix. Cet élève est un des plus sourds de l'école.	Cet élève parlait très bien en entrant : M. Blanchet s'est occupé de développer la faculté de lire sur les lèvres, de perfectionner son articulation et d'exercer sa sensibilité tactile.
Descu.	Audition, 500 vibrations. Perception tactile de 86 à 1,200 vib.	Cet élève a parlé jusqu'à vingt-trois mois ; il est devenu sourd par suite de convulsions arrivées au moment de la dentition.
Plard jeune.	Audition bonne : entend la parole des deux oreilles, mais mieux à gauche. Il a été traité par M. Blanchet avant son entrée à l'Institution ; offre d'excellentes dispositions pour acquérir un développement plus grand de l'ouïe et de la parole.	Sourd-muet de naissance ; offre des dispositions telles pour articuler, qu'avec une éducation spéciale donnée par un professeur parlant, il pourrait rentrer dans la société avec l'ouïe et la parole. Avant le traitement, l'audition à gauche était 426 environ et 1,000 à droite. Sous l'influence de la désobstruction des trompes d'Eustache et des exercices de gymnastique auditive et vocale auxquels M. Blanchet l'a soumis, il entend 4,000 de l'oreille droite et 2,000 à gauche.
Plard aîné.	Son audition s'élève aujourd'hui, du côté droit, au delà de 6.000 vibrations. Il chante et parle avec assez de facilité. Perception tactile développée au delà de 4,200 vibrations.	Sourd-muet de naissance, prononçait seulement à son entrée les mots *papa, maman, bon*, et n'entendait pas les sons les plus forts de l'acoumètre. Examiné en 1847 en présence de MM. les docteurs Fiorry, Fouquier, Duchesne-Duparc, Hérouard, Rouhaud, etc., il n'entendait que des sons au-dessous de 500 vibrations.

NOM DE L'ÉLÈVE.	ÉTAT ACTUEL.	OBSERVATIONS.
COLONIS. . . .	Audition presque *nulle*. Entend avec difficulté les sons de 500 vibrations. Perception tactile très développée, s'élève au delà de 1,200 vibrations.	Cet enfant a parlé jusqu'à cinq ans ; il articule assez mal quelques mots et il est dans le même état qu'au moment de son entrée. Il désire apprendre à parler ; il offre quelques dispositions.
JURAIS.	Audition au-dessous de 500 vibrations. C'est un des élèves les plus sourds de l'école. Perception tactile très développée ; elle s'élève au-dessus de 1,500 vibrations. Il n'entend pas la parole, la voix, etc.	Lorsqu'on approche un acoumètre de ses mains, de sa poitrine, il en perçoit les vibrations très fortement, mais près de ses oreilles très peu ; lorsque l'instrument touche les dents, il en reçoit un ébranlement insupportable qu'il compare à de l'électricité. Il offre quelques dispositions à parler.
BISSON.	Cet élève entend la parole. Avant son traitement il n'entendait aucun son articulé. C'était un des élèves les plus sourds de l'école.	Cet élève a été cultivé pour l'ouïe et la parole dès le premier moment de son entrée à l'école, et a passé les vacances chez M. Blanchet, où l'on s'occupait de lui développer l'ouïe et de lui rendre la parole. Il articule très bien. Son audition, avant le traitement, s'étendait seulement aux sons de 172 à 300 vibrations.
DESHAYES . . .	Son audition, qui s'est déjà améliorée sous l'influence du traitement de M. Blanchet, est susceptible de nouveaux développements.	Cet élève parlait très bien à son entrée. Les parents rapportent qu'il a été atteint d'une surdité incomplète dès les premiers moments de sa naissance, mais qu'il a toujours parlé. Cet élève se servait assez *facilement de la parole à son entrée à l'Institution pour converser avec tout le monde*, et n'avait jamais recours aux signes.
LECHEVALLIER.	Cet élève est un des plus sourds de l'école. Son audition s'arrête à 312 vibrations. Sa perception tactile s'élève jusqu'à 1,500 vibrations.	Cet élève a perdu l'ouïe par suite d'une encéphalite. Il a conservé complétement la faculté de parler. Son frère lui a appris à lire sur les lèvres.
LORAS.	Audition, 2,000 vibrat. Perception tactile, 1,200 vibrations.	Cet élève parlait à son entrée à l'Institution. Son audition s'élevait avant le traitement à 1,024 à droite et 400 à gauche.
GOURNAY. . . .	Audition, 256 vibrat. Perception tactile, 1,200 vibrations.	Il offre des dispositions à articuler, mais n'entend pas la parole ; la main placée sur l'appareil vocal de la personne qui parle, il répète quelques mots, et il saisit les vibrations transmises à la main en s'aidant de la vue.

NOM DE L'ÉLÈVE.	ÉTAT ACTUEL.	OBSERVATIONS.
BASTIEN. . . .	Entend des deux oreilles. Son audition supérieure à droite s'élève à 8,180 vibrations, reproduit exactement les sons qui se trouvent dans le registre de sa voix. A son entrée son audition était de 312 vibr.	D'après les renseignements des parents, cet élève est devenu sourd à la suite de convulsions à l'âge de quinze mois. Son audition et sa parole ont été cultivées par M. Blanchet à l'Institution et chez lui pendant les vacances.
GRAMMONT. . .	Audition de 120 à 3,000 vibrations.	Lorsque cet élève est entré, il avait une audition de 1,000 vibrations qui ne lui permettait que de saisir quelques mots. Son audition s'est améliorée.
LEGRAS	Audition très développée. En 1847, M. Menière l'a déclaré atteint d'une surdi-mutité incurable.	Cet enfant est devenu sourd à l'âge d'un an trois mois, à la suite d'une encéphalite aiguë. Comme M. Bonnafont l'a constaté, il a l'ouïe très développée. Il a recouvré l'ouïe et la parole par les soins du docteur Blanchet, avant son entrée dans l'Institution. Depuis son admission, M. Blanchet ne s'est pas occupé de son articulation, il a continué le traitement de l'audition seulement.
CORROY	Audition, 256 vibrat. Perception tactile, 1,400 environ.	Peu de dispositions à parler.
LESUEUR. . . .	Audition mauvaise; 500 vibrat. seulement. Perception tactile, 1,500 vibrations.	Cet élève parle avec un peu moins de facilité qu'à son entrée à l'école. Il perd l'usage de la parole.
ROUER.	Audition, 2,024 vibrat. Perception tactile, 1,100 vibrations.	Il est tombé de voiture sur la tête, à sept ans, sur le côté droit, et c'est le côté gauche qui est atteint de la surdité la plus profonde. Il parlait à son entrée à l'Institution et conversait assez bien. Avant le traitement, 526 à droite, 1,000 à gauche.
VINCENT. . . .	Audition, 2,048 vibrations. Perception tactile, 1,500 vibrations.	Il parlait à son entrée à l'école; seulement sa parole est difficile par suite d'un tic nerveux qui lui est survenu à la suite d'une encéphalite. Cet élève entend la parole, et de même que le précédent, il parviendrait à converser avec tout le monde si l'on continuait le traitement de son audition et qu'on lui donnât un professeur parlant. A son entrée 900 à droite, 1,100 à gauche.

Nous croyons devoir placer à la suite de ces trois tableaux des notes recueillies tout récemment par M. Volquin sur chacun des élèves dont parle M. Bouvier. Si cet orateur s'attribue le droit de contrôle, il ne peut avoir la prétention d'y échapper, et nous lui dirons : *Patere legem quam ipse fecisti.*

DOUMÉAGOU a été vu deux fois par M. Blanchet, à cinq ans de distance. Comment alors aurait-il pu doter cet enfant de la parole?

ROBERT. — Cet élève est noté par M. Blanchet comme susceptible d'une amélioration auditive. Pourquoi, depuis le 14 octobre 1850 qu'il est à l'Institution, n'entend-il aucun son, et pourquoi M. Blanchet n'a-t-il pas amélioré l'ouïe de ce jeune homme ? Robert est sourd, complétement sourd, et n'entend pas les mots prononcés à son oreille ; l'erreur de M. Blanchet est facile à concevoir lorsqu'on saura que du 14 octobre 1850 au 15 juillet 1853, ce chirurgien n'a vu cet élève que *douze fois.*

PICARD (Alfred). — Cet enfant a toujours entendu, il n'a jamais perdu l'ouïe complétement ; il a été pendant quelque temps soigné par M. Blanchet, mais la mère de ce jeune élève, ne remarquant aucune amélioration dans l'organe de son fils, et sur les prières de celui-ci, qui souffrait réellement du traitement qu'on lui imposait, a interdit au docteur Blanchet de continuer des expériences aussi peu favorables.

Quant à la parole, ce jeune enfant, à son entrée, maniait la langue comme le peut faire un enfant de trois ans, c'était le même langage enfantin qu'il possédait lorsqu'il perdit l'ouïe. Aujourd'hui sa parole est lente, il est vrai, mais claire et bien accentuée, et nous pouvons affirmer qu'il a gagné beaucoup au cours d'articulation, qu'il a constamment suivi depuis son entrée à l'Institution (22 octobre 1849).

PLAUD. — Nous sommes de l'avis de M. Blanchet, cet élève parlait bien en entrant à l'Institution; quant à ce qui regarde la lecture sur les lèvres, on nous permettra bien de revendiquer la part qu'y a eue le cours d'articulation que cet élève a toujours suivi, et avec fruit. MM. Vaïsse, Valade-Gabel, père et fils, etc., ont contribué beaucoup au développement de cette faculté de lire sur les lèvres, que possède Plaud.

Nous ne dirons rien de la sensibilité tactile qui a été augmentée, cela peut être intéressant, mais ce n'est d'aucune utilité pour cet élève.

PLAUD jeune. — Nous ne pouvons établir avec précision quel était le degré d'audition de ce jeune élève à son entrée à l'Institution ; mais ce que nous pouvons assurer, c'est que nous n'avons pas remarqué qu'il y eût aucun changement dans la faculté qu'a cet élève de percevoir les sons ; il a suivi, et suit toujours le cours d'articulation, et toutes les leçons lui ont été, et lui sont encore données au moyen de l'ouïe, dont il possède une partie assez notable.

Plard jeune va toujours chez M. Blanchet, et il n'est pas encore devenu entendant-parlant; il est entré à l'Institution le 27 octobre 1851, il avait déjà été traité, avant son entrée, par le même chirurgien. On peut donc dire qu'il a subi trois ans de traitement, et cependant il est toujours demi-sourd !

PLARD aîné. — Celui-ci a été traité pendant six ans, et l'amélioration tant promise n'a été remarquée par aucune des personnes qui connaissent cet élève. Combien faudra-t-il de temps encore pour amener la guérison ?

COLOMÈS. — Cet enfant qui, au dire de M. Blanchet, *est dans le même état qu'au moment de son entrée*, est au contraire une preuve de ce qu'on peut obtenir au cours d'articulation. Colomès a parlé jusqu'à cinq ans, cela est vrai, mais ayant perdu l'ouïe à la suite d'une fièvre typhoïde très violente, il a perdu la parole, et la difficulté de la lui rendre a été très grande : pendant longtemps on n'a obtenu de lui que des sons gutturaux ressemblant fort peu au langage humain ; maintenant nous ne dirons pas qu'il parle purement, que sa voix est agréable, mais au moins il peut se faire comprendre.

Il désire apprendre à parler, ajoute M. Blanchet ; mais si ce chirurgien voyait cet élève plus souvent, il saurait que depuis le 16 octobre 1848, l'enfant suit le cours d'articulation.

Colomès a été traité, avant son entrée à l'Institution, par M. Blanchet ; il a été à sa clinique dans les premiers mois de son séjour à l'Institution, mais son oreille rebelle a résisté à tout traitement.

LURAIN. — Que peut faire au professeur d'articulation que Lurain perçoive les vibrations de l'acoumètre appliqué sur sa poitrine ? c'est une observation qui ne prouve pas que l'ouïe de ce jeune homme ait jamais été améliorée.

Il offre quelques dispositions à parler, dit encore M. Blanchet, mais pourquoi n'a-t-il pas cultivé ces dispositions ? pourquoi n'a-t-il reçu Lurain à sa clinique que trois fois en 1848, et une fois en juin 1853 ? Lurain a des dispositions pour parler, mais c'est le cours d'articulation qui a fait valoir ces dispositions, car depuis cinq années l'élève suit le cours.

BISSON, qui, suivant la note de M. Blanchet, n'entendait aucun son articulé, entend maintenant la parole. Mais il est de notoriété, à l'Institution, que Bisson a toujours été demi-sourd, et pourtant on le note comme étant, à son entrée, un des élèves les plus sourds de l'établissement !

DESHAYES. — Cet élève se servait assez facilement de la parole pour n'avoir jamais recours aux signes, dit la note de M. Blanchet. Si l'on avait laissé Deshayes livré à sa seule intelligence ; si cette faculté, qui est presque nulle, n'avait pas été développée au moyen du langage mimique, Deshayes serait encore ce qu'il était à son entrée, un pauvre enfant presque idiot, disant : *papa, maman, j'ai faim, j'ai soif*, etc., mais il est fort douteux qu'il eût pu exprimer d'autres idées, puisque ce n'est qu'après de longs et laborieux efforts qu'il a pu apprendre, je ne dirai pas à lire, mais à épeler ! Cet élève ne perd donc pas à séjourner à l'Institution, on l'entretient à parler, on l'instruit ; quant à son audition, elle est ce qu'elle était à son entrée, c'est-à-dire qu'il entend fort bien la parole ordinaire.

LECHEVALLIER. — Rien à dire de cet enfant, il est sourd et bien sourd; M. Blanchet a échoué. On l'entretient à parler.

LABBÉ. — Encore un élève comme Deshayes , il entend très bien , mais son intelligence étant presque nulle, il apprend par le langage mimique ce qu'il ne peut concevoir par les oreilles. Plus tard , lorsque son intelligence sera développée, l'instruction auriculaire sera employée avec plus ou moins de fruit, suivant ce développement principal.

GOURNAY. — La note de M. Blanchet nous étonne, et elle surprendra tout le monde, en effet, lorsqu'on saura que cet élève, qui est depuis cinq ans dans l'Institution, a été vu par ce chirurgien pour la première et unique fois au mois de juin 1853.

Gournay, comme le dit la note de M. Bonnafont, est sourd de naissance, et si M. Blanchet a reconnu que cet élève, ayant la main placée sur l'appareil vocal de son interlocuteur, répète quelques mots, nous le remercions de ce témoignage , qui prouve que le cours d'articulation n'est pas aussi dépourvu d'utilité que l'affirme M. Bouvier.

Gournay n'avait jamais parlé avant son entrée à l'Institution, et a suivi le cours d'articulation pendant cinq ans.

BASTIEN. — Rien à dire, si ce n'est qu'en même temps que cet élève recevait des leçons de M. Blanchet, il suivait le cours d'articulation.

GRAMMONT entendait à son arrivée comme il entendait maintenant.

LEGRAS. — Je n'ai remarqué aucun progrès dans son audition , qui me semble telle qu'elle était à son arrivée dans notre maison.

CORROY. — Peu de dispositions à parler, dit M. Blanchet. Si ce chirurgien avait suivi cet élève, il aurait vu tous les progrès faits par lui dans l'acquisition de la parole. Cet enfant a travaillé avec ardeur à l'étude de la parole, et maintenant, si sa voix n'est pas agréable, il peut très bien se faire comprendre.

Il est tout naturel que M. Blanchet ne sache pas cela, il a vu Corroy *une fois* en 1848 et *une fois* en 1853. Total *deux fois* à *cinq ans* de distance.

LESUEUR. — M. Blanchet trouve que cet élève parle avec moins de facilité qu'à son entrée à l'école. Il perd l'usage de la parole. On ne relève pas cette assertion, qui mériterait une qualification sévère....

Les élèves de l'institution Dubois possèdent-ils, à un plus haut degré, la faculté de parler que les élèves du cours d'articulation de l'Institution impériale? Cette question pourra paraître oiseuse, après toutes les considérations que j'ai présentées jusqu'ici. Mais

M. Malgaigne nous a dit avoir vu ceux-ci parler *aussi bien* que ceux-là ; je ne puis donc me dispenser d'examiner ce point.

Il est évident qu'il faut établir ici des catégories, comme je l'ai fait pour l'Institution impériale.

Une lettre ministérielle, en date du 11 juin 1852, a informé M. Dubois qu'il ne lui serait confié, *à l'avenir*, « que des sujets » ayant entendu et parlé jusqu'à un certain âge, ou ayant con-» servé un certain degré d'audition. » Cette sage mesure n'ayant pas été prise plus tôt, il en résulte que le personnel des élèves comprend toutes les sortes de sourds-muets, comme à l'Institution impériale.

En effet, sur 46 élèves des deux sexes, je trouve :

Sourds-muets de naissance (autant du moins qu'on peut le savoir) 26
Devenus sourds de la naissance à l'âge de trois ans . . . 11
—   de trois à dix ans 6
—   à une époque inconnue 3

Total 46

Sur ces 46 sourds-muets :

7 entendaient un peu à leur entrée ; 6 articulaient ; la plupart ne disaient que quelques mots ; un seul à qui M. Deleau avait rendu en partie l'audition, parlait passablement.

14 n'entendaient pas, mais articulaient plus ou moins ; 2 parlaient assez bien : l'un de ces deux ne savait que le patois de son pays.

25 n'entendaient ni ne parlaient à leur entrée dans l'institution ; 18 sont sourds-muets de naissance ; quelques uns fort peu intelligents.

46

Il y a, comme on le voit, un certain rapport, sauf des différences de détail, entre ce personnel de l'institution Dubois et les 47 sourds-muets de l'Institution impériale dont j'ai parlé plus haut, lesquels toutefois, il ne faut pas l'oublier, sont déjà le résultat d'un premier triage des 115 élèves de l'Institution.

Les 25 sourds-muets complets, *bien muets*, de M. Dubois, peuvent être rapprochés des 25 élèves du cours d'articulation, que M. Volquin voudrait dorénavant laisser de côté, à cause de l'insuccès de ses efforts ; car ces derniers se composent sans doute des élèves qui entendaient ou parlaient le moins à leur entrée.

Nous savons ce qu'on a obtenu sur ces 25 élèves au cours d'articulation ; voyons les résultats de l'enseignement de M. Dubois dans la série correspondante, précisément de même nombre.

Sur les 25 *sourds* et *muets* complets dont il s'agit :

11 lisent sur les lèvres presque aussi bien que M. Dubois lui-même, avec la différence résultant de leur vocabulaire plus restreint, à cause de leur âge et de leur instruction nécessairement moins étendue. Je ne puis mieux donner l'idée de leur habileté à comprendre la parole par la vue, qu'en les comparant à ce jeune Lechevallier, sourd complet, de l'Institution impériale, où il n'est entré qu'en octobre 1852, parlant et ayant appris de son frère la lecture sur les lèvres, aussi fort sur la parole que les plus anciens et les meilleurs élèves du cours d'articulation, auquel il assiste plutôt comme moniteur que comme écolier.

9 composés en majorité de filles très jeunes, encore peu avancées dans leurs études, ne comprennent, par la lecture sur les lèvres, que des phrases courtes ou répétées plusieurs fois.

5 n'en sont encore qu'à lire sur les lèvres des mots isolés.

____

25

Par rapport à l'articulation de la parole, pour ces 25 élèves, aucun n'articule assez purement pour se faire comprendre, à la première vue, des étrangers.

9 parlent passablement et se font très bien entendre de leur famille et de tous ceux qui vivent habituellement avec eux.

10, la plupart jeunes, ne parlent pas mal pour leur temps d'étude, et montrent des dispositions à mieux articuler.

6 parlent mal et ne se font comprendre que pour demander les choses nécessaires à la vie.

____

25

Le simple énoncé de ces faits, rapproché de ce qu'on a vu plus haut pour les élèves de l'Institution impériale, tout en montrant les limites naturelles de l'art, relativement à l'éducation, par la parole, des sourds-nés complets, fait voir clairement à quel point la méthode de l'enseignement mimique, combinée avec le cours d'articulation, est inférieure à l'enseignement par le langage oral, pour apprendre à parler à cette classe de sourds-muets. Il n'en est pas autrement, par rapport aux catégories suivantes.

Des 7 élèves entendant plus ou moins à leur entrée :

4 parlent et lisent sur les lèvres de manière à comprendre même les étrangers et à en être compris; l'un d'eux, le nommé Gallet, avait recouvré, en partie, l'audition par les soins de M. Blanchet.

1 ne lit pas moins bien sur les lèvres, mais ne se fait bien comprendre que de ses parents et de ses amis.

1 articule imparfaitement, quoique susceptible de progrès, et lit passablement sur les lèvres; c'est une sourde-née, qui ne parlait pas à son entrée.

1 peu intelligent, n'ayant que sept mois d'étude, parle mal, et ne lit sur les lèvres que des mots isolés.

___

7

Enfin, sur les 14 sourds parlant un peu à leur entrée :

9 possèdent, d'une manière assez complète, la faculté d'articuler et celle de lire sur les lèvres; les uns exécutent également bien ces deux actes; les autres excellent davantage dans le premier ou dans le second; les deux sourds-muets qui parlaient le mieux à leur entrée se trouvent dans cette catégorie.

3 jouissent de ces mêmes facultés à un degré un peu moins marqué.

2 articulent mal et ne lisent sur les lèvres que des mots isolés; l'un a une affection paralytoïde de la face; l'autre avait passé plusieurs années dans deux institutions de sourds-muets, et n'avait appris à prononcer quelques mots que deux mois avant son entrée.

___

14

Une dernière remarque au sujet de l'articulation, dans l'institution Dubois: il est évident qu'elle ne se borne pas, comme pour un grand nombre d'élèves du cours d'articulation, à la prononciation matérielle des mots; tous les enfants, même les moins habiles, se servent de ce qu'ils savent de langage parlé pour rendre leurs pensées, pour exprimer leurs sentiments, pour énoncer ce qu'ils ont appris dans leurs études. Je m'en suis convaincu bien des fois en conversant avec eux, en les interrogeant de vive voix sur les différentes matières de leur enseignement.

Je ne me suis pas contenté d'examiner les résultats immédiats de l'enseignement de l'articulation à l'Institution impériale : j'ai, en outre, cherché à connaître les produits ultérieurs, définitifs, de cet enseignement.

La classe Itard fournissait un premier moyen d'y parvenir. Une condition *rigoureuse* de son organisation, d'après le vœu de son fondateur, est d'en exclure l'emploi du langage mimique. Le cours d'articulation était naturellement la pépinière d'où devaient sortir les élèves de cette classe. C'était là que je devais rencontrer ses meilleurs produits.

Or, la classe de perfectionnement actuelle, confiée au talent de M. Vaïsse, se compose, sur huit élèves, de six muets : trois le sont complétement ; trois autres articulent quelques mots et savent un peu lire sur les lèvres, encore l'un d'eux est-il étranger à l'Institution de Paris. Deux élèves seulement entendent et parlent. L'un est Plard aîné, dont la commission vous a entretenus : c'est le n° 1, 2ᵉ série, du rapport (1). Vous savez déjà qu'il ne peut être cité comme un produit du cours d'articulation. Le second n'est ni sourd ni muet, aussi parle-t-il fort bien ; peut-être pourtant parlait-il mieux encore à son entrée (2). Il paraît avoir l'ouïe un peu dure, mais à un degré bien inférieur à celui qui doit suffire pour motiver le séjour d'un enfant dans une institution de sourds-muets ; car ce serait une grave erreur de croire que les demi-sourds doivent être exclus de ces établissements ; ils ne peuvent être instruits que là. Cet élève, en tout cas, n'a rien appris au cours d'articulation, si tant est qu'il y soit allé.

Ainsi, le cours d'articulation n'a rien fourni à la classe Itard d'aujourd'hui ; il n'avait apparemment rien à lui fournir.

Le second moyen de retrouver les merveilles du cours d'articulation dont a parlé M. Malgaigne était aussi simple. Il ne s'agissait, au point de vue qui seul me préoccupe, au point de vue de mon amendement relatif aux sourds parlants, que de rechercher quelle aptitude à la parole présentaient, à leur sortie de l'Institution impériale, les élèves sourds qui parlaient en y entrant.

J'ai réuni huit à dix faits de ce genre, établis par les témoignages les plus authentiques. Dans presque tous, le séjour de l'établissement a nui à la parole. Bien que la plupart de ces élèves suivissent le cours d'articulation, leur vocabulaire s'est amoindri, l'usage leur

(1) *Bulletin de l'Académie de médecine*, t. XVIII, p. 662.

(2) Argument commode, élastique ; à l'aide d'un *peut-être* on va loin. Six lignes plus bas, M. Bouvier se sert du même procédé pour un autre élève : *Si tant est*, dit-il, *qu'il soit allé à la classe d'articulation*. Il est affligeant de relever de semblables phrases dans un discours qui a été imprimé par M. Bouvier. Que ces façons de parler échappent à un orateur, on s'en étonnerait moins ; mais la plume à la main, en corrigeant les épreuves, voilà qui nous passe.   P. M.

manquait, ils oubliaient les mots pour les signes ; souvent même leur organe vocal perdait de sa souplesse.

Un de ces jeunes gens, sujet très distingué, m'a raconté lui-même les effets qu'il a éprouvés sous l'influence du régime mimique.

« Étant obligé, m'a-t-il dit, de vivre avec des sourds-muets du » matin au soir, je n'avais aucune occasion de faire usage de la pa- » role, et ma langue, réduite à un silence forcé, s'est trouvée comme » paralysée ; il en est résulté qu'à ma sortie de l'Institution, j'ai » éprouvé des difficultés pénibles pour parvenir à m'exprimer clai- » rement et me faire comprendre de la société toute nouvelle dans » laquelle je me voyais jeté. »

Pendant son séjour dans l'Institution, ce jeune homme avait re- marqué qu'il parlait mieux après les vacances, parce que les signes n'étaient pas en usage chez ses parents, et qu'on ne s'y servait que de la parole.

Cependant j'ai rencontré des exceptions à cette règle ; mais elles n'étaient pas dues au cours d'articulation. Elles se sont même quel- quefois manifestées chez des sujets qui ne suivaient pas ce cours. Il leur a suffi d'une ferme volonté, d'une mémoire active, de la pra- tique de la lecture, pour conserver ou pour retrouver plus tard une faculté qui n'était qu'assoupie. Mais c'étaient des esprits d'une trempe rare, et il est clair qu'on ne saurait opposer ces faits particuliers à un principe général que confirme l'expérience journalière.

Je crois avoir démontré qu'aucune objection sérieuse ne peut s'élever contre l'amendement que je propose ; je crois avoir prouvé, en particulier, que le cours d'articulation, quoique ayant constitué, dans le temps, un véritable progrès, est tout à fait insuffisant pour doter d'un langage complet les sourds parlants, de même que les demi-entendants ; que, sous ce rapport, ce prétendu enseignement de la parole est un leurre, une véritable déception.

Je suis heureux, en terminant, d'avoir à invoquer un dernier témoignage. Je lis ce qui suit dans une consultation d'un honorable confrère, dont l'opinion est ici d'un grand poids :

« Ernest..., âgé de dix ans, est devenu complétement sourd » en 1846. Divers traitements employés jusqu'ici n'ont eu aucun » résultat avantageux. Il est probable que la surdité restera d'une » manière définitive. La faculté de parler s'est altérée graduelle- » ment ; les mots lui manquent ; il prononce mal, et son langage » deviendra encore moins intelligible. Cet enfant a besoin de soins » particuliers, et il conviendrait qu'il fût placé dans une insti-

» tution de sourds-muets où l'on s'occuperait de l'articulation des
» mots (1). »

Le signataire de cette consultation est M. le docteur Menière. Ce qu'il conseille dans ce cas particulier, c'est ce que je réclame pour tous les enfants placés dans des conditions semblables, c'est l'exercice incessant de la parole; et, vous le voyez, ce n'est pas la méthode de l'Institution impériale qui peut atteindre ce but.

Ainsi la mesure que je sollicite, que la commission avait proposée, Itard l'appelait de tous ses vœux; son digne successeur, M. le docteur Menière, la met en pratique : la question est jugée.

— M. BÉGIN : La commission a été mue par cette pensée, qu'elle ne devait pas devancer l'expérience. La commission, pas plus que qui que ce soit, n'est en mesure de résoudre cette question. Elle est donc restée parfaitement dans le vrai en ne voulant pas se prononcer à cet égard. Du reste, l'Académie ne doit point s'arrêter à discuter les points secondaires; ce qui est essentiel pour nous, c'est de savoir s'il faut, oui ou non, mettre à part telle ou telle catégorie de sourds-muets. La commission dit que l'expérience n'a pas prononcé, M. Bouvier dit le contraire : tel est le terrain de la discussion actuelle.

— M. LE PRÉSIDENT : Une proposition est faite par la commission mixte; elle consiste à mettre à part les sourds-muets qui entendent un peu. M. Bouvier propose d'ajouter à cette catégorie les sourds complétement sourds, mais qui sont néanmoins susceptibles d'apprendre la parole.

— M. MALGAIGNE demande qu'on mette aux voix paragraphe par paragraphe.

— M. LE PRÉSIDENT lit le premier paragraphe, mais s'apercevant que M. Bégin est absent, il fait remarquer qu'il n'y a plus personne pour défendre la rédaction de la commission.

(1) J'ai, depuis quinze années, donné bien des certificats semblables, je conseille toujours aux parents qui veulent s'occuper eux-mêmes de l'éducation de leur enfant sourd-muet, de le faire parler, de lui apprendre à lire sur les lèvres, surtout quand il s'agit d'un enfant qui se trouve dans les conditions de celui que cite M. Bouvier. Mais ce sont là deux circonstances particulières très importantes, et qui dominent l'éducation du sourd-muet. Agissez d'abord ainsi, vous réussirez plus ou moins, suivant la capacité intellectuelle de l'élève, suivant ce qui lui reste d'audition et de parole; plus tard vous aurez recours aux autres moyens de communication, vous compléterez l'instruction de l'enfant, vous lui donnerez tout ce qu'il est possible de lui donner, et ce ne sera pas encore trop.   P. M.

— M. Malgaigne : La pensée intime de la commission, c'est que les sourds qui parlent ne doivent pas rester dans l'établissement, mais être rendus à la société.

— M. Piorry : Je ne vois pas la nécessité d'amoindrir l'établissement de Paris en le privant d'une classe. Je comprends maintenant la portée de l'amendement de M. Malgaigne, et je demande la suppression du dernier membre de phrase de ce paragraphe.

— M. J. Guérin : Il faut, avant tout, qu'il n'y ait pas d'équivoque. Il y a un parti qui désire que les sujets qui sont jugés susceptibles de recouvrer la parole restent dans l'établissement, mais dans une classe à part. Reprenant la question en litige, je désire qu'on sache bien sur quoi l'on vote. La commission demande qu'on élève à part seulement les élèves de la première catégorie, c'est-à-dire ceux qui entendent encore un peu. M. Bouvier a insisté, avec raison, pour qu'on adjoigne à cette première catégorie ceux qui sont complétement sourds, mais qui néanmoins peuvent parler. Je demande, à mon tour, qu'il soit bien entendu qu'on mettra également à part, non seulement les sourds qui parlent, mais encore ceux qui ont parlé jadis, et qui ont perdu l'usage de la parole par suite de quelque maladie ou accident. Je me rallie donc à l'amendement de M. Bouvier, mais en spécifiant un degré de plus.

Voici la conclusion que je proposerais de substituer à celle de la commission :

» L'Académie pense qu'il y aurait avantage à ce que les élèves des deux catégories qui précèdent, ceux qui sont susceptibles de recouvrer l'ouïe, et ceux qui, quoique affectés d'une surdi-mutité incurable, ont conservé l'usage de la parole ou sont aptes à la recouvrer, soient placés dans une division spéciale de l'établissement et soumis à une éducation donnée exclusivement par des professeurs parlants. Mais il serait utile qu'un conseil supérieur de perfectionnement, institué en permanence auprès de l'établissement, fût chargé de régler et de surveiller l'application de ces réformes. »

— M. le Président : Un premier amendement a été proposé qui consiste à supprimer les mots « et d'un même établissement. »

L'amendement, étant appuyé, est mis aux voix et adopté.

— M. Malgaigne demande la parole sur l'amendement de M. Bouvier. — On demande, dit-il, qu'il soit fait deux classes à part, l'une pour les sourds qui n'entendent pas du tout et qui parlent, l'autre pour les sourds qui parlent et entendent un peu. Ce serait préjuger de la méthode allemande. M. Bouvier sait ce que valent ces méthodes ; pour moi, je ne le sais pas. Je demande donc qu'on ne prive pas les sourds-muets de la mimique, et qu'on ne préjuge pas d'une question qu'on ignore. Le conseil d'administration plus tard appréciera lui-même.

—M. LE PRÉSIDENT : Je vais mettre aux voix d'abord le sous-amendement de M. J. Guérin comme étant le plus large et celui qui s'éloigne le plus de la rédaction de la commission.

Le sous-amendement de M. Guérin est-il appuyé?

— M. GUÉRIN : Il est appuyé par M. Renault. (M. Renault fait un signe affirmatif.)

— UNE VOIX : M. Piorry l'appuie.

— M. CAZEAUX : M. Piorry appuie tout. (Rires.)

— M. GUÉRIN : Je n'ai pas développé mon sous-amendement; je demande à le faire en deux mots. Les sourds-muets auxquels je demande l'application de l'éducation dans une classe à part sont ceux qui sont devenus sourds-muets postérieurement à la naissance, par suite de maladie ou d'accident, ainsi que M. Bonnafont en a rapporté un exemple chez un militaire. Il n'y a entre ceux-ci et les autres qu'une différence de temps et de degré. Il est important de comprendre dans la même catégorie ceux qui parlent et ceux qui ont parlé.

— M. BAILLARGER : Je désire qu'il soit bien entendu, avant de procéder au vote, que l'Académie est parfaitement libre en dehors de ce qui a été constaté par la commission. La commission n'a eu à constater qu'une seule chose, l'influence des instruments de musique sur l'éducation de l'ouïe. Pour tout ce qui est en dehors de cet ordre de faits, comme membre de la commission, je déclare me récuser.

Sur l'observation faite par un membre que, en cas de rejet, le vote sur l'amendement de M. Bouvier entraînerait nécessairement le sous-amendement de M. Guérin, M. LE PRÉSIDENT met aux voix l'amendement de M. Bouvier.

Cet amendement est rejeté.

Le premier membre de phrase de la conclusion de la commission, avec la suppression proposée, est mis aux voix et adopté.

Le second membre de phrase commençant par ces mots : « Quant à ceux qui n'entendent en aucune façon, etc., » est mis aux voix et adopté.

— M. PIORRY lit la rédaction de la commission, ainsi conçue :

CINQUIÈME RÉPONSE. — « Quant aux élèves de la première catégorie, l'Académie s'en réfère à ce qu'elle a dit plus haut. Quant aux autres, elle doit redire encore que l'expérience n'a pas encore suffisamment décidé à cet égard. »

Cette rédaction lui ayant paru peu claire, il propose d'y substituer la suivante :

« Quant au succès à espérer du traitement par l'instruction au moyen du développement gradué et successif de l'ouïe et de la parole, des exercices d'acoustique et de langage articulé pour les élèves de la première catégorie, l'Académie s'en réfère à ce qui a été dit plus haut (concl. 1re).

» Pour ce qui a trait aux autres catégories, elle redit encore que l'expérience n'a pas suffisamment décidé à cet égard. » (Appuyé.)

Cette rédaction est mise aux voix et adoptée.

Sixième réponse. — « M. le ministre remarquera que, dans ses réponses, l'Académie n'a pas parlé du traitement chirurgical ni des méthodes de M. Blanchet. Ce médecin n'a fait que mettre en usage des méthodes thérapeutiques connues avant lui... (La rédaction de la commission s'arrêtait là.) M. Piorry propose d'ajouter ce qui suit : ... à part cependant l'application de divers instruments (tels que les acoumètres et l'orgue) qui sont plus précis que les autres pour mesurer le degré de l'audition et les progrès qu'elle peut faire sous l'influence du traitement. » (Appuyé.)

Cette conclusion, ainsi complétée par M. Piorry, est mise aux voix et adoptée.

Septième réponse additionnelle proposée par M. Bégin. — « L'Académie est d'avis qu'il serait utile, pour résoudre les questions pendantes entre les diverses méthodes de traitement de la surdi-mutité, et pour imprimer, au besoin, une direction nouvelle à l'éducation des sourds-muets, de créer près de l'Institution impériale un conseil de perfectionnement analogue à celui qui a été attaché à l'École polytechnique. » (Adopté.)

La séance est levée à cinq heures et quart.

Il nous a paru nécessaire de reproduire le texte des questions ministérielles, des réponses proposées par la commission dont M. Piorry était le rapporteur, et enfin des réponses définitivement adoptées par l'Académie. Après tant de débats, le lecteur pourrait avoir perdu de vue ces points, obscurcis peut-être par la discussion ; il retrouvera dans ces dernières pages la substance de cette affaire, le résumé officiel d'après lequel l'administration est appelée à créer une organisation nouvelle des établissements de sourds-muets, à moins qu'elle ne préfère n'y rien changer.

1° Après avoir constaté l'état des élèves de l'Institution nationale des sourds-muets traités par le docteur Blanchet :

Examiner si parmi les élèves qui entrent chaque année dans l'établissement, il ne s'en trouve pas un certain nombre, ainsi que le signale ce chirurgien, qui, par suite du traitement *qu'il a imaginé*, seraient susceptibles de guérison ou d'amélioration, et pourraient arriver à saisir la parole directement par l'oreille, ou par l'intermédiaire d'instruments acoustiques, ou par d'autres moyens.

1° Que d'après l'examen des élèves auquel la commission a procédé, il s'en est trouvé constamment dans chaque série un certain nombre (1 sur 3, 4 ou 5) dont l'affection s'est montrée susceptible d'être guérie ou améliorée, et qui, soumis à une éducation et à un traitement convenables, pourraient arriver à saisir directement la parole par l'oreille ou par l'intermédiaire d'instruments acoustiques ;

Que l'appréciation des altérations de l'ouïe, de l'appareil vocal et des résultats du traitement, faite à l'aide des acoumètres et du nombre des vibrations perçues, a paru à la commission un moyen d'une grande exactitude et non moins utile que l'emploi de l'orgue appliqué aux exercices de gymnastique vocale et auditive.

1° Parmi les élèves entrant chaque année à l'établissement, il s'en trouve généralement un certain nombre qui paraissent susceptibles d'amélioration et qu'il importe de soumettre à un traitement spécial ; mais l'expérience n'a pas encore appris s'ils sont susceptibles de guérison complète.

2° Si d'autres élèves n'ont pas conservé l'usage de la parole et ne seraient pas susceptibles d'acquérir la faculté de la lire sur les lèvres, quoiqu'ils soient atteints d'une surdité incurable.

2° Que relativement à d'autres sourds-muets *atteints de la perte de l'ouïe à un âge avancé*, mais possédant à un degré plus ou moins parfait *l'usage du langage articulé*, ils *peuvent*, quoique *affectés d'une surdité à peu près incurable*, non seulement *converser, mais encore développer la faculté de parler et acquérir celle de lire la parole sur les lèvres.*

2° La possibilité de lire la parole sur les lèvres est une faculté commune à tous les sourds-muets, et sert de fondement à l'instruction de ces infortunés dans les écoles allemandes, et à Paris dans divers établissements.

Quant à l'articulation de la parole, elle peut, toutes choses égales d'ailleurs, relativement à l'intelligence de ces élèves, être obtenue à un degré d'autant moins imparfait que l'action de parler était primitivement moins complétement abolie.

3° Examiner si les élèves de cette dernière catégorie *ne pourraient pas recevoir quelque notion du son par les nerfs de sensibilité générale*, comme l'indique M. Blanchet.

3° Que les sourds-muets de cette dernière catégorie, ainsi que le constatent les expériences nombreuses que les membres de la commission ont répétées eux-mêmes, peuvent *percevoir par les nerfs de sensibilité générale, un certain nombre de vibrations*, depuis 80, 90, 100 jusqu'à 1,000 et même 1,200, et *recevoir ainsi certaines notions du son*, et que la culture et le développement de cette faculté devront nécessairement leur faciliter la vie de relation et alléger leur infirmité.

3° **Les mouvements vibratoires des corps qui constituent la condition physique de la notion du son, chez les sujets possédant le sens de l'ouïe, ne peuvent jamais donner une telle notion aux sujets privés de ce sens.**

Mais, ainsi qu'il est généralement connu en physiologie et en pathologie, ces mouvements vibratoires produisent sur les organes de la sensibilité tactile une impression et une notion spéciales que les sourds-muets peuvent mettre à profit dans un certain nombre de circonstances.

Ce moyen d'instruction a été proposé et mis en pratique antérieurement aux recherches de M. Blanchet sur ce sujet.

4° La commission voudra bien faire connaître également si, dans SA PENSÉE, il y aurait AVANTAGE à ce que, suivant le vœu exprimé par ce chirurgien, les élèves composant les deux catégories ci-dessus désignées, *les uns pour retirer plus de bienfait du traitement, les autres pour développer leur faculté d'articuler et de lire la parole sur les lèvres,* fussent APPELÉS A RECEVOIR UNE ÉDUCATION SPÉCIALE donnée exclusivement par des professeurs *parlants,* qui les exerceraient plusieurs heures par jour à l'étude de la parole.

4° Qu'il est indispensable que les *élèves des deux catégories que nous venons de signaler, les uns pour retirer plus de bénéfice du traitement,* les autres pour conserver ou développer leur faculté de parler ou d'entendre, d'autres enfin pour acquérir celle de lire la parole sur les lèvres et ne pas perdre l'usage du langage articulé, reçoivent une éducation spéciale donnée exclusivement par des professeurs parlants chargés de les exercer suffisamment à l'articulation;

Qu'il est encore nécessaire, pour assurer et hâter le progrès de la parole et le développement de l'audition, de les placer *dans une division spéciale, de les isoler dans tous les instants de la journée* des autres enfants qui n'offrent pas les mêmes dispositions à acquérir le langage articulé ou à recouvrer l'ouïe;

Que, pour pouvoir établir cette division et empêcher que d'après le *système de rotation* en usage à l'école de Paris, *les sourds parlants, les demi-sourds-muets, les sujets susceptibles de recouvrer l'ouïe et la parole ne restent entièrement confondus avec ceux qui sont tout à fait sourds-muets, qu'ils ne soient indistinctement instruits comme eux pendant toute la durée de leurs études, presque exclusivement à l'aide des signes par des professeurs sourds-muets ou parlants, qu'ils ne perdent par conséquent l'usage de la parole,* et ne sortent des écoles avec une aggravation de leur infirmité, *il faut classer tous ces enfants dès leur entrée dans l'Institution.*

4° **Les élèves de la première catégorie, c'est-à-dire ceux qui** peuvent encore entendre, doivent être séparés des autres sourds-muets, et il y aurait un inconvénient réel à les réunir dans des classes communes. Il en est surtout ainsi de ceux qui, ayant entendu et parlé dans leur enfance, auraient ensuite été frappés de surdi-mutité.

Quant à ceux qui n'entendent en aucune façon et ne peuvent que lire la parole sur les lèvres, l'expérience n'a pas encore décidé suffisamment entre la méthode française, ou l'éducation par la mimique, et la méthode allemande, ou l'éducation par la parole.

<table>
<tr><td>5° Enfin, elle exprimera un avis sur l'opinion de M. Blanchet, qui assure que les élèves soumis à ce mode particulier d'instruction et à un traitement approprié pourraient rentrer à la fin de leurs cours d'étude dans la société avec la faculté de communiquer à l'aide du langage articulé.</td><td>5° Qu'enfin en observant ces règles, il y a tout lieu d'espérer que la plupart des élèves des deux catégories mentionnées pourront rentrer à la fin de leurs cours d'étude dans leurs familles et dans la société avec la facilité de communiquer et de converser plus ou moins complétement à l'aide du langage articulé.</td></tr>
</table>

5° Quant au succès à espérer du traitement par l'instruction au moyen du développement gradué et successif de l'ouïe et de la parole, des exercices d'acoustique et de langage articulé pour les élèves de la première catégorie, l'Académie s'en réfère à ce qui a été dit plus haut (conclusion première).

Pour ce qui a trait aux autres catégories, elle redit encore que l'expérience n'a pas suffisamment décidé à cet égard.

L'Académie a voté en outre deux autres conclusions qui ne répondent à aucune question du ministre : voici ces conclusions :

6° M. le ministre remarquera que, dans ces réponses, l'Académie n'a pas parlé du traitement chirurgical ni des méthodes de M. Blanchet. Ce médecin n'a fait que mettre en usage des méthodes thérapeutiques connues avant lui, à part cependant l'application de divers instruments (tels que les acoumètres et l'orgue) qui sont plus précis que les autres pour mesurer le degré de l'audition et les progrès qu'elle peut faire sous l'influence du traitement.

7° L'Académie est d'avis qu'il serait utile, pour résoudre les questions pendantes entre les diverses méthodes de traitement de la surdi-mutité, et pour imprimer, au besoin, une direction nouvelle à l'éducation des sourds-muets, de créer près de l'Institution impériale un conseil de perfectionnement analogue à celui qui a été attaché à l'École polytechnique.

QUELQUES RÉFLEXIONS

SUR LES RÉPONSES ADOPTÉES DÉFINITIVEMENT PAR L'ACADÉMIE.

Ces réponses qui sont, en dernière analyse, la substance de cette longue discussion, appartiennent désormais à la science, elles sont tombées aujourd'hui dans le domaine public; il est donc permis de les discuter, d'en apprécier la valeur, la portée, de voir jusqu'à quel point la cause des sourds-muets, plus encore que celle de la surdi-mutité, y a gagné. L'Académie impériale de médecine a paru, dans cette affaire, tendre bien plutôt à un résultat philosophique qu'à une conquête médicale ; elle s'est plus préoccupée de l'éducation qu'il convient de donner aux enfants affectés de cette infirmité fâcheuse, que des moyens de traitement à l'aide desquels on pourrait guérir l'infirmité elle-même, en un mot, la question d'enseignement a pris le pas sur la question thérapeutique. Cette tendance singulière est le résultat du travail primitif que la commission a dû examiner et qui, sous prétexte de guérison de la surdi-mutité, ne s'occupait au fond que d'un nouveau mode d'excitation de l'ouïe dans un but avoué de modifier profondément le système d'instruction employé jusqu'à ce jour. La commission entraînée dans cette voie, a mis de côté le traitement de la maladie pour ne voir que les avantages qui devaient découler de ce changement radical dans les habitudes de notre maison ; aussi son rapporteur s'est-il en quelque sorte borné à paraphraser les demandes ministérielles, si bien que l'on aurait pu dire, si l'on ne connaissait sa parfaite loyauté, que la main qui avait rédigé les demandes avait poussé le soin jusqu'à rédiger aussi les réponses.

Mais, ainsi que nous l'avons fait observer, l'Académie n'a pas voulu s'associer à cette œuvre complaisante ; elle a modifié ou plutôt changé presque entièrement les conclusions premières pour y substituer des réponses beaucoup moins explicites ; elle a parfaitement senti jusqu'à quel point sa responsabilité serait engagée si elle dépassait certaines limites ; sa prudence, avertie par quelques voix influentes, a refusé un concours dont il était si facile de faire un dangereux usage.

Quelques mains non moins fermes qu'habiles sont parvenues à empêcher ces entraînements que provoquaient à l'envi certains orateurs et la plupart des journaux de médecine, mai cette réserve a paru produire un autre inconvénient dont se plaignent tous ceux qui demandent à cette compagnie savante des jugements définitifs. On a reproché aux dernières conclusions votées, de ne pas trancher la question, de ne pas dire nettement ce que vaut telle méthode vraie ou prétendue, tel système opposé à tel autre; enfin, de laisser dans le doute ce qui, après tant de débats, aurait dû être démontré catégoriquement. On paraît croire que l'Académie, d'après les réponses faites au ministre de l'intérieur, n'a pas de parti pris sur le sujet en litige, et ce défaut de conviction est regardé comme fâcheux par ceux qui voudraient assurer aux pauvres sourds-muets le bénéfice d'une invention heureuse, ou bien empêcher l'industrie privée de spéculer sur ces choses incertaines.

Nous comprenons ce sentiment honorable, mais il ne dépend pas d'un corps savant de créer la science de toutes pièces, il ne peut affirmer ce qui lui semble douteux, il ne doit pas devancer le juste arrêt porté par l'expérience; nous comprenons parfaitement les scrupules de l'Académie, ils n'ont rien que d'honorable pour elle. Si donc nous nous livrons à un examen critique des conclusions qu'elle a sanctionnées par son vote, ce n'est pas que nous veuillons en contester la sagesse et l'opportunité, à Dieu ne plaise, mais seulement en indiquer la portée dans le sens pratique, dans l'application qu'on en pourrait faire, soit dans le traitement de la surdi-mutité, soit dans l'éducation des enfants sourds-muets.

Première réponse. — *Parmi les élèves entrant chaque année à l'établissement, il s'en trouve généralement un certain nombre qui paraissent susceptibles d'amélioration, et qu'il importe de soumettre à un traitement spécial; mais l'expérience n'a pas encore appris s'ils sont susceptibles de guérison complète.*

Il est évident qu'il s'agit ici d'un traitement destiné à diminuer la surdité des élèves admis comme sourds-muets dans l'Institution impériale. Quel doit être ce traitement? l'Académie laisse toute latitude aux médecins chargés de soigner ces enfants. Voyons donc ce qu'il faudra faire pour arriver à ce but. Chaque année une vingtaine d'élèves nouveaux remplissent les places vacantes; ces élèves ont tous plus de dix ans, ce terme est de rigueur pour les boursiers de l'État; on reçoit quelques pensionnaires payants avant l'âge fixé par le règlement, quand ceux-ci sont grands, robustes, capables de se passer des soins immédiats d'un domestique. Dans la division des demoiselles, cette anticipation a moins d'inconvénients parce qu'on classe les jeunes filles par paires, une grande qui sert de maman à une petite; disposition excellente, utile à la fois aux deux élèves. Quoi qu'il en soit de l'âge des entrants, le médecin

doit les examiner, constater leur infirmité, tant par ses propres recherches qu'à l'aide des pièces authentiques qui lui sont remises
par la famille ou par les correspondants. Ceci fait, il examine les
oreilles de l'enfant afin de savoir si celles-ci sont le siége de quelque maladie extérieure, et le plus souvent, il lui est impossible,
dans cette première recherche, d'explorer les trompes par la raison
que la plupart de ces enfants ont été déjà examinés, traités par des
moyens plus ou moins douloureux, et qu'ils résistent opiniâtrément à tout examen nouveau. Il en résulte que l'enfant reçu par
une décision ministérielle est admis définitivement dès que l'on a
vérifié l'exactitude des renseignements donnés par la famille et des
certificats fournis par un médecin. Dès lors le sourd-muet est confié aux soins des maîtres d'étude, des professeurs, et l'on ne peut
avoir de données positives sur son état physique qu'après qu'il a
passé quelques semaines dans l'Institution.

Voici l'ordre suivi dans notre maison, les formes administratives
qui président à l'entrée et à l'admission des élèves. Plus tard,
quand le sourd-muet est classé, quand on sait au juste à quelle
catégorie il appartient, j'ai à voir à l'infirmerie ceux, en très petit
nombre, qui sont affectés d'otorrhée purulente, ceux qui éprouvent
des douleurs d'oreilles, ceux qui se plaignent d'un mal quelconque
occupant ces organes. Ceux-là sont traités par les moyens ordinaires, par les injections, par les cautérisations au nitrate d'argent,
par les applications de liquides astringents, mais surtout par un
régime tonique, des ferrugineux, des amers et autres moyens qui
améliorent la constitution générale de l'individu ; le succès dépend
encore bien plutôt d'un bon régime alimentaire, d'une hygiène bien
réglée, de tous les avantages qui résultent pour ces enfants du
séjour dans une maison saine, vaste, aérée, où se trouvent réunies
les conditions de salubrité les plus désirables.

Mais il ne faut pas l'oublier, les malades parmi nos élèves sont
en minorité, la plupart sont exempts de toute lésion appréciable ;
leurs oreilles, examinées avec le plus grand soin, n'offrent aucune
trace de maladie ; les sourds-muets de naissance, ceux qui le sont
devenus par suite de convulsions dans la première ou la seconde
année de la vie, ceux qui sont affectés de surdité nerveuse, nous
offrent des oreilles parfaitement saines, la trompe est libre, les
caisses ne contiennent aucune matière étrangère ; il n'y a donc
aucun traitement applicable. Et notez que la plupart de ces pauvres
enfants ont été traités avec une énergie dont ils conservent un
triste souvenir ; leurs tempes, leurs régions mastoïdiennes sont
couvertes de cicatrices larges et profondes, la nuque a été labourée

par des sétons, le dos, les bras ont été couverts de vésicatoires qui se sont ulcérés, et rien de tout cela n'a eu la moindre influence sur une infirmité qu'on ne guérit pas. Faudra-t-il donc recommencer ces tortures, inventer quelque supplice nouveau pour combattre un mal incurable? L'Académie le conseille, le prescrit en quelque sorte, puisqu'il y a lieu d'espérer, dit-elle, de l'améliorer chez un certain nombre de sourds-muets. Encore faudrait-il dire sur lesquels il conviendra d'appliquer ce *traitement spécial*. Est-ce celui de M. Blanchet? Mais il a été démontré que ce chirurgien n'en employait aucun, tout comme Itard qui guérissait quelques sourds-muets *sans opération ni traitement* (1). Est-ce simplement l'application d'une musique quelconque, d'un orgue, d'un acoumètre et autres instruments plus ou moins sonores? Mais il n'y a rien de médical là-dedans, c'est un exercice de manœuvre, comme ceux que demandait l'abbé Sicard pour tous ses élèves.

Mais enfin, dira-t-on, il doit se trouver un certain nombre de sourds-muets qui peuvent acquérir quelque perfectionnement de l'ouïe, et qui, par conséquent, gagneront plus ou moins à l'intervention de l'art. Nous serions volontiers de cet avis, si ce progrès obtenu par nos soins avait une influence notoire sur leur position ultérieure, sur leur éducation, sur leur valeur intellectuelle et morale, en un mot, si par là nous pouvions leur être réellement utile. L'expérience nous a si bien démontré que ces prétendues améliorations de l'ouïe chez les sourds-muets, suite ordinaire d'un traitement quelconque, se bornaient à la vaine satisfaction de leur faire entendre un son, un bruit, de leur faire répéter un mot qu'ils voient bien plus qu'ils ne l'entendent, nous savons si bien ce que signifie cette sorte d'illusion si chère aux parents, si utile à ceux qui l'exploitent, que nous ne nous laissons plus séduire par ces beaux rêves, que nous résistons à ces pratiques, et que nous nous attachons surtout à ce qui peut contribuer au bien-être des infortunés confiés à nos soins.

L'Académie ajoute à son conseil ce correctif : « *Mais l'expérience n'a pas encore appris s'ils sont susceptibles de guérison complète.* » C'est une manière fort nette, très précise de dire ce qu'elle pense de ces miracles tant vantés, de ces faits pris au hasard dans tous les recueils anciens ou modernes, d'indiquer la confiance qu'il faut avoir en ces histoires. Il serait plus exact de dire que l'expérience a démontré d'une manière générale l'incurabilité du sourd-muet ; mais enfin, nous acceptons le jugement tel qu'il est porté, et nous

(1) Voir le commencement de notre introduction.

croyons qu'il est de nature à rendre circonspects ceux qui seront tentés de recommencer les travaux d'Itard, de MM. Deleau, Blanchet, Hubert-Valleroux et Baudelocque. Non, il n'est pas encore démontré que l'on puisse guérir complétement un sourd-muet; tous les moyens mis en usage jusqu'ici n'ont jamais produit ce résultat; non, personne ne peut se vanter d'avoir acccompli ce prodige. Il faut essayer, sans doute; mais les tentatives si nombreuses des empiriques et des médecins ont échoué, et tout porte à croire qu'elles échoueront encore si l'on s'obstine à marcher dans cette voie obscure en prenant pour guide le hasard.

DEUXIÈME RÉPONSE. — *La possibilité de lire sur les lèvres est une faculté commune à tous les sourds-muets et sert de fondement à l'instruction de ces infortunés dans les écoles allemandes et à Paris dans diverses institutions.*

Quant à l'articulation de la parole, elle peut, toutes choses égales d'ailleurs, relativement à l'intelligence de ces élèves, être obtenue à un degré d'autant moins imparfait que l'action de parler était primitivement moins complétement abolie.

Nous admettons que tout enfant sourd-muet, même de naissance, pourra apprendre à lire la parole sur les lèvres; c'est là le premier fait établi dans cette réponse de l'Académie. Nous savons aussi que M. Ferrus voulait protester contre une assertion qui lui a paru beaucoup trop générale. Sans connaître les motifs sur lesquels se serait appuyé cet honorable académicien pour combattre ce principe, nous croyons devoir présenter quelques réflexions destinées à en limiter la portée.

De ce que tout sourd-muet est capable d'apprendre à lire la parole sur les lèvres, s'ensuit-il que l'on doive faire de cette faculté la base de l'instruction des sourds-muets? Nous ne le pensons pas, et voici pourquoi. Parmi ces enfants, il y en a un bon nombre dont l'intelligence n'est pas assez vive pour tirer parti de ce genre d'instruction. Tous ceux qui n'ont jamais entendu, qui n'ont jamais parlé, et dont l'esprit est borné, ne comprendront qu'avec infiniment de peine l'utilité d'un pareil moyen de communication; il faudra un temps énorme, des efforts inouïs pour arriver à des résultats presque nuls, tandis que ces efforts et ce temps seraient bien plus utilement employés à enseigner la mimique. Les sourds-muets qui ont l'organe vocal très imparfait, chez qui le coup d'œil manque, qui ne saisissent pas des nuances délicates dans les mouvements de la bouche, de la langue, de la partie supérieure du larynx, ceux qui ne savent pas gouverner l'émission de l'air à travers la glotte, le pharynx, l'isthme du gosier, les fosses nasales, ceux-là se consumeront en vaines tentatives pour articuler des sons dont le mécanisme leur échappe; le maître et l'élève auront fait fausse route en poursuivant un succès impossible.

Voilà l'inconvénient de cette affirmation trop absolue, elle confond dans une division générale tous les enfants sourds-muets, elle les soumet à une règle uniforme, elle impose à tous un mode d'instruction qui ne convient qu'à quelques uns d'entre eux. Nous devons protester contre cette mesure arbitraire. Certes, nous croyons nécessaire de donner à tout sourd-muet le plus grand nombre possible de moyens de communication avec les hommes, de lui apprendre à lire sur la bouche des parlants, de dire lui-même certains mots usuels dont l'utilité est plus générale, mais nous ne pousserons pas à l'extrême l'application de ce principe salutaire, nous la restreindrons à mesure qu'il nous sera démontré que les facultés physiques ou morales de l'enfant sourd-muet lui donneront moins d'aptitude à cette étude difficile.

Les plus chauds partisans de la méthode dite allemande en usent autrement : ils éliminent peu à peu de leurs classes d'articulation les élèves qui montrent peu de dispositions, ils condamnent à une ignorance absolue les malheureux qui ne peuvent lire sur les lèvres, qui ne peuvent pas parler, oubliant leur devoir à ce point que les plus dures formules de blâme leur sont prodiguées par tous les visiteurs de leurs établissements. Le triomphe de la méthode est ce qui les touche; ils sacrifient tout à ce plaisir de vaincre une difficulté qui paraissait insurmontable. Un sourd-muet qui parle leur semble le plus haut point de perfection que puisse atteindre un instituteur. Cette faculté de lire la parole et de parler, suivant eux, est la vraie mesure de l'intelligence de ces malheureux; par conséquent, on ne doit s'occuper que de ceux qui possèdent cette aptitude, les autres n'en valent pas la peine.

Nous ne saurions protester avec trop d'énergie contre une doctrine semblable : elle nous paraît barbare, criminelle, tant les exceptions à cette règle sont éclatantes, nombreuses, tant il s'en faut que l'organe vocal et ses usages soient en rapport avec la valeur intellectuelle de l'individu. Bien qu'il ait plu à M. Valade-Gabel de nous reléguer loin de la classe des philosophes spiritualistes, nous déclarons très positivement que nous ne croyons pas à cette subordination de l'intelligence, nous ne donnerons jamais la première place aux organes qui servent à ses manifestations, nous estimons la pensée plus que les paroles, une idée davantage qu'un mot. Nous croyons qu'il est plus important pour un enfant sourd-muet de meubler son esprit de connaissances exactes que de phrases toutes

faites, qu'il répète le plus souvent mécaniquement, sans en connaître la valeur, à la façon d'un perroquet, comme l'a si bien dit
M. Ferdinand Berthier.

L'expérience prouve tous les jours qu'à l'aide des procédés ingénieux inventés ou perfectionnés par M. Vaïsse, des enfants complétement sourds de naissance parviennent à lire sur les lèvres et à
articuler beaucoup de mots ; mais il est également démontré que
cette étude n'est profitable qu'à un petit nombre de sourds-muets,
que ce genre d'exercice, qui prouve la puissance de l'art, n'est utile
qu'à ceux qui ont une aptitude spéciale à ce genre d'instruction,
que les résultats obtenus comme ensemble sont loin de satisfaire les
personnes éclairées qui ne se contentent pas d'un faux semblant
d'instruction, mais qui veulent se rendre compte du produit réel
de ce travail si pénible. Ajoutons qu'il se rencontre des enfants
sourds-muets pour qui l'étude de la langue française est d'une difficulté si grande, qu'ils ne parviennent jamais à l'écrire correctement.
Ceux-là sont semblables aux parlants qui, transplantés hors de
leur pays natal, n'apprennent pas la langue des peuples au milieu
desquels ils vivent. Un long séjour au sein d'une nation étrangère
ne leur donne pas la faculté de parler ce nouveau langage, ils conservent les formes, l'accent, le caractère de leur langue primitive;
vingt ans d'exercice ne leur donnent pas ce qu'un autre pourra
gagner en quelques années; il y a chez eux une imperfection relative qui ne préjuge pas la question de capacité intellectuelle. Eh
bien, les sourds-muets qui sont ainsi organisés ne pouvant apprendre quelques mots qu'avec une peine infinie, faudra-t-il s'obstiner à leur donner un talent qu'ils ne peuvent acquérir, et consacrer en pure perte, à ce travail ingrat, un temps qui serait si
utilement employé à autre chose ?

Ainsi, bien qu'il soit juste de dire que tous les sourds-muets
puissent apprendre à lire sur les lèvres des parlants, il n'en faut pas
conclure que ce genre d'éducation convienne à tous ces infortunés,
car en agissant ainsi, on s'exposerait à priver la plupart d'entre eux
des véritables sources d'instruction auxquelles ils doivent puiser,
c'est-à-dire la mimique, la dactylologie, l'écriture et autres moyens
pouvant servir à traduire la pensée. Donner la préférence, comme
système général d'éducation, à la lecture sur les lèvres et à l'articulation, c'est, à l'égard des sourds-muets, substituer à la règle une
chose exceptionnelle, c'est négliger la masse pour ne s'occuper que
de quelques privilégiés, c'est se rendre coupable d'un vrai déni de
justice envers le plus grand nombre de ces malheureux pour favo-

riser outre mesure ceux qui en ont le moins besoin, ceux qui, même à défaut de ce talent, trouveraient facilement en eux des ressources suffisantes pour remplacer ce qui leur manque. Cette opinion, nous ne craignons pas de le dire, est celle de tous les véritables amis des sourds-muets.

TROISIÈME RÉPONSE. — *Les mouvements vibratoires des corps qui constituent la condition physique de la notion du son chez les sujets possédant le sens de l'ouïe, ne peuvent jamais donner une telle notion aux sujets privés de ce sens.*

Mais, ainsi qu'il est généralement connu en physiologie et en pathologie, ces mouvements vibratoires produisent sur les organes de la sensibilité tactile une impression et une notion spéciales que les sourds-muets peuvent mettre à profit dans un certain nombre de circonstances. Ce moyen d'instruction a été proposé, et se pratiquait antérieurement aux recherches de M. Blanchet sur ce sujet.

Il y a loin, comme on le voit, de cette solution si claire, si raisonnable, à la première réponse de la commission. Il a fallu toute la verve de M. le président Bérard, toute la fermeté de MM. Bouillaud et Malgaigne pour rectifier une conclusion qui tendait à faire prévaloir une hérésie physiologique que l'Académie eût vivement regrettée, car elle n'eût pas manqué de devenir une arme entre les mains de ses ennemis, si tant est qu'elle en ait. Nous ne comprenons guère, à vrai dire, la singulière obstination des orateurs qui ont cherché à établir un rapprochement entre les vibrations des corps perçues par l'ensemble de l'organisme, et les ondes sonores agissant sur le système nerveux spécial de l'oreille. Il est impossible de confondre deux sensations distinctes appartenant à des nerfs d'une organisation différente; c'est méconnaître d'emblée le fondement de la physiologie du système nerveux, l'appropriation de certains nerfs à la perception de qualités physiques différentes, transmissibles au cerveau par l'entremise de ces appareils constituant ce qu'on nomme les sens. Les émotions, les ébranlements qui résultent pour la peau des mouvements vibratoires, sont un genre de sensation qui diffère essentiellement de celle qui a son siége dans l'appareil acoustique, et lors même que l'habitude conduirait certains individus à reconnaître ces ébranlements, et à les rapporter à une cause déterminée, il ne pourrait en résulter la connaissance du son, qui n'appartient qu'à l'organe auditif. Argumenter sur certains phénomènes éprouvés par des sourds, et en conclure qu'ils ont la notion du son en tant que sensation, c'est dire, comme l'a imprimé M. Blanchet, qu'il y a deux espèces d'audition, l'une par l'oreille, l'autre par la peau, c'est s'efforcer de faire prévaloir ces énormités physiologiques qui ont été honteusement écrasées sous la puissante dialectique du président de l'Académie.

Mais enfin la science vraie l'a emporté sur le sophisme, les épilogueurs ont été poursuivis dans leurs derniers retranchements ; en vain cherchait-on à établir des analogies contre lesquelles protestait le simple bon sens, il a fallu en venir à cette formule si nette, si positive, qui tranche la question d'une manière souveraine, qui assigne à chaque partie du système nerveux son rôle spécial, qui ne laisse aucun refuge à des équivoques possibles, et réserve au nerf acoustique une fonction délicate, intellectuelle, en quelque sorte, que les nerfs de la sensibilité tactile avaient cherché à usurper. On se souviendra longtemps de cette lutte brillante, dans laquelle M. le professeur Bérard, s'appuyant sur une doctrine inébranlable, a déployé une vivacité d'esprit, une fermeté de raison, qui ont entraîné l'Académie dans un vote unanime.

QUATRIÈME RÉPONSE. — *Les élèves de la première catégorie, c'est-à-dire ceux qui peuvent encore entendre, doivent être séparés des autres sourds-muets, et il y aurait un inconvénient réel à les réunir dans des classes communes et dans un même établissement.*

Quant à ceux qui n'entendent en aucune façon, et ne peuvent que lire la parole sur les lèvres, l'expérience n'a pas encore décidé entre l'éducation par la mimique et l'éducation par la parole.

La première partie de cette réponse contient un précepte que nous ne pouvons accepter. Itard et la commission de 1828 avaient dit précisément le contraire. Il a été démontré que les sourds-muets complets ou non, vivant ensemble, échangeant des signes, se communiquant l'un à l'autre leurs pensées, gagnaient à cela plus d'intelligence, plus d'idées, qu'on ne pouvait leur en donner par tout autre moyen. La vie en commun est, pour eux, ce qu'est la conversation générale pour les entendants. M. Husson a fort bien établi que la source la plus féconde d'instruction pour les enfants ordinaires est ce qu'il appelle l'*audition indirecte*, c'est-à-dire la faculté de saisir ce qui se dit autour d'eux ; l'air qui les environne est plein de paroles, c'est par cette voie que leur arrive la plus grande partie des connaissances usuelles, c'est de cette manière que les enfants savent tant de choses qui nous étonnent, parce que nous ne voyons pas comment ils les ont apprises. Eh bien, pour un sourd-muet, à quelque degré qu'il le soit, la fréquentation habituelle de ses compagnons d'infortune plus avancés que lui, plus instruits, constitue l'équivalent de cette conversation générale qui rend un si grand

service aux entendants. Là, en effet, ils voient continuellement des
signes, ils échangent sans peine leurs sensations, ils sont témoins
d'actions qui s'expliquent pour eux, dont ils saisissent le motif, le
but, ils se servent instinctivement de leur étrange puissance d'imitation, et de cette manière ils arrivent à savoir spontanément une
foule de choses qu'il eût été difficile de leur apprendre.

L'expérience a prononcé cent fois en faveur de ce que nous venons de dire. Les enfants sourds-muets qui restent au milieu d'une
famille d'entendants sont, à l'égard de ceux qui vivent dans une
maison comme la nôtre, dans un rapport d'infériorité très remarquable, ils sont véritablement *retardés*, ils manquent d'une foule
de notions que les autres ont acquises sans y prendre garde, à leur
insu, grâce aux communications perpétuelles qui existent entre eux
et leurs petits camarades ; les grands, les plus instruits, servent de
moniteur aux nouveaux. Un pauvre enfant sortant du fond d'une
campagne, où il a vécu jusqu'à dix ans au milieu des troupeaux,
et presque aussi sauvage qu'eux, arrive chez nous, conduit par
ses parents, n'ayant aucune idée au delà de l'instinct primitif de sa conservation ; il est placé tout à coup au milieu d'une
centaine de sourds-muets qui jouent dans la cour, il les regarde, il
s'inquiète, le moment de la séparation est venu, sa mère le laisse,
non sans larmes, il se manifeste alors des explosions de tendresse
que le cœur comprend, mais enfin il faut que la séparation ait lieu,
le petit sauvage pousse des cris, s'abandonne à toute la violence de
ses passions, il cherche à s'enfuir, il se roule à terre, refuse de man-
ger, pleure et se lamente, quelquefois ce spectacle se prolonge pendant plusieurs jours, mais enfin le calme renaît, le pauvre petit
finit par regarder les autres enfants qui jouent, ceux-ci ne manquent
guère de lui faire quelques caresses, de l'inviter à partager leurs
amusements, peu à peu le chagrin s'efface, l'habit uniforme de la
maison le séduit, le régime alimentaire lui paraît bon, il est traité
doucement par tout le monde ; il est impossible, pour un enfant,
de pleurer longtemps là où tout le monde s'amuse et rit ; la confiance renaît, et en moins d'une semaine ce jeune sauvage s'est
civilisé, il comprend qu'il se trouve dans un monde semblable
à lui, il sent que ce sont des frères, il vit au milieu d'une famille
qui est la sienne, où chacun pense et s'exprime comme lui, où il
n'a rien à envier à personne, c'est son pays, son langage, ses mœurs,
ses coutumes, et bientôt, à l'arrivée d'un nouveau sourd-muet non
moins malheureux, non moins troublé qu'il ne l'a été, il cherche à
lui rendre le service qu'il a reçu des autres, il sera son mentor, son

appui, heureux échange de sentiments fraternels, sainte tradition de dévouement affectueux, école mutuelle où il y a un égal avantage pour celui qui reçoit et pour celui qui donne.

Et c'est là ce qu'il faudrait détruire! c'est là ce que proscrit l'Académie, sous prétexte que cet enfant, sourd-muet plus ou moins complet, a conservé des restes de parole, et que le plus grand bénéfice qu'il puisse retirer d'une éducation quelconque, c'est de garder à tout prix cette langue, dont il se sert si mal! Nous ne saurions souscrire à cet arrêt de nos honorables maîtres, nous ne voyons là qu'une surprise, le résultat inattendu d'un manque d'expérience, l'application exagérée d'une idée théorique qui ne soutient pas l'examen, et que tous les faits contredisent. Il a paru rationnel de faire deux classes de sourds-muets, ceux qui n'entendent pas du tout, et ceux qui entendent encore un peu. Ces derniers sont tout naturellement destinés à se servir de ce qui leur reste d'audition et de parole, il convient donc de les éloigner de ceux qui n'ont aucun de ces avantages ; cela paraît tout simple à ceux qui ne tiennent compte que de ce point, qui leur semble capital ; mais si l'on veut examiner la chose avec un peu plus d'attention, si l'on veut voir ce qui se passe dans nos maisons, interroger, sans parti pris, les maîtres les plus habiles et les plus désintéressés, on verra que cet isolement, regardé comme nécessaire à ces élèves, est précisément ce qui peut leur nuire davantage. Si quelque vérité pratique ressort de ces longs débats, si les documents fournis de toutes parts établissent avec certitude un fait, un seul, le plus important de tous, c'est celui-ci, à savoir, que la réunion des enfants sourds-muets favorise le développement de leur intelligence, leur donne une foule d'idées, contribue à en faire des hommes se rapprochant, autant que possible, de la grande famille des entendants ordinaires. Tout ce que la théorie pourra inventer en faveur de la séparation viendra échouer contre l'expérience de chaque jour. Non, les enfants sourds-muets qui ont conservé un reste d'audition et la faculté de parler plus ou moins bien, ne perdent pas ces deux avantages en vivant en commun avec les sourds-muets qui n'entendent ni ne parlent. Les uns, susceptibles d'acquérir un peu plus d'ouïe, une meilleure articulation des mots, reçoivent le mode d'enseignement propre à développer ces qualités, mais la mimique à laquelle se livrent devant eux les autres enfants, et qu'ils ont une tendance invincible à imiter, ne leur fait rien perdre de ce qu'ils possèdent d'ailleurs ; ces deux sortes de science marchent concurremment, elles se viennent en aide mutuellement, le sourd-muet qui possède le mieux la première peut fort bien exceller dans la seconde, comme aussi celui qui est le plus habile en mimique sera peut-être tout à fait impropre à la parole et à la lecture sur les lèvres. Donc, n'excluez rien, prodiguez au contraire ces talents divers, cultivez avec soin ces aptitudes individuelles, soyez certain que le sourd-muet en tirera bon parti, et que, dans telle circonstance donnée, l'un de ces moyens faisant défaut, l'autre prendra sa place. En pareille infirmité, il faudrait avoir trop de ces ressources pour en avoir assez.

La seconde partie de la quatrième réponse laisse dans le doute une question capitale, la prééminence d'une méthode d'éducation sur l'autre, de la mimique sur l'articulation ou de cette dernière sur la mimique. Nous comprenons à merveille la réserve de l'Académie sur une matière aussi difficile, aussi étrangère à ses travaux habituels. Quand un congrès d'instituteurs de sourds-muets n'a pu trancher la difficulté, le premier corps médical de France pouvait bien décliner sa compétence à l'aspect des obscurités qui se montraient de toutes parts ; des orateurs également dignes de confiance soutenaient des thèses opposées, les arguments les plus contradictoires étaient produits avec l'assurance que donne une conviction profonde, on sollicitait avec ardeur un jugement exclusif, comment l'Académie aurait-elle pu se prononcer sans compromettre sa dignité? Elle a dû exprimer un doute, c'était le seul parti à prendre en présence de ce débat où les contendants s'attribuaient la victoire.

Cependant nous croyons qu'au lieu de rester dans le doute et d'en appeler à l'expérience future, l'Académie eût mieux fait de recommander les deux méthodes, de les combiner, de les rendre obligatoires, car elle a pu se convaincre par les reproches d'insuffisance adressés tour à tour à chacun de ces systèmes, que dans certains cas l'une des deux éducations laissait au dépourvu celui qui l'avait reçue. Or, si nous ne nous trompons pas, il fallait conclure de ce fait que les deux modes d'instruction doivent se suppléer mutuellement, qu'ils doivent être congénères et non pas antagonistes, attendu que le sourd-muet se trouvera souvent dans l'occasion de recourir à l'un ou à l'autre. C'est, en effet, ce que démontre chaque jour l'expérience : les meilleurs sourds-muets, c'est-à-dire ceux qui possèdent le plus grand nombre de moyens de communication soit avec les entendants, soit avec leurs compagnons d'infortune, se trouvent en rapport avec des personnes qui ne comprennent que l'un ou l'autre langage, ils doivent recourir à tous les artifices propres à remplacer ce qui leur manque, bien heureux quand cela suffit. Il est impossible de soutenir que l'un de ces moyens puisse suffire dans tous ces cas; le sourd-muet qui parle le mieux rencontrera un étranger incapable d'entendre son langage; celui qui lit le mieux sur les lèvres aura affaire à un individu qui prononce mal, qui a de la barbe, ou dont la bouche n'est pas assez éclairée, tous deux ne pourront converser, force leur sera bien de recourir à d'autres moyens, à la mimique, par exemple, à ces signes si injustement décriés par certains orateurs, à ces gestes que tout le monde comprend et qui sont véritablement la langue universelle.

Ainsi, nous ne pouvons imiter la réserve de l'Académie en cette circonstance; il nous semble que rien n'autorise à faire un choix absolu, exclusif entre ces deux méthodes d'instruction des sourds-muets. Il nous paraît cent fois préférable de les combiner, de faire qu'elles se prêtent un mutuel appui. Et s'il fallait faire un pas de plus dans cette voie, nous ajouterions que dans tout état de cause, la mimique doit avoir la préférence : c'est elle qui prépare en quelque sorte les succès de l'articulation. A l'aide des signes naturels ou de convention, le sourd-muet, quel que soit le degré de son infirmité, acquiert d'abord des idées; il comprend les rapports des choses; il pénètre dans le monde moral; il s'enrichit d'une foule de connaissances qui ne lui coûtent aucun effort; c'est avec des signes que le professeur peut se faire comprendre; c'est le fil mystérieux qui le dirige dans ce dédale; par conséquent, il faut s'en servir, il faut en apprendre l'usage et l'importance aux enfants qui ne peuvent s'en passer, quoi qu'on ait pu dire à cet égard. Ainsi, ne séparons pas les sourds-muets en plusieurs classes, laissons-les vivre en commun, les plus favorisés avec ceux qui le sont le moins, tous y gagneront, tous apprendront à s'aimer, à se secourir, à se réunir fraternellement contre les difficultés de la vie. L'instruction classique n'est pas le seul but qu'il faille se proposer avec eux comme avec les entendants, le rapprochement des individus perfectionne la sociabilité générale, porte d'heureux fruits dans l'avenir, soulage et console les malheureux en les désignant à la bienveillance de ceux qui ont du superflu. Quand on vit avec les sourds-muets, on comprend mieux leurs besoins, on s'aperçoit que le trésor qui leur manque, ce n'est pas la parole, mais l'intelligence, ce n'est pas l'expression, mais l'idée, parce que l'absence de l'ouïe leur enlève le bénéfice commun aux hommes qui entendent, cette multitude de petites choses qui échappent à toutes les bouches, ce monde de pensées qui flotte dans l'air, la vraie pâture de l'esprit, aussi nécessaire à celui-ci que l'air aux poumons, le *pabulum vitæ* par excellence, ce qui fait de l'individu le moins spirituel un membre actif de la société dont il partage les sentiments, les émotions, tandis que le sourd-muet a besoin qu'on lui explique tout ce que les autres saisissent sans avertissement. Nous ne parlons ici, bien entendu, que du sourd-muet isolé, livré à ses propres ressources; ces réflexions ne sont plus applicables à la société des sourds-muets. Dès que, par leur réunion, ils peuvent échanger leur pensée, il se développe aussitôt, par ce simple contact, un accroissement d'intelligence qui profite non moins à la masse qu'aux individus, c'est une force qui résulte du rapprochement, c'est cet admirable appareil de physique dont l'action s'accroît en raison du nombre des éléments qui le composent, il se développe dans un groupe nombreux de sourds-muets un esprit public, une émotion générale, une sorte de sympathie qui les anime. Il suffit de les avoir vus dans leurs fêtes annuelles, quand ils célèbrent l'anniversaire de la naissance de l'abbé de l'Épée, oh! alors, ce ne sont plus les mêmes hommes; la mimique prend un éclat surprenant, le télégraphe électrique ne transmet pas plus promptement la pensée, et l'on peut leur appliquer ces belles paroles de Cassiodore : *Loquacissimæ manus, lingosi digiti, silentium clamosum, expositio tacita, ostendunt homines posse et sine oris affatu suum velle nunciare.*

Comparez cette réunion à celle des parlants artificiels et voyez si ce langage informe sera compris par la masse des élèves, si ces saillies, qui excitent l'enthousiasme parmi les nôtres, produiront des mouvements semblables quand la bouche seule d'un individu qui ne s'entend pas sera le point de mire de cent sourds-muets cherchant à comprendre des paroles incorrectes ou obscures? Ceux qui ont pu faire cette double épreuve n'hésiteront pas à donner la préférence à la mimique; l'Académie a cru devoir s'abstenir, mais elle eût proclamé, par un vote unanime, la supériorité de notre mode d'enseignement des sourds-muets, si elle avait pu voir les uns et entendre les autres. Un quart d'heure consacré à cet examen suffirait pour motiver un arrêt sans appel.

CINQUIÈME RÉPONSE. — *Quant au succès à espérer du traitement par l'instruction au moyen du développement gradué et successif de l'ouïe et de la parole, des exercices d'acoustique et du langage articulé pour les élèves de la première catégorie, l'Académie s'en réfère à ce qui a été dit plus haut.* (Première réponse.)

Pour ce qui a trait aux autres catégories, elle redit encore que l'expérience n'a pas suffisamment décidé à cet égard.

La demande ministérielle (voir le rapport de M. Piorry, page 25) avait pour objet de savoir si, à l'aide des procédés *curatifs* de M. Blanchet, les deux catégories de sourds-muets pourraient, à la fin de leurs études, rentrer dans leurs familles et dans la société avec la faculté de communiquer et de converser plus ou moins complétement au moyen du langage articulé. C'était là en quelque sorte le résumé de la nouvelle tentative de M. Blanchet ; il s'agissait de couronner son œuvre musicale, de déclarer que les sourds-muets dont il s'était occupé avaient cessé de l'être, que le miracle était accompli. L'Académie s'est souvenue des conclusions du rapport de M. Husson, du succès constaté, il y a déjà vingt-cinq ans, des résultats aujourd'hui contestables de ces tentatives qui paraissaient alors si riches d'avenir; elle n'a pas voulu rentrer dans cette voie si pleine d'illusions et d'erreur, elle a seulement établi ce fait si connu, que tout sourd-muet est susceptible d'une certaine amélioration auditive dès que l'on s'occupe de stimuler, par un moyen quelconque, son oreille affaiblie. C'est là ce qu'il y a de plus clair, de mieux démontré dans cette thérapeutique rationnelle ou empirique de la surdi-mutité. Faites du bruit, éveillez l'attention des enfants privés de l'ouïe, apprenez-leur à écouter, bientôt ils pourront entendre un peu, plus ou moins, suivant la nature de leur infirmité, mais arrivés à un certain point, le bénéfice cesse; il y a des obstacles que l'on ne peut franchir; en vain les guérisseurs promettent d'aller au delà, en vain l'ardent désir des parents, le besoin d'espérance les porte à poursuivre des épreuves nouvelles, à compter sur un succès impossible, il se trouve toujours quelque circonstance servant à expliquer l'échec du médecin pédagogue, et l'on recommence à traiter de la même manière d'autres enfants qui ne seront pas plus heureux que les premiers.

L'Académie a donc eu raison de se borner à spécifier le fait d'une amélioration possible à l'aide d'un traitement spécial; elle ne se compromet pas en parlant ainsi, mais nous craignons encore qu'on abuse de cette déclaration si simple. Il y a là de quoi servir d'encouragement à tout spéculateur qui voudra exploiter la crédulité des familles; votre enfant est sourd-muet, je le ferai entendre, j'améliorerai sa situation, je le guérirai de telle façon qu'il puisse saisir certains bruits, je lui enseignerai à parler, ce ne sera plus un sourd-muet, par conséquent ; voyez plutôt ce qu'a dit l'Académie. Et comme sur l'ensemble de ces infirmes il s'en trouve toujours quelques uns dont la surdité classée à la hâte et par erreur parmi les incurables, devra subir des modifications importantes par le progrès de l'âge, par un changement heureux dans la constitution de l'enfant ou même par un traitement quelconque, ce fait habilement exploité, servira de type ou plutôt d'appât et entraînera dans la même voie tous les autres qui ne peuvent légitimement espérer un pareil bénéfice. Là est donc le danger ; on déclare qu'un certain nombre de sourds-muets sont susceptibles d'amélioration ; par cela même le chirurgien se trouve autorisé à les traiter tous, sans distinction de classe ou d'espèce, sans motif valable, sans espoir d'être utile, mais uniquement pour complaire à une famille qui désire par-dessus tout la guérison d'une infirmité aussi déplorable.

Nous aurions voulu que l'Académie entrât franchement dans une autre voie, qu'elle mît un terme à des abus que tout le monde connaît, dont on gémit, qu'on ne réprime pas, parce qu'ils échappent par leur nature à tout contrôle scientifique. Il appartenait à un corps savant, aussi haut placé dans l'estime publique, d'avertir les familles affligées de se tenir en garde contre ce leurre auquel tant de gens se sont laissé prendre. En établissant comme une vérité démontrée que les prétendues guérisons de la surdi-mutité méritent peu de confiance, en faisant voir que certains cas exceptionnels ne peuvent motiver l'espoir d'un hasard aussi heureux, en déclarant que les améliorations même les plus grandes, comme celles dont M. Benjamin Dubois est le type remarquable, ne changent rien au fond des choses, ne rendent pas à la société un sourd-muet qui ne peut y prendre sa place, l'Académie aurait rendu un vrai service aux familles en les prémunissant contre des promesses vaines et contre les autres inconvénients qui résultent de ces pratiques où la bonne foi ne tient pas toujours le premier rang.

Peut-être nous trouvera-t-on un peu sévère sur ce chapitre ; nous en convenons volontiers, mais nous alléguons pour excuse la connaissance d'un bon nombre de faits qui ont le pouvoir de mettre en échec notre modération habituelle. Nous savons que nous avons tous le droit de compter sur les efforts ou plutôt sur les hasards de la nature médicatrice, qu'en se livrant à des pratiques plus ou moins rationnelles, on arrive quelquefois à des résultats inattendus, merveilleux en quelque sorte, que le public et certains médecins regardent comme un éclatant démenti donné aux doctrines des confrères les plus habiles et les plus circonspects ; nous savons aussi qu'en admettant, en thèse générale, l'incertitude du diagnostic dans certaines maladies cérébrales ou sensorielles, et par conséquent les difficultés d'un pronostic fondé sur ces bases douteuses, on laisse un champ libre aux hommes plus hardis qui recherchent avant tout le bénéfice éclatant d'un succès inespéré, mais ces diverses considérations n'ont pas la puissance d'ébranler un principe que nous proclamons bien haut, le devoir de s'abstenir quand on ne croit pas pouvoir être utile. Que ce précepte soit d'une application difficile, d'accord ; qu'il se prête à des interprétations élastiques, nous en sommes convaincu ; mais nous prétendons qu'à côté de l'abus impossible à éviter, il y a un frein salutaire qui retiendra tout homme consciencieux. Nous ne saurions transiger avec le devoir, pas même quand le malade lui-même nous y convie. Nous n'acceptons pas la formule : *Qui vult decipi, decipiatur !*

SIXIÈME RÉPONSE. — *M. le ministre remarquera que dans ces réponses, l'Académie n'a pas parlé du traitement chirurgical ni des méthodes de M. Blanchet. Ce médecin n'a fait que mettre en usage des méthodes thérapeutiques connues avant lui, à part cependant l'application de divers instruments (tels que les acoumètres et l'orgue) qui sont plus précis que les autres pour mesurer le degré de l'audition et les progrès qu'elle peut faire sous l'influence du traitement.*

Cette réponse de l'Académie est la reproduction exacte de l'opinion qui avait été si nettement formulée dès le commencement de la discussion dans la lettre écrite par l'honorable M. Guéneau de Mussy. (Voy. p. 28, 29 et 30). Cet académicien, qui faisait partie de la commission de 1828, n'avait pas oublié les travaux d'Itard et le rapport de M. Husson ; il lui était impossible de voir une méthode nouvelle dans la reproduction servile des premières tentatives ; il s'agissait évidemment d'une copie, et si l'auteur de la lettre en question, relevant ce rapprochement facile, ajoute, avec sa bienveillance habituelle, des éloges que l'on a voulu faire passer pour une approbation complète, il suffit de voir le dernier parti pris par l'Académie tout entière pour comprendre la portée de ce jugement définitif. Ainsi, dans ce travail qui a si longtemps occupé la commission et l'Académie, qui est devenu la cause d'une des plus longues et des plus orageuses discussions qu'on ait vues dans le sein de cette compagnie savante, il n'y a rien de chirurgical, il n'y a pas de méthode de traitement, il n'y a rien qui soit par conséquent du ressort de l'Académie impériale de médecine. Ce travail de M. Blanchet s'est fourvoyé ; ce n'est pas là qu'il devait chercher des juges ; cette discussion est un hors-d'œuvre, du temps perdu, puisque la science n'y a rien gagné, puisque les malades n'en sont pas plus avancés, puisque l'humanité n'a pas à s'en réjouir (1).

(1) Disons cependant qu'à l'honneur des compagnies savantes appelées à discuter ces questions ardues, il ressort toujours un utile enseignement de la discussion elle-même. L'esprit public dans l'Académie de médecine se forme promptement, le débat prend un caractère qui n'échappe aux yeux de personne ; on sent de quel côté est le bon droit, le bon sens, la justice, l'honnêteté. Il y a dans l'Académie un instinct répulsif à l'égard de tout ce qui ressemble à l'industrie, à la spéculation ; et n'y eût-il que

L'emploi de l'orgue, de l'acoumètre ne peut passer pour une découverte, quel que soit le degré de précision de ces corps sonores pour apprécier les progrès dus au traitement, et cependant c'est la seule chose que l'Académie accorde à M. Blanchet. Nous ne voulons pas la lui contester, le chicaner sur sa musique, dont il prétend tirer un si grand parti ; que ce soit, si l'on veut, une nouvelle lyre d'Amphion bâtissant les murailles d'une autre Thèbes, nous ne demandons pas mieux, ne fût-ce que pour ne pas troubler une harmonie si puissante. Mais le lecteur de ces longs débats, celui qui aura donné une attention particulière aux plaidoyers de M. Bouvier, aura sans doute remarqué que cet honorable académicien n'a pas dit un mot de ce fameux moyen de traitement destiné à ouvrir aux sourds-muets une ère nouvelle. La classe d'articulation de notre Institut a pour résultat, au dire de M. Bouvier, d'enlever à nos élèves le peu d'audition et de parole qui leur reste ; la classe de musique de M. Blanchet doit, au contraire, non seulement entretenir ces qualités, les développer, mais encore les créer chez ceux de ces enfants qui ne les possèdent pas, et cela grâce aux moyens employés par l'auteur de la nouvelle méthode. Or, cette méthode consiste uniquement dans le son de l'orgue, que l'on fait entendre aux sourds-muets une heure par jour et cinq fois par semaine. Comment M. Bouvier n'a-t-il pas insisté sur la valeur de ces procédés, dont il vantait si fort les produits ? Si la séance musicale donnée tous les matins par l'organiste de M. Blanchet suffit pour guérir tous les sourds-muets, pourquoi ne pas rendre justice à l'instrument, et par quel singulier oubli l'orateur, qui a déployé un si grand zèle pour tant de choses peu importantes, n'a-t-il pas dit un mot de cet orgue, de cet acoumètre à qui l'on doit de semblables merveilles ? M. Bouvier n'aimerait-il pas la musique ? Aurait-il assisté à quelques-unes de ces séances matinales, où une douzaine de sourds-muets exécutent un concert si peu harmonieux ? Nous le croirions volontiers, mais ce n'est pas notre affaire. Il nous importe seulement de savoir en quoi un orgue peut être utile à un sourd-muet.

Cette question, posée sérieusement, n'a pas été examinée par l'Académie. La commission avait paru s'en occuper, ou du moins le rapport faisait grand bruit du nombre de vibrations perçues par nos élèves ; elle attribuait à cette sorte de gymnastique la faculté

cette sorte de manifestation intime qui se sent et se devine plutôt qu'elle ne se voit, il en résulterait un bénéfice tout clair pour le public. Ainsi, sous ce rapport, l'affaire de la surdi-mutité aura produit de *bons résultats*.

de développer l'ouïe, de la mettre en rapport avec des sons de plus en plus aigus, et le plus haut degré de sensibilité des sourds-muets était considéré comme la plus grande aptitude à recouvrer la parole. On a cru généralement qu'il y avait là une illusion, que cette disposition à percevoir les secousses produites par ces vibrations n'indiquait pas une intervention plus spéciale de l'ouïe, que l'on confondait l'ébranlement total de l'individu avec l'audition elle-même, et que, par conséquent, les conclusions du rapport n'étaient pas légitimes. Ce qu'il y a de certain, c'est que, dans les dix séances consacrées à la discussion de ce document, il n'a plus été question de l'orgue et de l'acoumètre, personne n'a songé à mettre en lumière les avantages de ces instruments ; c'est que tout le monde a compris que cette musique nouvelle ne valait pas mieux que celle employée en 1804 par Itard. Il ne s'agit pas, en effet, du nombre exact de vibrations que peut percevoir une oreille affaiblie, peu importe ce détail, d'autant mieux que ces sortes d'ébranlements mécaniques ne donnent pas du tout la mesure de l'aptitude réelle à entendre la voix. On a beau dire, la voix n'agit pas seulement comme bruit, on ne la saisit pas d'autant mieux qu'elle est plus intense ; telle oreille impressionnée par un son d'une nature déterminée ne le sera pas nécessairement deux fois, quatre fois davantage par un son deux fois, quatre fois plus fort. Ces rapports numériques, séduisants de prime-abord en raison de leur précision même, sont loin de représenter fidèlement ce qui se passe chez les individus affectés de surdité : telle oreille qui sent le battement d'une montre à 5 centimètres n'entend pas la voix, tandis que telle autre qui est très apte à la conversation ne perçoit pas le bruit de la montre, même au contact. Il y a dans l'organisation de l'oreille des particularités physiologiques dont on ne se rend pas compte : par exemple, l'impossibilité d'entendre certaines notes au milieu d'une gamme quand le reste de cette gamme est parfaitement entendu ; l'altération de certaines notes qui semblent fausses lorsque toutes les autres conservent leur justesse. J'en ai observé de fréquents exemples sur des artistes, sur des fabricants d'instruments de musique, sur des chanteurs. Comment, après cela, oser attribuer à la musique une propriété curative au bénéfice des sourds-muets ? Comment croire qu'il suffira de jouer de l'orgue en présence de ces infirmes, pour réveiller la sensibilité de leurs oreilles engourdies ou nulles ? Nous tenons pour certain que chez la plupart des élèves *traités* de cette façon par M. Blanchet ou plutôt par son organiste, il n'y a eu aucune amélioration que l'on puisse attribuer à ces manœuvres ; les notes de M. Volquin le constatent. les élèves en conviennent : c'est un fait de notoriété publique dans notre maison.

Nous pourrions multiplier ces objections, qu'il nous suffise de dire que l'intervention des instruments sonores dans le traitement de la surdi-mutité n'a produit jusqu'ici aucun avantage réel ; que les succès annoncés sont contestables, parce que les enfants soumis à ces soins ne les ont pas reçus à l'exclusion de tout autre ; que les élèves de la classe Blanchet ont été admis à l'enseignement Vaïsse, Valade-Gabel et Volquin ; que ceux qui n'ont pas entendu l'orgue ont profité des leçons d'articulation tout autant que ceux qui ont eu la plus large part dans l'audition de cette musique ; enfin, que pareille expérience ne peut être considérée comme probante, puisqu'elle ne remplit aucune des conditions propres à en assurer la valeur.

SEPTIÈME RÉPONSE. — *L'Académie est d'avis qu'il serait utile, pour résoudre les questions pendantes entre les diverses méthodes de traitement de la surdi-mutité, et pour imprimer, au besoin, une direction nouvelle à l'éducation des sourds-muets, de créer près de l'Institution impériale un conseil de perfectionnement, analogue à celui qui a été attaché à l'École polytechnique.*

Nous acceptons d'autant plus volontiers cette réponse qu'elle provoque le rétablissement de ce qui a toujours existé dans notre maison depuis son origine jusqu'à l'année 1839. Anciennement, il y avait à l'Institution des sourds-muets un conseil d'administration composé de sept membres, qui dirigeait tout, nommait aux emplois vacants, c'est-à-dire présentait à l'approbation du ministre de l'intérieur les fonctionnaires qu'il avait choisis. De plus, il y avait un conseil de perfectionnement compsé de cinq membres, MM. Raynouard, Abel Rémusat, Ordinaire, Frédéric Cuvier et Feuillet, avec quelques changements dans ce personnel par suite de décès ou de démissions. Vers l'année 1828, les professeurs de l'Institution se réunissaient en conférence, se communiquaient leurs idées sur les améliorations de l'enseignement, sur l'utilité d'une marche uniforme ; ils tendaient ainsi à organiser une méthode rationnelle, un corps de doctrine, résultat de leurs communs efforts. Le conseil de perfectionnement pouvait puiser à cette source féconde les idées pratiques les plus justes, introduire dans le système d'éducation des sourds-muets les changements indiqués par l'expérience : c'était une chose excellente destinée à exercer la plus heureuse influence sur l'avenir de notre maison. Des circonstances particulières mirent un terme à l'exécution du programme suivi jusque-là. Cette réunion des professeurs avait eu pour résultat la composition en commun de travaux du plus haut intérêt, qui, sous le titre de *Circulaires*, étaient rédigés et publiés par les soins d'un de ces messieurs, et envoyés à toutes les institutions de sourds-muets connues ; ces travaux furent abandonnés au grand détriment des malheureux sourds-muets. M. Edouard Morel, il est vrai, a cherché à remplacer ces publications si utiles en créant les *Annales de l'éducation des sourds-muets et des aveugles*, ouvrage périodique qui, depuis 1844, a recueilli, avec un soin intelligent, tous les matériaux les plus propres à perfectionner cette partie de l'enseignement public.

En février 1841, une ordonnance royale établit auprès du ministre de l'intérieur un conseil supérieur destiné à la surveillance des établissements généraux de bienfaisance et d'utilité publique, au nombre desquels se trouve l'Institution des sourds-muets. A partir de cette époque, l'administration de la maison fut remise aux mains du directeur responsable, assisté d'une *commission consultative*. C'était un régime tout nouveau ; mais l'autorité supérieure n'ayant pas jugé convenable de rétablir un comité de perfectionnement, chaque professeur put agir à sa guise dans le cercle de ses attributions. La commission consultative, telle qu'elle existe aujourd'hui, se compose de MM. Thomas, de la cour des comptes, président ; Goupil, du conseil d'État ; Michelot et Chevreau père. Ces messieurs assistent aux examens semestriels, ainsi qu'aux commissions des professeurs chargés de l'examen des personnes qui se proposent de contribuer à l'enseignement des sourds-muets, et légalisent en quelque sorte les brevets de capacité donnés à ceux qui le méritent ; ces diverses fonctions, qui se rapportent, comme on le voit, à l'instruction des élèves, ne peuvent perfectionner ou modifier en rien le système d'enseignement suivi par les professeurs. Cette commission peut apprécier les résultats ; elle constate la supériorité de telle classe sur telle autre ; elle a, sous ce rapport, une opinion personnelle sur la valeur relative des maîtres, mais elle ne change rien aux procédés mis en pratique, et diffère autant que possible de ce comité de perfectionnement qui avait pour mission, pour but, de provoquer tous les changements reconnus nécessaires.

Le vœu émis d'abord par l'honorable M. Bégin, accueilli par un vote unanime de l'Académie, et devenu dès lors une résolution formelle de ce corps savant, a donc pour résultat de rétablir une institution utile, tombée en désuétude par suite de circonstances que le pouvoir seul saurait expliquer. Si l'administration fait droit à cette demande, nul doute que ce conseil ne soit accueilli avec bonheur par toutes les personnes de notre maison ; le directeur, les maîtres, le médecin lui-même applaudiront, aux efforts des hommes honorables choisis par l'autorité pour perfectionner le système d'études, pour aviser aux moyens de modifier certaines parties du programme d'admission ; pour demander que les enfants puissent entrer chez nous plus tôt, à huit ou neuf ans (1) par exemple, moins âgés encore si l'on veut, afin de prévenir les inconvénients d'habitudes si différentes de celles qu'ils doivent prendre dans la maison. Ce conseil ne manquerait pas d'occasions pour constater l'utilité réelle des moyens thérapeutiques mis en usage dans le but de guérir ou de diminuer la surdité ; il serait en mesure d'apprécier la valeur de ces tentatives déjà si souvent renouvelées sans utilité pour ces pauvres enfants ; il pourrait aussi présider au classement des sourds-muets, décider que les uns seraient soumis à l'articulation et à la lecture sur les lèvres, tandis que les autres étudieraient de préférence la mimique. On éviterait par là une perte de temps très préjudiciable à ces enfants ; on consacrerait plus de soins, plus d'efforts aux plus intelligents, à ceux qui, en raison de diverses circonstances, sont plus aptes à recueillir les bienfaits d'une éducation supérieure, tandis que, se bornant au nécessaire pour les moins heureusement doués, on donnerait à ceux-ci une instruction moins étendue, mais largement compensée pour eux par les travaux industriels. C'est surtout dans une maison comme la nôtre qu'il importe de choisir les sujets, de les diriger vers le point qu'il leur sera donné d'atteindre, de sortir de cette routine qui, sous prétexte d'égalité, de philanthropie, n'arrive à des résultats incomplets qu'à cause de ce défaut de classification. L'État, qui fait en grande

(1) Nous apprenons que cette mesure d'une si grande importance pour nos élèves, proposée à l'approbation du ministre par la commission consultative et par le directeur, vient d'obtenir le complet assentiment de l'autorité supérieure, et qu'à la rentrée prochaine nous recevrons des enfants âgés de neuf ans. La *Société centrale d'éducation et d'assistance pour les sourds muets en France* a pu se convaincre, depuis plusieurs années, que les sourds-muets qui jouissent du bénéfice de son haut patronage dans des institutions particulières où ils sont admis à six, sept et huit ans, sont déjà très aptes à recevoir le genre d'éducation qui leur convient le mieux, et qu'il n'est pas nécessaire d'attendre qu'ils soient plus avancés en âge pour s'occuper de ce soin. Cette expérience acquise a provoqué la démarche de l'administration de notre maison et amené l'heureux résultat dont les pauvres sourds-muets sont appelés dès aujourd'hui à recueillir le fruit.

partie les frais d'éducation des sourds-muets, se substitue à leur famille, prend les mesures les plus efficaces pour assurer l'avenir de ces infortunés : il est de son devoir de les diriger dans la voie la plus utile pour eux ; il doit choisir le genre d'instruction pour lequel ils montrent le plus d'aptitude ; par conséquent, il remplacera les parents des élèves de nos lycées qui décident que tel enfant laissera les études classiques pour suivre la carrière des sciences. C'est son rôle, celui d'un tuteur vigilant, d'un conseil et d'un guide.

Parmi les sourds-muets, il en est beaucoup qui ne tirent qu'un faible parti de l'instruction qu'on leur donne ; leur intelligence bornée, soit primitivement, soit par suite de la maladie qui a détruit leurs organes auditifs, résiste aux efforts des maîtres ; ils restent dans les rangs infimes de ces écoliers à la suite, dont les professeurs s'occupent peu, car ils savent que leurs soins seront superflus. A ceux-là faut-il donc prodiguer des trésors dont ils sont incapables de profiter, faut-il semer sur ce sol ingrat, cultiver cette plante stérile, vrai sauvageon que Dieu n'a pas voulu greffer, et dont le jardinier le plus intelligent ne pourrait rien obtenir ? Non, sans doute, le sentiment du devoir mieux compris entraînera des conséquences plus heureuses ; l'enfant incapable ne sera pas traité comme le plus habile, le mieux doué ; à l'aide de ce discernement plus équitable on donnera à ces organes le genre de nourriture intellectuelle qu'ils peuvent le mieux assimiler.

Le rôle du conseil de perfectionnement dans une maison comme la nôtre est tout tracé d'avance. Réunir les professeurs à des époques régulières, établir entre eux des conférences ayant pour but le perfectionnement de la méthode d'instruction ; arriver peu à peu à l'uniformité des procédés, afin de produire comme conséquence l'uniformité des résultats ; offrir à chaque sourd-muet l'espèce et le degré d'instruction que comporte son intelligence ; donner à tous les sourds-muets la plus grande somme possible de moyens de communication avec le reste de la famille humaine ; simplifier les procédés d'instruction en les régularisant ; s'appliquer fortement à ce qu'il y ait une similitude parfaite entre les signes employés aux mêmes usages dans tous les pays, les stéréotyper en quelque sorte, afin d'en faire un vrai dictionnaire du langage mimique : tel est le but qu'il s'agit d'atteindre. Beaucoup d'efforts ont été faits pour arriver là, tous n'ont pas été également heureux ; mais cette perfection que nous indiquons est possible, surtout quand une réunion d'hommes éminents aura tracé la voie qui y conduit, quand une direction non moins ferme qu'intelligente et philanthropique aura imprimé une activité salutaire aux professeurs dont la vie est vouée à l'accomplissement de cette œuvre, d'une œuvre sainte qui fut le rêve d'un homme de bien et de génie, l'immortel abbé de l'Épée !

RÉSUMÉ GÉNÉRAL.

Les deux lettres que nous avons adressées au président de l'Académie impériale de médecine, les notes nombreuses que nous avons ajoutées à la plupart des pièces qui forment ce recueil, ne nous dispensent pas de présenter un aperçu général de cette discussion si longue et si intéressante. Bien que le lecteur attentif ait pu se faire une opinion exacte du sentiment de l'Académie en voyant les conclusions qui ont été définitivement adoptées, il convient cependant de faire ressortir d'une manière plus précise les enseignements qui découlent de cet immense débat. Essayons de remplir ce rôle avec toute l'impartialité dont nous sommes capable.

Il y a dans cette affaire deux choses parfaitement distinctes : l'une médicale, l'autre pédagogique : la première du ressort de l'Académie ; la seconde sortant beaucoup des attributions de ce corps savant, ne s'y rattachant que d'une manière accessoire, à titre de conséquence éloignée d'une infirmité regardée comme curable. Examinons d'abord le premier point, celui qui nous intéresse le plus, et, il faut bien le dire, celui dont l'Académie s'est le moins occupée.

La guérison de la surdi-mutité est-elle possible ? Voilà le problème à résoudre, mais comment arriver à sa solution ? On procède ainsi. D'abord par le fait. On a guéri des sourds-muets : des auteurs dignes de foi rapportent des observations tout à fait probantes ; il n'y a donc pas à hésiter, et l'on peut dire, oui, la guérison de la surdi-mutité est possible.

Cependant, il faut en convenir, les histoires de guérison relatées dans des ouvrages déjà anciens ne sont pas toujours entourées des garanties que pourrait désirer une critique un peu rigoureuse ; rarement il est dit : J'ai vu ; presque toujours on tient le fait d'un témoin oculaire, digne, ajoute-t-on, de la plus grande confiance ; quelquefois le rapport est moins direct encore : c'est un médecin, souvent même un homme du monde qui raconte ce qu'on lui a dit. L'histoire a passé par plusieurs bouches avant d'arriver à celui qui l'imprime, de sorte que l'on peut, sans se montrer sceptique, élever des doutes sur la réalité de l'événement.

Ces objections contre des guérisons déjà anciennes ont d'autant plus de force que l'on se montrait autrefois moins sévère sur la désignation des maladies. A une époque où l'on ignorait entièrement les procédés à l'aide desquels on peut arriver au diagnostic précis, non pas seulement de la surdi-mutité, mais d'une maladie quelconque, qui oserait dire que les individus désignés sous le nom de sourds-muets fussent véritablement atteints de cette infirmité? On était loin alors, tout le monde en conviendra, de se piquer d'exactitude dans l'appréciation d'un état morbide, surtout quand les caractères matériels échappaient à la vue ; on se contentait de dire : Cet enfant, ce jeune homme n'entend pas la voix, il ne parle pas, donc il est sourd-muet : et quand par hasard une erreur de diagnostic venait à se révéler, quand cette oreille que l'on croyait fermée à tout jamais venait à s'ouvrir naturellement ou par suite de quelques manœuvres heureuses, on criait miracle , parce que l'on n'avait pas la modestie de croire que l'on s'était trompé, que l'on avait appelé sourd-muet un individu qui n'était que sourd.

Pense-t-on qu'une pareille erreur soit rare? Ce serait méconnaître deux choses également communes : la légèreté du jugement de ceux qui voient un malade, et l'admiration qui se manifeste dès qu'il s'agit de guérison, surtout quand la maladie était moins connue, moins bien appréciée, quand on était d'autant plus disposé à s'enthousiasmer que le résultat paraissait plus phénoménal. Les phénomènes ne sont jamais plus communs que quand on sait moins bien observer.

A mesure que l'on est devenu plus habile dans cet art, les prodiges ont disparu ; mais il a fallu venir en quelque sorte jusqu'à nos jours pour ne plus tomber dans ces étonnements qui démontrent surtout la naïveté de l'observateur. Voyez ce qui s'est passé à l'époque de notre Itard et depuis lui. Une connaissance plus précise des conditions matérielles de la surdi-mutité, une étude plus attentive des infortunés sourds-muets, une appréciation plus rigoureuse des procédés thérapeutiques, des agents employés comme médicaments, du manuel opératoire applicable à la guérison de cette infirmité, tout cela a contribué à rendre plus circonspect ; les cas rares sont devenus plus rares encore, et nous croyons pouvoir assurer qu'on finira par n'en plus rencontrer.

Cependant il faut reconnaître que l'on doit à Itard une opinion qui est de nature à produire un singulier résultat. Le soin qu'il mettait à bien diagnostiquer les cas de surdi-mutité composant le personnel de l'Institut de Paris avait pour conséquence, cela est certain, de rendre impossibles les erreurs où tombaient ses devanciers ; mais cette attention elle-même le conduisit à un fait capital dont on s'est emparé, et qui, nous le croyons, servira de base ou de prétexte à des erreurs nouvelles. Il s'agit de ce principe : *La surdité de naissance ou acquise dans l'enfance ne dépend pas de causes différentes de celles qui produisent la surdité chez les adultes.* Partant de ce point, Itard en conclut que ces deux surdités sont également curables ; il applique à l'une ou à l'autre les mêmes moyens de traitement ; il multiplie les formules thérapeutiques, et, sans tenir compte des changements qui surviennent toujours en pareil cas, et qu'il a si bien reconnus plus tard, il commence à parler de guérison, il entrevoit des succès qui le ravissent ; il ouvre la porte à des illusions que l'expérience a enfin détruites, mais que d'autres s'obstinent à partager encore, sans doute parce qu'ils ont de bonnes raisons pour cela.

C'est en effet depuis cette époque que l'on a recommencé à parler des surdi-mutités guéries, que des esprits ardents et spéculatifs ont essayé de combattre cette infirmité par des moyens de toute espèce, rationnels ou empiriques, que les recueils scientifiques, et plus encore les journaux ordinaires, ont enregistré ces guérisons si avidement accueillies par les familles dans lesquelles se trouve un sourd-muet. Médecins ou instituteurs, chacun s'est efforcé de signaler à l'attention publique ces phénomènes si peu surprenants pour ceux qui savent à quoi s'en tenir sur ces prétendus incurables si facilement rendus à la vie commune. Tâchons donc de voir clair dans cette affaire trop souvent obscurcie par beaucoup de petites passions qui trouvent moyen de *se* glisser partout.

L'opinion d'Itard, que nous avons rapportée plus haut, est-elle exacte ? Est-il vrai de dire qu'il y a identité entre les causes qui produisent la *surdité congéniale,* ou même celle qui survient dans les premiers temps de la vie, et l'*altération de l'ouïe* chez les adultes ?

Dans un travail intitulé : *Recherches sur l'origine de la surdi-mutité* (1), j'ai essayé de remonter à quelques unes des causes les plus ordinaires de cette infirmité quand elle est à l'état congénital. J'ai fait voir que ces causes si efficaces sont celles qui ont pour résultat la détérioration de l'individu, l'abâtardissement de l'espèce, celles qui altèrent les races, produisent peu à peu l'idiotie, le crétinisme. Les

(1) Voyez à la fin de notre traduction du livre de M. Kramer, in-8, Paris, 1848, chez Germer Baillière.

faits à l'appui de cette thèse sont assez nombreux, assez patents pour entraîner la conviction; aussi m'accordera-t-on, je l'espère, que là, du moins, il n'y a pas similitude entre l'absence de l'ouïe d'un enfant nouveau-né et la surdité qui frappe à vingt ans un individu dont l'oreille avait toujours été bonne. Il s'agit ici d'une imperfection organique primitive, c'est si l'on veut un arrêt de développement, une absence de sensibilité spéciale; le nerf acoustique n'est pas apte à remplir sa fonction, il n'est pas doué des conditions qui le rendent propre à recevoir une impression sonore, ou plutôt, comme l'a dit avec raison M. le professeur Gerdy, le cerveau, qui seul perçoit et juge, n'est disposé convenablement à faire ni l'un ni l'autre de ces offices; il n'y a donc rien ici qui ressemble à aucune des maladies dont nous avons à nous occuper dans la pratique de notre art.

Et maintenant supposez que cet état d'imperfection primitive soit héréditaire, les exemples n'en sont pas rares, vous aurez encore une raison de plus pour regarder cette forme de surdité comme une chose toute spéciale, ne tenant évidemment à aucune des lésions matérielles qui se produisent chaque jour sous l'influence des modificateurs ordinaires de nos organes.

Mais ce n'est pas tout. Parmi les sourds-muets dits de naissance, il y en a beaucoup qui doivent leur infirmité non plus à une absence de sensibilité auditive, mais à des lésions cérébrales qui ont précédé la naissance elle-même. L'étude des maladies du fœtus ne permet plus de confondre certaines altérations congénitales avec les imperfections sensorielles précédentes. Un examen attentif de ces sujets qui n'entendent pas révèle des lésions cérébrales dont toute trace n'a pas disparu; on retrouve dans les souvenirs de la mère, dans les circonstances de l'accouchement, dans les premières phases de la vie, des accidents qui mettent sur la voie d'une maladie du fœtus ou du nouveau-né, et là encore il est difficile de rien signaler qui ressemble aux affections ordinaires des oreilles.

Les convulsions. Quelle que soit la valeur qu'on donne à ce mot, les convulsions jouent un grand rôle dans la production de la surdité des enfants. Niera-t-on que le fœtus puisse en être atteint, que certains enfants naissent avec des lésions organiques, cérébrales ou autres, qui sont la cause ou le résultat manifeste d'un grand trouble dans les fonctions du système nerveux cérébro-spinal? La plupart des vices de conformation se rattachent à ces maladies du cerveau, du cordon rachidien ou des nerfs, et sur ce point nous ne pouvons mieux faire que d'invoquer les travaux étiologiques de M. Jules Guérin lui-même. Il est certain que dans bien des cas, la surdité congénitale est placée sous la dépendance d'une maladie cérébrale reconnaissable encore à la forme du crâne, à son volume excessif, à sa diminution de capacité, toutes circonstances qui indiquent un mal ancien dont on ne voit en quelque sorte que les conséquences les plus éloignées. Que de fois nous avons constaté chez des enfants de six mois une ossification complète des parois du crâne, l'absence de toute fontanelle, une microcéphalie due à quelque inflammation des meninges? Les enfants hydrocéphales sont souvent affectés de surdité; la compression du cerveau, en quelque sens qu'elle ait lieu, produit des résultats analogues : il s'agit toujours d'une lésion grave contre laquelle la science reste désarmée et qui, lors même qu'on pourrait la combattre avec avantage, ne permettrait guère à l'oreille de recouvrer ses fonctions si profondément altérées.

Beaucoup d'enfants nouveau-nés éprouvent des convulsions; ils sont plus tard reconnus comme sourds, et en l'absence de toute autre cause, il faut bien se rattacher à cet accident pour expliquer cette surdité déplorable. Que s'est-il passé en pareil cas? Les accoucheurs les plus célèbres, les médecins qui s'occupent plus particulièrement des maladies de la première enfance, vous disent que ces mouvements convulsifs, quelquefois très légers, de peu de durée, qui ne compromettent pas la vie du petit malade, sont le produit d'une irritation cérébrale ou d'une phlegmasie; d'autres n'y veulent voir qu'un désordre fonctionnel dont la cause matérielle est insaisissable. Trop souvent, en effet, les recherches microscopiques ne font rien découvrir; et cependant, alors que le malade a survécu, quand la santé, un instant compromise, s'est rétablie complétement, on ne tarde pas à s'apercevoir que ces enfants n'entendent pas, et comme on ne peut pas dire qu'ils entendaient avant cet accident, il faut bien admettre que c'est là la cause de la surdité à laquelle ils sont condamnés pour toujours.

Est-ce donc là une maladie de même nature que celles qui s'observent chez les adultes? Nous répondrons hardiment : Non, et la raison, c'est que le cerveau d'un nouveau-né ne ressemble pas à celui d'un homme de vingt ans, encore moins à celui d'un homme de quarante ans. Quel que soit le phénomène morbide qui se passe dans le crâne, congestion, irritation, phlegmasie, tout ce que l'on voudra, cet organe pulpeux appelé tout à coup à présider à des fonctions qui ne dépendent plus de la mère, devient, par cela même, singulièrement disposé à des troubles que sa texture délicate rend plus dangereux qu'à toute autre époque de la vie; certaines fonctions d'un ordre plus relevé, ayant pour conditions physiques des organes d'une structure plus compliquée, l'oreille interne, en un mot, y compris le nerf acoustique, éprouvent facilement des atteintes qui donnent lieu à l'abolition complète du sens auditif.

Voilà pour ce que l'on nomme surdité de naissance, surdité primitive, essentiellement nerveuse, avec absence de toute lésion appréciable, entraînant comme conséquence le mutisme. Il faut noter que ces convulsions si communes au début de la vie se rencontrent souvent dans la première, et même dans la seconde année, à l'époque de l'évolution dentaire, au moment du sevrage, quand le mode d'alimentation est changé sans réserve, sans prudence, quand sous l'influence des indigestions, le cerveau se congestionne et donne lieu à des désordres nerveux si graves. Ici encore s'observe un genre de surdité qui diffère essentiellement des autres formes de cette maladie : l'enfant frappé de convulsions perd connaissance, reste plus ou moins longtemps dans cet état ; il revient à lui, tout paraît terminé ; on oublierait bientôt ce danger si, plus tard, on ne remarquait que l'enfant, rendu à la santé, cesse d'entendre, perd peu à peu l'usage de la parole, et prend toutes les allures d'un vrai sourd-muet. On se demande alors comment est arrivé ce malheur, quelle cause a pu produire cette perte de l'ouïe ; on s'évertue à chercher des explications ; on invoque la gourme supprimée, une chute sur le front, une fièvre éruptive avortée ou une rétrocession de rougeole, comme s'il était nécessaire de recourir à tant de suppositions gratuites, quand on sait que certaines convulsions du jeune âge entraînent si facilement la perte de l'ouïe.

Ainsi, pendant la vie intra-utérine, à l'époque de la naissance, et pendant les deux années qui suivent, il peut survenir chez les enfants des affections convulsives dont le siége est cérébral, et qui produisent la surdité complète. Il ne s'agit point ici de cas rares, mais bien de maladies fréquentes que l'on observe sur les trois quarts des enfants désignés sous le titre de sourds-muets de naissance. Dans beaucoup de cas les convulsions ont paru avoir peu de gravité, l'accident a été passager, on n'y attache que fort peu d'importance, et cependant il n'y a pas d'autre cause de la surdité. Est-ce donc là une maladie qui ressemble à toutes les autres ? ses résultats sont-ils les mêmes ? peut-on espérer de les guérir par les ressources ordinaires de l'art ? En théorie et en pratique cette espèce de surdité est suivie du mutisme, rentre-t-elle dans la catégorie de ces affections qu'une étude attentive révèle au médecin consciencieux ? Nous croyons, dès à présent, pouvoir protester contre le principe établi par Itard. Mais poursuivons cette étude, et voyons si nous trouverons d'autres exceptions à la règle qu'il a voulu établir.

Les maladies cérébrales consistant en une inflammation des méninges, surtout de la base de l'organe et de ses cavités intérieures, donnent lieu à des mouvements convulsifs, à un état comateux qui se termine souvent par la mort. Quelquefois la guérison arrive, mais le petit malade reste hébété ; il ne sait plus marcher, il a perdu la mémoire, et bientôt on constate qu'il n'entend plus. Ce que l'on désigne dans le monde sous le nom de *fièvre cérébrale*, est encore une des causes les plus directes de la surdité, c'est là la source la plus féconde de cette infirmité, et l'on voudra bien reconnaître que cette maladie diminue de fréquence à mesure que l'on avance en âge, et que, chez les adultes, elle donne lieu bien moins souvent à la perte de l'ouïe. Pourquoi ? Sans doute par la raison que nous avons déjà alléguée, parce que le cerveau est moins impressionnable, parce qu'il résiste mieux aux atteintes de l'inflammation, parce que sa texture plus ferme ne suppure pas aussi facilement, et que le nerf acoustique qui participe à ces modifications favorables n'est pas altéré ou détruit par l'état morbide qui se développe dans le crâne.

Plus tard survient une autre affection non moins grave qui s'empare des jeunes gens, les décime, et produit quelquefois l'abolition de l'ouïe. La fièvre typhoïde se complique souvent de lésions cérébrales, sympathiques ou autres, mais enfin il y a stupeur, perte de connaissance, coma ; on voit même des accidents convulsifs se manifester, et quand tous ces symptômes ont disparu, quand la convalescence s'établit, que les fonctions s'exécutent chaque jour avec plus de régularité, l'ouïe ne se relève pas, et la surdité, qui n'était qu'un des phénomènes de la maladie débutante, persiste, en dépit des traitements les plus énergiques. Qui n'a rencontré dans sa pratique quelques uns de ces cas redoutables déjouant tout pronostic, échappés, comme par miracle, à une mort qui paraissait certaine, qui arrivent enfin à la convalescence, et restent comme un témoignage de la puissance de l'organisme luttant contre les plus puissantes causes de destruction ? Des jeunes gens arrivés au dernier degré de marasme, la peau ulcérée en vingt endroits, épuisés par une hémorrhagie intestinale, plongés dans un délire qui dure des semaines entières, se relèvent enfin, prennent quelques aliments, mais ils ne peuvent marcher qu'au bout de trois mois de convalescence ; ils perdent la faculté de l'aplomb, ils chancellent en marchant, ne peuvent se diriger vers un but déterminé ; ils semblent tombés en enfance, ils balbutient quelques mots, ils ne comprennent pas ce qu'on leur dit ; mais enfin la vie a repris ses droits, le corps se restaure, les jambes se raffermissent, et il ne resterait plus que le souvenir de cette horrible maladie si l'oreille retrouvait la sensibilité qu'elle a perdue.

L'affection typhoïde exceptionnelle que nous venons de peindre est de toutes les maladies de l'adulte celle qui produit une surdité plus ressemblante à celle des enfants dont nous avons parlé plus haut. Mais dans bien des cas moins redoutables, sans qu'il y ait complication cérébrale, les membranes muqueuses supérieures sont le siége d'une lésion qui entraîne de fâcheux accidents. La cavité de l'oreille moyenne se remplit de pus, le tympan s'ouvre pour laisser passer ce liquide ; un écoulement abondant s'échappe des oreilles ; les cellules mastoïdiennes participent à cette inflammation, et de là des désordres matériels qui entraînent quelquefois une surdité complète. Il ne s'agit plus ici de système nerveux ; c'est une lésion d'une bien moindre importance sans doute, mais enfin les organes contenus dans la caisse peuvent être détruits, les osselets entraînés par la suppuration, la base de l'étrier quitte la fenêtre ovale ; dès lors le vestibule ouvert entraîne la perte des fonctions de l'oreille interne proprement dite et l'ouïe est détruite sans retour.

Les maladies de l'oreille moyenne, quelle qu'en soit la cause, ne donnent jamais lieu à une surdité complète ; il faut toujours que la portion labyrinthique soit atteinte pour déterminer la cophose absolue, car les altérations les plus graves du tympan et de la caisse ne détruisent pas l'ouïe quand le nerf acoustique reste intact. C'est pour avoir méconnu cette vérité que tant d'erreurs de pronostic ont été commises ; c'est là la véritable cause de ces guérisons phénoménales proposées à la crédulité du public, grand admirateur des choses impossibles.

Nous venons d'indiquer rapidement les principales causes de la surdité complète ; elles appartiennent toutes au système nerveux. Il faut en effet que l'action morbide s'exerce sur le nerf acoustique lui-même, soit dans le rocher, soit à son origine cérébrale, pour que la vraie condition auditive soit détruite. Tout ce qui se passe dans les parties extérieures accessoires n'a qu'une importance secondaire, détermine un affaiblissement plus ou moins considérable de l'ouïe, mais ne met pas l'individu dans une condition telle qu'il ne puisse plus apprécier la voix, ses modulations principales ; n'empêche pas l'enfant qui en est affecté d'entendre parler, de répéter les mots, de suivre la conversation, en un mot ne le relègue pas dans la classe des sourds-muets.

Je ne veux pas donner ici des chiffres que je réserve pour un autre travail ; il me suffira d'affirmer que parmi les sourds-muets de naissance, parmi ceux qui le sont devenus à la suite de convulsions dans les deux ou trois premières années de la vie, et ces deux catégories renferment plus des sept huitièmes du nombre total, il ne s'est jamais rencontré un de ces cas de guérison dont on fait si grand bruit. Tous ces sourds-muets offrent le vrai type de la surdité nerveuse, c'est-à-dire dépendant de l'absence de sensibilité spéciale du nerf acoustique. Il y a chez eux absence d'audition, mutisme consécutif, c'est-à-dire impossibilité d'entendre la voix, d'apprendre à parler par imitation spontanée ; et lors même que cette cophose ne serait pas absolue, quand l'organe de l'ouïe percevrait encore quelques vibrations sonores, cela ne suffirait pas pour lui donner la notion du son, pour servir de base à une éducation ordinaire.

Mais arrivons au but. Cette forme de surdité ressemble-t-elle à la surdité nerveuse des adultes, à celle qui se rencontre si souvent dans la pratique et qui résiste trop souvent à tous les moyens de traitement les plus variés, les plus énergiques ? Peut-on établir un rapprochement complet entre ces maladies ? Nous avons déjà montré quelle différence de structure il existe entre le même organe aux divers âges, combien le cerveau d'un nouveau-né peut être facilement modifié par des accidents bien légers en apparence, enfin avec quelle promptitude un sens est aboli alors qu'une cause insignifiante en apparence est venue troubler pour un instant la santé du nouveau-né. Voit-on jamais rien de semblable chez les adultes ? En effet, quels sont les cas de surdité complète et subite que l'on observe dans la pratique ? Voici ce que je puis dire pour mon propre compte.

Un officier supérieur de l'armée d'Afrique est pris tout à coup de fièvre intermittente pernicieuse, avec délire, coma, etc. Il échappe à ce premier accès. On lui donne coup sur coup du sulfate de quinine jusqu'à la dose de 6 grammes dans les vingt-quatre heures. Un second accès revient ; les symptômes cérébraux ne sont pas moins violents que la première fois. Tout s'apaise ; le sulfate de quinine est de nouveau prodigué. Le troisième accès manque, mais l'ouïe est perdue. Dix ans sont passés depuis cet événement, et la surdité est restée complète.

Une jeune fille de bonne santé monte, en hiver, sur l'impériale d'une diligence ; elle avait ses règles ; le froid était vif, surtout pendant la nuit. Elle arrive à Paris après quarante-huit heures de voyage : elle est tout étourdie, chancelante, comme hébétée ; elle se plaint de céphalalgie, de bourdonnements d'oreilles ; le flux menstruel a cessé ; *elle n'entend pas.* elle distingue à peine le bruit des paroles; on emploie toutes les ressources de l'art pour remédier à ces accidents divers; la santé générale se rétablit, mais l'ouïe reste perdue, abol... complétement, et cependant l'exploration la plus attentive de toutes les parties accessibles de l'oreille n'y fait découvrir aucun changement morbide, et depuis plusieurs années le mal a persisté au même degré, en dépit de tout ce qu'on a pu faire pour le combattre.

Un homme de trente ans, ayant toujours bien entendu, éprouve la nuit, pendant son sommeil, une sorte d'accès épileptiforme, le seul qu'il ait jamais eu ; il crie, s'agite, ronfle ; il dort plus profondément que de coutume (tous ces renseignements sont donnés par sa femme), et le lendemain il se réveille avec un sentiment de fatigue, de courbature générale, mais sans céphalalgie, et cependant il a perdu complétement l'ouïe; il n'entend plus; il n'a plus entendu depuis, quoi qu'on ait pu faire pour rétablir la sensibilité des oreilles, bien que l'on ait constaté la parfaite intégrité du tympan et de la caisse.

Je pourrais multiplier ces exemples, ceux-ci suffisent pour établir que le système nerveux est le seul affecté dans ces cophoses absolues arrivées d'une manière subite. Ce sont là, j'en conviens, des maladies fort analogues à celles qui se rencontrent chez les jeunes enfants; il y a dans ces deux cas rapidité d'action de la cause morbide, il y a absence de lésion appréciable, ou du moins n'a-t-on pu encore signaler les conditions matérielles de cet état pathologique; mais est-ce une raison pour dire avec Itard que ce sont des maladies semblables, n'offrant de différences que dans leurs conséquences éloignées, et devant céder à un même mode de traitement? La rareté de ces dernières, comparée avec la fréquence des autres, n'indique-t-elle pas qu'il y a dans la première enfance des conditions spéciales en vertu desquelles la surdité se développe en quelque sorte sans obstacle, tandis que chez l'adulte, l'organisation plus puissante résiste ordinairement à des causes bien plus énergiques?

Il faut conclure de tout ce qui précède (et nous croyons que cette conclusion paraîtra légitime) que la surdité de naissance, celle de nouveau-né et celle qui survient pendant les deux premières années de la vie, tient à une absence primitive d'innervation, ou à la destruction de la sensibilité nerveuse de l'appareil acoustique; que cette surdité, qui a pour conséquence le mutisme, diffère, sous beaucoup de rapports, des diverses espèces de surdité que l'on observe chez l'adulte, et que, quel que soit le degré de rapprochement que l'on veuille établir entre ces maladies, on ne peut être

autorisé à en conclure la possibilité d'une guérison que les faits
n'ont jamais démontrée.

On a reproché à cette opinion d'être désolante, fatale en quelque
sorte ; de douter de la puissance de l'art, de fermer la porte à tout
progrès, et enfin de nier l'évidence. Il s'agit de s'entendre sur ces
divers points, et pour aller directement au but, examinons les
objections produites par les partisans de la guérison de la surdi-
mutité.

Suivant eux, on a constaté cette guérison un assez grand nombre
de fois pour que pareil événement ne puisse être considéré comme
un hasard, un cas exceptionnel, un de ces faits que l'on voit, que
l'on admire, mais que l'on ne serait pas en droit d'attendre d'un
traitement tout empirique. Et pour appuyer cette assertion, on ré-
capitule les histoires plus ou moins authentiques des mémoires de
l'Académie des sciences, des recueils offerts à l'avidité des *curieux
de la nature*, on accepte comme irrécusables des récits faits par des
gens de bonne foi, instruits même, et l'on part de là pour affirmer
que des sourds-muets, complétement sourds, ont été guéris de leur
infirmité. Mais comment a-t-on établi le diagnostic de cette maladie? sur quelles preuves s'appuie-t-on pour affirmer qu'elle était
certaine? en un mot, quelle confiance peut-on avoir dans des choses
aussi légèrement indiquées? Il faut venir jusqu'à Itard pour trouver
quelque précision dans ces histoires, et encore que d'objections on
pourrait faire à ces observations si incomplètes! Jamais il ne dit
avec précision si la surdi-mutité est congénitale, originelle, dans
quelles circonstances de famille l'enfant est né, si son infirmité est
le résultat de mouvements convulsifs observés peu de temps après
la naissance ; enfin, on ne peut savoir, en lisant l'histoire de ces
malades, quelle opinion il faut avoir sur l'espèce de surdité dont
ils étaient atteints. On conviendra qu'en pareil cas, il faut apporter
une grande dose de bonne volonté pour être satisfait de ces observations. Nous sommes plus exigeants ; nous avons beau relire avec
le plus grand soin les huit observations rapportées par Itard, il
n'en est aucune qui nous semble suffisante, probante ; nous acceptons à peine ces faits comme des renseignements, bien loin d'y
voir des preuves en faveur d'une doctrine qui aurait besoin des
arguments les plus péremptoires.

Depuis Itard, d'autres médecins ont publié des faits de ce genre,
manquant également d'un diagnostic précis, et, pour ne parler que
de ceux qui ont eu le plus de retentissement, nous citerons seulement Honoré Trezel et Eugène Lecomte, soignés par M. Deleau,
tous deux vivants, tous deux examinés par des membres de l'Aca-

démie qui ont publié le résultat de cette enquête. M. Bonnafont a
vu Eugène Lecomte; il a constaté qu'il n'entendait pas la parole,
qu'il lisait sur les lèvres de son interlocuteur, qu'il saisissait quelques mots, qu'il en répétait quelques uns, d'une manière à peine
intelligible et que sa voix était on ne peut plus désagréable (1). De
son côté, M. Bouvier a vu Honoré Trezel; il a examiné ce *sujet type*,
ce sourd-muet guéri, qui, placé sous la main de M. Deleau depuis
son enfance, lui sert de spécimen en même temps que d'aide, et
M. Bouvier a dit en propres termes, hautement, devant l'Académie:
« J'ai vu Honoré Trezel moi-même, il y a peu de jours; son audi-
» tion m'a paru moins parfaite, bien qu'elle ne soit pas abolie; il
» lit sur les lèvres quand il n'entend pas ce qu'on lui dit; sa pro-
» nonciation laisse à désirer, mais il se fait bien comprendre (2). »

Nous ne voulons pas pousser plus loin cette recherche qui serait
cependant si instructive, nous renvoyons le lecteur au chapitre VI,
page 453, de notre traduction de Kramer (3); il y trouvera une
analyse détaillée de tous les cas de guérison publiés par la plupart
des médecins auristes anciens et modernes, et surtout par Itard,
Deleau, Schmalz, Curtis, Cooper et autres. Nous affirmons de nouveau que pas une de ces observations de guérison de la surdi-mutité n'est à l'abri des objections d'une saine critique, que pas un
sourd-muet n'a pu franchir l'éternelle barrière qui le sépare des
entendants ordinaires; que toutes les promesses faites par les guérisseurs n'ont jamais été remplies; enfin, que pareil chef-d'œuvre,
qui se résume tout entier aujourd'hui dans la personne de M. Benjamin Dubois, ne consiste que dans un état intermédiaire, utile,
remarquable, sans doute, mais dont les avantages sont bornés à la
famille, au cercle des amis et connaissances de M. Dubois, et laisse
énormément à désirer toutes les fois qu'il s'agit de franchir ces
étroites limites pour entrer dans le monde. Pareil chef-d'œuvre,
qu'on y prenne garde, ne se rencontre que dans des circonstances
tout à fait exceptionnelles, chez un individu qui a entendu et parlé
dans son enfance, qui a reçu d'excellentes leçons de maîtres habiles,
qui en a profité dans la mesure de son intelligence très développée,
qui a trouvé dans sa famille des aides dévoués, qui a poursuivi opiniâtrément ce travail de restauration intellectuelle et physique, qui
a multiplié ces ressources d'une éducation spéciale par un exercice

(1) Voyez page 36.
(2) Voyez page 144.
(3) *Traité des maladies de l'oreille*, par Kramer, traduit et annoté par le
docteur Menière. Paris, 1848, Germer Baillière.

continuel, qui est devenu lui-même professeur, a parlé sans cesse, a démontré chacune des parties de la science qu'il avait si péniblement acquise, et a fini par devenir le prototype de ce que l'on peut faire en faveur d'un enfant sourd-muet.

Croit-on qu'il soit facile de reproduire un pareil concours de circonstances? Est-il possible de généraliser un fait singulier, phénoménal, en quelque sorte, et de vouloir bâtir tout un système d'éducation sur ce cas exceptionnel? Mais il ne s'agit ici que de guérison de la surdi-mutité. Nous dira-t-on, en effet, que M. Benjamin Dubois est guéri, qu'il n'est plus sourd-muet, qu'il est rentré dans la grande famille des entendants et parlants, qu'il ne diffère pas essentiellement des autres hommes, qu'il est une preuve de la puissance de l'art, et que tous les sourds-muets traités par les mêmes moyens sont capables d'arriver au même point? Autant dire que tous les aveugles-nés peuvent devenir un Pingeon, mon professeur de mathématiques au lycée d'Angers, que tous les sourds-muets peuvent faire des vers comme Pélissier. Ces rares exceptions à la règle commune brillent comme une fleur au milieu du désert, comme une étoile dans une nuit obscure; la médecine n'a rien à voir dans ces merveilles de patience et d'aptitude. Et la preuve, c'est que les hommes qui sont arrivés à ce sommet de l'échelle n'entendent pas les parlants, ne s'entendent pas eux-mêmes; ils voient parler, ils comprennent les mouvements d'une bouche connue, ils savent articuler, ou plutôt ils ont perfectionné une faculté qu'ils possédaient avant de perdre l'ouïe; ils ont un organe vocal flexible, docile, ils parlent, parce qu'ils ont su parler, parce que leurs yeux, remplis de sagacité, reconnaissent sur la bouche de leur interlocuteur les mouvements qui expriment des sons dont ils savent la valeur. Essayez d'amener à un pareil résultat le sourd-muet de naissance, celui qui n'a jamais entendu, qui n'a jamais dit un mot, qui ignore complétement la voix et la parole, pour qui ces deux choses sont comme si elles n'étaient pas; traitez cet infirme, que vous regardez comme un malade, par tous les moyens curatifs connus, inventez-en d'autres plus actifs, plus barbares, si c'est possible; couvrez sa tête de moxas, de vésicatoires, labourez sa nuque par des sétons, soufflez de l'air dans la caisse, perforez les tympans, trépanez ce crâne obstiné à ne pas entendre; et lorsque vous aurez constaté, à l'aide des diapasons, des acoumètres, que le cerveau est ébranlé par des vibrations plus ou moins considérables, quand quelques admirateurs passionnés se seront extasiés sur un progrès qu'on observe toujours en pareil cas, mais qu'ils décorent du titre de guérison, livrez alors cet ex-sourd-muet aux mains du pédagogue le plus habile, le plus savant, le plus profondément enfoncé dans les nébulosités de sa philosophie spiritualiste (nous ne voyons rien de spirituel là-dedans), vous verrez échouer ces tentatives : les organes rebelles se refuseront à un exercice dont le germe n'est pas en eux, la parole ne pourra jaillir de cette bouche, parce que l'oreille inerte n'aura pas reçu cet ébranlement traditionnel, parce que l'instinct imitateur n'a pas été réveillé par les accents maternels dont M. Gerdy a si finement indiqué la puissance.

Faut-il rappeler que les premières tentatives d'Itard, les plus heureuses assurément, puisque sur une douzaine de sourds-muets, il rendit l'ouïe et la parole à six d'entre eux, ne furent le produit *d'aucun traitement*, *d'aucune opération*, ainsi qu'il le déclare lui-même, et, après lui, M. Husson, dans son rapport ; que les sons variés de plusieurs instruments assez grossiers suffirent pour le conduire à un si magnifique résultat, et que jamais ceux qui l'ont imité n'ont osé publier des succès analogues ? Si, depuis, ce médecin d'un si excellent esprit, a cru devoir joindre à ces exercices physiologiques de l'ouïe quelques médicaments intérieurs, quelques applications sur la peau, ou autres agents thérapeutiques pris un peu au hasard ou sur la foi de quelque praticien recommandable, les succès n'ont pas été plus satisfaisants ; et quand, après beaucoup de tentatives de ce genre, mon prédécesseur désabusé a vu que ses soins n'aboutissaient à rien, que les simples ébranlements acoustiques suffisaient pour donner lieu à la même amélioration trop tôt limitée, il a enfin renoncé à faire de la médecine inutile, il a réservé un temps précieux pour des œuvres plus profitables, et nous l'avons vu fonder de ses propres deniers une classe dans laquelle se perfectionnent le petit nombre d'élèves capables de tirer parti d'un si grand bienfait.

Croira-t-on qu'un homme de cette valeur, un médecin doué à ce point d'une philanthropie éclairée, eût consacré une notable partie de sa fortune à une fondation uniquement pédagogique, s'il eût pensé que la médecine avait un rôle utile à jouer dans cette œuvre ? N'aurait-il pas provoqué des recherches nouvelles sur la guérison de la surdi-mutité, s'il eût entrevu quelque succès possible, si la longue habitude de voir ces enfants, si quarante ans passés au milieu d'eux lui eussent laissé l'espoir de mettre un terme à cette infirmité ? Itard savait que quelques prétendus sourds-muets avaient été guéris, l'un à la suite de l'écoulement *d'une certaine eau* par le conduit auditif externe, l'autre par un coup de marteau qui, ayant fracturé l'occipital, avait déterminé une suppuration abondante ; celui-ci par un vésicatoire recouvrant l'oreille entière, celui-là par quelque moyen de même nature. Mais, de bonne foi, s'imagine-t-on qu'un médecin aussi éclairé ait pu considérer ces individus comme étant affectés d'une surdi-mutité véritable ? Des lésions ne dépassant pas l'oreille moyenne et guéries par des moyens aussi simples n'indiquent-elles pas clairement qu'il ne s'agissait ici que de maladies sans importance, regardées à tort comme des surdités complètes et qui ne s'accompagnaient de mutisme que par des causes accidentelles ? Si notre Itard avait cru à l'existence de semblables maladies comme causes productrices de la surdi-mutité, il n'aurait pas manqué de les signaler, de les poursuivre, d'appeler l'attention des médecins sur des faits aussi propres à montrer toute l'efficacité de la science.

Mais il n'est pas tombé dans cette erreur ; il a laissé ces faciles triomphes aux moins clairvoyants ; il a considéré les sourds-muets comme des incurables ; il a voulu les instruire et non les guérir ; il les a dotés généreusement de tout ce qui peut contribuer à diminuer les inconvénients de leur infirmité ; il a été leur providence et ne s'est pas cru un Dieu capable de produire des miracles. Son successeur immédiat, nous pouvons le dire avec confiance, s'est efforcé de marcher sur les traces de cet homme de bien, évitant comme lui de céder à des entraînements faciles, profitant de l'expérience acquise, confirmant par sa propre expérience les principes qu'aucun fait n'a démentis et qui, jusqu'à nouvel ordre, resteront la base de sa conduite (1).

Nous ne terminerons pas ce travail sans dire quelques mots de la seconde partie du grand programme de la discussion académique, c'est-à-dire du mode d'éducation qui convient le mieux aux sourds-muets. Ce point eût demandé, pour être traité convenablement, la

(1) Ce passage était imprimé quand nous avons eu connaissance de la thèse inaugurale de M. le docteur Joseph Émile Deleau, intitulée : *Du traitement des sourds-muets*, et soutenue devant la Faculté de médecine, le 4 août 1853. Nous avons lu ce travail qui reproduit avec détail des faits, des pièces administratives, des lettres et certificats déjà publiés dans la plupart des ouvrages de M. Deleau père. Nous ne craignons pas d'affirmer que cette thèse n'ajoute rien à ce que l'on savait sur la guérison de la surdi-mutité. Le jeune docteur ne paraît pas s'être inspiré des débats de l'Académie : il n'a rien emprunté aux orateurs qui ont fourni les arguments les plus péremptoires en faveur de la possibilité de cette guérison, il n'en a pas inventé de nouveaux, de plus concluants, sans doute parce que la science était, pour lui, toute faite sur ce point.

plume savante des hommes spéciaux, MM. Édouard Morel, Vaïsse, Berthier, Valade ou Puybonnieux ; ce dernier chapitre de notre livre en eût reçu un attrait qui ne peut lui venir de nous. Mais on a déjà beaucoup écrit sur ce sujet ; les personnes que cela intéresse remonteront aux ouvrages originaux pour avoir une idée exacte de l'état de la science sur cette question difficile. L'Académie a beaucoup entendu parler des méthodes française et allemande ; cette dernière surtout a trouvé de chauds défenseurs parmi les orateurs qui ont soutenu le rapport de la commission, ou plutôt le rapport de M. Piorry. Est-il donc absolument nécessaire de se prononcer entre elles? faut-il donner la préférence à ce qui se fait chez nous ou à ce que font les professeurs d'outre-Rhin ? Les arguments fournis par les partisans exclusifs de chacun de ces systèmes d'éducation sont-ils de nature à entraîner une conviction telle qu'il n'y ait plus qu'à adopter celle-ci et à proscrire celle-là? Bien habile qui pourrait résoudre ce problème ! Nous n'avons pas mission de porter un arrêt définitif. Il ne nous paraît pas nécessaire d'en venir là ; nous croyons, au contraire, qu'il faut conserver ces deux modes d'instruction ; nous voudrions qu'il en existât un troisième, un quatrième. Plus on aura multiplié ces ressources, plus nous pensons que les sourds-muets auront à s'en applaudir. Le malheur qui les frappe est de telle nature qu'on ne peut le compenser que par le plus grand nombre possible de moyens artificiels ; il faut prodiguer les équivalents afin de donner à ceux qui n'entendent pas, et qui ne peuvent parler, l'écriture ordinaire, la dactylologie, les signes naturels, la mimique rationnelle, l'articulation des sons, la lecture sur les lèvres et d'autres procédés encore s'il en existe. L'industrie humaine ne peut s'en tenir à ces créations restreintes, elle s'agite, elle travaille, elle produit des artifices merveilleux à l'aide desquels la pensée se communique sans l'intermédiaire des moyens que nous venons d'indiquer. En veut-on un exemple? Voici un fait que je tiens de l'honorable M. Gueneau de Mussy, qui en a été témoin.

Un jeune sourd-muet, élevé dans sa famille, avait appris à parler et s'en acquittait fort bien. Il ne lisait pas sur les lèvres, mais son père lui communiquait toutes ses pensées en lui prenant la main, en faisant sur cette main des attouchements méthodiques qui avaient une signification convenue, tellement précise, qu'un discours tout entier pouvait être transmis du père au fils. Ces deux personnages avaient assisté à l'office religieux de Saint-Sulpice, un sermon avait été prononcé, et au retour de l'église, en présence de M. Gueneau de Mussy, le père, tenant la main du jeune homme et agissant comme nous l'avons dit, put en quelque sorte dicter mot à mot le discours du prédicateur à son fils, qui le traduisait en langage ordinaire. Il y avait entre eux un moyen de communication tout particulier, une de ces inventions, fruit de la nécessité, qui naissent et meurent dans le sein des familles affligées par la présence d'un sourd-muet, que le hasard fait découvrir et dont le génie d'un abbé de l'Épée saurait bien tirer parti.

Faudrait-il proscrire une si belle découverte, si chère à celui qui en profite, comme certains novateurs voudraient proscrire la mimique, sous prétexte qu'elle empêche les sourds-muets de recouvrer l'ouïe, qu'elle est un obstacle à la guérison de la surdi-mutité? Voilà pourtant ce que nous avons entendu dire par des hommes qui prétendaient parler au nom de l'humanité, qui considéraient notre réserve comme un crime, qui nous accusaient de *mutiler*, c'est leur mot, les infortunés que quelques soins méthodiques devraient rendre à la vie commune. A les entendre, ces chauds partisans de la méthode allemande, il faut soumettre tous les sourds-muets à l'articulation et à la lecture sur les lèvres. Bien que la seconde conclusion du rapport ait affirmé que *tous* les sourds-muets étaient capables de recevoir ce genre d'éducation (on n'a pas dit d'en profiter), nous ne sommes pas convaincu de la justesse de cette allégation. Il suffit d'avoir assisté à deux séances de la classe de M. Volquin pour acquérir la preuve qu'un assez bon nombre de ces enfants sont dépourvus de voix, ou bien en ont une tellement rauque, tellement sauvage, que tout succès dans ce genre de travail leur est interdit. Personne, même parmi les plus ardents champions de cette cause, ne songe à faire peser sur ces malheureux une condamnation aussi sévère : le niveau n'est pas inflexible. A Zurich on renvoie les gosiers absolument réfractaires ; en Allemagne on élimine peu à peu les sujets dont on ne peut rien obtenir, et l'on montre ensuite les plus heureusement doués comme un échantillon pris au hasard dans la foule. On sait trop ce qu'il faut penser de ces exhibitions artificielles. Les hommes les plus compétents, les plus consciencieux, disent depuis longtemps que parmi les sourds-muets de naissance, on trouve rarement quelques enfants capables d'apprendre à articuler certains mots ; que parmi ceux qui ont perdu l'ouïe dans les premières années, trop jeunes pour avoir appris à parler, et n'entendant pas du tout, il est également très rare de rencontrer des sujets organisés d'une manière assez heureuse pour arriver à parler un peu correctement ; enfin, que ces succès, dont on fait si grand bruit, ne se voient que chez les enfants qui sont devenus sourds plus tard, lorsqu'ils savaient déjà parler, lorsque leurs organes vocaux, façonnés à cet usage spécial, se trouvaient dans les meilleures conditions pour continuer un exercice qui leur était en quelque sorte familier.

Nous partageons entièrement ces opinions fondées sur une longue expérience; nous sommes convaincu que cette manière de comprendre le rôle d'instituteur de sourds-muets est la seule vraie et bonne. Dans nos écoles publiques, là où les élèves n'entrent qu'après dix ans révolus, lorsqu'il ne peut rester de doute sur la nature de leur infirmité, il ne s'agit plus d'un traitement médical qui ne peut leur être utile, il faut classer ces enfants suivant le degré de leur infirmité, suivant la cause qui l'a produite; il faut rechercher ceux qui conservent un peu d'audition, ceux qui ont su parler, qui parlent encore, et à ceux-là donner une éducation qui se rapproche davantage de la méthode allemande; il faut cultiver les restes d'audition et d'articulation, perfectionner par tous les moyens possibles ces facultés précieuses, en tirer parti avec empressement et persévérance, mais ne pas se borner à ce genre d'instruction, car il se trouvera des circonstances où le sourd-muet aura besoin d'autre chose. Le langage mimique, fournissant plus d'idées, est une ressource précieuse; la dactylologie méthodique n'est pas non plus à dédaigner, car cette écriture en l'air a toute la correction désirable et supplée à l'imperfection de la parole. Enfin, il ne faut négliger aucun des moyens de communication, tous peuvent avoir leur utilité dans un cas donné, et l'éducation d'un sourd-muet ne sera complète que quand il les possédera tous.

Quant aux enfants tout à fait sourds, chez qui la perte de l'ouïe est congéniale ou à peu près, qui n'ont jamais entendu parler, ceux-là ne peuvent être condamnés à l'articulation sans injustice, sans cruauté, car beaucoup d'entre eux sont absolument incapables de réussir dans ce travail ingrat. A ceux-là vous prodiguerez l'enseignement mimique et l'écriture, tout en essayant d'y joindre la lecture sur les lèvres et les rudiments de l'articulation, si par hasard ces enfants ont un gosier assez souple, une voix assez facile; et alors vous aurez rempli votre tâche.

Que si, dans une famille offrant toutes les conditions désirables, il se rencontre un sourd-muet intelligent, attentif, heureusement organisé sous tous les rapports, le précepteur particulier de cet enfant pourra tenter une de ces éducations exceptionnelles qui prouvent tout autant de zèle de la part du maître que d'aptitude et de courage de la part de l'élève; il parviendra à rétablir la parole, à donner surtout le talent de la lecture sur les lèvres, et l'on retrouvera là un de ces rares exemples de ce que peut produire une application soutenue pendant des années. C'est en pareil cas que triomphe l'amour maternel, c'est alors que l'on surmonte tous les obstacles, qu'on invente des procédés nouveaux, que le sourd-muet au sein de sa famille, dans son cercle habituel, ne paraît plus affecté de surdité, de mutisme, tant il communique facilement sa pensée, tant il comprend bien la pensée des autres, tant cet échange mutuel est prompt et complet. Mais il faut le reconnaître, la médecine et la musique n'ont contribué en rien à ces résultats merveilleux : ce n'est pas en donnant un peu plus d'audition à ces infirmes, que l'on est parvenu à perfectionner leur éducation, puisque l'on obtient un pareil succès chez des individus qui n'entendent absolument rien ; il faut seulement que l'enfant ait entendu et parlé, que ses organes vocaux aient possédé cette science première, fruit de l'imitation instinctive ; que cette faculté précieuse, développée par la pratique, puisse, à l'aide de soins intelligents, non pas naître, non pas être créée, ce qui serait trop d'ambition, mais se perpétuer, ce qui est beaucoup plus facile.

Enfin nous dirons avec M. Édouard Morel, avec M. Vaïsse, et quelques autres professeurs expérimentés, qu'il se rencontrera parfois des enfants affectés de surdi-mutité incomplète, chez lesquels la médecine pourra intervenir avec un certain avantage. Nous traiterons la maladie comme doit le faire tout médecin consciencieux ; nous guérirons le malade, si cela est en notre pouvoir, heureux de rendre inutile la tâche de ces maîtres habiles, et d'ouvrir les portes du monde parlant à ce pauvre enfant, pour qui elles semblaient devoir être fermées à jamais.

———

Nos lecteurs ont pu voir (page 338) une série de notes recueillies par M. Volquin sur un certain nombre d'élèves cités dans le dernier discours de M. Bouvier. Ce sont là des documents authentiques destinés à servir de base au jugement des personnes qui voudront prendre la peine d'examiner sérieusement l'affaire de la surdimutité. Ces fragments d'un travail assez étendu avaient pour but de réfuter quelques assertions hasardées ; la suite, que nous imprimons aujourd'hui à la fin de ce recueil de pièces, n'aura pas moins d'importance que le commencement. C'est une réponse adressée aux personnes qui nous ont reproché d'abandonner les sourds-muets à eux-mêmes, d'attendre du hasard les bénéfices à retirer de tel ou tel mode d'instruction, sans tenir compte du degré d'infirmité de ces enfants, de leur aptitude plus ou moins grande à la parole. Les renseignements suivants que nous aurions pu étendre davantage suffiront pour démontrer que les habitudes de notre maison n'omettent aucun des soins qui peuvent conduire ces enfants à recueillir le plus grand avantage possible de leur séjour dans l'Institution impériale des sourds-muets de Paris.

Re... des notes concernant chacun des élèves qui composent la classe d'articulation.

BEAUCÉ. — Élève de cinquième année, sourd-muet de naissance, n'entendant absolument rien. Il a de l'intelligence, il est assez avancé dans la connaissance de la langue. Il parle assez bien, quoiqu'il soit gêné par un bec de lièvre. Il peut articuler tous les sons.

BOCHAIN. — Cinquième année ; devenu sourd à trois ans, à la suite d'une affection typhoïde, entend encore un peu, mais pas assez pour distinguer les sons de la parole. Il est assez intelligent, son instruction est passable ; il a parlé jusqu'à dix-huit mois. Il ne parlait plus du tout quand il est entré aux sourds-muets ; maintenant il articule assez bien, mais sa voix est rauque.

DELANDRE. — Cinquième année ; sourd-muet complet de naissance ; intelligence et instruction passables. Il a toujours montré peu de dispositions pour la parole et cependant il articule un peu.

DESCH. — Cinquième année. Devenu sourd à deux ans, par suite de convulsions causées par la sortie des dents. Il est complétement sourd. Beaucoup d'intelligence ; instruction fort avancée ; il est le premier de sa classe. Très peu d'aptitude à parler, néanmoins il articule un peu, mais son professeur seul peut le comprendre. Il n'a pas de voix ; peut-être se développera-t-elle plus tard.

IMBERT. — Cinquième année. Pas de renseignements, mais tout porte à croire qu'il n'est pas sourd de naissance ; il entend même assez bien pour distinguer les sons et la parole quand celle-ci est émise fortement près de son oreille. Traité depuis son entrée aux sourds-muets par le docteur Blanchet, il avait une otorrhée abondante à gauche. Son intelligence et son instruction ne sont pas remarquables. Il parle assez bien, mais bas ; les sons aigus ne sortent pas ; il ne peut être entendu à plus de deux mètres de distance.

LAVOISÉ. — Quatrième année. Sourd-muet complet de naissance. Intelligence ordinaire, son instruction va bien ; il articule passablement, mais sa voix de tête est criarde et très désagréable.

LENAIN. — Quatrième année. Sourd-muet complet de naissance. On a prétendu que cette infirmité était le résultat des accidents survenus pendant l'accouchement laborieux de sa mère. L'intelligence et l'instruction sont dans la moyenne : l'articulation est assez bonne, mais cependant peu facile à comprendre.

Cochet. — Quatrième année. Devenu sourd à l'âge de deux ans et demi, à la suite d'une fièvre cérébrale avec délire. La surdité est complète. Il est intelligent et très avancé dans son instruction. Articule un peu, mais sa voix de tête est très fatigante à entendre.

Sznot. — Quatrième année. Devenu sourd à deux ans et demi par suite d'une fièvre cérébrale. Il n'entend pas du tout ; il est intelligent, mais peu avancé ; il a été souvent malade, ce qui explique sa nonchalance. Cinq mois après sa fièvre cérébrale, il avait oublié tous les mots qu'il savait. Il commence à articuler, mais faiblement.

Bertrand. — Troisième année. Sourd de naissance, entend un peu les cris, les grands bruits, mais non les vibrations. Son intelligence est faible, il comprend lentement ; il commence à articuler et montre des dispositions.

Perrotte. — Troisième année. Sourd-muet complet de naissance. Intelligent, mais très étourdi ; pourrait apprendre facilement, s'il voulait travailler. On a eu beaucoup de peine à le décider à articuler ; on croit qu'il réussira.

Pignet. — Troisième année. Devenu sourd à trois ans, à la suite d'une affection typhoïde ; il lui reste encore un peu d'audition. Il a de l'intelligence, mais pas d'attention, pas de goût pour le travail. Il a perdu la parole aussitôt après sa maladie. Il commence à articuler un peu ; il est probable qu'il réussira.

Simonnin. — Troisième année. On croit que le refroidissement qu'il a éprouvé en naissant a été la cause de sa surdité. Il n'entend pas du tout. Très intelligent, il travaille et deviendra un bon élève. Il n'a jamais parlé, mais il commence à articuler un peu ; il a des dispositions.

Bernard. — Deuxième année. Sourd-muet complet de naissance ; il a eu une maladie intestinale qui a été considérée comme la cause de son infirmité. Instruction peu avancée. Une grave maladie plus récente l'a empêché de profiter de la classe d'articulation.

Cagné. — Deuxième année. Sourd-muet de naissance ; entend quelques grands bruits. Son instruction est peu avancée ; il articule un peu et montre des dispositions pour la parole.

Collet. — Classe de première année. Sourd-muet de naissance, il est très rachitique ; fracture avec aplatissement du nez dans sa première enfance ; n'entend pas du tout. Peu d'intelligence, peu d'instruction, montre peu de goût pour la parole ; aussi ne l'exerce-t-on pas beaucoup, vu l'état de sa poitrine.

Hummel. — Sourd-muet complet. Pas de renseignements sur son

compte. Beaucoup d'intelligence, apprend bien ; il peut articuler, et réussira dans cet exercice.

Ligot. — De deuxième année. A l'âge de sept ans et demi, cet enfant a éprouvé une maladie typhoïde des plus graves. Traité par des applications d'eau froide sur la tête, on croit que sa surdité est le résultat de cette médication. Très intelligent , il est le premier de sa classe. Il avait complétement oublié la parole, il commence à articuler, mais il ne réussit pas mieux que la plupart des sourds-muets de naissance. Il a été tourmenté par des bourdonnements d'oreilles, son sommeil en était troublé. N'entend pas du tout.

Massé. — Première année. Sourd complet, de naissance, dit-on ; mais une fièvre typhoïde éprouvée à l'âge de vingt-six mois semble la cause de cette infirmité. Il a de l'intelligence, travaille assez bien ; il articule un peu et probablement réussira dans cet exercice.

Parady. — Première année. Fièvre typhoïde à deux ans et demi. Symptômes cérébraux très graves ; l'ouïe a disparu dès le commencement de la maladie, cependant l'oreille gauche perçoit encore les cris aigus, les bruits forts. Son intelligence est ordinaire, cependant il est assez avancé dans sa classe. Il a peu de dispositions pour la parole ; voix très faible.

Penlan. — Première année. Sourd-muet complet de naissance. Pas de renseignements. Intelligence fort ordinaire, peu avancé ; articule très mal, et probablement ne pourra continuer utilement cet exercice.

Révot. — Deuxième année. Devenu sourd à l'âge de trois ans par suite d'une affection typhoïde ; il est très intelligent et fort avancé pour son âge ; il a très peu d'aptitude à parler, moins qu'un sourd-muet de naissance.

Pron. — Deuxième année. Une chute grave sur la tête a causé des accidents cérébraux qui, à l'âge de seize mois, ont amené la perte de l'ouïe. Il est très intelligent et très avancé. Il montre des dispositions pour la parole, mais comme il n'a que huit ans, on peut attendre. Il entend un peu du côté droit ; son oreille est mal conformée, l'orifice est étroit et semblable à une fente.

Renard. — Deuxième année. Sourd-muet complet. Pas de renseignements sur cet enfant trouvé. Il est assez intelligent et apprend bien. Peu de dispositions pour la parole, cependant il articule un peu.

Ronce. — Deuxième année. Cet enfant entend la voix émise avec force près de son oreille gauche ; a suivi la classe de M. Blanchet. Il est peu intelligent et peu avancé, mais il a des dispositions remarquables pour la parole et articule déjà assez bien.

Sauvarnaud. — Première année. Convulsions à l'âge de trois mois, il a perdu l'ouïe et un œil ; il n'entend pas du tout : il a peu d'intelligence et est peu avancé. Sa bouche mal conformée est un obstacle à l'articulation, pour laquelle il montre peu d'aptitude et de bonne volonté.

SELIN. — Deuxième année. Affection cérébrale à cinq ans ; convulsions, surdité complète ; assez peu intelligent, il travaille beaucoup et fait des progrès. Il ne parlait pas du tout quand il est entré chez nous, mais il commence à articuler et montre même des dispositions assez remarquables.

TRANSEZ. — Première année. Convulsions à un an ; on a reconnu la surdité seulement à dix-sept mois. Il entend les cris et les bruits forts même à distance. Son intelligence n'est pas très vive, cependant il n'apprend pas mal. Il paraît disposé à bien articuler.

VINCENT. — Deuxième année. Frayeur très grande à l'âge de deux ans ; il a cessé d'entendre depuis cette époque, bien qu'il ne paraisse pas avoir éprouvé de convulsions. Il est très faible, et entend un peu la parole quand elle est rapprochée de ses oreilles. Il est fort intelligent. A six ans, l'ouïe a paru s'améliorer, et l'enfant apprit à dire quelques mots ; il montre beaucoup de dispositions pour cela, mais son langage est celui d'un petit enfant.

ABRAHAM. — Deuxième année. Convulsions pendant tout un jour à l'âge d'un an. Il est complétement sourd ; son crâne, aplati latéralement, est très bombé. Il est peu intelligent ; son instruction est lente ; il a de la disposition à parler et commence à comprendre les valeurs phonétiques.

BAUTRY. — Deuxième année. A l'âge de quatre ans et demi chute sur le front ; plaie ; on attribue la surdité complète à cet accident. Il est très intelligent et fort avancé. Il ne parlait pas du tout lors de son entrée aux sourds-muets. Il commence à articuler et montre de grandes dispositions.

BOUCHARD. — Deuxième année. Sourd de naissance, il entend un peu de l'oreille gauche ; il est très intelligent et très avancé. Il ne parlait pas à son entrée dans la maison ; il commence à articuler assez bien.

BUREAU. — Première année. Convulsions à l'âge de trois ans ; perte de l'ouïe consécutive ; il entend encore un peu de l'oreille gauche. Peu d'intelligence. Il ne parlait pas du tout lors de son entrée ici, il articule un peu.

DESORET. — Première année. Sourd-muet complet par suite de convulsions à l'âge de trois ans. Peu d'intelligence, mais il a des dispositions à bien articuler.

DESPREZ. — Deuxième année. On attribue la surdité : 1° à une vive frayeur éprouvée par la mère pendant la grossesse ; 2° à des accidents nerveux pendant la dentition ; 3° à une chute sur le sommet de la tête à un an. Quoi qu'il en soit, l'oreille gauche entend encore un peu. Il a assez peu d'intelligence ; il commence à articuler.

DUCHESNE. — Première année. Affection cérébrale survenue à cinq ans, la surdité a paru dès le second jour de la maladie, et elle est restée complète. Il est très intelligent, mais son jeune âge, huit ans, ne permet pas de juger son avenir.

GALWARD. — Première année. Sourd-muet complet de naissance. Assez d'intelligence et assez avancé. Il a quelque disposition à parler et commence à articuler assez bien.

GILLET. — Première année. Convulsions à treize mois. Il n'entend pas du tout ; il a peu d'intelligence, mais il travaille beaucoup et fait des progrès. Il commence à articuler passablement.

GIRARD. — Première année. Affection cérébro-spinale qui l'a rendu complétement sourd à l'âge de six ans. Peu d'intelligence, peu de succès ; il begaye et parle comme un enfant en bas âge.

GUILLEBERT. — Troisième année. Un refroidissement de la tête, à l'âge de six mois, l'a rendu sourd à dix-huit mois, disent les parents. Il entend les cris et la parole prononcée avec force. Il est très intelligent et avancé en proportion, il a parlé étant très petit et son langage actuel se perfectionne.

HÉROUARD. — Première année. Sourd-muet complet de naissance. Pas de renseignement. Assez d'intelligence, mais il a peu de dispositions pour la parole. Il est à l'essai.

HUMBERT. — Deuxième année. Convulsions à l'âge de quatre ans. Il entend encore du côté droit quand on lui parle avec force. Fort intelligent et très avancé. Il a beaucoup de disposition pour la parole articulée.

JOLY. — Deuxième année. A l'âge de trois ans, après avoir été vacciné, il est survenu une otorrhée qui a été suivie de surdité, cependant l'oreille droite saisit encore les cris et même la parole quand elle est forte et voisine. Assez peu d'intelligence. Il a cessé de parler après la surdité ; il s'y remet et montre quelque aptitude.

LABOT. — Première année. Sourd de naissance, mais il peut encore entendre la parole dite fortement près de ses oreilles. Il est peu intelligent, et c'est à cela qu'il faut attribuer le peu de progrès qu'il fait dans l'articulation.

MAGNIN. — Première année. Convulsions qui ont duré neuf jours ; il avait alors treize mois. Il entend encore un peu du côté gauche. Intelligence ordinaire ; il montre un peu d'aptitude à parler.

MÉNAGEOT. — Deuxième année. Sourd de naissance ; mais il entend un peu à gauche. Intelligence ordinaire. Il a fait des progrès ; il a peu de dispositions pour la parole et n'est dans la classe qu'à titre d'essai.

NESTAT. — Première année. Sourd-muet complet de naissance. Intelligence ordinaire, peu avancé. Très peu de dispositions pour la parole. A l'essai.

NENNIG. — Deuxième année. Sourd-muet complet de naissance. Intelligent, assez avancé ; peu de dispositions ; à l'essai.

NOBEL. — Première année. Sourd de naissance, entend encore un peu la parole très voisine de ses oreilles. Intelligence ordinaire, peu avancé ; il a quelques dispositions pour la parole articulée.

Séjournant. — Première année. Devenu sourd à six ans et demi, à la suite de la rougeole, l'oreille gauche entend encore un peu. Il a de l'intelligence et travaille bien. Il avait complétement perdu la parole quand il est entré aux sourds-muets ; il montre beaucoup de dispositions.

Taupin. — Première année. A quatre mois, frayeur vive, convulsions, surdité incomplète. Il est peu intelligent et peu avancé ; il paraît devoir parler assez bien.

Tissier. — Première année. Convulsions violentes à l'âge de vingt-deux mois ; elles ont duré huit jours. Il entend encore un peu certains bruits. Il est peu intelligent et a peu de dispositions pour la parole.

Tridon. — Première année. Parenté du père et de la mère. Il entend encore un peu. Intelligence ordinaire, il fait beaucoup d'efforts pour articuler.

Boxleu. — Premier année. Sourd de naissance, mais il entend encore un peu du côté droit. L'intelligence est faible, aussi fait-il peu de progrès. Il a très peu d'aptitude à articuler.

En réunissant cette liste à celle qui se trouve, comme nous l'avons déjà dit à la page 338, on a un total de soixante-douze élèves formant la classe d'articulation de M. Volquin. Sur ces soixante-douze élèves, il y en a vingt-cinq qui sont sourds-muets de naissance et quarante-sept dont la surdité est arrivée après la naissance. Parmi ces derniers, il y en a six qui ont perdu l'ouïe avant la première année révolue, quatre qui l'ont perdue à un an, trois à treize mois, un à dix-sept mois, trois à dix-huit, un à vingt-deux et un à vingt-trois mois, enfin un à deux ans, ce qui donne un total de vingt élèves devenus sourds à l'expiration de la seconde année.

Nous n'en voyons que quatre dans la troisième année, sept autres sont devenus sourds à trois ans révolus, un à trois ans et demi, cinq à quatre ans, trois autres à cinq ans, trois à six, trois à sept, un à sept ans et demi, enfin un à neuf ans.

Relativement à la cause de la surdité, on remarquera que les *convulsions* jouent le principal rôle dans cette production de la maladie. En effet, quatorze élèves ont éprouvé ce genre d'accident sans autre complication. Ce qu'on nomme *fièvre cérébrale* vient après, nous comptons dix sourds-muets appartenant à cette classe. L'*affection typhoïde* arrive en troisième ligne, huit élèves lui doivent leur infirmité. Deux rougeoles graves ont causé la surdité complète, l'une à six ans, l'autre à quatre. Deux refroidissements sont signalés, mais cette observation incomplète aurait besoin de renseignements plus précis. Enfin, un cas d'otite interne doit être noté ;

ce dernier fait démontre combien sont rares, chez nos enfants, les maladies d'oreilles proprement dites.

Ajoutons que sur ces soixante-douze élèves, trente-sept sont complétement sourds, tandis que trente-cinq le sont à des degrés variables.

Nous ne poussons pas plus loin cet examen d'un personnel qui offre une grande ressemblance avec celui de tous les établissements du même genre. Les rapports de fréquence, d'intensité, la recherche des causes générales ou spéciales qui ont produit la surdité à ses degrés divers, donnent peu de résultats différents de ceux que fournissent les meilleures statistiques sur cette matière ; nous ne croyons pas devoir nous y arrêter plus longtemps.

DISCOURS DE M. PELISSIER,

PROFESSEUR SOURD-MUET A L'INSTITUTION DE PARIS.

Une occasion se présente de mettre sous les yeux du lecteur l'œuvre récente d'un sourd-muet dont le nom a figuré plusieurs fois dans le cours de ce débat. M. Pelissier, professeur à l'Institution impériale de Paris, a été chargé de composer le discours qui doit être prononcé, suivant l'usage, à la distribution solennelle des prix. Chaque année, en effet, l'un des professeurs s'acquitte de ce devoir. Nous possédons les discours écrits par MM. Berthier, Allibert, Lenoir ; il nous serait facile d'en détacher bon nombre de passages très propres à édifier le public sur la valeur intellectuelle de ces maîtres, éloquente protestation, nous osons le dire, contre les reproches qui leur ont été adressés, de ne pas savoir le français et de l'écrire incorrectement.

Nous préférons extraire du travail de M. Pelissier quelques pages où son style brille d'un éclat remarquable. Nous avons le manuscrit sous les yeux, il offre tous les caractères de l'authenticité ; on y retrouve l'expression brillante, hardie, poétique, d'un esprit qui colore tous les objets : la pensée de l'auteur revêt spontanément une forme vive et passionnée qui est le cachet spécial de son talent. Si, dans l'entraînement de sa verve, M. Pelissier dépasse certaines limites qu'une raison plus froide n'eût pas franchies, au moins sait-il écouter les conseils de ses supérieurs et fait-il, sans regret, le sacrifice de mouvements oratoires qui plaisaient le plus à son imagination. Mais cette docilité à des avis sages ne paralyse pas son zèle; il refait avec une facilité merveilleuse les passages retranchés, il retrouve des inspirations nouvelles, laissant à ses judicieux critiques une égale estime pour son caractère si souple et pour la fécondité d'un esprit qui multiplie ses ressources à mesure qu'il en est besoin.

Extrait du discours de M. Pelissier pour la séance solennelle de la distribution des prix aux élèves de l'Institution impériale des sourds-muets de Paris, le mercredi 10 août 1853.

Mesdames et Messieurs,

L'année scolaire de l'enfant sourd-muet, comme celle du parlant, est signalée par deux solennités bien douces, bien touchantes, et qui versent à pleines mains la consolation, la joie et l'espérance dans les cœurs des familles qui y sont conviées.

L'une, la plus auguste, la plus sainte, n'a lieu qu'une fois dans la vie, mais elle se renouvelle tous les ans, et c'est pour l'enfant béni du ciel comme un phare protecteur qui éclaire sa barque fragile à travers les écueils du monde. Pour lui, en effet, il n'est pas de souvenir plus beau, plus attendrissant, que celui de la première communion; et ces flots de bonheur auxquels tous les parents participent sans mélange, à qui les doit-il, si ce n'est à cette admirable religion qui, tendant les bras à ses pareils, a fait retentir dans l'éternité ces mémorables paroles : *Laissez venir à moi les petits enfants!* Oh! n'arrêtez pas les petits enfants qui vont à Dieu, car ce sont des cœurs candides, des esprits simples, et ces esprits, ces cœurs-là vous ne les trouverez nulle part plus disposés à aller à Dieu que parmi nos enfants sourds-muets.

L'autre solennité, celle qui nous réunit en ce moment dans cette modeste enceinte, fera, elle aussi, déborder ailleurs de contentement et de satisfaction le cœur des innombrables nourrissons de l'université, têtes blondes qu'ombrageront bientôt de vertes couronnes, mains enfantines qu'on remplira de livres et d'images, joues fraîches et roses que les mères couvriront de baisers et de pleurs, tendres et fragiles intelligences qui s'élancent vers l'inconnu, qu'elles appelleront plus tard le beau, le bien et le vrai! Oh! je sais que le bonheur qu'on vient chercher dans cette fête n'est pas toujours sans mélange, et qu'ici comme partout il y a des vainqueurs et des vaincus; mais les lauriers qu'on vous distribue, enfants, refleurissent chaque année, et les vaincus d'hier sont souvent les vainqueurs de demain. L'émulation, si salutaire à la jeunesse, imprime à tous les efforts une impulsion irrésistible qui en fait une pépinière d'hommes dont la France aura, sans doute, à s'enorgueillir un jour.

Ces solennités, bien que simples ici, bien qu'exemptes d'éclat et de fanfares, n'en sont pas moins émouvantes, tant s'en faut. L'œil du penseur vient de préférence y jeter un regard profond et religieux. Vous-mêmes, mesdames et messieurs, vous vous dites que vous assistez à de véritables triomphes, au triomphe du fait sur l'hypothèse, du succès sur ce qui avait été jugé impossible, de l'éducation enfin, sur une nature incomplète et ingrate.

Oh ! quel ne fut pas ton désespoir, pauvre mère, lorsque, pour la première fois, tu t'aperçus que ton enfant était sourd-muet ! ton cœur se serra ; la consolante illusion s'envola de ton esprit, et l'avenir du malheureux innocent t'apparut dans un lointain ténébreux, plein de périls, de tristesse et d'abandon. Le monde de la lumière intellectuelle lui sera donc à jamais fermé, disais-tu ; il vivra comme les brutes, il végétera comme les plantes ; il n'entendra point l'accent de ma tendresse, il ne saura pas que je suis sa mère ! Pauvre mère, un mur d'airain s'élève entre ta douleur et son avenir. Mais sèche tes pleurs, Rachel ! un bras céleste renverse ce mur d'airain, et de délicieuses consolations t'arrivent sur les ailes de l'espérance. A travers des flots d'encens, à travers le chant des psaumes, tu vois ton fils s'approcher de la table sainte, et recevoir des mains des anges le pain de la vie éternelle..... Maintenant, comme un coursier rapide, impatient du frein, il jette un œil avide sur ces lauriers ; il accuse la prolixité de mon discours ; il compte avec anxiété les minutes qui le séparent du moment fortuné où, chargé de récompenses, il volera sur ton sein, il t'enlacera de ses bras, de la reconnaissance de son affection filiale. Va, il sait bien que tu es sa mère, sa mère chérie qu'il n'oubliera jamais ! Comme la femme spartiate, tu ne lui as pas dit, en lui montrant son bouclier : *Ou dessus, ou dessous !* Tu n'as pas de ces courages surhumains, toi pauvre femme ! les combats que ton fils soutient sont tous pacifiques. Son bouclier innocent est tout couvert de fleurs ; il te revient avec des mains pleines de couronnes, avec des traits pleins de joie et avec des chants plein le cœur !

Oui, disons-le sans cesse avec le plus grand génie des temps modernes, qui a fait resplendir sur notre patrie le plus beau soleil de l'histoire, disons-le avec Napoléon Ier, le mot *impossible* n'est pas français. L'art bienfaisant auquel le sourd-muet doit sa régénération intellectuelle et morale date à peine d'un demi-siècle, et déjà ses merveilleux reflets, quoique partiels, quoique imparfaits encore, colorent de toutes parts l'horizon d'une douce lueur d'espérance. Longtemps la surdi-mutité fut un fléau de Dieu, unique en ce que, chez les êtres les mieux constitués, elle n'éteignait pas, mais elle voilait la sublime lumière de l'intelligence; en ce qu'elle ne neutralisait pas, mais elle enrayait l'admirable mécanisme de la raison. Ange exterminateur, ministre des vengeances célestes, elle se dressait, une épée flamboyante à la main, sur la limite qui sépare le monde matériel du monde moral, et elle criait à la science impuissante : Tu ne passeras pas !

Mais la charité s'avançait, elle aussi, avec le modeste cortége des vertus, et la surdi-mutité, s'inclinant en sa présence, lui disait : Devant toi, fille de l'Éternel, les barrières tombent, il n'est point d'obstacles à tes desseins inspirés de Dieu; le sentier se déroule immense sous tes pas! tu peux pénétrer partout. Et j'ouvrais avec transport le livre divin, l'Évangile, et parmi tant de miracles de tant d'espèces, j'y découvrais la guérison d'un sourd-muet. Ce prodige, le Fils de Marie a pu l'opérer, car il est le verbe éternel, la source intarissable des consolations et des grâces, et l'apôtre ravi a dit : *Il a bien fait toutes choses, il a fait entendre les sourds et parler les muets.*

Et pourtant il s'est trouvé de faibles mortels qui, dans leur orgueil, se sont crus prédestinés à mettre la dernière main à l'œuvre de Dieu, à la perfectionner encore après Dieu, à faire descendre le rayon de Dieu sur leurs travaux impuissants! Et c'est à l'aide de la voix brute et sauvage, à l'aide de la lettre articulée, dépouillée de l'esprit vivifiant, qu'ils ont voulu continuer ce prodige. C'est avec la parole, par la parole, et pour la parole matérielle, qu'ils ont prétendu, eux aussi, créer à leur tour l'homme à l'image de Dieu ! D'abord ils ont essayé de nous faire entendre par les oreilles, puis ils ont imaginé de nous faire percevoir le *verbe humain* par la sensation tactile de ce qu'ils appellent, trop poétiquement, *les ondes sonores*, c'est-à-dire par la pointe du coude, par le crâne, par le creux de l'estomac, par la paume de la main, par la plante des pieds, par toutes les parties du corps, enfin, hors les oreilles, sans doute, *parce que Dieu ne l'a pas permis*, etc.

A peine à travers ces cris discordants, distingue-t-on de loin en loin quelques vagues intonations de douleur ou de plaisir, de tristesse ou de joie. Tant bien que mal, nous articulons quelques mots barbares, qu'il est difficile de saisir au passage, malgré nos efforts persévérants pour imiter le mouvement des lèvres de nos interteurs. C'est assez, c'est même beaucoup trop; les utopistes auraient grand tort de croire qu'il y a là le filon précieux d'une mine nouvelle. Ce ne sera jamais de là que partira la régénération des sourds-muets; jamais l'articulation factice ne détrônera la mimique naturelle; jamais elle ne réussira à faire tomber dans l'oubli ce magnifique instrument de communication que le ciel nous a donné; jamais elle ne parviendra à remplacer nos gestes et à les condamner à la rouille d'une éternelle inaction.

La mimique naturelle, on aura beau faire, sera toujours le verbe civilisateur du sourd-muet, toujours elle éclairera son intelligence, elle nourrira sa raison, elle complétera son être intérieur. Et cependant on a osé dire qu'elle retenait nos frères d'infortune dans les langes d'une enfance perpétuelle. Heureusement il n'en est rien, il n'en sera jamais rien. Par la mimique, le fils adoptif de l'abbé de l'Épée jouit des doux épanchements de l'amitié, des charmes de la famille, des échanges continuels de la société, en un mot de tout ce qui est du domaine de l'esprit et du cœur ; il n'est pas silencieux comme un être isolé, comme un prisonnier, à travers les flots bruyants du monde qu'il regarde et n'entend pas. Il s'est frayé un audacieux passage sur l'isthme des connaissances humaines, il peut aspirer à tout, il peut aller à tout.

Et pourtant, à en croire certains hommes prévenus, le sourd-muet, en dépit de la mimique, pourrait à peine nourrir l'espoir de dépasser le cercle limité de ses plus humbles besoins physiques, et d'atteindre, fût-il de stature athlétique, au niveau d'un faible enfant ordinaire ?

Nous ne balançons pas, toutefois, à le reconnaître, notre enseignement spécial réclame des réformes rendues plus nécessaires encore par les progrès que fait l'instruction publique. Mais ces réformes ne sont pas là où l'on prétend les trouver. Elles sont ailleurs : c'est au point de départ qu'il faut remonter pour les découvrir.

Voyez plutôt nos enfants nous arrivant sans aucune notion élémentaire, et semblables au nouveau-né qui, venant au monde, n'a pas encore appris à se servir de ses membres. Nous prenons cette intelligence au berceau, malheureusement on ne veut nous la confier que pour un temps beaucoup trop court. Quel laboureur pourrait en aussi peu de temps défoncer un sol pierreux, le défricher, le fumer, l'aplanir, et y planter enfin de jeunes tiges qui, échauffées par le soleil, arrosées par la pluie, deviennent enfin des arbres capables de porter des fleurs et des fruits ? Voilà la tâche qui nous est imposée, tâche rude, qui demande des encouragements proportionnés à la peine. La mère, en allaitant son fils, lui donne les premières leçons; à peine sorti du berceau, il est confié à des mains humbles, mais sûres, mais dévouées, qui gravent dans son esprit les premières notions du bien et du mal, les premières connaissances qui, plus tard, en feront un homme. De l'école primaire, il passe dans les établissements de l'État ; là on lui ouvre sans trop de labeur et tout d'un coup une voie large où, jeune encore, mais déjà discipliné, il marche sur une pente douce et fleurie.

Voilà ce qu'il faudrait pour les sourds-muets, des établissements où, reçus dès les premières années, ils commenceraient à recevoir les éléments de la mimique, qui est pour eux un langage si facile, si naturel, qui n'exige aucun effort d'attention. Pourquoi décrier ce simple moyen de communication dont une mère, un maître d'école de village, pourraient tirer un si grand parti, afin de hâter l'éclosion intellectuelle de ces pauvres petits enfants? Ils nous viendraient alors, dans nos institutions spéciales, sachant tenir le crayon ou la plume, et reproduisant les noms des choses usuelles de la vie, par l'écriture, la dactylologie et la parole, trois moyens de communication absolument les mêmes, et qu'ils ne peuvent conquérir sans le secours des signes. Oh! alors, notre route serait singulièrement abrégée, et nous ferions le reste, Dieu aidant, sans décliner le moins du monde notre responsabilité de précepteurs et de pères adoptifs.

Mais patience et courage, ces améliorations si vivement désirées, elles s'accompliront un jour. Notre méthode est bonne, quoi qu'on ait pu dire ; déjà la société lui doit d'éminents artistes, la famille de laborieux ouvriers, la religion des chrétiens qui s'honorent de suivre ses préceptes. Eh bien, avant que ce rayon d'en haut éclairât l'enseignement des sourds-muets, chrétiens, ouvriers, artistes, n'étaient que des infortunés à charge aux autres comme à eux-mêmes, nos pauvres mères avaient versé bien des larmes sur nos berceaux ; il n'y avait pas de place pour nous à ce banquet où l'humanité s'assied, mais l'abbé de l'Épée est venu, etc.

FIN.

TABLE DES MATIÈRES.

FIN DE LA TABLE DES MATIÈRES.

CATALOGUE

DES

LIVRES DE FONDS ET EN NOMBRE

QUI SE TROUVENT A LA LIBRAIRIE MÉDICALE

DE

GERMER BAILLIÈRE,

RUE DE L'ÉCOLE-DE-MÉDECINE, 17, A PARIS.

A LONDRES et à NEW-YORK, chez H. BAILLIÈRE.

A MADRID, chez CH. BAILLY-BAILLIÈRE, libraire, calle del Principe, 11.

---

6 fr. par an pour toute la France. — 8 fr. pour l'Étranger.

RÉPERTOIRE DE PHARMACIE,

RECUEIL PRATIQUE

Publié par M. BOUCHARDAT,

Professeur d'hygiène à la Faculté de médecine de Paris,
membre de l'Académie nationale de médecine et de la Société nationale d'agriculture,
Pharmacien en chef de l'Hôtel-Dieu de Paris.

Dixième année

COMMENÇANT LE 1er JUILLET 1853.

Conditions de la Souscription.

Le *Répertoire de Pharmacie* a commencé en juillet 1844. Il paraît du 5 au 20 de chaque mois, par livraison de 32 pages, formant à la fin de l'année un volume de 400 pages environ. Chaque année, jusqu'à la huitième, adressée *franco*, se vend séparément 5 francs; les autres années sont de 6 francs.

Les lettres, paquets, manuscrits et renouvellements d'abonnement doivent être adressés *franco* au bureau du journal.

Toute demande d'abonnement non accompagnée du montant de l'abonnement sera regardée comme *nulle*.

On ne peut s'abonner qu'à partir du 1er juillet de chaque année, en envoyant, par lettre *affranchie*, un bon de 6 fr. sur la poste ou sur une maison de Paris, à l'ordre de M. Germer BAILLIÈRE, libraire, rue de l'École-de-Médecine, 17. — On s'abonne également, sans aucune augmentation de prix, par l'entremise des Droguistes de Paris, des Libraires et des Messageries.

Collection du Répertoire de Pharmacie.

Les neuf premiers volumes du *Répertoire de Pharmacie* sont en vente au bureau du journal. Le prix de chacun de ces volumes est de 5 fr. — MM. les nouveaux Souscripteurs qui adresseront *franco* un bon de 32 fr. sur la poste ou sur une maison de Paris, à l'ordre de M. Germer BAILLIÈRE, pour la collection du journal et l'abonnement à l'année courante, recevront, *sans frais* en France, les neuf premiers volumes.

DICTIONNAIRE

DES

DICTIONNAIRES DE MÉDECINE

FRANÇAIS ET ÉTRANGERS,

OU

TRAITÉ COMPLET DE MÉDECINE

ET DE CHIRURGIE PRATIQUES, DE THÉRAPEUTIQUE, DE MATIÈRE MÉDICALE,
DE TOXICOLOGIE ET DE MÉDECINE LÉGALE, ETC., ETC.,

CONTENANT

L'ANALYSE DES MEILLEURS ARTICLES QUI ONT PARU JUSQU'A CE JOUR
DANS LES DIFFÉRENTS DICTIONNAIRES
ET LES TRAITÉS SPÉCIAUX LES PLUS IMPORTANTS ;

Ouvrage destiné à remplacer tous les autres Dictionnaires et Traités
de Médecine et de Chirurgie, etc.,

Par une Société de médecins,

SOUS LA DIRECTION DE M. LE DOCTEUR FABRE,

Rédacteur en chef de la GAZETTE DES HÔPITAUX.

1850 - 1851. — 9 forts volumes in-8 imprimés sur deux colonnes, y compris
un VOLUME SUPPLÉMENTAIRE rédigé en 1851. — Prix : 45 fr.

AVIS DE L'ÉDITEUR.

Tous les exemplaires portant le millésime de 1850 ne sont pas seulement
modifiés dans la couverture et le titre ; *cinquante-trois articles* importants,
disséminés dans les huit volumes, et formant un total de 440 pages, ont été ou
refaits en entier, ou remaniés, ou augmentés, afin d'être mis au courant de la
science. Tels sont :

TOME I.

*Absorption, Accouchements, Aliments,
Apoplexie, Avortement provoqué, Auscultation, Bassin, Bec-de-lièvre.*

TOME II.

*Bile, Biliaires (voies), Bilieuse (fièvre), Cal,
Cancer, Choléra, Chorée.*

TOME III.

Conde, Delirium tremens, Embaumement.

TOME IV.

*Face, Foie, Fracture, Gangrène, Gastrique
(embarras), Hémorrhoïdes, Hernie (anus
contre nature).*

TOME V.

*Incision, Iris, Mâchoire (luxation de la),
Magnésie, Main, Manganèse, Méningite
tuberculeuse, Méphitisme.*

TOME VI.

*Œil, Os, Oseille, Pelvimètre, Pharynx,
Prostate, Pupille artificielle, Ramollissement cérébral, Rate.*

TOME VII.

*Rectum, Scrofules, Sinus, Tendons, Thyroïde (corps) et Crétinisme, Tibia, Tibiales
(ligature des artères).*

TOME VIII.

Trone, Varices, Vessie (fistules vésico-vaginales).

Plusieurs articles indispensables manquaient à ce *Dictionnaire* : pour le
compléter et pour le tenir au niveau du progrès médical, nous nous sommes
décidé à publier, sous la direction de M. A. TARDIEU, UN VOLUME SUPPLÉMENTAIRE.

SUPPLÉMENT AU DICTIONNAIRE

DES

DICTIONNAIRES DE MÉDECINE

RÉDIGÉ

PAR UNE SOCIÉTÉ DE PROFESSEURS ET D'AGRÉGÉS
DE LA FACULTÉ DE MÉDECINE, DE MÉDECINS, DE CHIRURGIENS,
DE PHARMACIENS EN CHEF ET D'ANCIENS
INTERNES DES HÔPITAUX DE PARIS;

SOUS LA DIRECTION

DE M. AMB. TARDIEU,

Agrégé de la Faculté de médecine de Paris, médecin des hôpitaux, etc.

1854. 1 vol. in-8 de 944 pag. — Se vend séparément, 9 fr.

Noms des Auteurs et des Articles de ce Supplément.

Adet de Roseville, D.-M.-P. — *Hydrothérapie.*

Barthez, méd. des hôpit. de Paris. — *Enfance (maladies de l').*

Bayard, D.-M.-P., rédact. des Ann. d'hygiène et de médecine légale. — *Putréfaction, Taches et Viabilité.*

Becquerel, agrégé de la Faculté de médecine, médecin des hôpitaux de Paris, et **Rodier**, D.-M.-P. — *Sang, Tubercules.*

Becquet, ancien interne lauréat des hôpit. de Paris. — *Céphalalgie, Convalescence, Flux, Priapisme, Révulsion, Satyriasis.*

Béhier, agrégé à la Faculté de médecine, médecin des hôpitaux de Paris. — *Maladie.*

Bernard (Cl.), D.-M.-P., professeur suppléant au Collège de France, et **De Chanlac**, D.-M.-P. — *Digestion.*

Brierre de Boismont, D.-M.-P., directeur d'un établissement d'aliénés. — *Interdiction, Paralysie progressive, Stupidité, Suicide.*

Bouchardat, professeur d'hygiène à la Faculté de médecine de Paris, membre de l'Académie imp. de médecine. — *Chloroforme.*

Boudin, médecin en chef des hôpitaux militaires. — *Ambulance, Chauffage et Réfrigération, Fièvre intermittente, Méningite cérébro-spinale, Recrutement militaire.*

Carrière, D.-M.-P., collaborateur de la Gazette médicale. — *Médecin.*

Durand-Fardel, ancien interne lauréat des hôpitaux de Paris, correspondant de l'Académie nationale de médecine, médecin inspecteur des eaux de Hauterive-les-Vichy. — *Age, Calculs biliaires, Coliques (sé. métolique), Contagion, Diabète, Dyspepsie, Étiologie, Fièvre éphémère, Habitations, Kinésithérapie, Magnétisme, Pellagre, Purulente (infection), Pus, Quarantaine, Suspension et Strangulation.*

Fermond, pharm. en chef de la Salpêtrière. — *Désinfectants.*

Foy, pharmacien en chef de l'hôpital Saint-Louis. — *Collodion, Formuler (art de), Gutta-percha, Haschisch, Poids et mesures, Ventilation.*

Gavarret, professeur de physique à la Faculté de médecine de Paris. — *Air.*

Gillette, médecin de la Salpêtrière. — *Vieillards (maladies des).*

Gosselin, agrégé et chef des travaux anatomiques de la Faculté de médecine, chirurgien des hôpitaux de Paris. — *Anesthésiques (agents).*

Millaret, médecin des hôpitaux de Paris. — *Pouls, Pronostic.*

Jacquemier, D.-M.-P., ancien interne de la Maternité. — *Génération, Menstruation, Nourrice, Œuf humain.*

Jamain, D.-M.-P., ancien interne des hôpitaux de Paris. — *Axillaire (région, Articulations (contusions et plaies des), Compression et Dilatation, Pansements, Rotule, Sternum.*

Latour (Amédée), rédacteur en chef de l'Union médicale. — *Consultation, Honoraires des médecins.*

Livois, D.-M.-P., ancien interne des hôpitaux de Paris. — *Ascarides, Échinocoque, Inhumation, Mort, Tænia.*

Nélaton, professeur de clinique chirurgicale à la Faculté de médecine de Paris. — *Axillaire (région), Os (anévrisme et cancer des).*

Place, D.-M.-P. — *Phrénologie.*

Phillips (de Liège), membre de l'Académie de médecine de Belgique. — *Urinaires (maladies des voies).*

Requin, professeur de pathologie médicale à la Faculté de médecine de Paris, médecin de l'Hôtel-Dieu. — *Cirrhose, Homœopathie.*

Robert, agrégé de la Faculté de médecine de Paris, chirurgien de l'hôpital de Beaujon, et **Verneuil**, prosecteur à la Faculté de médecine de Paris. — *Aine.*

Robin, agrégé de la Faculté de médecine de Paris. — *Microscope, Ostéogénie.*

Sandras, agrégé de la Faculté de médecine de Paris, médecin de l'hôpital Beaujon. — *Délire.*

Tardieu, agrégé à la Faculté de médecine, médecin des hôpitaux de Paris. — *Identité, Ivresse, Ivrognerie, Submersion, Superfétation, Survie.*

Vollemier, agrégé à la Faculté de médecine, chirurgien des hôpitaux de Paris. — *Opérations.*

LIVRES DE FONDS ET EN NOMBRE.

COURS

DE

PATHOLOGIE INTERNE,

PROFESSÉ A LA FACULTÉ DE MÉDECINE DE PARIS,

Par M. G. ANDRAL,

Professeur à ladite Faculté, membre de l'Académie impériale de médecine et de l'Académie
des Sciences, médecin de l'hôpital de la Charité, etc.

RECUEILLI ET PUBLIÉ

Par M. le docteur Amédée LATOUR,

Rédacteur en chef de l'*Union médicale*.

1848, 2ᵉ édition, 5 vol. in-8 de 2076 pages. — Prix : 18 fr.

ACTES de la Société médicale des hôpitaux de Paris, 1ᵉʳ fascicule contenant
des mémoires, par MM. Roger, Bouchut, Marotte, Devergie, Legroux, Becquerel, Rodier, Pidoux, Bourdon, Vernois, Marotte, Barthez, Gosset, Hérard,
Moissenet. 1850-52. 2 fascicules.   5 fr.
On vend séparément le 2ᵉ fascicule, 1852.   2 fr. 50 c.

ADET DE ROSEVILLE. Hydrothérapie. 1851. in-8.   1 fr. 25 c.

AIMÉ, BOUCHARDAT ET FERMOND. Manuel complet du baccalauréat ès-
sciences physiques, rédigé d'après le dernier programme de l'Université,
contenant l'arithmétique, la géométrie, l'algèbre, les principes de mécanique
physique; la physique, la chimie, la géologie, la minéralogie, la botanique,
la zoologie; 5ᵉ édit. 1850. 1 vol. grand in-18, avec fig.   7 fr.

AMUSSAT. Leçons sur les rétentions d'urine causées par les rétrécissements
de l'urètre, et sur les maladies de la glande prostate, publiées par le docteur
PETIT, de l'île de Ré. 1832, 1 vol. in-8, fig.   4 fr. 50 c.

AMUSSAT (Alph.). De l'emploi de l'eau en chirurgie (*Thèse de doctorat*).
1850. In-4.   2 fr.

ANNALES du magnétisme animal. Juillet 1814 à décembre 1816. 8 vol. in-8.
                                                                   30 fr.

ANNALES DE THÉRAPEUTIQUE médicale et chirurgicale, et de toxicologie,
publiées par M. le docteur Rognetta. Avril 1843 à mars 1849. 6 vol. in-4,
br.   25 fr.

ANDRIEUX (de Brioude) ET LUBANSKI. Annales d'obstétrique, des maladies
des femmes et des enfants. 1842-1843, 5 vol. in-8, fig.   12 fr.

ANNALES D'OCULISTIQUE publiées à Bruxelles par M. le docteur CUNIER.
— Ce journal a commencé en 1839; il paraît par cahier tous les mois. Chaque
année forme 2 vol. in-8. Prix de l'abonnement par an.   16 fr.
Les tomes I à XXX sont en vente. (Les tomes I à V sont épuisés).

ARAN. Manuel pratique des maladies du cœur et des gros vaisseaux. 1842.
1 vol. in-18.   3 fr. 50 c.

TRAITÉ DE LA SCIENCE MÉDICALE

(HISTOIRE ET DOGMES),

COMPRENANT :

1° Un précis de méthodologie ou de médecine préparatoire ;
2° Un résumé analytique de l'histoire de la médecine, suivi de notices historiques et critiques sur les Écoles de Cos, d'Alexandrie, de Salerne, de Paris, de Montpellier, de Strasbourg ;
3° Un exposé des principes de la science médicale, renfermant les *éléments de la pathologie générale ;*

Par le Docteur T.-O.-E. Édouard AUBER,

1853. 1 fort vol. in-8. . . . . 8 fr.

AUBER (Édouard). Traité de philosophie médicale, ou Exposition des vérités générales et fondamentales de la médecine. 1841, 1 vol. in-8, br.   6 fr.

AUBER (Éd.). Hygiène des femmes nerveuses, ou Conseils aux femmes pour les époques critiques de leur vie. 1844, 2ᵉ édit., 1 vol. gr. in-18. 3 fr. 50 c.

ANDRY. Manuel pratique de percussion et d'auscultation. 1845, 1 vol. grand in-18 de 536 pages.   3 fr. 50 c.

ATLAS DE ZOOLOGIE, ou Collection de 100 pl. comprenant 257 fig. d'animaux nouveaux ou peu connus, classés d'après la méthode de M. de Blainville, avec une explication par M. Paul Gervais (ouvrage complémentaire des Dictionnaires et des Traités d'histoire naturelle). 1844, 1 vol. grand in-8. Fig. coloriées.   30 fr.

BARON. Recherches, observations et expériences sur les développements naturel et artificiel des maladies tuberculeuses, etc. ; traduit de l'anglais par M. V. Boivin. Paris, 1825, 1 vol. in-8, avec fig. col.   7 fr. 50 c.

BAUDELOCQUE. Principes sur l'art des accouchements, par demandes et par réponses, en faveur des élèves sages-femmes ; 7ᵉ édition, revue et corrigée. 1838, 1 vol. in-12, avec 30 fig.   7 fr. 50 c.

Le même ouvrage avec le MANUEL DES SAGES-FEMMES, de M. le professeur MOREAU, destiné à servir de *complément aux principes d'accouchements de Baudelocque.* 1839, 2 vol. in-12, fig.   9 fr.

BAUDELOCQUE. L'art des accouchements. 8ᵉ édition, 1844, 2 vol. in-8, de 1,340 pag., avec 17 pl.   18 fr.

BARTHÉLEMY. Syphilis. Poëme en trois chants avec des notes par le docteur GIRAUDEAU DE SAINT-GERVAIS. 1848, 1 vol. in-18.   1 fr.

BAUDENS. Clinique des plaies d'armes à feu. 1836, 1 vol. in-8.   7 fr. 50 c.

BECQUEREL. Recherches sur la méningite des enfants. 1838, in-8.   2 fr.

BECQUEREL et RODIER. Traité de chimie pathologique, appliqué à la médecine pratique. 1 vol. in-8. (*Sous presse.*)

BELHOMME. Considérations sur l'appréciation de la folie, sa localisation et son traitement. 1834-1848, 5 Mémoires in-8, br.   15 fr.

BELHOMME. Essai sur l'idiotie, propositions sur l'éducation des idiots, mise en rapport avec leur degré d'intelligence. 1824-1843, in-8, br.   2 fr.

BERTRAND. Traité du somnambulisme et des différentes modifications qu'il présente. 1823, 1 vol. in-8.   7 fr.

TRAITÉ CLINIQUE ET PRATIQUE

DES

MALADIES DES ENFANTS,

Par MM. les docteurs BARTHEZ et RILLIET,

Anciens internes lauréats de l'hôpital des Enfants malades de Paris, etc.

1853. — 3 vol. in-8, 2ᵉ édition très augmentée. — 24 fr.

BÉRARD (A.). Mémoire sur le rapport qui existe entre la direction des conduits nourriciers des os longs et l'ordre suivant lequel les épiphyses se soudent avec le corps de l'os. 1834, in-8. 1 fr. 25 c.

— Mémoire sur la staphyloraphie, in-8. 1 fr. 25 c.

— Traitement des varices par le caustique de Vienne, in-8. 1 fr. 25 c.

— Mémoire sur le traitement des tumeurs érectiles. 1841, in-8. 1 fr. 50 c.

— Diagnostic différentiel des tumeurs du sein. 1842, in-8, br. 3 fr. 50 c.

— Maladies de la glande parotide et de la région parotidienne, opérations que ces maladies réclament. 1841, 1 vol. in-8, 4 pl. 4 fr. 50 c.

— Des causes qui retardent ou empêchent la consolidation des fractures et des moyens de l'obtenir. (Concours de pathologie externe).1853, in-4. 2 fr. 50 c.

— De la luxation spontanée de l'occipital sur l'atlas, et de l'atlas sur l'axis (Thèse du doctorat). 1829, in-4. 2 fr. 50 c.

— Mémoire sur l'emploi de l'eau froide comme antiphlogistique dans le traitement des maladies chirurgicales. 1834, in-8. 1 fr. 50 c.

BÉRAUD. Manuel de physiologie humaine et des principaux vertébrés, répondant à toutes les questions physiologiques du programme des examens de fin d'année, avec des notes par M. Robin, agrégé de la Faculté de médecine de Paris. 1853. 1 vol. gr. in-18. 8 fr.

BIOGRAPHIE MÉDICALE, faisant suite au Dictionnaire des sciences médicales, publiée par M. Panckoucke. 7 vol. in-8. 30 fr.

BLANDIN. De l'autoplastie, ou Restauration des parties du corps qui ont été détruites, à la faveur d'un emprunt fait à d'autres parties plus ou moins éloignées. Paris, 1836, 1 vol. in-8. 4 fr. 50 c.

BLANDIN. Atlas d'anatomie topographique, ou d'anatomie des régions du corps humain, considérée dans ses rapports avec la chirurgie et la médecine opératoire. 1834, 20 pl. in-fol. 12 fr.

BLATIN ET NIVET. Traité des maladies des femmes, qui déterminent des flueurs blanches, des leucorrhées, etc. 1842, 1 vol. in-8. 7 fr.

BLAUD. L'art médical, ou les Vrais moyens de parvenir en médecine. Poëme. 1843, 1 vol. in-8 de 250 pag. 3 fr. 50 c.

TRAITÉ

DE

MANIPULATIONS CHIMIQUES

Description raisonnée de toutes les opérations chimiques et des appareils dont elles nécessitent l'emploi,

PAR A. BOBIÈRE,

Ex-préparateur de chimie à l'École supérieure de la ville de Paris, etc.

1 vol. in-8 avec 175 fig. — Prix : 6 fr.

BIBLIOTHÈQUE ENTOMOLOGIQUE

CONTENANT

1° Centurie d'insectes par Kirby ; — 2° Œuvres entomologiques de Eschscholtz.
3° Insectes de Java par Mac Leay ;
4° Bulletin de la Société impériale des naturalistes de Moscou.

1852, 2 vol. in-8, 17 planches coloriées et 7 planches noires. — 20 fr.

BONAMY. Études sur les effets physiologiques et thérapeutiques du tartre stibié (*couronné par le Bulletin thérapeutique*), 1848, in-8. 3 fr. 50 c.

BOSSU. Nouveau compendium médical, contenant la description et le traitement des maladies et les formules les plus usitées. 1842, 1 vol. gr. in-18. 7 fr.

BOSSU. Anthropologie, ou Étude des organes, des fonctions et maladies de l'homme et de la femme, 4e édit., 1851, 2 vol. in-8, fig. 15 fr.

BOUCHARDAT. Formulaire vétérinaire, contenant le mode d'action, l'emploi et les doses des médicaments simples et composés, prescrits aux animaux domestiques par les médecins vétérinaires français et étrangers, et suivi d'un mémorial thérapeutique. 1849, 1 vol. in-18. 3 fr. 50 c.

BOUCHARDAT. Nouveau Formulaire magistral, précédé d'une notice sur les hôpitaux de Paris, de généralités sur l'art de formuler, suivi d'un Précis sur les eaux minérales naturelles et artificielles, d'un Mémorial thérapeutique, de notions sur l'emploi des contre-poisons, et sur les secours à donner aux empoisonnés et aux asphyxiés. 1853, 5e édit., 1 vol. in-18, br. 3 fr. 50 c.

BOUCHARDAT. Manuel de matière médicale, de thérapeutique comparée et de pharmacie. 1846, 1 vol. grand in-18 de 924 pag. 7 fr.

BOUCHARDAT. De l'alimentation insuffisante (Thèse de concours pour la chaire d'hygiène). 1852, in-8, br. 2 fr. 50 c.

BOUCHARDAT. Opuscules d'économie rurale, contenant les engrais, la betterave, les tubercules de dalhia, les vignes et les vins, le lait, le pain, les boissons, l'alucite, la digestion et les maladies des vers à soie, les sucres, l'influence des eaux potables sur le goitre et le crétinisme, etc. 1851, 1 vol. in-8. 3 fr. 50 c.

BOUCHARDAT. Annuaire de thérapeutique, de matière médicale, de pharmacie et de toxicologie pour 1841 à 1853, contenant le résumé des travaux thérapeutiques et toxicologiques publiés de 1840 à 1852, et les formules des médicaments nouveaux, suivi de Mémoires sur le diabète sucré ; sur une maladie nouvelle, *l'hippurie* ; sur les iodures d'iodhydrates d'alcalis végétaux ; sur la digestion ; sur les contre-poisons du sublimé corrosif, du plomb, du cuivre et de l'arsenic ; sur les cas rares de chimie pathologique ; sur l'action des poisons et de substances diverses sur les plantes et les poissons ; sur les principaux contre-poisons et sur la thérapeutique des empoisonnements ; sur les affections syphilitiques ; sur la thérapeutique du choléra ; observations sur l'affaiblissement de la vue coïncidant avec des maladies dans lesquelles la nature de l'urine est modifiée ; sur la pathogénie et la thérapeutique du rhumatisme articulaire aigu ; sur le traitement de la phthisie et du rachitisme par l'huile de foie de morue. 13 vol. gr. in-32. Prix de chaque, 1 fr. 25 c.

BOUCHARDAT. Supplément à l'Annuaire de thérapeutique, etc., pour 1846, contenant des Mémoires : 1° sur les fermentations ; 2° sur la digestion de substances sucrées et féculentes et sur les fonctions du pancréas, par MM. BOUCHARDAT et SANDRAS ; 3° sur le diabète sucré ou glucosurie ; 4° sur les moyens de déterminer la présence et la quantité de sucre dans les urines ; 5° sur le pain de gluten ; 6° sur la nature et le traitement physiologique de la phthisie. 1 vol. grand in-32.   1 fr. 25 c.

BOUCHARDAT. Recherches sur la végétation, appliquées à l'agriculture. 1846, 1 vol. gr. in-18 de 200 pages.   2 fr.

BOUCHARDAT, FERMOND et AIMÉ. Manuel complet du baccalauréat ès-sciences physiques. 1850, 1 vol. gr. in-18, avec fig., 3e édit.   7 fr.

BOUCHER (d'Amiens). Recherches sur la structure des organes de l'homme et des animaux les plus connus. 1848, 1 vol. in-8, avec 104 fig.   6 fr.

BOURDIN. Traitement des affections cancéreuses. Indications et contre-indications de l'opération dans le traitement du cancer. 1844, in-8.   1 fr. 50 c.

BOYER (Lucien). Discussion clinique sur quelques observations de hernie étranglée. 1849, in-8.   1 fr. 25 c.

BOYER (Lucien). Des diathèses au point de vue chirurgical. 1847, in-8.   2 fr.

BOYER (Lucien). Recherches sur l'opération du strabisme. 1842-1844, 1 vol. in-8, avec 12 pl. représentant 44 fig. noires. 7 fr. — Fig. coloriées. 10 fr.

———

BULLETINS

DE LA

SOCIÉTÉ ANATOMIQUE DE PARIS,

Rédigés par

MM. BARTH, BÉHIER, BELL, BÉRARD, BOURDON, BROCA, BECQUEREL, BURGUIÈRE, DE CASTELNAU, CHASSAIGNAC, CAZALIS, CONTOUR, CRUVEILHIER, DEBROU, DEMARQUAY, DEMEAUX, DENONVILLIERS, DENUCÉ, DEPAUL, DEPUISAYE, DESORMEAUX, DEVILLE, DIDAY, DURAND-FARDEL, FAUVEL, FIAUX, FIGUIÈRE, FORGET, FOUCHER, GAUBRIC, GIRALDÈS, GOSSELIN, GUÉNEAU DE MUSSY, HARDY, HÉRARD, HOUEL, JAMAIN, LANDOUZY, LENOIR, LEUDET, LIVOIS, MAISONNEUVE, MAILLIOT, MARÉCHAL, MAROTTE, MERCIER, MORET, MOUTARD-MARTIN, NIVET, OULMONT, PIGNÉ, POUMET, PRESTAT, RENDU, RICHARD, ROGÉE, ROYER-COLLARD, SESTIER, SONNIÉ, A. TARDIEU, TAVIGNOT, THIBAULT, VALLEIX, VERNEUIL, VIGLA.

1826 à 1853. — 28 vol. in-18. — 140 fr.

Ces Bulletins renferment le recueil d'anatomie pathologique le plus complet qui existe ; on y trouve l'exposé de tous les cas intéressants observés depuis vingt-huit ans dans tous les Hôpitaux de Paris : tous les faits ayant été discutés au sein de la Société, offrent un degré d'authenticité qu'on chercherait en vain dans d'autres recueils.

Ces Bulletins paraissent le dernier vendredi de chaque mois, par cahier de 32 pages. Le prix de l'abonnement annuel est de 6 fr. pour Paris et 7 fr. 50 c. pour les départements.

Il existe quelques années séparées qu'on peut se procurer à raison de 5 fr. les huit premières et les autres à 5 fr. chacune.

DES HALLUCINATIONS

ou

HISTOIRE RAISONNÉE DES APPARITIONS, DES VISIONS, DES SONGES, DE L'EXTASE, DU MAGNÉTISME ET DU SOMNAMBULISME,

PAR M. BRIERRE DE BOISMONT,

Docteur en médecine de la Faculté de Paris, directeur d'une maison d'aliénés, etc.

1852. Deuxième édition très augmentée, 1 vol. in-8. — Prix : 6 fr.

BRIERRE DE BOISMONT. De l'ennui (*tædium vitæ*). 1850, in-8. 1 fr. 50 c.

BRIERRE DE BOISMONT. De l'interdiction des aliénés et de l'état de la jurisprudence en matière de testament dans l'imputation de démence, avec des observations de M. ISAMBERT, conseiller à la Cour de cassation. 1852, in-8, br. 2 fr.

BRIERRE DE BOISMONT. Mémoire sur l'établissement d'un hospice d'aliénés. 1836, in-8, fig., br. 2 fr.

BRIERRE DE BOISMONT. Histoire du suicide, considérée dans ses rapports avec la statistique, la médecine et la philosophie. 1853, 1 vol. in-8. (*Sous presse.*)

BRIERRE DE BOISMONT. Du délire aigu observé dans les établissements d'aliénés. 1845, in-4, br. 3 fr. 50 c.

BRIERRE DE BOISMONT. Remarques sur quelques établissements d'aliénés de la Belgique, de la Hollande et de l'Angleterre. 1847, in-8, br. 2 fr.

BRACHET. Traité complet de l'hypochondrie. 1844, 1 vol. in-8. 9 fr.

BRERA. Traité des maladies vermineuses, précédé de l'Histoire naturelle des vers et de leur origine dans le corps humain. Traduit de l'italien par MM. BERTOLI et CALVET. 1804, 1 vol. in-8, avec 5 pl. 5 fr. 50 c.

BROC. Essai sur les races humaines considérées sous les rapports anatomique et philosophique. 1836, 1 vol. in-8, avec 11 fig. 3 fr. 50

BRICHETEAU. Traité sur les maladies chroniques qui ont leur siége dans les organes de l'appareil respiratoire. 1852, 1 vol. in-8. 8 fr.

BROUSSAIS (F.-J.-V.). Recherches sur la fièvre hectique, considérée dépendante d'une lésion d'action des différents systèmes, sans vice organique. Paris, 1803, in-8, br. 2 fr.

CAHAGNET. Du traitement des maladies, ou Étude sur les propriétés médicinales de 150 plantes les plus connues et les plus usuelles, par l'extatique *Adèle Maginot*. Exposition des diverses méthodes de magnétisation. 1851 1 vol. in-18. 2 fr. 50 c.

CAMPARDON. De la couperose. 1847, in-8, br. 1 fr. 25 c.

CARRON DU VILLARDS. Guide pratique pour l'exploration méthodique et symptomatologique de l'œil et de ses annexes. 1836, in-8. 1 fr.

CARRON DU VILLARDS. Recherches médico-chirurgicales sur l'opération de la cataracte, les moyens de la rendre plus sûre, et sur l'inutilité des moyens médicaux pour la guérir sans opération. 2° édit. considérablement augmentée. 1837, 1 vol. in-8 de 440 p., avec 55 fig. 7 fr.

CANQUOIN. Traitement du cancer, excluant toute opération par l'instrument tranchant, suivi des modifications apportées dans le traitement des ulcères de l'utérus, et d'observations nombreuses. 2° édit. 1838, 1 vol. in-8. 6 fr.

PHYSIOLOGIE,
MÉDECINE ET MÉTAPHYSIQUE
DU MAGNÉTISME;
Par J. CHARPIGNON,
Docteur en médecine de la Faculté de Paris, médecin à Orléans.

1848. — 1 volume in-8 de 480 pages. — Prix : 6 fr.

CATTELOUP. Recherches sur la dyssenterie du nord de l'Afrique. 1831, in-8, br. **2 fr. 50 c.**

CAZALIS. Du pouls dans les maladies, des indications qui résultent de ses modifications. 1844, in-4, br. **2 fr.**

CERISE. Le médecin des salles d'asile, ou Manuel d'hygiène et d'éducation physique de l'enfance. 1836. 1 vol. in-8. **3 fr. 50 c.**

CHARDEL. Esquisse de la nature humaine, expliquée par le magnétisme animal; précédée d'un aperçu du système général de l'univers, et contenant l'explication du somnambulisme magnétique et de tous les phénomènes du magnétisme animal. 1826, 1 vol. in-8. **5 fr.**

CHARDEL. Essai de psychologie physiologique, ou Explication des relations de l'âme avec le corps, prouvées par le magnétisme animal; 3ᵉ édit. avec un appendice : *Notions puisées dans les phénomènes du somnambulisme lucide et les révélations de Swedenborg sur le mystère de l'incarnation des âmes et sur leur état pendant la vie et après la mort.* 1844, 1 vol. in-8. 6 fr.

CHARMEIL. Recherches sur les métastases, suivies de nouvelles expériences sur la génération des os. 1821. 1 vol. in-8 avec 17 fig. **6 fr.**

CHAUSSIER. Médecine légale, recueil de mémoires, consultations et rapports. 1838. 1 vol. in-8, 6 pl. **6 fr.**

CHAUSSIER. Considérations sur les convulsions qui attaquent les femmes enceintes. 2ᵉ édit., 1824, in-8, br. **1 fr. 25 c.**

CHAUSSIER. Considérations sur les soins qu'il convient de donner aux femmes pendant le travail ordinaire de l'accouchement. 1824, in-8. **1 fr. 25 c.**

CHAUSSIER. Consultation médico-légale sur un cas d'amputation de cuisse affectée de gangrène et heureusement guérie. 1828, in-8, br. **1 fr. 50 c.**

CHOMEL. Leçons de clinique médicale, faites à l'Hôtel-Dieu de Paris, recueillies et publiées sous ses yeux par MM. les docteurs GENEST, REQUIN et SESTIER. 1834-1840, 5 vol. in-8. **21 fr.**

CHOPART. Traité des maladies des voies urinaires; nouvelle édition, augmentée de notes et d'un mémoire sur les pierres de la vessie et sur la lithotomie, par FÉLIX PASCAL, D. M. P. Paris, 1830, 2 vol. in-8, br. **7 fr.**

CLARK. Traité de la consomption pulmonaire, comprenant des recherches sur les causes, la nature et le traitement des maladies tuberculeuses et scrofuleuses; traduit de l'anglais par H. LEBEAU. 1837, 1 vol. in-8. **6 fr.**

CLAUDET. Recherches sur la théorie des principaux phénomènes de photographie dans le procédé du Daguerréotype. 1850, in-8, avec 8 fig. **75 c.**

CLAUDET. Nouvelles recherches sur la différence entre les foyers visuels et photogéniques, et sur leur constante variation. Description du dynactinomètre, du focimètre, etc., instruments pour mesurer l'intensité des rayons photogéniques, et pour comparer la puissance d'action des objectifs, *deuxième mémoire.* 1851, in-8. **1 fr. 50 c.**

TRAITÉ THÉORIQUE ET PRATIQUE

DES

MALADIES DES YEUX,

Par M. le docteur DESMARRES,

Professeur de clinique ophthalmologique.

1853. 2ᵉ édit., 2 forts vol. in-8, avec figures. (*Sous presse.*)

DESMARRES. Mémoire sur une méthode d'employer le nitrate d'argent dans quelques ophthalmies. 1842, in-8. **2 fr.**

CLOQUET (H.). Traité complet de l'anatomie de l'homme, comparée dans ses points les plus importants à celle des animaux, et considérée sous le double rapport de l'histologie et de la morphologie. 1 vol. in-4, 100 pl. **40 fr.**

CLOQUET (H.). Osphrésiologie, ou Traité des odeurs, du sens et des organes de l'olfaction, avec l'histoire détaillée des maladies du nez et des fosses nasales. 2ᵉ édit. 1821. 1 fort vol. in-8. **8 fr.**

CLOQUET (J.). Mémoire sur la membrane pupillaire et sur la formation du petit cercle artériel de l'iris. 1818, in-8, br. **1 fr. 25 c.**

CLOQUET (J.). De l'influence des efforts sur les organes renfermés dans la cavité thoracique. 1820, in-8, br. **1 fr. 25 c.**

COMBE (George). Traité complet de phrénologie ; traduit de l'anglais par le docteur LEBEAU. 2 forts vol. in-8, avec fig. 1844. **17 fr.**

CORDIER. Histoire et description des champignons alimentaires et vénéneux qui croissent sur le sol de la France. 1836, 1 vol. in-18, fig. col. **4 fr. 50 c.**

CORNAZ. Des abnormités congéniales des yeux et de leurs annexes. 1848, in-8. **3 fr. 50 c.**

COSTE ET DELPECH. Recherches sur la génération des mammifères, suivies de recherches sur la formation des embryons. 1834, 1 vol. in-4, fig. **12 fr.**

COSTER. Manuel de médecine pratique basée sur l'expérience, suivi de deux tableaux synoptiques des empoisonnements. 1837, 1 vol. in-18. **3 fr. 50 c.**

COSTES. Histoire critique et philosophique de la *doctrine physiologique.* 1849. 1 vol. in-8. **6 fr.**

COULON. Recherches et considérations médicales sur l'acide hydrocyanique, son radical, ses composés et ses antidotes. 1819, 1 vol. in-8. **3 fr. 50 c.**

DEBOUT. Recueil de 27 planches pour faciliter l'étude et la pratique des accouchements, accompagné d'un texte explicatif. 1 vol. in-fol., cart. **20 fr.**

CHRISTOPHE. Exposition de la doctrine des impondérables, ou médecine transcendante et analytique. 1852, 1 vol. in-8. **3 fr. 50 c.**

DE CANDOLLE. Organographie végétale, ou Description raisonnée des organes des plantes. 2 vol. in-8, avec 60 pl. représentant 422 fig. **12 fr.**

DEGUISE, DUPUY et LEURET. Recherches et expériences sur les effets de l'acétate de morphine. 1824, in-8. **1 fr. 50 c.**

DELACOUX. Éducation sanitaire des enfants. 2ᵉ édit., 1829, 1 vol. in-8. **5 fr.**

DELARROQUE. Recherches sur les maladies abdominales qui simulent, provoquent ou entretiennent des maladies de poitrine. 1838, 1 vol. in-8. **6 fr.**

DELEAU. Recherches pratiques sur les maladies de l'oreille et sur le développement de l'ouïe et de la parole chez les sourds-muets. *Maladies de l'oreille moyenne.* 1838, 1 vol. in-8, fig. **8 fr.**

MÉDECINE LÉGALE,

THÉORIQUE ET PRATIQUE,

Par M. Alphonse DEVERGIE,

Médecin de l'hôpital Saint-Louis, agrégé de la Faculté de médecine de Paris, etc.

Avec le texte et l'interprétation des lois relatives à la médecine légale,

REVUS ET ANNOTÉS

PAR M. DEHAUSSY DE ROBÉCOURT,

Conseiller à la Cour de cassation.

1852. 3ᵉ édition augmentée, 3 vol. in-8. — Prix : 23 fr.

DELEAU. L'ouïe et la parole rendues à Honoré Trezel, sourd-muet de naissance, avec un rapport à l'Académie des sciences. 1825, in-8.   1 fr. 50 c.

DELEAU. Tableau de guérisons de surdité opérées par le cathétérisme de la trompe d'Eustache. 1827, in-8, br.   1 fr. 50 c.

DELEUZE. Instruction pratique sur le magnétisme animal. Nouvelle édition, précédée d'une notice historique sur la vie et les ouvrages de l'auteur et suivie d'une lettre d'un médecin étranger. 1850. 1 vol. in-12.   3 fr. 50 c.

DELEUZE. Histoire critique du magnétisme animal. 2ᵉ édit., 1819, 2 vol. in-8.   9 fr.

DELEUZE. Mémoire sur la faculté de prévision, avec des notes et des pièces justificatives, et avec une certaine quantité d'exemples de prévisions recueillis chez les anciens et les modernes. 1836, in-8, br.   2 fr. 50 c.

DE MOLÉON. Rapport sur les travaux du conseil de salubrité de la ville de Paris, de 1802 à 1840; 1828 à 1841. 2 vol. in-8.   16 fr.

DENEUX. Mémoire sur les bouts de sein, ou mamelons artificiels, et les biberons. 1833, in-8, br.   1 fr. 50 c.

DENEUX. Observation sur une tumeur fibreuse de l'utérus expulsée dans le vagin après un avortement au terme de quatre mois, et prise pour l'arrière-faix. 1829, in-4, fig.   1 fr. 25 c.

DENEUX. Essai sur les propriétés de la matrice. 1818, in-8.   1 fr. 25 c.

DENEUX. Causes de l'accouchement spontané. 1823, in-8, br.   1 fr. 25 c.

DENMAN ET BLAKE. Manuel de l'accoucheur, ou Aphorismes sur l'application et l'emploi du forceps et du levier, sur les accouchements contre nature, et sur ceux qui sont accompagnés d'hémorrhagie et de convulsions, sur la péritonite puerpérale, trad. de l'anglais. 1824. 1 vol. in-18. 3 fr. 50 c.

DESPRÈS. Des divisions congéniales des lèvres, de la voûte et du voile du palais. 1842, in-8, br.   2 fr.

MANUEL

DE L'ÉTUDIANT MAGNÉTISEUR,

ou

NOUVELLE INSTRUCTION PRATIQUE SUR LE MAGNÉTISME,

Fondée sur 30 années d'expérience et d'observations,

Par M. le baron DU POTET,

1851, 2ᵉ édition, 1 vol. grand in-18, avec 2 fig. — Prix : 3 fr. 50 c.

DU POTET. Essai sur l'enseignement philosophique du magnétisme. 1845, 1 vol. in-8.   8 fr.

DU POTET. Le magnétisme opposé à la médecine. Mémoire pour servir à l'histoire du magnétisme en France et en Angleterre. 1840, 1 vol. in-8. 6 fr.

LEÇONS ORALES
DE CLINIQUE CHIRURGICALE,
FAITES A L'HOTEL-DIEU DE PARIS,
PAR LE BARON DUPUYTREN,
Chirurgien en chef:
RECUEILLIES ET PUBLIÉES
Par MM. les docteurs BRIERRE DE BOISMONT et MARX.
Seconde édition entièrement refondue, 1839.
6 vol. in-8. — Prix : 50 fr.

DESPINE père. De l'emploi du magnétisme animal, des eaux minérales, etc., dans le traitement des maladies nerveuses, avec une observation très curieuse de guérison de névropathie. 1840, 1 vol. in-8.   7 fr.

DESPRETZ. Traité élémentaire de physique (*ouvrage adopté par le conseil de l'instruction publique* pour l'enseignement dans les établissements de l'Université). 1836, 4ᵉ édit. 1 fort vol. in-8, et 17 pl., br.   10 fr.

DEZEIMERIS. Lettres sur l'histoire de la médecine et sur la nécessité de l'enseignement de cette science, suivies de fragments sur l'histoire de la chirurgie, *amputation, bronchotomie, anévrismes, fractures en général*. 1838, 1 vol. in-8.   7 fr.

DOROSZKO. Recherches sur l'homœopathie. 1839. 1 vol. in-8.   6 fr.

DRAPIEZ. Dictionnaire classique des sciences naturelles, contenant un choix des meilleurs articles puisés dans tous les dictionnaires qui ont traité des sciences; augmenté des travaux et découvertes effectués depuis leur publication. 10 vol. grand in-8, imprimés à deux colonnes (contenant la matière de 72 volumes in-8), ornés de 200 planches en taille-douce et coloriées. Bruxelles, 1837 à 1845.   150 fr.

DROUOT. Précis de médecine rationnelle et de thérapeutique endermique et spécifique. 1850, 1 vol. in-8.   6 fr.

DUBOIS. Matière médicale indigène, ou Histoire des plantes médicinales qui croissent spontanément en France et en Belgique (ouvrage couronné par la Société de médecine de Marseille, en réponse à cette question : *Des ressources que la flore médicale indigène présente aux médecins de campagne?*) 1848. 1 vol. in-8.   7 fr.

DUBOIS (d'Amiens). Philosophie médicale; Examen des doctrines de Cabanis et de Gall. 1845. 1 vol. in-8, br.   5 fr.

DUPARCQUE. Traité des maladies de la matrice; par F. DUPARCQUE, docteur en médecine, ancien interne des hôpitaux de Paris. 1839, 2 vol. in-8, 2ᵉ édition.   12 fr.

DUBOUCHET. Traité sur le catarrhe utérin, ou les flueurs blanches ; de leurs causes, de leurs effets, de leur traitement. 1825, 1 vol. in-8.   4 fr. 50 c.

DUBOUCHET. Maladies des voies urinaires et des organes de la génération, contenant les rétentions d'urine, les rétrécissements de l'urètre, les maladies de la glande prostate, de la vessie, des testicules, des vésicules séminales et des conduits spermatiques, des reins et des uretères; la stérilité et l'impuissance; le diabète sucré ou glucosurie; la gravelle et les calculs de la vessie. 10ᵉ édit., 1851, 1 vol. in-8.   5 fr.

DURINGE. De l'homœopathie, ses avantages et ses dangers. 1834, 1 vol. in-8,   4 fr. 50 c.

TRAITÉ PRATIQUE

DES MALADIES DES VIEILLARDS
PAR M. DURAND-FARDEL,

Docteur en médecine de la Faculté de Paris, ancien interne de la Salpêtrière, membre correspondant
et lauréat de l'Académie impériale de médecine, etc.

1853. — 1 vol. in-8 de 750 pages. — 9 fr.

DURAND-FARDEL. Traité du ramollissement du cerveau. 1843, 1 vol.
in-8. 7 fr.

DURAND-FARDEL. Des eaux de Vichy, considérées sous les rapports clinique
et thérapeutique, spécialement dans les maladies des organes de la digestion
et dans le traitement de la goutte. 1851, 1 vol. in-8. 3 fr. 50 c.

DUPEAU. Lettres physiologiques et morales sur le magnétisme animal, contenant l'exposé critique des expériences les plus récentes et une nouvelle
théorie sur les causes, les phénomènes et les applications à la médecine.
1826, 1 vol. in-8, br. 3 fr. 50 c.

ETOC-DEMAZY. Recherches statistiques sur le suicide, appliquées à l'hygiène
publique et à la médecine légale. 1844. 1 vol. in-8. 4 fr. 50 c.

FABRE. Le magnétisme animal, satire; 3e édit. 1838, in-4. 75 c.

FAURE. Observations sur l'iris, sur les pupilles artificielles et sur la kérato-
nyxis. 1819, in-8. 1 fr. 50 c.

FAVROT. Études sur les maladies des femmes, qu'on observe le plus fréquemment dans la pratique. 1840, 1 vol. in-8. 6 fr.

FERMOND. Mémoire sur la conservation et la reproduction des sangsues. 1851,
in-8. br. 1 fr. 25 c.

FERRUS. Des prisonniers, de l'emprisonnement et des prisons. 1850. 1 vol.
in-8. 7 fr.

FERRUS. De l'expatriation pénitentiaire pour faire suite à l'ouvrage précédent. 1853. 1 vol. in-8. 3 fr.

FILHOS. De la cautérisation du col de l'utérus avec le caustique solidifié de
potasse et de chaux. 1847, in-8. 1 fr. 50 c.

FLORIO. Description historique, théorique et pratique de l'ophthalmie purulente, observée de 1835 à 1839 dans l'hôpital militaire de Saint-Pétersbourg.
1841, 1 vol. in-8, avec 22 fig. col. 6 fr.

FLOURENS. Cours sur la génération, l'ovologie et l'embryologie, fait en 1836
au Muséum d'histoire naturelle, recueilli et publié par M. Deschamps, aide-
naturaliste au Muséum. 1 vol. in-4, avec 10 pl. 6 fr.

FONTANA. Maladies qui attaquent les Européens dans les pays chauds et dans
les longues navigations, trad. de l'italien par MM. VENISSAT et KÉRAUDREN.
1818. 1 vol. in-8. 3 fr. 50 c.

MANUEL PRATIQUE

DE PHRÉNOLOGIE,
OU PHYSIOLOGIE DU CERVEAU,

D'APRÈS LES DOCTRINES DE GALL, SPURZHEIM, COMBE, ETC.,

Par M. le docteur J. FOSSATI,

Président de la Société phrénologique de Paris.

1845. 1 vol. gr. in-18 de 624 pages, avec 43 portraits et figures. — 6 fr.

TRAITÉ DE MATIÈRE MÉDICALE
ET DE
THÉRAPEUTIQUE,
APPLIQUÉE A CHAQUE MALADIE EN PARTICULIER.
Par M. le docteur FOY,
Pharmacien en chef de l'hôpital Saint-Louis.
2 vol. in-8, de 1,456 pages. — Prix : 14 fr.

FOY. Choléra-morbus. Premiers secours à donner aux cholériques avant l'arrivée du médecin. 1849, 1 vol. in-18. 1 fr. 25 c.

FOY. Formulaire des médecins praticiens, contenant : 1° les formules des hôpitaux civils et militaires, français et étrangers ; 2° l'examen et l'interrogation des malades ; 3° un mémorial raisonné de thérapeutique ; 4° les secours à donner aux empoisonnés et aux asphyxiés ; 5° la classification des médicaments, d'après leurs effets thérapeutiques ; 6° un tableau des substances incompatibles ; 7° l'art de formuler. 4° édition, augmentée d'un supplément pour les médicaments nouveaux et les formules nouvelles, et d'une table alphabétique des auteurs et des matières. 1844. 1 vol. in-18. 3 fr. 50 c.

FOY. Manuel d'hygiène publique et privée, ou Histoire des moyens propres à conserver la santé et à perfectionner le physique et le moral de l'homme. 1845, 1 vol. grand in-18. 4 fr. 50 c.

FOTHERGILL. Remarques sur l'hydrocéphale interne, ou hydropisie des ventricules du cerveau, trad. de l'anglais. 1807, in-8. 1 fr. 25 c.

FOULHIOUX. Recherches sur la nature et le traitement de la danse de Saint-Guy. 1847, in-8, br. 2 fr.

FOURCAULT. Nouveaux principes de physiologie, ou Lois de l'organisme considérées dans leurs rapports avec les lois physiques et chimiques. 1844, 2 vol. in-8, br. 12 fr.

FOURCAULT. Causes générales des maladies chroniques, spécialement de la phthisie pulmonaire, et moyens de les prévenir. 1844, 1 vol. in-8. 7 fr.

FOURCROY. Entomologia parisiensis, sive Catalogus insectorum quæ in agro parisiensi reperiuntur, secundum methodum Geoffræanum in sectiones, genera et species distributus, cui addita sunt nomina trivialia et fere trecentæ novæ species. 1785, in-18, br. 3 fr.

FOISSAC. Rapports et discussions de l'Académie royale de médecine sur le magnétisme animal. 1833, 1 vol. in-8. 7 fr. 50 c.

FOVILLE. Déformation du crâne résultant de la méthode la plus générale de couvrir la tête des enfants. 1834, in-8 de 74 pag., avec 12 fig. 2 fr. 50 c.

GAIRAL. Médecine opératoire pour l'amputation partielle de la main. 1833, in-8, fig. 1 fr. 25 c.

GAIRAL. Du strabisme proprement dit, ou Vue louche, de ses causes et de son traitement curatif. 1840, in-8, br. 2 fr. 50 c.

GAIRAL. Recherches sur la surdité, considérée sous le rapport de ses causes et de son traitement, et méthode nouvelle pour la cautérisation de la trompe d'Eustache. 1836, in-8. 1 fr. 50 c.

GAUDET. Recherches sur l'usage et les effets hygiéniques et thérapeutiques des bains de mer. 3° édit., 1844, 1 vol. in-8. 6 fr.

TRAITÉ PRATIQUE

DU

MAGNÉTISME ET DU SOMNAMBULISME ,

OU

RÉSUMÉ DE TOUS LES PRINCIPES ET PROCÉDÉS DU MAGNÉTISME ,

Avec la théorie et la définition du somnambulisme ,

la description du caractère et des facultés des somnambules, et les règles de leur direction,

PAR M. AUBIN GAUTHIER.

1845. Un volume in-8 de 766 pages. — Prix ; 7 fr.

GAUTHIER (Aubin). Histoire du somnambulisme chez tous les peuples, sous les noms divers d'*extase*, *songes*, *oracles*, et *visions*; examen des doctrines théoriques et philosophiques de l'antiquité et des temps modernes, sur ses causes, ses effets, ses abus, ses avantages, et l'utilité de son concours avec la médecine. 1842, 2 vol. in-8. 10 fr.

GAMA. Proposition d'un projet de loi pour la création : 1° d'un directeur des hôpitaux militaires avec ses divisions et dépendances ; 2° d'un nouveau corps des médecins militaires. 1846 , 1 vol. in-8. 4 fr. 50 c.

GAMA. Traité des plaies de tête et de l'encéphalite, principalement de celle qui leur est consécutive; ouvrage dans lequel sont discutées plusieurs questions relatives aux fonctions du système nerveux en général. 2° édition, augmentée. 1835, 1 vol. in-8. 8 fr.

GAUSSAIL. De la fièvre typhoïde, de sa nature et de son traitement. Paris, 1839, in-8. br. 3 fr. 50 c.

GAY-LUSSAC. Cours de chimie professé à la Faculté des sciences, comprenant l'histoire des sels, la chimie végétale et animale. 1833, 2 vol. in-8. 15 fr.

GELEZ. Histoire générale des membranes séreuses et synoviales des bourses muqueuses, des kystes, sous le rapport de leur structure, de leurs fonctions, de leurs affections et de leur traitement. 1845, 1 vol. in-8. 6 fr.

GELY. Recherches sur l'emploi d'un nouveau procédé de suture contre les divisions de l'intestin, et sur la possibilité de l'adossement de cet organe avec lui-même dans certaines blessures. 1844, in-8, avec 21 fig. 2 fr. 50 c.

GENDRIN. Traité philosophique de médecine pratique. 3 vol. in-8. 21 fr.

GENDRIN. De l'influence des âges sur les maladies. (Thèse de concours pour la chaire de pathologie interne). 1840, in-8. 2 fr.

GENDRIN. Histoire anatomique des inflammations. 1826, 2 vol. in-8, br. 16 fr.

GEOFFROY-SAINT-HILAIRE. Histoire naturelle des mammifères, comprenant quelques vues préliminaires de l'histoire naturelle, et l'histoire des singes, des makis, des chauves-souris et de la taupe. 1834, 1 vol. in-8. 8 fr.

GEORGII. Kinésithérapie, ou Traitement des maladies par le mouvement, d'après le système de Ling, et suivi d'un abrégé de l'éducation physique des enfants. 1847, in-8, br. 2 fr.

GIBERT. Traité pratique des maladies de la peau, enrichi d'observations et de notes nombreuses puisées dans les cliniques de l'hôpital Saint-Louis, par C.-M. Gibert, médecin dudit hôpital. 1840, 2° édit., 1 vol. in-8. 6 fr.

GIBERT. Manuel des maladies vénériennes. 1837, 1 vol. gr. in-18. 6 fr.

GIBERT. Remarques pratiques sur les ulcérations du col de la matrice, et sur l'abus du speculum uteri. 1837, in-8, fig. col. 1 fr. 50 c.

COURS THÉORIQUE ET CLINIQUE

DE

PATHOLOGIE INTERNE

ET DE

THÉRAPIE MÉDICALE,

Par GINTRAC,

Professeur de Clinique interne et Directeur de l'École de Médecine de Bordeaux, etc.

1855. 3 vol. in-8. (*Sous presse*.)

GINTRAC. Mémoires et observations de médecine clinique et d'anatomie pathologique. Bordeaux, 1850, 1 vol. in-8, fig. **4 fr.**

GINTRAC. Observations et recherches sur la cyanose ou maladie bleue. Paris, 1824, 1 vol. in-8. **4 fr.**

GINTRAC. De l'influence de l'hérédité sur la production de la surexcitation nerveuse, sur les maladies qui en résultent, et des moyens de les guérir (ouvrage couronné par l'Académie royale de médecine, extrait du tome XI de ses mémoires). 1845, in-4. **4 fr. 50 c.**

GINTRAC (Henri). Essai sur les tumeurs solides intrathoraciques. 1845, in-4, br. **1 fr. 50 c.**

GINTRAC (Henri). Études sur les effets thérapeutiques du tartre stibié à haute dose (Mémoire couronné par l'Académie nationale de médecine). 1851, 1 vol. in-8. **3 fr. 50 c.**

GIRAUDEAU DE SAINT-GERVAIS. Guide pratique pour l'étude et le traitement des maladies de la peau. 1842, 1 vol. in-8, avec 50 fig. col. **6 fr.**

GIRAUDEAU DE SAINT-GERVAIS. Traité des maladies syphilitiques, ou Étude comparée des principales méthodes qui ont été mises en usage pour guérir les affections vénériennes, suivi de réflexions pratiques sur les dangers du mercure et sur l'insuffisance des antiphlogistiques, avec des considérations sur la prostitution. 2ᵉ édition, 1841, 1 vol. in-8, avec 25 fig. col. **6 fr.**

GODINE. Éléments d'hygiène vétérinaire, suivis de recherches sur la morve, le cornage, la pousse et la cautérisation. 1815. 1 vol. in-8. **3 fr. 50 c.**

GODIER. Mémoire sur un nouvel appareil pour le traitement des fractures du col du fémur. 1855, in-8, avec 14 fig. **1 fr. 50 c.**

GOYRAND. Mémoire sur la fracture par contre-coup de l'extrémité inférieure du radius. 1836, in-8, avec 14 fig. **1 fr. 50 c.**

GRAS (Albin). Description des mollusques fluviatiles et terrestres de la France, et particulièrement du départ. de l'Isère. 1846, 1 vol. in-8, avec fig. **5 fr.**

GRODDECK. De la maladie démocratique, nouvelle espèce de folie, traduit de l'allemand. 1850, in-8, de 64 pag. **1 fr. 25 c.**

GUÉPIN. Études d'oculistique, contenant l'application de la méthode abortive au traitement de toutes les ophthalmies aiguës, les contusions de l'œil, les taches de la cornée, l'iris, etc. 1845, 1 vol. in-8, fig. **3 fr. 50**

GUERBOIS. Des complications des plaies après les opérations, contenant le tétanos, la commotion, la douleur, la phlébite, l'érysipèle. 1836, in-8. **2 fr. 50 c.**

GUILLOT (Nathalis). La lésion, la maladie (*Concours de pathologie médicale*). 1851, in-8. **2 fr. 50 c.**

MANUEL DES ACCOUCHEMENTS,

ET DES MALADIES

DES FEMMES GROSSES ET ACCOUCHÉES,

contenant

LES SOINS A DONNER AUX NOUVEAUX-NÉS;

Par M. le docteur JACQUEMIER,

Ancien interne de la maison d'accouchement de Paris.

1846. 2 vol. gr. in-18 de 1,520 pag., avec 65 fig. dans le texte. — Prix : 9 fr.

JACQUEMIER. Recherches d'anatomie, de physiologie et de pathologie sur l'utérus humain pendant la gestation, et sur l'utérus utéro-placentaire, pour servir à l'histoire des hémorrhagies utérines, du part prématuré et abortif. 1839, in-8, br.   **2 fr.**

JACQUEMIER. Développement de l'œuf humain. 1851, in-8.   **1 fr. 25 c.**

JACQUEMIER. Voyez NAEGELÉ.

GUISLAIN (J.). Traité sur l'aliénation mentale et sur les hospices des aliénés (ouvrage couronné par la Commission de surveillance médicale du Nord-Hollande). Amsterdam, 1826, 2 vol. in-8, avec 12 pl.   **50 fr.**

HALLER. Auctarium ad elementa physiologiæ corporis humani. Lausannæ, 1782, 4 fascicules in-4.   **15 fr.**

HAMILTON. Observations sur les avantages et l'emploi des purgatifs dans plusieurs maladies, traduit de l'anglais par le docteur LAFISSE. 1825, 1 vol. in-8, br.   **3 fr. 50 c.**

HÉBERT. Des substances alimentaires et des moyens d'en régler le choix et l'usage pour conserver la santé, pour favoriser la guérison des maladies de longue durée, et pour tirer parti de l'influence que l'alimentation peut exercer sur le caractère, l'intelligence, les passions, etc. 1842, 1 vol. in-8.   **5 fr.**

HENRY. Manuel d'analyse chimique des eaux minérales médicinales et destinées à l'économie domestique. 1825. 1 vol. in-8.   **3 fr. 50 c.**

HERNANDEZ. Essai sur le typhus, ou sur les fièvres maligne, putride, bilieuse, muqueuse, jaune, la peste, etc. 1816, 1 vol. in-8.   **6 fr.**

HILDENBRAND. Manuel de clinique médicale, ou Principes de clinique interne, trad. du latin et augmenté d'une préface, de notes historiques, critiques, dogmatiques et pratiques, par M. G. DUPRÉ, professeur de la Faculté de médecine de Montpellier. 1849, 1 vol. in-12.   **3 fr. 50 c.**

MANUEL

DE MÉDECINE PRATIQUE,

Fruit d'une Expérience de 50 ans;

SUIVI DE CONSIDÉRATIONS PRATIQUES

SUR LA SAIGNÉE, L'OPIUM ET LES VOMITIFS,

Par C.-G. HUFELAND,

Premier médecin du roi de Prusse.

Traduit de l'allemand par A.-J.-L. JOURDAN,

Membre de l'Académie nationale de médecine.

2e édition corrigée et augmentée d'un Mémoire sur les Fièvres nerveuses.

1848. 1 vol. in-8 de 750 pag. — Prix : 8 fr.

NOUVEAU TRAITÉ ÉLÉMENTAIRE
D'ANATOMIE DESCRIPTIVE
ET DE PRÉPARATIONS ANATOMIQUES,
Par A. JAMAIN,
Docteur en médecine de la Faculté de Paris, ancien interne des hôpitaux,
membre de la Société anatomique, etc.

SUIVI
D'UN PRÉCIS D'EMBRYOLOGIE
PAR M. VERNEUIL,
Prosecteur de la Faculté de médecine de Paris, etc.

1853, 1 vol. gr. in-18 de 900 pages, avec 146 fig. dans le texte. Prix : 12 fr.

JAMAIN. Manuel de petite chirurgie, contenant les pansements, les bandages, les appareils de fractures, les pessaires, les bandages herniaires, les ponctions, la vaccination, les incisions, la saignée, les ventouses, le phlegmon, les abcès, les plaies, les brûlures, les ulcères, le cathétérisme, l'extraction des dents, les agents anesthésiques. 1853, 1 vol. gr. in-18 avec 189 figures.

6 fr.

JAMAIN. Manuel de pathologie et de clinique chirurgicales. 1853. 1 vol. grand in-18.   6 fr.

JAMAIN. De l'extrophie ou Extroversion de la vessie. (Thèse de doctorat.) 1845, in-4, br.   1 fr. 50 c.

JAMAIN et WAHU. Annuaire de médecine et de chirurgie pratiques pour 1853 ; résumé des travaux pratiques les plus importants publiés en France et à l'étranger pendant 1852. 1 vol. gr. in-32.   1 fr. 25 c.

HIPPOCRATE. Aphorismes, comprenant le serment, les maximes d'hygiène et de pathologie, les pronostics, la diététique, la thérapeutique et la gynécologie, tirés des documents de la Bibliothèque du roi, par MM. QUINOT et WAHU, médecins des hôpitaux militaires de Paris. 1843, 1 vol. in-32, br. 1 fr. 50 c.

IMBERT. Traité pratique des maladies des femmes, par F. IMBERT, ex-chirurgien en chef de la Charité de Lyon. 1840, 1 vol. in-8.   6 fr.

JAMES (Constantin). Études sur l'hydrothérapie. 1846, in-8, br.   3 fr.

JARJAVAY. Des opérations applicables aux corps fibreux de l'utérus (*concours de médecine opératoire.*) 1850, in-8 de 90 p., avec 10 fig. 3 fr. 50 c.

JARJAVAY. De l'influence des efforts sur la production des maladies chirurgicales. 1847, in-8 de 72 pages.   2 fr.

JOBERT (de Lamballe). Traité théorique et pratique des maladies chirurgicales du canal intestinal. 1829, 2 vol. in-8.   12 fr.

JOBERT (de Lamballe). Plaies d'armes à feu, mémoire sur la cautérisation, et description du spéculum à bascule. 1853, 1 vol. in-8, avec 2 fig. 7 fr. 50 c.

JOSAT. De la tympanite, de ses complications et de son traitement. 1840, in-4, br.   2 fr. 50 c.

JULIA DE FONTENELLE. Recherches médico-légales sur l'incertitude des signes de la mort, les dangers d'inhumations précipitées, les moyens de constater les décès et de rappeler à la vie ceux qui sont en état de mort apparente. 1834, 1 vol. in-8.   3 fr. 50 c.

LACROIX (É.). Des érysipèles. 1847, in-4, br.   1 fr. 50 c.

TRAITÉ PRATIQUE

DES

MALADIES DE L'OREILLE,

PAR M. LE DOCTEUR KRAMER;

TRADUIT DE L'ALLEMAND, AVEC DES NOTES,

Par M. le docteur MÉNIÈRE,

Médecin de l'institution nationale des Sourds-Muets de Paris.

1848. 1 vol. in-8 de 544 pages, avec 5 fig. — 7 fr.

LACROIX (E.). Antéversion et rétroversion de l'utérus. 1844, in-8.   3 fr. 50 c.

LACROIX (E.). Plaies pénétrantes des articulations. 1839, in-4, br.   2 fr.

LAFONT-GOUZI. Du magnétisme animal, considéré sous le rapport de l'hygiène, de la médecine légale et de la thérapeutique. 1839, in-8, br.   3 fr.

LAFONTAINE. L'art de magnétiser, ou le Magnétisme animal, considéré dans ses rapports avec la théorie, la pratique, et son emploi thérapeutique. 1852. 2e édit., 1 vol. in-8, fig.   5 fr.

LAMARCK (J.-B.-P.-A.). Système analytique des connaissances positives de l'homme, restreintes à celles qui proviennent directement ou indirectement de l'observation. 1830, 1 vol. in-8, br.   6 fr.

LAMARCK (J.-B.-P.-A.). Philosophie zoologique, ou Exposition des considérations relatives à l'histoire naturelle des animaux ; à la diversité de leur organisation et des facultés qu'ils en obtiennent, aux causes physiques qui maintiennent en eux la vie et donnent lieu aux mouvements qu'ils exécutent; enfin à celles qui produisent, les unes le sentiment, et les autres l'intelligence de ceux qui en sont doués. 1830, 2 vol. in-8.   12 fr.

LATERRADE. Code expliqué des pharmaciens, ou Commentaire sur les lois et la jurisprudence en matière pharmaceutique. 1834, 1 vol. in-18.   3 fr. 50 c.

LEFÈVRE. De l'asthme, recherches sur la nature, les causes et le traitement de cette maladie. 1847, in-8.   2 fr. 50

LE MAGNÉTISME traduit en Cour d'assises. Acquittement. Remarquable plaidoirie de Me Ch. Ledru. 1843, in 8, br.   2 fr. 50 c.

LANDOUZY. Traité complet de l'hystérie (ouvrage couronné par l'Académie royale de médecine). 1846, 1 vol. in-8.   7 fr.

LARTIGUE. De l'angine de poitrine (ouvrage couronné par la Société royale de médecine de Bordeaux). 1846, 1 vol. in-12.   2 fr. 50 c.

LARTIGUE. Du traitement de la goutte par les pilules de Lartigue, et de leur emploi dans le rhumatisme. 1830, 1 vol. in-18.   1 fr. 50 c.

LATOUR (Amédée). Du traitement préservatif et curatif de la phthisie pulmonaire. 1840, in-8, br.   3 fr.

LATOUR (Amédée). Voyez ANDRAL.

LAUGIER. Des cals difformes et des opérations qu'ils réclament (thèse de concours). 1841, in-8, fig., br.   2 fr. 50 c.

LAUGIER. Des rétrécissements de l'urètre et de leur traitement (Thèse de Concours). Paris, 1856, in-4. br.   2 fr. 50 c.

LEGOUAS. Nouveaux principes de chirurgie, ou Éléments de zoonomie, d'anatomie et de physiologie, d'hygiène, de pathologie générale, de pathologie chirurgicale, de matière médicale et de médecine opératoire. 6e édit. 1836. 1 vol. in-8.   3 fr. 50 c.

DICTIONNAIRE GÉNÉRAL
DE MÉDECINE ET DE CHIRURGIE
VÉTÉRINAIRES,
ET DES SCIENCES QUI S'Y RATTACHENT,

Anatomie, Physiologie, Pathologie, Chirurgie, Physique, Chimie, Botanique,
Matière médicale, Pharmacie, Économie agricole, etc.,

Par MM. LECOQ, REY, TISSERANT, TABOURIN,
Professeurs à l'École nationale vétérinaire de Lyon.

1850, 1 vol. gr. in-8 de 1,160 pages à deux colonnes. — 15 fr.

LEGRAND. De l'analogie et des différences entre les tubercules et les scrofules. (*Ouvrage honorablement mentionné par l'Académie de médecine*). 1849, 1 vol. in-8. **5 fr.**

— De l'action des préparations d'or sur notre économie et plus spécialement sur les organes de la digestion et de la nutrition. 1849, in-8, br. **2 fr.**

LEMBERT. Essai sur la méthode endermique (lu à l'Académie royale des sciences). Paris, 1828, in-8, br. **2 fr.**

LEPELLETIER (de la Sarthe). Traité de l'érysipèle et des différentes variétés qu'il peut offrir; renfermant toutes les opinions des auteurs sur cette maladie, etc. 1836, 1 vol. in-8. **4 fr. 50 c.**

LEPELLETIER (de la Sarthe). Des hémorrhoïdes et de la chute du rectum. Paris, 1834, 1 vol. in-8. **3 fr. 50 c.**

LEPELLETIER (de la Sarthe). Traité complet sur la maladie scrofuleuse et les différentes variétés qu'elle peut offrir. 1830, 1 vol. in-8, br. **7 fr.**

LEPELLETIER (de la Sarthe). De l'emploi du tartre stibié à haute dose, dans le traitement des maladies en général, dans celui de la pneumonie et du rhumatisme en particulier. 1833, in-8. **3 fr. 50 c.**

LEREBOURS. Avis aux mères qui veulent nourrir leurs enfants. 5e édition corrigée. An VII, 1 vol. in-18. **1 fr. 50 c.**

LEURET et LASSAIGNE. Recherches physiologiques et chimiques pour servir à l'histoire de la digestion. 1825, 1 vol. in-8. **5 fr. 50 c.**

LÉVEILLÉ. Histoire de la folie des ivrognes. 1830. 1 vol. in-8. **6 fr.**

LISFRANC. Maladies de l'utérus, d'après les leçons cliniques faites à l'hôpital de la Pitié, par M. le Docteur PAULY. Paris, 1836, 1 vol. in-8, br. **6 fr.**

LIPPI (Regulus). Illustrazioni fisiologiche et patologiche del systema linfatico chilifero mediante la scoperta di un gran numero di communicazioni di esso col venoso. 1825, 1 vol. in-4 et atlas de fig. in-fol. **22 fr.**

LOUBERT (abbé). Le magnétisme et le somnambulisme devant les Corps savants, la Cour de Rome et les Théologiens. 1844. 1 vol. in-8. **7 fr.**

LUBANSKI. Manuel de l'hydrothérapie. 1852, 1 vol. in-18. **1 fr. 50 c.**

LUBANSKI. Études pratiques sur l'hydrothérapie, d'après les observations recueillies à l'établissement de Pont-à-Mousson. 1847, 1 fort vol. in-8. **6 fr.**

LUSARDI. Ophthalmie contagieuse. 1831, in-8. **2 fr. 50 c.**

— Essai physiolog. sur l'iris, la rétine et les nerfs de l'œil. 1831, in-8. **2 fr. 50 c.**

MACARIO. Traitement moral de la folie. 1843, in-4. **1 fr. 50 c.**

MAGENDIE. Formulaire pour la préparation et l'emploi de plusieurs nouveaux médicaments. 1836. 9e édit. 1 vol. in-12, br. **3 fr. 50 c.**

TRAITÉ COMPLET
DE L'ART DU DENTISTE,
D'APRÈS L'ÉTAT ACTUEL DES CONNAISSANCES,
PAR F. MAURY,
Dentiste de l'École polytechnique.

3ᵉ édition mise au courant de la science, avec des notes, par P. Gresset.

1841, 1 vol. in-8 et atlas in-8 de 42 planches représentant 407 fig. Prix 12 fr.

MAHON. Médecine légale et police médicale, avec des notes par Fautrel. 1811, 3 vol in-8, br. 7 fr.

MAISONABE. Orthopédie clinique sur les difformités dans l'espèce humaine, accompagnée de mémoires et de dissertations. 1834, 2 vol. in-8, 30 planches. 14 fr.

MAISONNEUVE. Des opérations applicables aux maladies de l'ovaire (*Concours de médecine opératoire*). 1850, in-4. 3 fr. 50 c.

MALATIER. Du médecin de la folie et de la société. 1847, in-4, br. 4 fr. 50 c.

MALGAIGNE. Du traitement des grands emphysèmes traumatiques. 1842, in-8, br. 1 fr.

MALGAIGNE. Mémoire sur un nouveau moyen de prévenir l'inflammation après les grandes lésions traumatiques, et spécialement après les opérations chirurgicales. 1841, in-8, br. 1 fr. 50 c.

MALGAIGNE. Ponction dans l'hydrocéphale chronique. 1840, in-8, br. 50 c.

MALGAIGNE. Recherches historiques et pratiques sur les appareils dans le traitement des fractures. 1841, in-8, br. 5 fr.

MALGAIGNE. Mémoire sur la détermination des diverses espèces de luxations de la rotule, leurs signes et leur traitement. 1836, in-8. 2 fr.

MALGAIGNE. Études statistiques sur les luxations. 1841, in-8. 1 fr. 25 c.

MALGAIGNE. De quelques dangers du traitement ordinaire des fractures du col du fémur. 1841, in-8. 75 c.

MALGAIGNE. Études statistiques sur les étranglements herniaires et sur l'opération de la hernie étranglée. 1842, in-8, br. 1 fr. 25 c.

MALGAIGNE. Recherches statistiques sur la fréquence des hernies. 1840, in-8, br., fig. 2 fr.

MALGAIGNE. Des tumeurs du cordon spermatique (thèse de concours de clinique chirurgicale). 1848. in-8. 2 fr. 50 c.

MANEC. Anatomie analytique, nerf grand sympathique; feuille gr. in-fol., dessinée par Jacob. 1856, 3ᵉ éd., fig. noir. 6 fr. 50 c. Fig. col. 15 fr.

MANEC. Recherches anatomico-pathologiques sur la hernie crurale. Paris, 1826, in-4, fig. br. 2 fr. 50 c.

MAUNOURY et SALMON. Manuel de l'art des accouchements, précédé d'une description abrégée des fonctions et des organes du corps humain, et suivi d'un exposé sommaire des opérations de petite chirurgie les plus usitées, *à l'usage des élèves sages-femmes qui suivent les cours départementaux.* 1850, 1 vol. in-8, avec 32 fig. 7 fr.

MARTIN (Ferdinand). Essai sur les appareils prothétiques des membres inférieurs. 1850. 1 vol. in-8, avec 28 pl. 5 fr.

ATLAS DE 60 PLANCHES

SUR

L'ART DES ACCOUCHEMENTS,

PAR F.-J. MOREAU,

Professeur d'accouchements, des maladies des femmes et des enfants à la Faculté
de médecine de Paris, médecin de la maison d'accouchement (Maternité).

Ces planches, exécutées d'après nature, par M. EMILE BEAU, sur les préparations anatomiques du docteur JACQUEMIER, ancien interne de la maison d'accouchement de Paris, sont destinées à servir de complément à tous les Traités d'accouchements.

NOUVEAU TIRAGE.

PRIX DE L'ATLAS COMPLET ET CARTONNÉ :

Avec fig. noires, 25 fr. | Avec fig. coloriées, 60 fr.

Le même Atlas, avec le *Traité pratique des accouchements*, de M. le professeur MOREAU. 2 vol. in-8, fig. noires, 30 fr., et fig. color., 65 fr.

On vend séparément :

TRAITÉ PRATIQUE DES ACCOUCHEMENTS,

Par M. le professeur MOREAU,

Suivi : 1° De considérations sur les perforations du périnée et sur le passage de l'enfant à travers cette partie;

2° D'une observation très curieuse sur un cas d'accouchement difficile par la présence d'une tumeur dans l'excavation du bassin. 1841 , 2 vol. in-8.   8 fr.

MOREAU. Novisimas demostraciones acerca del arte de LOS PARTOS. Obra que sirve de complemento a todo los tratados de partos, y que contiene 60 hermosas laminas en folio, con un testo explicativo. *Traduccion Castellana* por D. ANTONIO SANCHEZ DE BUSTAMENTE. 1846, figures noires.   60 fr.
Fig. coloriées.   120 fr.

MOREAU. Manuel des sages-femmes, contenant la saignée, l'application des ventouses, la vaccine, la description et l'usage des instruments relatifs aux accouchements avec des notes sur plusieurs parties des accouchements (*pour sércir de complément aux Principes d'accouchements* de Baudelocque). 1839. 1 vol. in-12, avec fig.   2 fr.

MARTIN (V). Manuel d'hygiène à l'usage des Européens qui viennent s'établir en Algérie. 1847, 1 vol. in-8.   3 fr. 50 c.

MARTIN ET FOLEY. De l'acclimatement et de la colonisation en Algérie au point de vue de la statistique. 1848, in-8.   1 fr. 25 c.

MARTIN ET FOLEY. Histoire statistique de la colonisation algérienne au point de vue du peuplement et de l'hygiène. 1851, 1 vol. in-8.   6 fr.

MARTINET. Manuel de clinique médicale, contenant la manière d'observer en médecine; les divers moyens d'explorer les maladies de la tête, de la poitrine, de l'abdomen, etc., 3° édition. 1837, 1 vol. in-18, br. 4 fr. 50 c.

MARTINET. Traité élémentaire de thérapeutique médicale, suivi d'un Formulaire, etc. 1 vol. in-8. 1837.   6 fr.

ÉLÉMENTS
DE PATHOLOGIE CHIRURGICALE,
Par A. NÉLATON,
Professeur de clinique chirurgicale à la Faculté de médecine de Paris.
1844-53. 3 volumes in-8. — Prix : 25 fr.

NÉLATON. Parallèle des divers modes opératoires dans le traitement de la cataracte (Thèse de concours pour la chaire d'opérations) ; 1850, in-8. 2 fr. 50 c.

NÉLATON. De l'influence de la position dans les maladies chirurgicales (*Concours de clinique chirurg.*). 1851, in-8, br.   2 fr. 50 c.

MÉDECINE, CHIRURGIE ET PHARMACIE DES PAUVRES, contenant les premiers secours à donner aux empoisonnés et aux asphyxiés, et les remèdes faciles à préparer et peu chers pour le traitement de toutes les maladies. Nouvelle édition refondue. 1839, 1 vol. grand in-18.   2 fr. 50 c.

MENIÈRE. Traité des maladies de l'oreille. (Voy. KRAMER).

MÉRAT. Nouvelle flore des environs de Paris, suivant la méthode naturelle, avec l'indication des vertus des plantes usitées en médecine. 4e édit. 1836. 2 vol. in-18.   7 fr.

MÉRAT. Traité de la colique métallique, vulgairement appelée colique des peintres, des plombiers, de Poitou, etc. 2e édit. 1812. 1 vol. in-8. 3 fr. 50 c.

MERCÉ. Manœuvre simplifiée des accouchements artificiels ou contre nature que l'on termine à l'aide de la main et du forceps, précédée du mécanisme raisonné de l'accouchement naturel, et suivie de la délivrance avec les indications pratiques. 1848, 1 vol. in-8.   4 fr. 50 c.

MESMER. Mémoires et Aphorismes sur le magnétisme animal, suivis des procédés d'ESLON. Nouvelle édition avec des notes, par J.-J.-A. RICARD. 1846, 1 vol. in-18, br.   2 fr. 50 c.

MICHON. Des tumeurs synoviales de la partie inférieure de l'avant-bras, de la face palmaire du poignet et de la main (*Concours de clinique chirurg.*). 1851, 1 vol. in-8, 13 fig.   3 fr. 50 c.

MITSCHERLICH. Éléments de chimie; traduit de l'allemand sur la dernière édition, par L. VALÉRIUS. 1840, 3 vol. in-8.   18 fr.

MOST. La Guérison de l'épilepsie, par un nouveau procédé puissant, efficace et peu coûteux, appuyée par de nombreux exemples rapportés, traduit de l'allemand. 1825, in-8, br.   2 fr.

MOULINIÉ. Considérations cliniques sur les engorgements. 1840, in-8. 2 fr.

MUNARET. Du médecin des villes et du médecin de campagne, mœurs et science. 2e édition. 1840, 1 vol. gr. in-18.   3 fr. 50 c.

MUSSET (Hyacinthe). Traité des maladies nerveuses ou névroses, etc. 1844, 1 vol. in-8.   6 fr.

NAEGELÉ. Manuel d'accouchements à l'usage des élèves sages-femmes, nouvelle traduction de l'allemand sur la dernière édition, par M. le docteur SCHLESINGER-RAHIER, augmentée et annotée par M. le docteur JACQUEMIER, ancien interne de la maison d'accouchements de Paris, suivi d'un appendice contenant la *saignée*, les *ventouses* et la *vaccine*, et d'un QUESTIONNAIRE complet. (Ouvrage placé, par décision ministérielle, au rang des livres classiques des élèves sages-femmes de la Maternité de Paris.) 1 vol. gr. in-18 de 558 pages avec 45 figures intercalées dans le texte.   4 fr. 50 c.

TRAITÉ
D'ANATOMIE MÉDICO-CHIRURGICALE
ET TOPOGRAPHIQUE,
Considérée spécialement dans ses applications
à la pathologie, à la médecine légale, à l'obstétricie et à la médecine opératoire,
PAR M. PÉTREQUIN,
Chirurgien en chef de l'Hôtel-Dieu de Lyon.
1844, 1 vol. in-8 de 828 pages. — Prix : 8 fr.

PÉTREQUIN. Mélanges de chirurgie, ou Histoire médico-chirurgicale de l'Hôtel-Dieu de Lyon, depuis sa fondation jusqu'à nos jours, avec l'histoire spéciale de la syphilis dans cet hospice ; 1845, 1 vol. in-8.　　　　　4 fr. 50 c.

NEPPLE. Traité sur les fièvres rémittentes et intermittentes, leurs symptômes et leur traitement. 1835, 1 vol. in-8.　　　　　5 fr.

OLLIVIER (d'Angers). Traité des maladies de la moelle épinière, contenant l'histoire anatomique, physiologique et pathologique de ce centre nerveux chez l'homme. 3ᵉ édit. 1837. 2 vol. in-8 avec 27 fig.　　　　　7 fr.

OTTERBURG. Lettres sur les ulcérations de la matrice (métroelkoses), et leur traitement. 1839, in-8.　　　　　2 fr.

PARCHAPPE. Recherches sur l'encéphale, sa structure, ses fonctions et ses maladies. *Premier mémoire*, volume de la tête et de l'encéphale chez l'homme. *Deuxième mémoire*, altérations de l'encéphale dans l'aliénation mentale. 1836-38, 2 vol. in-8.　　　　　7 fr.
　　Le second Mémoire se vend séparément.　　　　　3 fr. 50 c.

PASTA (de Bergame). Traité des pertes de sang chez les femmes enceintes, et des accidents relatifs aux flux de l'utérus qui succèdent à l'accouchement ; traduit de l'italien. Paris, an VIII, 2 vol. in-8, br.　　　　　9 fr.

PAULY. Maladies de l'utérus d'après les leçons cliniques de M. Lisfranc faites à l'hôpital de la Pitié. 1836, 1 vol. in-8, br.　　　　　6 fr.

PAYAN (d'Aix). Mémoire sur l'ergot de seigle, son action thérapeutique et son emploi médical. 1841, in-8, br.　　　　　2 fr.

PAYAN. Essai thérapeutique sur l'iode, ou Applications de la médication iodée ou iodurée au traitement des maladies. 1851, 1 vol. in-8.　　　　　5 fr.

PAYEN et CHEVALLIER. Traité élémentaire des réactifs chimiques, leurs préparations, leurs emplois spéciaux, et leurs applications à l'analyse. 1841, 2 vol. in-8.　　　　　9 fr.

PELLETAN. Traité élémentaire de physique générale et médicale, par P. PELLETAN, professeur de physique à la Faculté de médecine de Paris. 3ᵉ édition, 1858, 2 vol. in-8, avec fig.　　　　　14 fr.

PERCY. Manuel du chirurgien d'armée, ou Instruction de chirurgie militaire sur le traitement des plaies d'armes à feu, avec la méthode d'extraire de ces plaies les corps étrangers. 1830, in-12, fig., br.　　　　　2 fr. 50 c.

PERCY. Pyrotechnie chirurgicale, ou l'Art d'appliquer le feu en chirurgie. Paris, 1811, in-12, fig., br.　　　　　3 fr.

PERSON. Éléments de physique, par le docteur PERSON, agrégé de la Faculté de médecine de Paris, agrégé de l'Université, professeur de physique à la Faculté des Sciences de Besançon, etc. 1836-1841, 2 vol. in-8 de 1210 pages avec atlas in-4 de 675 fig.　　　　　12 fr.

MALADIES DES FEMMES.

Des Ulcérations et des Ulcères du col de la Matrice

ET DE LEUR TRAITEMENT,

Par F.-L. PICHARD,

Médecin de la Faculté de Paris, etc.

1848. 1 vol, gr, in-8 de 500 pag. avec 27 fig. 8 fr.

PÉTÉTIN. Électricité animale, prouvée par la découverte des phénomènes physiques et moraux de la catalepsie hystérique et de ses variétés, et par les bons effets de l'électricité artificielle dans le traitement de ces maladies. 1808, 1 vol. in-8. 7 fr.

PETIT (de Marienne). Mémoire sur le traitement de l'aliénation mentale. 1843, in-8, de 114 pages, br. 3 fr.

PETIT. Recherches statistiques sur l'étiologie du suicide. 1850, in-4. 2 fr.

PHILLIPS. Dilatation des rétrécissements de l'urètre. 1850, in-8, fig. 50 c.

PIGEAIRE. Puissance de l'électricité animale, ou du Magnétisme vital et de ses rapports avec la physique, la physiologie et la médecine. 1839, 1 vol. in-8, br. 3 fr. 50 c.

PIGNÉ. Annales de l'anatomie et de la physiologie pathologiques. 1846, 1 vol. grand in-8 de 290 pages, avec 55 figures représentant des pièces d'anatomie pathologique du musée Dupytren. 7 fr.

PIORRY. Irritation encéphalique des enfants. 1823, in-8, br. 2 fr. 50 c.

PIORRY. Clinique médicale des hôpitaux de la Pitié et de la Salpêtrière, contenant le compte rendu de la clinique de la Faculté de médecine de Paris; recherches sur les causes occasionnelles et sur la nature de l'entérite typhoïde; mémoires sur la pneumonie hypostatique, sur les causes occasionnelles du choléra, sur l'ophthalmie palpébrale, sur les névralgies et leur traitement, sur la nature et le traitement de plusieurs névroses, sur l'hypertrophie de la rate dans les fièvres intermittentes, sur les accidents cérébraux qui surviennent dans l'érysipèle de la face, etc. 1835, 1 vol. in-8. 6 fr.

PIORRY. Du procédé opératoire à suivre dans l'exploration des organes par la percussion médiate, accompagné de mémoires sur la circulation, les pertes de sang, le sérum du sang, la respiration, l'asphyxie, la strangulation, la submersion, la langue considérée sous le rapport du diagnostic, l'abstinence, la migraine, etc. 1835, 1 fort vol. in-8. 6 fr.

POINTE. Histoire topographique et médicale du grand Hôtel-Dieu de Lyon, dans laquelle sont traitées la plupart des questions qui se rattachent à l'organisation des hôpitaux en général. 1842, 1 vol. grand in-8. 7 fr. 50 c.

POINTE. Hygiène des collèges (autorisé par le conseil de l'Université). 1846, 1 vol. in-18. 4 fr. 50 c.

POUGENS. Dictionnaire de médecine et de chirurgie pratiques, mis à la portée des gens du monde, ou Moyens les plus simples, et les mieux éprouvés, de traiter toutes les infirmités humaines, et contenant les conseils pour conserver la santé, les divers préjugés, et un millier de faits curieux ou d'anecdotes de médecin. 2e édit., 1820, 4 vol. in-8. 24 fr.

PUYSÉGUR. Mémoire pour servir à l'histoire et à l'établissement du magnétisme animal. 3e édition. 1820, 1 vol. in-8. 6 fr.

MÉDECINE DE L'EXPÉRIENCE,

Fruit de 30 années de pratique,

PAR LE DOCTEUR RADEMACHER.

TRADUIT DE L'ALLEMAND SUR LA DERNIÈRE ÉDITION

Par M. le Docteur SCHLESINGER-RAHIER.

1853. — 2 vol. in-8.   (*Sous presse.*)

RÉCAMIER. Recherches sur le traitement du cancer par la compression méthodique simple et combinée, et sur l'histoire générale de la même maladie; suivies de notes : 1° sur les forces et la dynamétrie vitales; 2° sur l'inflammation et l'état fébrile. 1829, 2 vol. in-8, avec 20 fig.   12 fr.

REYBARD. Mémoire sur la cure des anus contre nature par l'incision des parois adossées des bouts d'intestin. in-8, br.   1 fr. 50 c.

RIBES DE MONTPELLIER. De l'anatomie pathologique considérée dans ses rapports avec la science des maladies. 1834, 2 vol. in-8.   12 fr.

RICARD. Physiologie et hygiène du magnétiseur, régime diététique du magnétisé; Mémoires et aphorismes de Mesmer, avec des notes. 1844, 1 vol. grand in-18 de 456 pag.   3 fr. 50 c.

RICARD. Lettres d'un magnétiseur. 1843, in-18.   2 fr.

RIGOT. *Anatomie des régions du cheval*, considérée spécialement dans ses rapports avec la chirurgie et la médecine opératoire. 1828, 1 vol. in-fol., avec 6 belles planches, cart.   6 fr.

RIVALLIÉ. Traitement du cancer et des affections scrofuleuses par l'acide nitrique solidifié, suivi de considérations pratiques sur l'emploi de l'alun dans le pansement des plaies. 1850. 1 vol. in-8, avec 3 fig.   4 fr. 50 c.

RIVIÈRE. Éléments de géologie pure et appliquée, ou résumé d'un cours de géologie descriptive, industrielle et comparative. 1839. 1 vol. in-8 de 700 p., avec 230 fig.   7 fr.

ROBERT (A.). Des anévrismes de la région sus-claviculaire. (Thèse de concours pour la chaire de clinique chirurgicale), par M. ROBERT, chirurgien de l'hôpital Beaujon. 1842, in-8. de 134 pag., avec 1 pl.   3 fr.

ROBERT (A.). Des affections granuleuses, ulcéreuses et carcinomateuses du col de l'utérus. 1848, 1 vol. in-8, avec 6 fig. coloriées.   3 fr. 50 c.

ROBERT. Des amputations partielles et de la désarticulation du pied (*Concours de médecine opératoire*). 1850, in-8, 209 pag.   3 fr. 50 c.

ROBERT (A). Des vices congénitaux de conformation des articulations (*Concours de clinique chirurg.*). 1 vol. in-8 avec 2 fig. 1851.   3 fr. 50 c.

ROBERT (A.). Mémoire sur la nature de l'écoulement aqueux très abondant qui accompagne certaines fractures de la base du crâne. 1846., in-8.   1 fr. 50 c.

ROBERT (A.). Considérations pratiques sur les varices artérielles du cuir chevelu. 1851, in-8, br.   1 fr. 25 c.

ROBERT (A.). De la commission du prix d'Argenteuil sur le traitement des rétrécissements de l'urètre. 1852, in-8, br.   1 fr. 50 c.

ROBIN (Ed.). Rôle de l'oxygène dans la respiration et la vie des végétaux, et dans la statique des engrais. 1851, in-8, br.   1 fr. 50 c.

ROBIN (Ed.). Mode d'action des anesthésiques par inspiration. Moyens de prévoir quels agents peuvent en jouer le rôle, d'en composer de nouveaux et de modifier leurs propriétés suivant les indications. 1852, in-8.   1 fr. 50 c.

ÉLÉMENTS
DE
PATHOLOGIE MÉDICALE,
Par A.-P. REQUIN,
Professeur de pathologie médicale à la Faculté de médecine de Paris,
médecin de l'hôpital de la Pitié.

1843-52. — 3 forts volumes in-8. — Prix : 22 fr.

REQUIN. Des prodromes dans les maladies. (Thèse de concours pour la chaire de pathologie interne). 1840, in-8, br.   1 fr. 50 c.

REQUIN. Des purgatifs et de leurs principales applications (Thèse pour le concours de matière médicale). 1839. in-8, br.   2 fr.

REQUIN. De la spécificité dans les maladies (*Concours de pathologie médicale*). 1851, in-8.   2 fr.

REQUIN. Homœopathie. 1851, in-8.   1 fr. 25 c.

ROGNETTA. Annales de thérapeutique médicale et chirurgicale, et de toxicologie. Avril 1845 à mars 1849. 6 vol. in-4, br.   25 fr.

ROQUES. Phytographie médicale, histoire des substances héroïques et des poisons tirés du règne végétal ; nouvelle édition, entièrement refondue. 1835, 3 vol. in-8, et atlas in-4 de 150 pl. color.   50 fr.

ROUSSEL (Théophile). De la pellagre, de son origine, de ses progrès, de son existence en France, de ses causes et de son traitement curatif et préservatif. 1845, 1 vol. in-8.   6 fr.

RUFZ. Quelques recherches sur les symptômes et sur les lésions anatomiques de l'affection décrite sous les noms d'*hydrocéphale aiguë, fièvre cérébrale, méningite, méningo-céphalite.* 1835, in-4, br.   1 fr. 50 c.

RUFZ. Compte rendu de la clinique médicale de M. Rullier. 1832, 1 vol. in-8.   2 fr. 50 c.

SALACROUX. Nouveaux éléments d'histoire naturelle, comprenant la zoologie, la botanique, la minéralogie et la géologie. 2 forts vol. in-8, avec 48 planches représentant 450 fig. 1839, 2ᵉ édition.   7 fr.

SANSON. Traité de la cataracte, publié d'après ses leçons par ses élèves, MM. les docteurs BARDINET et PIGNÉ. 1842, in-8, br.   1 fr. 50 c.

SAUCEROTTE. Tableau synoptique des races humaines, montrant leur origine, leur distribution géographique, leurs caractères distinctifs, les peuples dérivés, feuille gr. in-folio avec fig. col.   3 fr. 50 c.

SAUCEROTTE (Constant). Nouveaux conseils aux femmes sur l'âge prétendu critique, ou conduite à tenir lors de la cessation des *règles.* 3ᵉ édit., augmentée de nouvelles considérations sur la première apparition des *règles,* les dérangements de la *menstruation* et sur les *fleurs blanches.* 1829 ; in-8.   2 fr.

SCARPA. Traité des maladies des yeux, traduit de l'italien, par MM. BOUSQUET et BELLANGER. Paris 1821, 2 vol. in-8, avec fig.   7 fr.

SERINGE. Flore des jardins et des grandes cultures, ou Description des plantes de jardins, d'orangeries et de grandes cultures, leur multiplication, l'époque de leur floraison et de leur fructification, et leur emploi. 1845 à 1849. 3 vol. in-8, de 1896 pages, avec 51 pl. fig. noires et color.   12 fr.

TRAITÉ PRATIQUE

DES

MALADIES NERVEUSES,

PAR M. SANDRAS,

Médecin de l'hôpital Beaujon,

1851. — 2 vol. in-8. — Prix, 12 fr.

SERRE. Traité pratique de la réunion immédiate et de son influence sur les progrès récents de la chirurgie dans toutes les opérations. 1837, 1 vol. in-8, avec 10 fig. **7 fr.**

SERRE (d'Alais). Mémoire sur l'inflammation de la peau, du tissu cellulaire, des veines et des vaisseaux ; application d'un nouveau traitement spécial et abortif. 1837, in-8. **2 fr. 50 c.**

SERRE. Mémoire sur l'emploi des préparations d'argent dans le traitement des maladies vénériennes. Paris, 1836, in-8, br. **2 fr.**

SERRIER. Traité de la nature, des complications et du traitement des plaies d'armes à feu. 1844, 1 vol. in-8. **4 fr. 50 c.**

SICHEL. Mémoire et observations sur la choroïde. 1836, in-8. **1 fr. 50 c.**

SICHEL. Leçons cliniques sur les lunettes et les états pathologiques consécutifs à leur usage irrationnel. 1848, 1 vol. in-8 de 148 pag. **3 fr. 50 c.**

SOLAYRÈS. Dissertation sur l'accouchement terminé par les seules forces de la mère, traduit du latin par le docteur ANDRIEUX (de Brioude). 1842, in-8, br. **2 fr. 50 c.**

SOEMMERING. Iconologie de l'organe de l'ouïe, traduit du latin par RIVALLIÉ, D. M. P. 1828, in-8, et atlas in-4 de 17 pl. **7 fr.**

SOEMMERING. Traité des maladies de la vessie et de l'urètre, considérées particulièrement chez les vieillards, trad. de l'allemand, avec des notes, par M. Hollard. 1824, 1 vol. in-8, br. **3 fr. 50 c.**

SPURZHEIM. Observations sur la folie ou sur les dérangements des fonctions morales et intellectuelles de l'homme, avec 2 pl. Paris, 1818, in-8. **6 fr.**

SPURZHEIM. Essai sur les principes élémentaires de l'éducation. Paris, 1822, 1 vol. in-8. **3 fr. 50 c.**

STANSKI. Recherches sur les maladies des os, désignées sous le nom d'*ostéomalacie*, et lettre sur la cause principale des morts subites survenues pendant l'inhalation du chloroforme, avec 6 pl. color. 1851. **3 fr. 50 c.**

SZERLECKI. Tractatus de fractura colli ossi femoris, cui annexa est observatio rarissima de ossium mollitie. 1834, in-4, avec 3 pl. **2 fr.**

SZERLECKI. Dictionnaire abrégé de thérapeutique contenant les moyens curatifs employés dans toutes les maladies par les médecins praticiens les plus distingués. 1838, 2 vol. in-8. **12 fr.**

LEÇONS ORALES

DE CLINIQUE CHIRURGICALE,

FAITES A L'HOPITAL DE LA CHARITÉ

Par M. le professeur VELPEAU,

RECUEILLIES ET PUBLIÉES

Par MM. les docteurs JEANSELME et P. PAVILLON.

1840-41. 3 volumes in-8. Prix : 21 fr.

VELPEAU. Mémoire sur les anus contre nature dépourvus d'éperon et sur une nouvelle manière de les traiter. 1836, in-8.   1 fr. 25 c.

VELPEAU. Manuel d'anatomie chirurgicale générale et topographique. 1837. 1 vol. in-18 de 622 pages.   6 fr.

TARDIEU. Choléra épidémique. Leçons faites à la Faculté de médecine de Paris, par M. TARDIEU, agrégé à ladite Faculté. 1849, 1 vol. in-8, br.   3 fr. 50 c.
— Manuel de pathologie et de clinique médicales. 1848, 1 vol. grand in-18 de 750 pages.   6 fr.

TAUFFLIEB. De l'huile de foie de morue et de son usage en médecine. 1853, in-8, br.   2 fr.

TERME et MONFALCON. Nouvelles considérations sur les enfants trouvés, suivies des rapports sur l'histoire des enfants-trouvés, par MM. BENOISTON DE CHATEAUNEUF et VILLEMAIN. Lyon, 1838, in-8, br.   2 fr. 50 c.

TESTE. Les confessions d'un magnétiseur, suivies d'une consultation médico-magnétique sur les cheveux de madame Lafarge. 1848, 2 vol. in-8.   6 fr.

THIAUDIÈRE. De l'exercice de la médecine en province et à la campagne, considéré dans ses rapports avec la pratique. 1839, in-8, br.   2 fr.

UNDERWOOD. Traité sur les ulcères des jambes. Traduit de l'anglais. 1744, in-12.   1 fr. 50 c.

VANIER (du Havre). Cause morale de la circoncision des Israélites, institution préventive de l'onanisme des enfants et des principales causes d'épuisement. 1847. 1 vol. in-8.   3 fr. 50 c.

VANIER (du Havre). Clinique des hôpitaux des enfants, et Revue rétrospective médico-chirurgicale, thérapeutique et hygiénique des maladies de l'enfance. 1841-1845, 3 vol. in-8.   12 fr.

VERNEUIL. Mémoire sur quelques points de l'anatomie du pancréas. 1851, in-8, br.   1 fr. 25 c.

VIGAROUX. Cours élémentaire des maladies des femmes, ou Essai sur une nouvelle méthode pour étudier et classer les maladies de ce sexe. 1801, 2 vol. in-8.   12 fr.

VINSON. De la hernie sous-pubienne (hernie obturatrice) (thèse du doctorat). 1844, 1 vol. in-4, avec 13 planches représentant 26 fig.   6 fr.

ANNUAIRE

DE

MÉDECINE ET CHIRURGIE PRATIQUES

POUR 1853.

Résumé des travaux pratiques les plus importants, publiés en France et à l'étranger pendant 1852.

Par MM. les Docteurs JAMAIN et WAHU.

1 vol. grand in-32. Prix : 1 fr. 25.

— Le même, pour 1846, 1 vol. grand in-32.   1 fr. 25 c.

— Le même pour 1847, suivi d'un mémoire de M. Nélaton sur le *Cancer des os.* 1 vol. gr. in-32 de 320 pages.   1 fr. 25 c.

— Le même pour 1848. 1 vol. gr. in-32 de 3º4 pag.   1 fr. 25 c.

— Le même pour 1849. 1 vol. grand in-32 de 320 pages.   1 fr. 25 c.

— Le même pour 1850. 1 vol. in-32 de 320 pag.   1 fr. 25 c.

— Le même pour 1851. 1 vol. gr. in-32.   1 fr. 25 c.

— Le même pour 1852. 1 vol. gr. in-32.   1 fr. 25 c.

WAHU. Mémorial thérapeutique et pharmaceutique des officiers de santé de l'armée de terre. 1846, 1 vol. in-18, br.   3 fr. 50 c.

VIREY. Traité complet de pharmacie théorique et pratique. 4ᵉ édit., 1840, 2 vol. in-8.   12 fr.

WELLER. Traité théorique et pratique des maladies des yeux, traduit de l'allemand sur la dernière édition, par F.-J. RIESTER, avec des notes par M. JAILLAT. 1832, 2 vol. in-8, avec 8 planches coloriées.   10 fr.

ZIMMERMANN. Traité de l'expérience en général et en particulier dans l'art de guérir. Nouvelle édition. Montpellier. 1818, 3 vol. in-8, br.   10 fr.

———

ATLAS DE 387 PLANCHES COLORIÉES

REPRÉSENTANT

LES PLANTES USUELLES

DES COLONIES FRANÇAISES, ANGLAISES, ESPAGNOLES ET PORTUGAISES DES ANTILLES,

Avec les noms latins, français, anglais, espagnols et portugais.

1852. — 2 vol. in-8 cart. — Prix : 35 fr.

Paris. — Imprimerie de L. MARTINET, rue Mignon, 2.

www.ingramcontent.com/pod-product-compliance
Ingram Content Group UK Ltd.
Pitfield, Milton Keynes, MK11 3LW, UK
UKHW021003140726
13695UKWH00001B/65